医学信息检索与利用

（第二版）

李红梅　主编

科学出版社

北京

内 容 简 介

　　本书充分考虑研究生"选题—立项—科学实验—结题—撰文—论文发表"各过程所需要的信息知识、信息能力和信息技巧,以培养学生的信息素养和科研能力为目的,强调实用性及综合性。本书包含信息检索策略构建、信息检索结果的分析评价及管理、信息检索结果的利用,以及信息检索和利用中的信息伦理四个方面的内容。本版更新了所有数据库和检索系统的相关内容;增加了每节后的分析与讨论案例,案例基于教学内容但又不拘泥于教学内容,具有一定的挑战度,是对前面内容的反思、归纳、总结和提高,便于教师教学,也便于学习者充分理解教学内容;本版还增加了信息素养及其重要性,医学信息分析与应用,科研诚信、学术规范与科研伦理等内容,力求将学科的新知识和课程思政等内容融入教学。

　　本书可作为医学及医学相关专业研究生教材,也可供医生、医学专业教师、科研人员等参考借鉴。

图书在版编目(CIP)数据

医学信息检索与利用 / 李红梅主编. —2 版. —北京:科学出版社,2024.6
ISBN 978 - 7 - 03 - 078378 - 3

Ⅰ. ①医… Ⅱ. ①李… Ⅲ. ①医学信息-信息检索②医学信息-信息利用 Ⅳ. ①R-058

中国国家版本馆 CIP 数据核字(2024)第 073868 号

责任编辑:闵　捷 / 责任校对:谭宏宇
责任印制:黄晓鸣 / 封面设计:殷　靓

科学出版社 出版
北京东黄城根北街 16 号
邮政编码:100717
http://www.sciencep.com

南京展望文化发展有限公司排版
广东虎彩云印刷有限公司印刷
科学出版社发行　各地新华书店经销

*

2014 年 8 月第　一　版　开本:889×1194　1/16
2024 年 6 月第　二　版　印张:20 3/4
2025 年 2 月第十四次印刷　字数:670 000
定价:68.00 元
(如有印装质量问题,我社负责调换)

《医学信息检索与利用》
（第二版）
编委会

主 编

李红梅

副主编

廖 芮　王俊瑛　谭睿璟

第二版前言

2023 年横空出世的 ChatGPT 让我们第一次感受到人工智能时代逐步到来已是不争的事实。这种基于预训练神经网络模型的聊天机器人，可以生成自然语言文本，为查询者提供准确而全面的答案，并能不断自我学习和提高。这一方面让人们惊异于其能力的强大，一方面也让人们感到有些担心，它到底会对我们的工作、研究和生活带来怎样的影响，尤其是对于情报工作者和检索者来说，我们已习惯的信息组织方式、获取信息的方式甚至文献信息的阅读和使用方式会有什么改变呢？其实，改变早已悄悄在发生，我们已经在一些数据库中看到了基于自然语义的检索，在一些情报分析工具中看到了信息分析的多维性和立体性，以及基于文本之间隐含关联分析的情报产品。人工智能在图书情报领域的影响，至少在以下方面已初见端倪：信息检索的模式从基于词语索引及词语间布尔逻辑关系的检索方式向基于自然语义的问答式知识应答方式转变；信息数据的组织方式也可以深入内容，实现细粒度知识对象的组织和揭示；情报分析将提供更智能化的分析工具，提供的分析产品将更具价值性和更加优化；文献使用方式也将从平面化的阅读向立体式内容透视，以交互式的方式应答用户的问题和设定。因此，在日新月异的信息生态环境中，如何有效培养自己的信息素养，把个体作为一个知识主体重新去理解信息和知识的内涵，理解创新、科研和学术的动态性与关联交互性，将信息素养的概念进一步深化和扩展，在专业学习、个人成长和终身学习中就显得更加至关重要。

本书适合作为研究生必修或选修课教材，也适合作为信息管理专业课程的教材，以及作为教师、医学工作者和科研人员的科研实用工具。全书共 12 章，编写遵循"三基"（基础理论、基本知识、基本技能）和"五性"（思想性、科学性、先进性、启发性、适用性），将教学内容以科研的顺序来组织，充分考虑一个研究生"选题—立项—科学实验—结题—撰文—论文发表"各过程所需要的信息知识、信息能力和信息技巧，以培养和提高研究生的信息素养和科研能力为目的。本版更新了所有数据库和检索系统的相关内容；增加了每节后的分析与讨论案例，案例基于教学内容但又不拘泥于教学内容，具有一定的挑战度，是对前面内容的反思、归纳、总结和提高，便于教师教学，也便于学习者充分理解教学内容；本版还增加了信息素养及其重要性、医学信息分析与应用、科研诚信、学术规范与科研伦理等内容，力求将学科的新知识和课程思政等内容融入教学。

　　本书是以培养医学生信息素养、提升检索和科研技能为目的,强调新颖、实用、启发和针对性。本书由昆明医科大学的文献检索老师们在繁忙的教学、科研工作之余付出大量心血精心编写而成,不仅反映医学信息检索领域的最新发展,亦尽量体察实际、融入教学反思和心得。在此对他们的辛苦付出表示衷心感谢!囿于作者的编写时间,书中如有不足之处,恳请广大读者和师生批评,不吝赐教!

李红梅

2023 年 10 月 10 日于昆明

第一版前言

本书是编者近二十年研究生教学经验的积累，两年多的写作，众多同仁在繁忙工作和教学之余付出了大量心血，其间网络、数据库几经更新和改变，书稿也经过数次修改，今天终于完稿，即将付梓，心情顿感轻松，但同时又开始惴惴不安。信息时代，知识更新如此之快，新观点、新视角层出不穷，怕书尚未出版，内容已成失效信息。始明白前人说"写作真是一件遗憾的工程"。怕自己的观点有偏颇，怕挂一漏万，然而，书已完成，只好恳请各位读者批评指正了。

本书主要是针对那些将要或正在进行科学研究的研究生和年轻学者，当然也适用于那些希望随时了解学科前沿、与时俱进的医生和教师，目的是培养他们的信息素养和学习、研究能力。在编者的信息咨询、查新和教学生涯中，碰到太多的年轻学者，他们站在科学研究的殿堂门口无所适从，不知从何开始。什么是科学研究？上网一搜，你就会看到很多很多的解释，主要是这样表述的：科学研究是运用科学的方法，探索未知的现象，揭示客观规律和事物的本质，从而创造新知识的过程。它需要研究者有深厚的专业积淀、敏锐的学术洞察力、超前的创新思维、严谨的科研方法、坚忍的意志和扎实的信息素养。这样看来，它是一件极严肃的、高高在上的、只有少数学识渊博的人才能问津的事。这也是初入此行的研究生和年轻教师、医生们将科研视为畏途的原因。也许，我们将科研过分神圣化了。科研应该是一件学习生活中最普通的事情。学习、工作、生活中的任何问题，都可以拿来研究，只要我们有足够的兴趣和信息。多年前，移居美国的朋友曾在电话里无比惊讶地说，她的小女儿——一个小学二年级的学生，回来说老师让做一个研究，研究一下城市的噪声及其危害问题。然后就坐在电脑面前开始查资料，煞有介事地做起"研究"来。虽然小学生的研究方法可能不严谨，得出的结论也不一定正确，但毕竟她开始做了，这就是好的开始。一名15岁的美国少年，在经历了亲人死于癌症之痛后，开始着手研制一种用于胰腺癌早期诊断的简易试纸，他成功了，并赢得了2012年"英特尔国际科学与工程学博览会"的头等奖。他的心得就是"每个网民都可以成为科学家"。对亲人的爱、对未知事物的兴趣、初生牛犊不怕虎的心理，以及强大的网络信息的支持，是他成功的基础。从小，他的父母就很少给他问题的答案，让他通过实验自己寻找，久而久之，他"开始真正热衷于提出假设、检验假设、得到结果然后再来一遍的科学方法"。

从小没有养成研究的思维和习惯，是我们畏惧科研的一个原因。另外一个原因恐怕就是所谓的"信息过载"(information overload)。在信息交流不发达的年代,研究者所面临的主要问题是"信息差距"(information gap),即无法获取到足够的信息以弥补自己知识的不足。而在信息交流、传播高度发达的当今,整个社会的信息生产量以几何级数增长,大量的信息唾手可得,这一方面提供给研究者更多选择的机会,加快了观念更新,多元化思维取代了一元化思维。而另一方面却是它的负影响:信息量过大,使人产生无所适从的信息焦虑症。任何一个选题,你都可查到成千上万条信息,而如果不加选择、不经训练地吸收,完全没有系统的多方信息就会使人焦虑,从而产生更大的研究畏惧。

传统的信息出版和发布机制几乎都是遵循"先审核后发布"的方式,信息的真实性、权威性和重要性由专家、编辑等来把关和过滤,而现代的网络信息发布却是"先发布后过滤"的机制,使用者承担了过滤器的任务。这就要求研究者要具备良好的信息素养进行信息提炼、分析、评价、过滤与综合。

有学者把科学研究描述为一个通过信息交流从而创造信息的过程,可见信息在科学研究中的重要性。本书不是以讲授如何进行一个具体的科学研究为目的,而是为解决如何有效地查找、获取、评价、利用、交流信息创作的。

目前已有众多的关于信息检索的教材,本书的特点在于将教学内容以科研的顺序来组织,充分考虑一个研究生"选题—立项—科学实验—结题—撰文—论文发表"各过程所需要的信息知识、能力和技巧,强调实用性及综合性。本书的另一个特点是,每个章节后都有精心设计的可供思考和分析的案例,案例基于教学内容但又不拘泥于教学内容,要回答这些案例提出的问题,往往需要对整节乃至整章的内容进行深入地学习和思考,有些问题的答案还颇具争议。这些案例大部分来自真实世界,可供教学者用于案例教学,引领教学内容的深入,也可作为学习者学习后反思、讨论和复习的材料。

本书在编写过程中参考了众多的文献资料,吸取了许多专家、学者的研究成果,在此表示诚挚的感谢!由于编写时间所限,尽管力求提供最新、最完整的信息,书中如有过时信息或疏漏,恳请广大专家、读者批评指正。

李红梅

2014 年 5 月于昆明

目　录

绪　论

第一节　信息素养及其重要性

信息时代有三个主要特征：① 在社会经济发展中，起决定作用的不是资本，而是信息。② 价值的增长主要不是通过体力劳动，而是通过科学知识来实现的，科学技术已成为最重要的生产力。③ 人们注意和关心的不是现在，而是未来。我们所处的时代，信息（含知识、技术等）已成为比原材料或能源更为重要的战略资源，信息价值的生产已成为促进社会经济发展的主要手段。在这样一个时代，每个人都要树立强烈的信息观念，把自己从封闭的、僵化的状态中解放出来，置身于多渠道、多层次、多形式、灵敏而高效的信息系统之中，并学会运用信息来指导学习、工作和研究。

一、信息素养

（一）概念和内涵

信息素养（information literacy）是指个人"能认识到何时需要信息，有效地搜索、评估和使用所需信息的能力"。此定义于 1989 年，由美国图书馆协会（American Library Association，ALA）信息素养主席委员会在其出版的《美国图书馆协会信息素养主席委员会总报告》（*The American Library Association Presidential Committee on Information Literacy: Final Report*）中提出。这个报告定义了信息素养的四个组成部分——确定何时需要信息的能力、查找信息的能力、有效评估信息的能力、使用信息的能力。2000 年，美国图书馆协会的分支机构——美国大学和研究图书馆协会（Association of College and Research Libraries，ACRL）制定的《高等教育信息素养能力标准》（*Information Literacy Competency Standards for Higher Education*）引用了这一定义，并强调信息素养是人们终身学习的基础，是任何学科、任何学习环境和任何教育阶段都必须具备的素养。它能使学习者掌握学习内容和扩展他们的研究，在学习中变得更加主动和自信。2006 年，ACRL 在其官网（https://www.ala.org/acrl）发布的《科学与工程技术学科信息素养标准》中，给出了针对科学与工程技术学科的信息素养：涵盖识别信息需求、获取信息、评估信息以及修订策略以获取信息并以合乎伦理和法律的方式去利用该信息，并致力于终身学习的一系列能力的总和。对科学、工程和技术类学科的学生而言，信息素养是在学习中获得更丰富的信息资源并将其应用到自己领域的一种非常重要的能力。这类学科的知识更新速度很快，对于科学家与工程师而言，如何跟上学科最新发展，了解最新的实验或研究资料是至关重要的。2015 年，ACRL 在《高等教育信息素养教育框架》（*Framework for Information Literacy for Higher Education*）中给出了信息素养的扩展定义：信息素养是指包括围绕信息的反思发现，理解新信息如何产生与信息权威性如何构建，以及认识信息价值，创造新知识、高效学习以及学术科研交流的一系列综合能力。新的信息素养概念更重视对新知识的发现，个人成长和学术交流，以及终身持续学习。

一般认为，信息素养的内涵主要包括信息意识（information awareness）、信息知识（information knowledge）、信息能力（information competency）和信息伦理（information ethics）四个方面的内容。信息意识是指人对周围信息敏锐的感受力、判断力和洞察力，即人对信息的敏感程度，以及捕捉、判断、分析、评价、利用信息的自觉程度。信息知识是指与信息获取、评价、利用等活动有关的知识、原理和方法。信息能力是指对信息的搜集、整序、评价、利用,进而创造新知识、新信息的能力。信息伦理则是指在信息获取、利用、传播和生产过程中应遵守的道德规范、社会共识和法律法规。以上四个方面互为基础、相辅相成、相互促进。信息意识强的人会主动地获取、学习信息知识,从而使自己的信息能力得到加强;而在运用信息知识和能力的同时,信息意识也会不断得以培养和强化;良好的信息伦理则是信息获取、利用、传播、生产的重要保障。

信息素养作为一种高级的认知技能,同批判性思维、解决问题的能力一起,构成了学生进行知识创新和个人成长的基础。

(二)信息素养能力标准

一直以来,信息素养教育受到各国的重视,相关研究已有了长足的发展,内容包括信息素养教育战略研究、与其他学科的融合与整合、教育方法学,以及信息素养及教学效果的评价和影响因素研究等。信息素养评价标准是评价个人信息素养、评价教育教学效果、指导信息素养教育实践的框架和准则。从 20 世纪 50 年代起,学者们开始进行信息素养的评价研究,如 1999 年澳大利亚学者克里斯汀·苏珊·布鲁斯博士在其所著《信息素养的七个层面》中,将信息素养分为技术层面、资源层面、信息处理、信息控制、知识更新、知识延伸和智慧七个层面。其后,美国、英国、澳大利亚等开始研究和制定信息素养能力标准。其中,以 2000 年美国大学和研究图书馆协会指导委员会制定和颁布的《高等教育信息素养能力标准》(ACRL 标准)和 2006 年英国图书馆协会的《信息素养七要素标准》(SCONUL 标准)最为著名。其后,ACRL 又分别于 2006 年、2008 年和 2013 年制定和颁布了《科学与工程技术学科信息素养标准》《人类学、社会学学生信息素养能力标准》《护理学科信息素养标准》等具体学科的评价标准。

1. ACRL 标准(美国) 包括 5 项标准、22 项表现指标和 87 项参考指标(https://www.ala.org/acrl/standards)。5 项标准和 22 项表现指标在针对不同学科领域的标准中描述基本相同,摘录如下:

(1)有信息素养的学生有能力决定所需信息的性质和范围。表现为:① 能定义和描述信息需求;② 可以找到多种类型和格式的信息来源;③ 能权衡获取信息的成本和收益;④ 能重新评估所需信息的性质和范围。

(2)有信息素养的学生可以有效地获得需要的信息。表现为:① 会选择最适合的研究方法或信息检索系统来查找需要的信息;② 会构思和实现有效的搜索策略;③ 会运用各种各样的方法从网上或亲自获取信息;④ 会改进现有的搜索策略;⑤ 会摘录、记录和管理信息和它的出处。

(3)有信息素养的学生可以评估信息和它的出处,然后把挑选的信息融入他们的知识库和价值体系。表现为:① 能从收集到的信息中总结要点;② 能清晰表达并运用初步的标准来评估信息和它的出处;③ 能综合主要思想来构建新概念;④ 能通过对比新旧知识来判断信息是否增值,或是否前后矛盾,或是否独具特色;⑤ 能决定新的知识对个人的价值体系是否有影响,并采取措施消除分歧;⑥ 能通过与其他人、学科专家和(或)行家的讨论来验证对信息的诠释和理解;⑦ 能决定是否应该修改现有的查询。

(4)不管是个人还是作为一个团体的成员,有信息素养的学生能够有效地利用信息来实现特定的目的。表现为:① 能够把新旧信息应用到策划和创造某种产品或功能中;② 能修改产品或功能的开发步骤;③ 能够有效地与别人就产品或功能进行交流。

(5)有信息素养的学生熟悉许多与信息使用有关的经济、法律和社会问题,并能合理、合法地获取信息。表现为:① 了解与信息和信息技术有关的伦理、法律和社会经济问题;② 遵守与获取和使用信息资源相关的法律、法规、机构性政策和礼节;③ 在宣传产品或性能时声明引用信息的出处。

2. SCONUL 标准(英国) 主要内容包括:① 能够认识到自己的信息需求;② 能明确信息鸿沟之所在,从而确定合适的获取信息的方法;③ 能针对不同的检索系统,构建找到信息的策略;④ 能找到和获取所需信息;⑤ 能比较和评价从不同来源所获得的信息;⑥ 能以适当的方式组织、应用并交流信息;⑦ 能在已知信息的基础上进一步进行组合和构建,从而创造新的知识。

虽然以上信息素养标准主要是针对高等院校的本科生在科学、工程与技术领域的信息素养能力而制定的,但同时也是根据科学教育和研究过程的特点而制定的,所以也同样适用于更高层次的学生或医学科研人员。研究生和科研人员的信息素养构成标准主要是:① 具有敏锐的信息意识,认识到信息对科学研究的重要性,能够从完成科研任务的角度重视信息、感悟信息,积极、主动地获取和整理信息;② 能够了解和确定信息源,熟练掌握数据库和网络信息资源的检索方法,从而高效地获取所需信息;③ 熟悉信息的评价标准,能够批判性地评价和有效地使用获取的信息,经过对信息的整合和应用,实现信息的创新;④ 在获取、利用、发布信息的过程中,自觉遵守相关法律、法规和社会规范,注意知识产权问题,合法地使用信息。

(三)《高等教育信息素养教育框架》

《高等教育信息素养教育框架》(简称《框架》)(https://www.ala.org/acrl/standards/ilframework)于 2015 年由 ACRL 发布,并于 2016 年进行再次修订,是在 2000 年发布的能力标准基础上的一次革命性的修订,提出了信息素养新的定义,从 6 个阈概念概括了信息素养教育在提升学生综合学习能力时应包括的基本方向。《框架》涵盖了信息的创造、获取、利用、评价等各个方面,学生在学习时感情、态度和价值观方面应达到的目标,从更广阔的角度审视信息素养教育,强调了自我反思、批判性思维和终身学习理念,以及对于信息、学术研究概念的理解和激励。信息素养教育框架是一个基于互相关联的核心概念的集合,可供灵活选择实施,而不是一套标准,或者一些既定的学习成效或技能的列表。《框架》新引入了阈概念,阈概念(threshold concept)是指那些在任何学科领域中可以增强理解、思考以及实践方式的通道或门户类概念。《框架》借鉴了正在进行的一个关于鉴定信息素养阈概念的德尔菲研究成果,但以创新的思路,并突出"阈概念"进行重新整合。《框架》还增加了两个反映重要学习目标的相关元素:知识技能(knowledge practices)和行为方式(behavior pattern)。知识技能表示的是学习者如何增强他们对这些信息素养概念的理解;行为方式是描述解决学习的情感、态度或评价维度的方式。《框架》按六个框(frame)编排,每一个框都包括一个信息素养的核心概念、一组知识技能及一组行为方式。代表这些框的六个概念按其英文字母顺序排列如下:① 信息权威性的构建与情境相关(authority is constructed and contextual);② 信息创建是一种过程(information creation as a process);③ 信息拥有价值(information has value);④ 研究即探究过程(research as inquiry);⑤ 学术即对话(scholarship as conversation);⑥ 检索即策略式探索(searching as strategic exploration)。

此外,《框架》主要采纳了元素养的概念。元素养(meta literacy)是指学生作为信息消费者,以及成功参与合作的信息创造者的一系列综合能力,它为我们开启了信息素养的全新愿景。元素养要求学生从行为上、情感上、认知上以及元认知上参与到信息生态系统中。《框架》正是基于元素养这一核心理念,特别强调元认知,元认知或被称为批判式反省(critical reflection),因为这对于在快速变化的社会信息环境中变得更加自主至关重要。

《框架》设想信息素养延长了学生学术生涯中的学习弧线,并与其他学术和社会学习的目标相融合,所以这里给出信息素养的扩展定义,以强调动态性、灵活性、个人成长和社区学习。在日新月异的信息生态环境中,把个体作为一个知识主体重新去理解信息和知识的内涵,理解创新、科研和学术的动态性与关联交互性,将信息素养的概念进一步深化和扩展,突显其在高等教育、专业学习、个人成长和终身学习中的重要意义。

二、信息素养与科学研究

科学研究可以说是一个通过信息的交流、评价、利用,从而对信息进行创新的过程。科研人员的信息素养体现在科学研究过程中有效获取、评价、使用、创造和传递信息的知识、能力和态度。科研工作是一个充满创造性、探索性和累积性的工作,各个阶段都离不开科研信息的获取和利用,可以说科研信息贯穿了科学研究的全过程。

(一)选题阶段——信息素养促进了科学研究工作的准确定位

准确的选题是科学研究的良好开端,是科研工作得以展开和深入的基础,甚至可以说是成功的一半。在选题阶段,科研人员最重要的工作就是发现和提出可研究的问题,这需要在查阅大量国内外文献资料、广泛调研的基础上,全面、准确地对他人所研究的成果进行分析、综合,对各种数据进行计算,了解国内外相关方面的研究现状、研究水平和发展趋势,找到研究的空白点和突破口。同时,认真检索、调查本研究领域中已获得资助的项目信息,找出立项的依据,并对此选题的合理性进行综合、分析来证明选题的理论意义和实践意义,明确具体研究内容、技术关键,从而完成课题论证工作。此阶段是科研人员原有知识的积累和获取的信息有机结合的创造性思维过程,经历了这个过程,在开展研究工作时就能节约时间,少走弯路,避免人力和时间的浪费。

（二）实验阶段——信息素养保证科研工作的有效开展

科研人员在科学实验的全过程都离不开信息的获取、分析、对比和应用。在实验开始阶段,科研人员需要了解国内外同类研究实验所需要的仪器设备、材料、实验方法和手段等;在实验中期,需要追踪同类科研课题的进展情况,通过新的实验方法和手段来证明原先设想的正确性,以期得到创新的成果;随着课题研究的进展,科研人员必须即时地查找、搜集、利用最新的相关参考数据、工艺、方法、标准等解决科研中出现的这样或那样的问题。另外,科研人员结合课题的研究内容和计划,有步骤地检索获取同类研究的信息有利于扩展思路,保持与先进水平同步发展。

（三）总结阶段——促进高水平科研成果的产出和发布

科学研究的目的在于产出高水平的科研成果,即创造信息并进行交流和发布。科研人员一方面通过获取他人的实验结果,并将其与自己的实验结果相印证,促进科研成果的产生;另一方面通过检索获得有一定深度和广度、能够反映学科前沿进展的最新理论与发现,以及代表学科最高水平和发展方向的高质量的文献资料,保证在论证自己的观点或进行理论推导时资料丰富、数据翔实、引据充分。在此阶段,科研人员还要按照研究预定的成果目标和水平,通过查阅国内外相关研究的文献资料,对研究成果进行对比、分析和评价,从而阐明该研究成果的水平、意义和价值,为研究成果的鉴定提供参考依据。同时也促成科研人员及早发现研究中的薄弱环节和缺陷,及时加以改进,或提出下一次研究的可能方向。使研究工作最终在理论上和实践上都有新的突破。

由此可见,科研人员的信息素养在科学研究过程中起着举足轻重的作用,获取的信息对科学研究起到启发、调整、充实和提高的作用。

三、信息素养与医学工作者的成长

现代医学强调医疗决策必须基于当前能获得的最佳证据,这一方面促进了医疗决策的效率和公平,另一方面也给医学工作者带来了挑战。医学工作者终其一生,都需要不断获取信息、不断学习与自我完善。

"不出十年,你们在医学院的所学,将有一半被证明是错误的。而让人烦恼的是,没有一位老师知道那将是哪一半。"("Half of what you are taught as medical students will in 10 years have been shown to be wrong. And the trouble is, none of your teachers know which half.")G. W. 皮克林(G. W. Pickering)早在1956年说的这段话,并非耸人听闻。随着循证医学证据的不断产生,很多原来在临床上广为运用的治疗手段和方法被证明是无效,甚至是有害的。一般而言,医学工作者成长为一个好的医师,需要两类知识:背景知识和前沿知识(或称前景知识)。背景知识是指关于疾病的一般知识,如基本概念、基本原则和方法、基本数据等,解决"是什么""为什么""如何"等问题。例如,什么是充血性心力衰竭? 什么因素促使充血性心力衰竭发生急性恶化? 充血性心力衰竭是如何引起腹水的? 而前沿知识则是关于疾病病因、诊断、治疗和预后等研究的现状和未来,解释更深更广的专业追问,如"有窦性心律的成人心力衰竭患者,在常规治疗中增加华法林是否可以降低患者未来3～5年发生血栓栓塞或因其致死的危险性? 降低的这个危险程度是否值得患者去忍受华法林的不良反应和其所带来的不便?"作为医学工作者,既需要前者作为临床工作、研究的基础,又需要用后者来不断更新自己的知识积累,只是两者的比例将随着时间的推移、临床经验的积累而变化。

（一）信息素养促进初入行者获得医学的背景知识,打好基础

在校学生或刚刚走上工作岗位的年轻医师(如实习医生或住院医生),更多的是需要医学背景知识的积累。背景知识可以通过从教师、上级医生处获得,也可通过阅读系统的专著或教科书获得。同时,初入行者也可通过检索期刊等信息源获得新的证据,从而把别人的经验和研究成果转化为自己的临床经验,加快自己的成长。

（二）信息素养促进有一定临床经验者获得更多前沿知识,经验进一步得到累积

随着从业年资的增长,年轻医生(如实习医生或住院医生)逐渐积累了丰富的临床经验,他们的知识需求逐渐转向临床研究的最新进展,转向如何更好地管理患者、如何为患者提供更好的或利大于弊的、符合患者意愿的、经济的诊疗措施。良好的信息素养一方面让他们对知识、信息的渴求变得自主和强烈;另一方面,高效的信息获取、评价和利用,又促进了他们信息素养的不断提高,临床经验不断得到积累。

（三）信息素养促进高年资医师获得最新、最全面的临床信息，成为临床证据的使用者和创造者

良好的信息素养使高年资医师（如临床专家）清楚地知道自己何时需要信息、需要何种信息、在哪里获得信息、如何获取信息并结合当前患者的实际情况，如何有效地利用信息，成为临床证据的使用者。同时，长期的临床工作实践，又使其掌握了大量的原始病案资料、数据及影像资料。当某方面仍缺乏高质量的临床证据时，他就有条件和有能力进行临床研究设计，并搜集到足够的信息进行荟萃分析（Meta 分析）、随机对照试验、队列研究或病例对照研究，以得出真实的、重要的临床研究结果，成为临床证据的创造者。

四、信息素养与数据素养

随着块数据、主权区块链、秩序互联网、激活数据学、5G 社会、开放数据、数据交易、数据铁笼、数据安全、数权法等概念和技术的出现，人类将逐步迈入数据时代。数据要素成为经济发展、价值增长的关键因素。2022 年召开的全国教育工作会议明确提出要"实施教育数字化战略行动"。提升教育数据治理能力与学生数据素养成为教育教学的重要课题。

数据素养（data literacy）概念是信息素养在大数据时代的一种延续和扩展，是特定于数据化信息而言的。至少包括以下五个方面的维度：对数据的敏感性；数据的收集、分析、处理和共享能力；利用数据进行决策的能力；对数据的批判性思维能力和数据伦理。从概念上来说，数据和信息是紧密关联的。数据是用"0"和"1"来表达事实和事件，目的是记录和还原信息，发现意义，寻找世界不确定性中的确定性，因此信息是事物的本质属性，而数据是信息的载体。从信息论的观点来看，数据和信息又有本质的区别。描述事物的数据是信息和数据冗余之和，即数据＝有用信息＋冗余数据，数据包含了有用信息和无用信息或冗余数据。因此，数据素养与信息素养，二者具有很强的关联性和相容性，但又各有侧重点。信息素养侧重于信息的可获取与可利用，而数据素养则侧重于数据的生产、保存与管理。另外，信息素养的测度一般以度量用户搜寻信息的过程和用户反馈为主；数据素养的测度则更关注对结果的评价，即数据是否准确可靠、数据是否得以妥善处理、数据的解释是否合理、数据能否得以长期保存等。

（李红梅）

第二节 学习目标与教学内容

一、学习目标

本课程主要是针对那些将要或正在进行科学研究的研究生和年轻学者。当然也适用于那些希望随时与学科的前沿与时俱进的医生和教师，目的是培养他们的信息素养和独立学习、研究和创新的能力。因此，通过本门课程的学习，学生能够达到的目标具体有以下几个方面。

（1）能够意识到医学专业学习、研究或临床实践中的信息需求并能明确地将其表达出来，进而分析这种需求的性质和范围；具备学科领域文献的应用知识并了解其产生过程。

（2）能够了解信息源的多样性，以及重要生物医学信息资源的特点；能够根据所需要信息的类型和特点，选择最合适的调研方法或信息检索系统来获取所需信息，制定检索策略并有效获得所需信息；能够提炼、记录、传递、转换和管理获得的信息及信息源。

（3）能够批判性地评价信息及其来源，并把所获得的信息融入自身的知识基础和价值体系之中。包括能够概括和提取信息的主要观点，分析、比较信息源及信息的可靠性、重要性和相关性，能够将不同作者的观点和视角与自己原有的知识相融合等，形成新的观念和新的知识；能通过与他人、小组或者团队、本学科区域专家和（或）从业人员之间的讨论来验证对信息的理解和诠释；能评价获取的信息及整个信息获取过程，从而在后续的项目过程中进行改善。

（4）能有效地整理、组织、利用信息来完成具体的任务,如完成某一课题的信息调查报告或综述的撰写、获得临床证据并实施于当前的患者、完成某一领域课题的立项等。

（5）理解信息技术的局限,并能认识到信息素养是一个不断发展的过程,是终身学习的一个重要组成部分,认识到需要时刻保持对自己研究领域最新发展的关注;了解有关信息技术的使用所产生的经济、法律和社会问题,并能在获取、使用、传播信息中遵守相关的道德、社会共识和法律规范。

二、教学内容

1. **检索策略构建** 包括检索原理和检索技术;中外文生物医学信息源和数据库的特点、使用方法和技巧;针对不同信息需求的信息源的选择;针对具体检索任务的检索词的选择,运算符的运用等。这些内容主要分布于第一至九章。

2. **检索结果的分析评价及管理** 包括检索策略的评价、核心期刊、核心数据库的概念,学术评价指标体系、评价方法和指标,引导学生批判性地评价检索结果,如何使用信息管理软件将检索结果进行有效管理并于文字处理软件中形成引文。这些内容主要分布于第九章,临床证据的评价见于第六章。

3. **检索结果的利用** 包括科研的程序和研究设计、科研选题的原则与策略、综述文献和研究文献的结构和写法。这些内容分布于第十章、第十一章。

4. **信息检索和利用中的信息伦理** 包括知识产权、学术不端行为的表现及检测系统。这些内容分布于第十二章。

（李红梅）

第一章

信息检索基础知识

第一节　信息及信息获取

一、信息、知识、情报和文献

（一）信息

自 20 世纪 40 年代美国科学家克劳德·艾尔伍德·香农和诺伯特·维纳分别提出"信息论"和"控制论"以来，"信息"（information）的概念被广泛应用。到现在，信息已成为当今社会使用范围最广、频率最高的词汇之一，与物质、能量并列为客观世界的三大要素。

半个多世纪以来，科学界一直在积极探讨信息的定义，但不同学科或从不同角度对信息的概念有不同的解释，因此至今有关信息的定义仍没有统一的定义。根据不完全统计，信息的定义有 100 多种，我国国家标准《情报与文献工作词汇　基本术语》（GB 4894 - 85）中对信息的定义："信息是物质的一种方式、形态或运动状态，是事物的一种普遍属性，一般指数据、消息中包含的意义，可以使消息中所描述事件的不定性减少。"

根据信息发生源的不同，信息分为四大类：自然信息、生物信息、机器信息、社会信息。信息有客观性、可知性、传递性等属性。

在医学上，各种体征的出现和变化以及各种实验室检查的数据都是机体生理和病理状态的信息反映。

（二）知识

《现代汉语词典》中对知识（knowledge）的解释是："人们在实践中所获得的认识和经验的总和。"从本质上讲，知识蕴涵着推动社会发展、人类进步的巨大力量。

从"信息论"的角度看，知识是人类大脑中重新组合形成的序列化信息。人类通过信息产生对自然界、人类社会以及思维方式与运动状态的认识，然后人的大脑对这些认识进行重新整合，这样系统化的信息就是知识。因此，信息是知识的源泉和基础，知识是信息的升华。

根据经济合作与发展组织（Organization for Economic Cooperation and Development，OECD）出版的《以知识为基础的经济》，知识可分为以下几种类型：① Know what，知道是什么的知识；② Know why，知道为什么的知识；③ Know how，知道怎么做的知识；④ Know where，知道去哪里找的知识。

（三）情报

"情报"（intelligence）一词最早产生于军事领域，原意为消息、报道、战时关于敌情的报告。现代情报的定义已扩展至科技、企业竞争等专门领域。一般是指"为了解决某一个特定问题去搜寻所需要的知识""激活了的知识"或"运用一定的形式，传递给用户，并产生效用的知识和信息"。这里的激活就是指对文献或知识进行了智力的加工整理，使之有序化、系统化的过程。将知识中的特定部分传递到需要这种知识的使用者那里，被传递的这部分知识就成了情报。因此，情报具有 4 个基本属性：知识性、传递性、效用性、时效性。

1. 知识性　情报是经智力加工和传递的知识，知识或信息是情报的原材料。人们在生产和生活活动中，通过各种媒介手段，随时都在接收、传递和利用大量的感性和理性知识。这些知识中就包含着人们所需要的情报。情报的本质是知识,可以说,没有一定的知识内容,就不能成为情报。

2. 传递性　情报的传递性是说知识要变成情报,还必须经过传递。无论多么重要的知识,如果人们不知道它的存在就不能成为情报。

3. 效用性　可传递的知识也不都是情报,只有那些能满足特定要求的可传递的知识才可称为情报。人们获取情报的目的在于应用,通过应用,产生效用。情报的效用性表现为启迪思维,增长见识,改变知识结构,提高认识能力。

4. 时效性　情报是在一个特定的时间范围内起作用的。过时的情报即失去其效用性。

(四) 文献

"文献"(literature,document)一词在中国最早见于孔子的《论语·八佾》中:"夏礼吾能言之,杞不足征也;殷礼吾能言之,宋不足征也。文献不足故也。足则吾能征之矣。"国际标准化组织《文献情报术语国际标准》(ISO/DIS5217)对文献的解释是:"在存储、检索、利用或传递记录信息的过程中,可作为一个单元处理的,在载体内、载体上或依附载体而存储有信息或数据的载体。"

国家标准化管理委员会于1983年颁布的《文献著录总则》(GB/T 3792.1-83)中将文献一词定义为:"文献是记录有知识的一切载体。"在这看似简单的定义中,实际上包含了作为文献的4个基本要素:知识、符号、记录手段和记录载体。文献的记录内容是知识,这是文献的灵魂;文献中的符号是用于揭示和表达知识信息的标示符号,如文字、图像、符号、声频、视频等;记录手段是表现知识和符号的技术方式,如印刷术、光电技术、照相术等;记录载体是文献的外部表现形式,如纸张、光盘、录像带等。

文献信息是当前数量最大、利用率最高的信息资源,是信息检索与利用的主要对象。记录科技知识的文献称为科技文献。医学文献属于科技文献的范畴,又在科技文献中占据重要地位。利用好医学文献有利于医学科学的发展以及人民健康水平的提高。

(五) 信息、知识、情报与文献的相互关系

世界是物质的,物质的运动产生了信息;各种信息经过人脑有序化处理,转化为知识,信息是知识的重要组成部分;特定的知识经过传递转化为情报;情报应用于实践,解决实践中存在的问题,于是情报就产生了价值。

信息是知识的源泉,知识是系统化、理论化的信息,情报是活化的知识和信息。其关系是信息>知识>情报。文献是被物化的知识记录,是人们获取信息、知识和情报的重要来源。

(六) 信息的来源

联合国教育、科学及文化组织(United Nations Educational,Scientific and Cultural Organization,UNESCO)(简称联合国教科文组织)在《文献术语》中这样定义信息源(information sources):"个人为满足信息需要而获得信息的来源。"因此,信息源就是人们获取信息的来源。信息源可分为正式信息源和非正式信息源。正式信息源主要指文献信息源,是指经过规范化的编著、审校过程并由正式的出版发行渠道而传播的文献。而非正式信息源则是指未经规范的编著、审校过程和正式的出版发行渠道传播的信息。非正式信息源又可分为实物信息源和口头信息源。实物信息源是人类通过创造性的劳动以实物形式表述出来的信息,如产品样本、模型、雕塑、雕刻、展览等;口头信息源是人类以口头语言所表述出来而未被记录下来的信息,如谈话、授课、唱歌、讨论、会议、广播等。

二、文献的类型

文献是信息检索的主要对象,根据不同的划分标准,文献可分为不同的类型。

(一) 按文献的载体类型划分

1. 书写型(handwritten form)文献　一般以纸张或竹简为载体,人工抄写而成,如手稿、书法作品、医生写的病案记录、原始记录和档案等。这类文献一般具有一定的保存价值。

2. 印刷型(printed form)文献　是以印刷为记录手段、以纸张为载体的一种文献,如传统的图书、期刊等。其优点是便于直接阅读,可广泛流传。缺点是体积大,存储密度低,占用空间多,易受虫蛀、水蚀,不宜长期保存。

3. **缩微型(micro form)文献**　是以感光材料为载体,用光学记录技术形成的文献。其优点是体积小、容量大、成本低、保存时间长、便于复制与携带。缺点是阅读不太方便,使用时必须借助专门的阅读机,如缩微胶卷和缩微平片。

4. **视听型(audio-visual form)文献**　是一种以磁性材料和光学材料为载体的文献,如唱片、录音带、幻灯片、录像带等。其优点是能听其声、观其形,比较直观、真切,便于理解、掌握,容易保存,可以反复使用。其缺点是也必须借助录音机、录放机等设备才能使用。

5. **电子型(electronic form)文献**　是以数字形式将信息存储在磁带、磁盘、光盘或网络等介质上,并通过计算机或远程通信进行阅读的文献。它们具有较高的信息存储密度和存取速度,并具有电子加工、出版和传递功能。主要包括电子期刊、电子图书及各种类型的数据库等。

电子出版物的问世是信息时代的重要标志,其正以容量大、形式多、出版快、成本低,以及检索、阅读、复制便捷等独特的优点为越来越多的人所接受和利用。

(二)按文献的出版形式划分

1. **图书(book)**　是现代出版物中最普遍的一种类型,经过著者对原始材料加以选择、鉴别和综合之后写成的,是生产技术和科技成果的概括和总结。其内容比较成熟、系统、全面、可靠。联合国教科文组织将篇幅(除封面外)不少于49页的非定期出版物称为图书,以示其与期刊等连续出版物的区别。

正式出版的图书都有一个国际标准书号(International Standard Book Number, ISBN),每一种书对应一个ISBN,相当于图书的“身份证号”,可用于精确检索某种图书。科技图书出版周期比较长,信息传递较慢,如专著、教材、工具书等。其主要著录特征有主要责任者、书名(版名)、出版社、出版地、出版年。

2. **科技期刊(journal, periodical)**　一般是指采用统一名称(刊名)、版式,定期或不定期出版的连续性出版物。期刊的出版周期短、报道速度快、内容新颖、信息量大、传播面广、时效性强、容易获得,是传播科技信息的重要工具。期刊在文献信息资源中占有非常突出的地位,是十分重要的和主要的信息资源和检索对象。据调查,从期刊获得的信息大约占整个信息源的70%。会议论文中的35%、科技报告中的50%、学位论文中20%的成果都会经过改写发表在科技期刊上。

每一种期刊都有一个连续出版物编号或国际标准连续出版物号(International Standard Serial Number, ISSN),其主要著录特征有作者、文章题名、刊名、年、卷、期、页码、ISSN等。

核心期刊(core journal)又称重点期刊,是指那些信息含量大、代表学科发展水平、所刊载的论文使用寿命长、利用率和被引用率都比较高的期刊。通过阅读核心期刊,可以用较少的花费获得较多的信息。

核心期刊对于科学研究、科技管理、信息管理等均有较大意义:它集中了某学科大量高质量的文献,可以用最少的时间获取最大的信息量,可以提高科学研究的效率;图书馆和信息部门可用较少的经费获得较多的期刊信息;在核心期刊发表论文,是对论文质量的认可,核心期刊为期刊论文提供了一种评价标准。

对期刊的评价和认定是一项复杂的工程,在国际上,一般认为被三大索引收录的期刊即为核心期刊,它们是美国科学引文索引系列[科学引文索引(扩展版)(Science Citation Index Expanded, SCIE),社会科学引文索引(Social Sciences Citation Index, SSCI),艺术与人文学科引文索引(Art and Humanities Citation Index, A&HCI)],科学会议录文献索引(Conference Proceedings Citation Index - Science, CPCI - S)以及工程索引(Engineering Index, EI);在国内也有许多评价体系,如《中文核心期刊要目总览》、中国科学引文数据库、《中国人文社会科学核心期刊要览》、《中文社会科学引文索引》等。

3. **特种文献(special literature)**　是指出版形式、管理方式、目录体系比较特殊的文献的总称。包括专利文献、会议文献、科技报告、标准文献、学位论文、技术档案和政府出版物等。这类文献非书非刊,有的具有法律性,有的具有保密性,有的不公开出版,是一类比较特殊但情报价值颇高的文献。

(1)专利文献(patent document):是发明人或专利权人申请专利时向专利局所呈交的一份详细说明发明目的、构成及效果的书面技术文件,是经专利局审查,公开出版或授权后的文献。广义的专利文献是一切与专利制度有关的文献,如专利说明书、专利公报、分类表、索引、专利的法律文件等;狭义的专利文献是指专利说明书。专利文献记载了丰富的发明创造的信息,反映出社会科学技术发展的水平和动态,其内容新颖详尽、先进实用、准确可靠。专利的主要著录特征有国别号和专利号。

（2）会议文献（conference document）：是指在国际或国内重要的学术或专业性会议上宣读或书面交流的论文、报告等。其具有文献针对性强、信息传递速度快、能反映具有代表性的各种观点等特点。其著录特征有会议特征（conference/congress）、主办会议的机构特征（society/association）、会议文献类型的特征（paper/proceeding）等。

（3）科技报告（scientific and technical report）：国家政府部门或科研生产单位发布的关于某项研究成果的总结报告，或是研究过程中的阶段进展报告。目前，国际上较著名的科技报告是美国政府的四大报告：PB（Publishing Board）报告、AD（ASTIA Document）报告、NASA（National Aeronautics and Space Administration）报告和DOE（Department of Energy）报告，其中 PB 报告和 AD 报告涉及医学和生物医学领域。科技报告的主要著录特征有报告名称、报告号、报告单位、出版年。

（4）标准文献（standard document）：对产品和工程建设的质量、规格及其检验方面所做的技术规定，是生产、建设管理等方面的共同依据。主要著录特征有标准级别、标准名称、标准号、审批机构、颁布时间、实施时间。

（5）学位论文（dissertation）：科研单位、高等院校的本科毕业生、硕士研究生和博士研究生为申请学士、硕士、博士等学位在导师指导下独立完成、提交的学术论文。主要著录特征有学位和学位论文名称、授予学位的大学名称、地点及授予年份。

（6）技术档案（technical archives）：生产和科学研究部门在某种科研生产活动中所形成的具有保存价值的技术文件，包括任务书、协议书、技术指标、审批文件、科研计划、方案大纲、技术措施、调查材料、设计资料、试验和工艺记录等。一般为内部使用，不公开出版发行，有些有密级限制。

（7）政府出版物（government publication）：各国政府部门及其所属机构发表、出版的文献。其内容广泛，有正式性、权威性，与其他信息源有一定重复，与国际、国内政治经济形势密切相关，对了解某国的方针政策、经济状况及科技水平有较高参考价值。

（三）按知识的加工深度划分

1. 一次文献（primary literature） 即原始文献，是作者根据自己的工作或研究成果（如科学实验、临床观察与分析、调查研究等的结果）而写成的文章，也可称原始论文。一次文献是最基本的信息源，是文献检索的对象。一次文献常常包含新发明、新观点、新理论、新技术等，是对知识的第一次加工，是信息的基础。一次文献的来源主要包括专著、期刊论文、研究报告、会议录、专利说明书、学位论文、技术标准、技术档案、科技报告、病历档案等。

2. 二次文献（secondary literature） 又称检索工具，是对一次文献进行收集、分析、整理并按其外表特征或内容特征（篇名、作者、作者地址、刊名、出版年、卷、期、页、分类号、内容摘要等），按一定的规则加以编排，形成供读者了解一次文献的概要和检索一次文献的线索的新的文献形式。其特点是不对一次文献的内容进行学术性的分析、评论或补充，如目录、索引、文摘等。

3. 三次文献（tertiary literature） 是科技人员在利用二次文献的基础上，就某一专题的大量一次文献进行阅读、分析、研究、整理和概括而成的又一文献形式。篇末附有该专题的大量参考文献，为读者提供了该专题主要参考文献的线索。因此，三次文献既是检索目标又是检索工具。例如，综述、评论、述评、进展、动态、年鉴、指南，以及各类词典、手册、百科全书等。三次文献具有信息量大、综合性强和参考价值大等特点。

从一次文献到二次文献、三次文献的过程是一个由博到精，由分散到集中，由无组织到系统化的过程。不同级次的文献的性质和用途是不同的，可根据不同的需要及条件选择使用。

4. 零次文献（zeroth literature） 一般认为是尚未用文字记录的信息，或没有正式发表的文字材料，如实验数据、口头信息、实物信息、书信、手稿、笔记、记录等。

（四）按文献的公开程度划分

"控制论"将文献划分为黑色文献、白色文献和灰色文献三种。黑色文献是不对外公开、具有完全保密性质的文献，如未解密的政府文件、内部档案、个人日记、私人信件等，这部分文献除作者以及特定人员外，一般社会成员极难获得和利用。白色文献指正式出版发行并在社会上公开的资料，包括图书、期刊、报纸等。灰色文献指介于白色文献和黑色文献之间的文献,是那些虽然已经发行但很难从一般图书销售渠道中获得的文献,如预印资料、学位论文、技术报告、统计资料、备忘录和会议文献等。

三、医学文献发展的特点

(一)医学文献的概念

1. 内涵　记录医学知识的一切载体。

2. 外延　记录了医学工作者研究人类生命过程以及同疾病作斗争的科学知识,包括研究人类生命活动和外界环境的关系,研究人类疾病发生、发展及其防治、消灭的规律,以及增进健康、延长寿命和提高劳动能力的有效措施。

(二)现状和特点

1. 数量庞大、增长速度快　随着科学技术的迅速发展,科技成果大量涌现,科技交流广泛开展,科技文献的数量急剧增长。在科技文献中,医学文献数量尤为庞大,增长尤为迅速。据联合国教科文组织统计,全世界每年产生约 600 万篇文献,100 万件专利,其中生物医学文献占 30%～40%,以 SCI 为例,按引文数量所排的期刊表中前 500 种刊物,属生物医学的约占 1/3。目前全世界约有 20 000 余种生物医学期刊,每年发表的文献约 200 余万篇。

2. 内容交叉渗透、分散重复　由于科学技术发展既高度分化又高度综合,学科之间互相渗透、相互交叉,新的分支学科和边缘学科不断产生,致使文献表现出既分散又交叉的现象。近年来,由于多种原因,出现一文多刊、一书多版、转载互译,使得内容重复的现象很严重。

3. 语种繁多　20 世纪初,一个人只要掌握英、法、德 3 种语言,就可阅读全世界 92% 以上的科技文献。而现在,发表科技文献的语种已达 70～80 种之多。例如,美国《医学索引》报道了 43 种语种的生物医学文献,美国《化学文摘》报道了 56 种语种的科技文献。

4. 更新周期缩短、失效期加快　随着科学技术飞速发展,"文献寿命"越来越短。科技文献的更新周期已从 19 世纪的 50 年缩短到现在的 5～10 年,其中生物医学文献更新最快,为 3 年左右。

5. 交流传播及变化速度加快　现代交通、通信、光学和印刷技术的发展,特别是现代通信技术和电子计算机结合应用技术的飞速发展,以及情报信息载体的电子化等在信息交流传播中的应用,大大促进了文献信息的快速交流传播。

6. 日益向多元化发展　科学技术的不断发展,使科技知识载体的形式多样化。互联网网络技术的普及,从根本上改变了信息存取与传播的方式,电子型文献越来越受到人们关注。计算机、网络将成为传播文化知识、获取信息资源的重要手段。

四、信息检索

(一)信息检索的概念

检索即查找和获取。信息检索(information retrieval)是指通过一定的方法和手段,使信息存储和检索这两个过程所采用的特征标识达到一致,以便有效地获取和利用文献信息的过程。广义的信息检索包括信息的存储和检索两个过程;狭义的信息检索则主要是指信息的检索过程。存储是检索的基础,检索是存储的目的,只有有序地存储才能有效地检索。

进行科学的信息检索有重大的意义和作用:有利于减少重复劳动,提高科研成功率;有利于节省科研时间,提高科研效率,提高信息素养;有利于培养复合型、开拓性人才;有利于为决策提供科学依据。

(二)信息检索的基本原理

信息检索包括了两个最基本的过程,即信息的存储过程和检索过程。

存储过程主要包括对信息源进行分析和标引,将其外表和内容特征用特定的检索语言转化为信息特征标识,按一定规则编排后输入检索系统,从而为检索者提供有据可循的检索途径。文献信息的外表特征包括文献信息的标题、著者、来源、出版年、卷期、页次、语种、文献类型等;文献信息的内容特征包括文献信息论述的主题及所属学科范畴等。文献信息的存储过程实际上是专业情报人员将采集到的一次文献进行特征分析、规范标引，将文献信息的外表特征和内容特征按一定的规则有序地存储在一定的物质载体上，供检索者使用。

检索过程则是检索者根据信息需求，确定检索词（主题词、关键词、自由词、分类号、著作姓名等）或检索式，并将检索词转换成检索提问标识，在检索系统中查找出匹配信息的线索，最后再对其进行筛选，以确定所需的信息。检索者在检索时，务必使自己的检索提问标识与检索系统中所标引的信息特征标识达到一致，方能检索出所需要的信息。信息检索原理如图1-1所示。

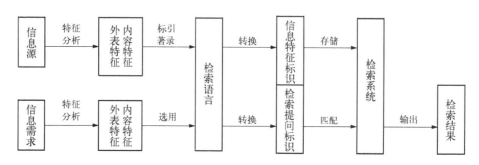

图1-1 信息检索原理

（三）信息检索的类型

根据信息检索的目的和检索对象，信息检索可分为文献检索、数据检索和事实检索。

1. **文献检索**（document retrieval）　是指在文献信息集合（文献信息检索系统）中查找特定作者或含有特定内容的文献信息的检索，包括书目信息检索和全文信息检索。它不直接解答用户提问，而是提供与提问有关的文献信息线索或原始文献。

2. **事实检索**（fact retrieval）　是指直接获取关于某一事件发生时间、地点和过程等事实或相关知识的检索，如什么是急性支气管炎？

3. **数据检索**（data retrieval）　是指直接获取以数值形式表达的量化信息的检索，包括各种实验数据、统计数据、图表、化学结构式和分子式、计算式等，如查询慢性肾小球肾炎的发病率等。

分析与讨论

案例：某同学在临床轮转过程中遇到了一些问题，有的在教科书里找到了答案，有的在上级医师那里得到启示，但是还有一部分并没有找到现成的答案。例如，她最近遇到了一位患者：中年男性，既往史无特殊，以"咳嗽、咳痰两天"就诊，初步诊断为急性支气管炎，上级医生按常规给予抗生素治疗。但是，该同学了解到抗生素是针对细菌的，急性支气管炎可能由细菌引起也可能由病毒引起，老师也曾在课堂上说起医学界对于急性支气管炎是否用抗生素治疗存在很多争议。该同学想通过信息检索查找该病治疗的可靠方法。

讨论：

1. 在本案例中，哪些是知识？哪些是情报？它们是如何区分的？

2. 该同学获得答案的信息源有哪些？

3. 可能提供答案的文献类型有哪些？应该怎样选择合适的文献类型呢？

提示：

1. 在本例中，急性支气管炎的诊断、病理、病理生理、预后、抗生素的分类等属于知识；而需要查找的是目前用于临床的治疗急性支气管炎的可靠方法，由于经过了查找、利用的过程，产生效用，这样的知识这个时候就转变成情报了。

2. 信息源就是人们获取信息的来源。从带教老师查房过程的讲解中获得的情报属于非正式情报源，从期刊、教科书、数据库中获得的属于正式情报源（文献）。

3. 文献的类型按知识的加工深度分为一次文献、二次文献、三次文献、零次文献；按出版形式分为图书、期刊、特种文献，其中特种文献又包括专利文献、会议文献、科技报告、标准文献、学位论文等。该同学需要根据自己的需要和各种文献的特点选择合适的文献类型。如果她需要了解有关急性支气管炎的研究发展状况，可着重阅读图书、期刊、会议文献、学位论文等；如果她需要的是查找文献的线索（如题录、文摘）等，可利用二次文献（检索工具）进行查找；如果她需要查找有关急性支气管炎的诊断方法的最新进展，可查阅综述、进展等三次文献；如果她需要的是有关抗生素能否常规用在急性支气管炎的患者的循证医学证据，她需要查找的是三次文献中比较特殊的一种——系统评价。总之，我们需要在了解文献各类型特点的基础上，根据自己的需要选择合适的文献类型以为我所用。

（罗希莹）

第二节　数 据 库 知 识

一、数据库的定义

数据库（database）是数据的有序集合，是按照数据结构来组织、存储和管理数据的仓库。

二、数据库的结构

数据库的结构可分为以下三个层次。

（一）文档

文档（file）是数据库中一部分记录的集合。一般指大型数据库的子数据库或专辑。为了便于使用，大型的数据库会按学科或年代划分成若干个文档。例如，中国生物医学文献数据库是按年代来划分的；中国学术期刊网络出版总库按学科划分为工程科技、农业科技、医药卫生科技等多个专辑。

（二）记录

记录（record）是构成数据库的基本信息单元，由若干字段组成，每条记录都描述了原始信息的外表特征和内容特征。一条记录代表一条原始信息，或者是一篇文献的信息。数据库的记录数越多，数据库的容量就越大。

（三）字段

字段（field）是组成记录的数据项，用来描述文献的特征，如标题、著者、地址、刊名、出版者、主题词、关键词等。字段的数量越多，说明记录包含的信息就越多，该数据库就越完备。

三、数据库类型

数据库类型的划分有多种标准，按照数据库中存储信息的内容可将其分为文献型数据库、事实型数据库、数据型数据库、多媒体型数据库。

（一）文献型数据库（literature database）

1. 书目型数据库（bibliographic database）　存储二次文献，包括题录数据库、文摘数据库、索引数据库，如 Medline 数据库、中国生物医学文献数据库、中国药学文摘数据库等。

2. 全文型数据库（full text database）　存储一次文献，即原始文献全文，提供对文献章、节、段内容的检索，如中文科技期刊数据库等。

（二）事实型数据库（fact database）

事实型数据库存储经过加工的三次文献的信息，如美国国家癌症研究所建立的 Physician Data Query（https：//www.cancer.gov/cancertopics/pdq），提供由各科肿瘤专家综述的上千种治疗癌症的详细方案、从事癌症研究的医生和保健机构等信息。还有大量电子版词典、百科全书、手册、年鉴、指南,如《不列颠百科全书》(*Encyclopedia Britannica*)被认为是当今世界上最知名也是最权威的百科全书,网络版(https://www.britannica.com/)推出后世界各地的用户都可通过网络查询《不列颠百科全书》的全文。

(三) 数据型数据库(data database)

数据型数据库存储原始文献中以数值形式表示的数据,常见的有实验数据、统计数据、技术参数等,如世界卫生组织全球卫生观察站(GHO)(https://www.who.int/data/gho)。

(四) 多媒体型数据库(multimedia database)

多媒体型数据库存储图像、视频、音频、动画等多媒体信息,如美国国立医学图书馆的 The Visible Human Project(可视人计划)(https://www.nlm.nih.gov/research/visible/visible_human.html)等。

由于事实和数据大多来源于各类型文献,文献检索在很大程度上包括了事实和数据检索。因此,文献检索是信息检索的主体。

分析与讨论

案例:某研究生正准备课题的开题,最近频繁使用中、外文数据库,他在使用中发现,有些数据库提供的功能是一样的,如都能从标题、著者等途径检索文献,而有些则不同,如有些能提供主题、分类检索,而另一些则没有;有些数据库能很好地满足自己的检索需求,有些则不能。

讨论:

1. 数据库中的数据是如何组织的? 以常使用的中国知网(CNKI)为例,在这个数据库中如何理解有关数据库的结构问题(图 1-2)? 为什么不同的数据库提供的检索途径不同?

2. 了解数据库的结构,对检索文献有什么帮助?

3. 你所知道的数据库的类型有哪些? 举例说明。

提示:

1. 图 1-2 为 CNKI 数据库高级检索截图,图中左侧有选择"学科",按临床医学、中医学、心血管系统疾病等多个学科划分为多个专辑,每一个专辑就是一个文档,CNKI 这类综合型数据库一般按学科划分成若干个文档。

右上方的检索中可下拉选择字段如主题、关键词、文献来源、作者、基金、摘要、小标题等,字段的数量越多,说明数据库可使用的检索途径就越多,该数据库就越完备。例如,检索有关"高血压""护理"方面的文献,选择主题字段。

右下方检索结果显示栏中,检索一共得到 30 064 篇文献,每一条检索结果就是一条记录,代表一条原始文献,包含了若干原始文献的信息,如发表时间、题名、作者等。

2. 了解清楚数据库文档情况后,如果该数据库是按学科划分的,那么在检索时选择与自己查找内容相关的学科,会提高检索结果的精确度。如果该数据库是按年代划分的,那么选择合适的年代,同样也会提高检索结果的精确度。

数据库的记录数越多,容量就越大,说明数据库收录的文献量大。在检索之初选择数据库的时候,这个问题很重要。需要选择一个包含了我们查找内容相关学科的数据库。

选择合适的字段关系到检索结果是否符合检索者需要的问题,其中有两个问题:其一,数据库是否提供了特定字段给你选择;其二,根据检索者的检索要求是否会选择合适的字段。例如,在使用一些名词性术语进行检索时,如疾病的名称、药物名称等,使用提供主题词字段检索的数据库,能使检索结果更符合需要。

3. 数据库类型的划分有多种标准,按照数据库中存储信息的内容可分为文献型数据库、事实型数据库、数据型数据库、多媒体型数据库。

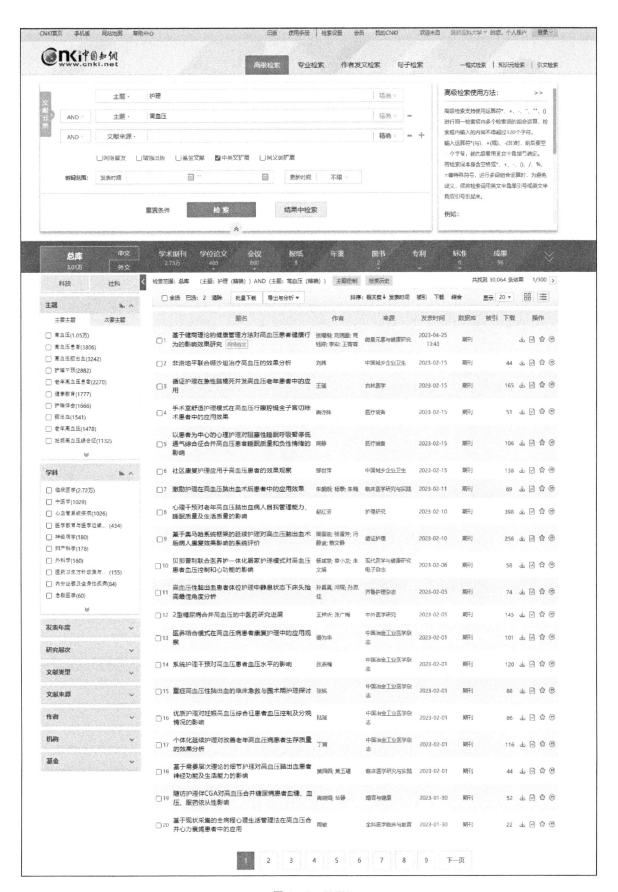

图 1-2 CNKI

（罗希莹）

第三节 信息检索语言

一、信息检索语言的概念

信息检索语言是根据信息检索需要而创造的人工语言,其实质是一系列表达信息内容的概念及其相互关系的概念标识系统。

信息检索语言可以使杂乱无章的文献信息有序化,可以使相同学科门类或主题内容的文献信息聚集在一起,可以使内容相关的信息建立逻辑联系,并使全部信息集合按不同的标识系统(学科分类号、主题词、关键词、代码、作者姓名等)排列成为适于不同检索需求而又有序化的检索系统。

信息检索的基本原理是将用户的检索提问词(即检索词)与检索系统中的标引词进行对比,当检索词与标引词匹配一致时,即为命中,检索成功。由此可见,能否准确地检索出用户所需的信息,关键在于能否准确地选择检索词。这里所谓的"准确",是指用户所选用的检索词必须与检索系统中信息的标引词相一致。信息检索语言就是为沟通信息标引与信息检索而编制的人工语言,也是连接信息存储和检索两个过程的桥梁,是用于信息标引和检索提问的约定语言。如果没有信息检索语言作为连接信息存储和检索两个过程的纽带和桥梁,就很难在这两个阶段将相同信息内容表达一致,信息检索也就不可能顺利实现。检索者有必要熟悉信息检索语言的主要规则、基本原理,确保检索提问词与信息标引词的一致性,避免误检,减少漏检,提高查准率和查全率,以提高检索效率。

二、信息检索语言的类型

目前,世界上的信息检索语言有几千种,依其划分方法的不同,其类型也不一样。

(一)根据信息检索语言所标识的内容分类

1. 外表特征检索语言　包括题名、著者、文献序号、引文等。

(1) 题名检索语言:是以书名、刊名等作为标识的字顺索引系统,如书名目录、刊名目录等。

(2) 著者检索语言:是以文献上署名的个人作者、译者、编者的姓名或学术团体名称作为标识的字顺索引系统,如著者目录(索引)、专利权人索引等。

(3) 文献序号检索语言:是以文献特有的序号作为标识的索引系统,如专利号索引、技术标准号索引、ISBN 或 ISSN 索引等。

(4) 引文检索语言:是利用科技文献末尾所附参考文献目录,揭示科技论文之间引证和被引证关系编制的索引系统,如中国科学引文索引等。

2. 内容特征检索语言　包括分类检索语言、主题检索语言、代码语言等。

(1) 分类(classification)检索语言:是一种族性检索语言,是以学科分类为基础,以分类号作为类目标识,采用逻辑分类一般规则对概念进行层层划分,构成上位类和下位类之间的概念隶属、同位类之间的概念并列等级体系,按由总到分、由一般到具体、由简到繁的原则组织文献。国际上使用较多的分类法有《中国图书馆分类法》(简称《中图法》)、《杜威十进分类法》(DDC)、《国际专利分类法》(IPC)等。

《中图法》是目前我国使用最广泛的一种等级体系分类法。它不仅应用于各类图书馆的藏书排架和组织目录体系,绝大多数的信息检索系统也都是按《中图法》的分类体系编制。该分类法由北京图书馆、中国科学技术情报所等单位共同编制完成的,于 1974 年出版,并经过多次修订与再版,目前已修订至第五版。

《中图法》由五大部类、22 个大类组成(表 1-1)。标记制度采用英文字母与阿拉伯数字相结合的形式。字母的顺序反映大类的顺序,数字号码的位数代表相应类目的分类等级,当一个分类号的数字位数超过三位时,加上小圆点"."便于区分。《中图法》(第五版)可通过网址 https://clc.nlc.cn/ztfdsb.jsp 浏览。

表 1-1　《中图法》基本部类和基本大类表

基 本 部 类	基 本 大 类
1. 马克思主义、列宁主义、毛泽东思想	A. 马克思主义、列宁主义、毛泽东思想、邓小平理论
2. 哲学	B. 哲学、宗教
3. 社会科学	C. 社会科学总论；D. 政治、法律；E. 军事；F. 经济；G. 文化、科学、教育、体育；H. 语言、文字；I. 文学；J. 艺术；K. 历史、地理
4. 自然科学	N. 自然科学总论；O. 数理科学和化学；P. 天文学、地球科学；Q. 生物科学；R. 医药、卫生；S. 农业科学；T. 工业技术；U. 交通运输；V. 航空、航天；X. 环境科学、安全科学
5. 综合性图书	Z. 综合性图书

在"R　医药、卫生"这个一级类目下又分出 17 个二级类目。以下是《中图法》中关于内科学的一个分类体系片段：

```
R5        内科学
R51       传染病
R52       结核病
R53       寄生虫病
  R531      原虫病
  R532      蠕虫病
    R532.1      线虫病
    R532.2      吸虫病
    R532.3      绦虫病和囊虫病
```

（2）主题（descriptor）检索语言：以描述文献信息主要内容的语词作标识,各种概念无论其相互关系如何均完全按字顺排列。主题检索语言从不同的角度揭示文献信息内容,词语的排列没有逻辑上的顺序,只有形式上的顺序。目前应用较多的是标题词、关键词和叙词。

1）标题词（title word）：从文献信息标题中抽选出来,具有实质意义的名词或名词词组。

2）关键词（key word）：是从文献信息题名、文摘或全文中抽取出的表达文献信息主题概念,起关键作用,具有实质意义的名词术语。关键词属自然词范畴,关键词的最大优点是词语直接取自文献信息,一些最新出现的科学术语能及时进入索引系统。其缺点主要是同一概念会有多种表达形式,这样就会使同一内容的文献信息分散在不同的关键词下,检索时必须查遍不同词形的同义和近义词才可能避免漏检。

3）叙词（subject heading）：是表征文献信息主题并经严格规范的名词术语或词组。其主要特点是,对表达一个概念的同义、近义词及拼法变异词等进行规范,以保证一个概念只能用唯一的一个词语来表达,使同义规范、词义规范、词类规范。叙词往往采用参照系统,显示叙词间的并列、属分、相关关系。叙词强调构词规则和取词统一,一般都有一部词表作为标引者和检索者取词的依据。在医学领域最具代表性的叙词表是美国国立医学图书馆的《医学主题词表》,国内外许多著名的数据库,如 Medline、PubMed、CBM 都采用该词表作为主题标引和检索的工具。

（3）代码（code）语言：是以代表事物某一特征的代码作为标识的检索语言,如美国《化学文摘》中的化合物分子式索引和环系索引等。

主题检索语言和分类检索语言是从不同角度揭示文献内容的方法。分类法主要揭示文献中所论述的问题,它从文献的内容出发,将研究对象置于一定的学科体系之下,各个类目之间相互关联、层层展开,这种类目之间的隶属、并列、派生的关系,有严格的秩序。因此,分类法具有很好的按类检索、浏览文献的功能,便于鸟瞰全局、触类旁通。但分类法的体系庞大复杂,不容易掌握,对细小、专深的主题也难以揭示和检索。主题法直接用名词术语作为检索词,表达概念较为准确和灵活,直接性、专指性、易用性是主题法的主要优点。但主题法只揭示文献中所论述与研究的对象,对系统检索某一知识领域的文献信息就相对困难。因此,分类法和主题法的功能是互为补充的,在检索时,可把二者结合使用。

（二）根据文献检索语言是否经过规范（人工控制）分类

1. **规范化检索语言**　是指对文献信息检索语言的概念加以人工控制和规范,把检索语言中各种同义词、多义词、近义词、拼法变异词、同形异义词等进行规范化处理,使每个词语只能表达一个概念,每个概念只能用一个词来表达,以避免误检、漏检。规范化检索语言包括主题词语言(如《医学主题词表》和《中国中医药学主题词表》)、分类语言、代码语言等。

2. 非规范化检索语言 又称自然语言、自由语言。计算机网络搜索引擎,绝大多数采用非规范化检索语言。

三、《医学主题词表》

《医学主题词表》(Medical Subject Headings,MeSH)是美国国立医学图书馆自 1960 年起编制的一部规范化的、可扩充的动态性词表,词表中有主题词约 2.7 万个,是美国国立医学图书馆用以标引生物医学期刊文献、图书、视听数据、电子资源等主题的受控词汇表。MeSH 具有以下特点:对医学文献中的自然语言进行规范,使概念和主题词单一对应;保证文献的标引和检索过程在用词上一致;可以对主题词进行扩检和缩检;具有动态性。

使用 MeSH Browser 工具可快速查到主题词及其词义解释、款目词、历史注释、可组配的副主题词、树状结构等。另外,还可使用 MeSH Database(https://www.ncbi.nlm.nih.gov/mesh)查找。

示例:查找 Neoplasms。

登录 MeSH Browser(https://meshb.nlm.nih.gov/),在查询框中输入"Neoplasms",点击后会显示该主题词注释(图 1-3)。

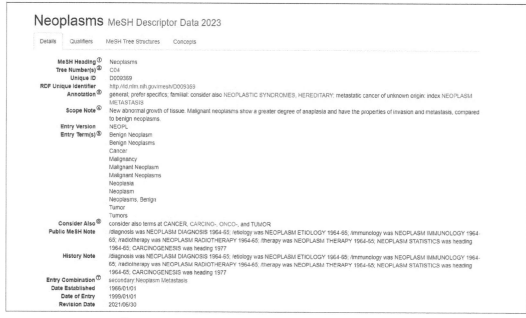

MeSH Tree Structures⑧
Neoplasms [C04]
 Cysts [C04.182]
 Hamartoma [C04.445]
 Neoplasms by Histologic Type [C04.557]
 Neoplasms by Site [C04.588]
 Neoplasms,Experimental [C04.619]
 Neoplasms,Hormone-Dependent [C04.626]
 Neoplasms,Multiple Primary [C04.651]
 Neoplasms,Post-Traumatic [C04.666]
 Neoplasms,Radiation-Induced [C04.682]
 Neoplasms,Second Primary [C04.692]
 Neoplastic Processes [C04.697]
 Neoplastic Syndromes,Hereditary [C04.700]
 Paraneoplastic Syndromes [C04.730]
 Precancerous Conditions [C04.834]
 Pregnancy Complications,Neoplastic [C04.850]

图 1-3 主题词注释

主题词注释表包括① 主题词;② 树状结构号;③ 主题词注释;④ 主题词范围注释;⑤ 入口词;⑥ 用于指引同义不同源(意义相同、词根不同)的词;⑦ 主题词(指引主题概念相关的其他组合形式的其他主题词);⑧ 树状结构

MeSH 主要由以下几部分构成。

1. 主题词(descriptor)　是规范化的、用以描述文献信息主题(内容特征)的有检索意义的词或词组。每年 MeSH 都有变化,在"Lists of Annual Changes to MeSH"中可以查到,包括 New Descriptors,Changed Descriptors,Deleted Descriptors,New Descriptors by Tree Subcategory。

2. 入口词(entry term)　也称款目词,不属于 MeSH 中规范化的主题词,但与主题词有同义关系、准同义关系、组代关系、等同关系。它是主题词的同义词、先组词、学名与俗称、旧称与新称、简称与全称、不同译名等。例如,IL－1(缩写)——白细胞介素-1;pH(缩写)——氢离子浓度;杵状指(clubbing)(俗名)——骨关节病,继发肥大性(osteoarthropathy, secondary hypertrophic);氮质血症(Azotemia)(同义词)——尿毒症(uremia);川崎病(Kawasaki disease)(译名)——皮肤黏膜淋巴结综合征(mucocutaneous lymph node syndrome)。入口词也可以用于检索,当使用入口词检索时,系统会自动转入该入口词所对应的主题词,并会在该主题词表"Entry Terms"项中列出所有它的入口词。

3. 副主题词(subheading, qualifier)　无独立检索意义,仅与主题词组配使用,目的在于提高对文献信息主题标引及检索的专指度。副主题词与主题词的组配使用,一方面减少了主题词相关文献的数量;另一方面,灵活的组配使得文献的标引及检索具有较强的概念表达能力,能专指表达文献主题。

目前有 76 个副主题词可与主题词组配,用于文献信息的标引及检索。每个副主题词有各自的词义解释、并标明了哪些范畴的主题词可与该副主题词组配。例如,Diagnosis(C,F3),括号中为主题词的范畴号,说明该词只能与 C 及 F3 这 2 个范畴中的主题词组配(见附录 3)。

在主题词表的"Allowable Qualifiers"项中排列了可与主题词组配的副主题词,所有副主题词以缩略代码形式出现。同时,可点击"Allowable Qualifiers"中任何一个副主题词的代码,即可看到这个副主题词的相关信息。例如,点击主题词 Neoplasms 注释表中的"DI",可见如图 1－4 所示的注释。

diagnosis MeSH Qualifier Data 2022

Details	Concepts
MeSH Qualifier	diagnosis
Unique ID	Q000175
RDF Unique Identifier	http://id.nlm.nih.gov/mesh/Q000175
Annotation①	subheading only; includes "examination", "symptoms"
Scope Note②	Used with diseases for all aspects of diagnosis, including examination, differential diagnosis and prognosis. Excludes diagnosis using imaging techniques (e.g. radiography, scintigraphy, and ultrasonography) for which "diagnostic imaging" is used.
Entry Version	DIAG
Abbreviation	DI
Entry Term(s)	findings screening signs symptoms
Online Note	search policy：Online Manual；use：main heading/DI or DI (SH) or SUBS APPLY DI
History Note	66；used with Category C & F 1966－74；C & F3 1975 forward
Date Established	1966/01/01
Date of Entry	1973/12/27
Revision Date	2017/04/11

图 1－4　副主题词注释

① 副主题词 Diagnosis 的词义解释;② 副主题词范围注释

4. MeSH 树状结构(MeSH tree structure)　在 MeSH Browser 网页上点击"-Tree View"可看到最新的 MeSH 树状结构表。该表显示 MeSH 主题词在学科体系中的位置,以及词间的族性关系。表中的主题词按其语义范畴,分门别类地归入 16 个范畴(category)中,分别用 16 个字母代表,按字顺排列(表 1-2)。

表 1-2　MeSH 树状结构表-2012

1. ⊞ Anatomy [A]
2. ⊞ Organisms [B]
3. ⊞ Diseases [C]
4. ⊞ Chemicals and Drugs [D]
5. ⊞ Analytical, Diagnostic and Therapeutic Techniques and Equipment [E]
6. ⊞ Psychiatry and Psychology [F]
7. ⊞ Phenomena and Processes [G]
8. ⊞ Disciplines and Occupations [H]
9. ⊞ Anthropology, Education, Sociology and Social Phenomena [I]
10. Technology, Industry, Agriculture [J]
11. ⊞ Humanities [K]
12. ⊞ Information Science [L]
13. ⊞ Named Groups [M]
14. Health Care [N]
15. ⊞ Publication Characteristics [V]
16. ⊞ Geographicals [Z]

每个范畴再划分出多个子范畴(subcategory),在子范畴中,主题词按其词义的等级排列,根据其上下隶属关系,划分出一级、二级、三级⋯⋯最多可达十一级。每一级由一组数字组成,级间用"."号隔开。

主题词的树状结构号=子范畴的英文代码+一组用"."号隔开的数字,如 C6.301.120.250 代表了主题词"胆管肿瘤"(Bile Duct Neoplasms)的树状结构号。树状结构号越长,级别越低,主题词逐级排列,展示了主题词之间词义的并列及隶属关系。

示例:

Digestive System Neoplasms　C6.301		消化系统肿瘤
Biliary Tract Neoplasms　C6.301.120		胆道肿瘤
Bile Duct Neoplasms　　C6.301.120.250		胆管肿瘤
Common Bile Duct Neoplasms　C6.301.120.250.250		胆总管肿瘤
Gallbladder Neoplasms　C6.301.120.401		胆囊肿瘤

树状结构号显示主题词在树状结构中的位置,每个主题词至少有一个树状结构号。由于有的主题词具有多重属性,就有多个树状结构号,表示该主题词在树状结构中还有其他位置。例如,主题词 Brain Abscess(脑脓肿),有 4 个不同的树状结构号(表 1-3)。

表 1-3　Brain Abscess 的树状结构号

MeSH Heading	Brain Abscess
Tree Number	C01.207.090
Tree Number	C01.830.025.160
Tree Number	C10.228.140.116
Tree Number	C10.228.228.090

分析与讨论

案例:某科研人员在开题之前计划了解川崎病的相关信息,如近 5 年来川崎病的防治研究情况、国家自然科学基金支持的项目等。由于不熟悉该领域的背景知识,先用搜索引擎查找得到了以下信息:川崎病又称皮肤黏膜淋巴结综合征,是 1967 年日本川崎富作医师首先报道,并以他的名字命名的疾病。临床多表现为发热、皮疹、颈部非脓性淋巴结肿大、眼结合膜充血、口腔黏膜弥漫充血、杨梅舌、掌跖红斑、手足硬性水肿等。婴儿及儿童均可患此病,80%～85%患者在 5 岁以内。

讨论:

1. 如何才能全面地查找到 5 年来川崎病的防治研究情况?如何确定检索的主题?为什么用主题词检索表会更准确和全面?

2. 如何获得国家自然科学基金支持的项目情况?

提示:

首先,要查找的主题是"川崎病的防治",在可以使用叙词语言的数据库,使用经严格规范的叙词是"皮肤黏膜淋巴结综合征",再选副主题词与之搭配,与防治相关的副主题词有"预防"和"治疗"2 个。在只能使用关键词的数据库,需要穷尽"川崎病的防治"的所有不同表达,如黏膜皮肤淋巴结综合征、皮肤黏膜淋巴结综合征、预防、治疗、防治等。

其次,根据本病的患者情况,在可以对患者年龄进行限定检索的数据库,进行限定检索。在可以使用学科分类检索的数据库,选择医药卫生中的儿科学进行检索。

再次,对一些外表特征如年代进行限定,限定近 5 年的文献。基金支持的项目,限定国家自然科学基金,由于有些作者输入的问题,写成"国家科学基金",所以此项要注意使用模糊检索。

(罗希莹)

第四节　计算机信息检索技术

计算机信息检索过程实际上是将检索提问词与数据库文献记录中的标引词进行对比匹配的过程。为了提高检索效率,计算机信息检索系统常采用一些运算方法,从概念相关性、位置相关性等方面对检索提问进行技术处理。计算机信息检索需要用户将检索需求转换为计算机系统能够识别和处理的检索提问表达式并输入计算机,这样计算机才能按照用户的旨意在数据库中查找与之相符合的文献信息。检索提问表达式由检索词和运算符组配而成,即:检索提问表达式=检索词+运算符。

检索词包括各种描述文献内容和外表特征的标识:主题词、关键词、自由词、分类号(树状结构号)、特征词、代码、著者姓名、刊名、出版年等。

常用运算符:布尔逻辑运算符、字段限定符、位置运算符、截词运算符、短语检索符等。

一、运算符

(一)布尔逻辑检索

"布尔逻辑"得名于 19 世纪中叶英国的数学家乔治·布尔。布尔逻辑检索(Boolean logical search)是计算机信息检索中最常用的检索技术。在检索实践中,检索提问涉及的概念往往不止一个,同一个概念又涉及多个同义词、近义词和相关词。为了正确表达检索提问,可采用布尔逻辑运算符来组配多个检索词,指定词间的逻辑关系。常用的逻辑运算符主要有以下三种:逻辑与(图 1-5)、逻辑或(图 1-6)、逻辑非(图 1-7)。图中 A 圈代表含有 A 概念的文献集合,B 圈代表含有 B 概念的文献集合,图中阴影部分表示逻辑运算后的检索结果。

1. 逻辑与　运算符为"AND"或"＊",是表达概念交叉关系和限定关系的一种组配。"AND"两侧的检索词必须同时出现在同一条记录中,该记录才会命中。常用于缩小检索范围,提高查准率。例如,"senile cataract(老年性白内障)AND vitamin C(维生素 C)"将检出如图 1-5 所示阴影部分的文献。

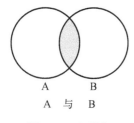

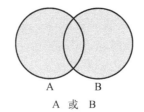

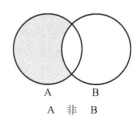

A　与　B　　　　　　　　A　或　B　　　　　　　　A　非　B

图 1-5　逻辑与　　　　　　图 1-6　逻辑或　　　　　　图 1-7　逻辑非

2. 逻辑或　运算符为"OR"或"+",是表达并列关系的一种组配。"OR"两侧的检索词只要有一个出现在同一条记录中,该记录便命中。常用于扩大检索范围,提高查全率。例如,"vitamin C(维生素 C)OR ascorbic acid(抗坏血酸)"将检出如图 1-6 所示阴影部分的文献。

3. 逻辑非　运算符为"NOT""AND　NOT"或"-",是表达排斥关系的一种组配,即从检索结果中剔除不需要的概念的文献信息。一般用于缩小检索范围,增强专指性。例如,"hepatitis A virus(甲型肝炎病毒) NOT human(人类)"将检出如图 1-7 所示阴影部分的文献。

4. 运算顺序　当一个检索表达式含有多个布尔逻辑运算符时,逻辑运算的先后顺序是 NOT>AND> OR,"(　)"可以改变运算顺序。

例如,查找"绞股蓝或银杏素对脑血管循环的影响",检索式为(绞股蓝 OR 银杏素)AND 脑血管循环。

（二）截词检索

所谓截词,是以符号取代检索词中的部分字母从而检出相同词干的词。截词主要用于同根词、单复数词、词性变异和拼法变异词的检索,以提高查全率。

截词检索(truncation search & wildcard search)是计算机信息检索系统中应用非常普遍的一种技术。由于外文的构词特性,在检索中经常会遇到名词的单复数形式不一致;同一个意思的词,英美拼法不一致;词干加上不同性质的前缀和后缀就可派生出许多意义相近的词等。为了保证查全,就得在检索式中加上这些具有各种变化形式的相关意义的检索词,这样就会出现检索式过于冗长,需要很多输入时间。截词检索就是为解决这个问题而设计的,它既可避免漏检,又可节约输入检索词的时间。

截词运算符号有多种,如"*""?""#""$"等。不同的信息检索系统,其截词运算符的表示不同。例如, DIALOG 系统用"?"表示截词运算符,PubMed 检索系统则用"*"表示。详细规则可通过各系统的帮助菜单了解。

（三）字段检索

数据库中的记录是由字段构成的。字段检索(field search)是通过字段限制符把检索词限制在指定字段中的检索。几乎所有的计算机信息检索系统都支持限定检索。

1. 精确限制符　"="在 DIALOG 检索系统中称为附加索引检索符,适用于非主题性字段(描述文献外表特征的字段)和数字字段。

例如,AU=Smith J, DT=Reviews, PY=1998, DC=242.3。

2. 模糊限制符　"in""[ ]""/"在 DIALOG 检索系统中称为基本索引检索符,适用于主题性字段(描述文献内容特征的字段)。

例如,Neoplasms/de, CT[ab],糖尿病　in　ti。

（四）位置检索

对检索词之间的相邻位置进行限制,是一种用于自由词检索的技术。位置检索(proximity search)是通过位置运算符来实现的,因信息检索系统不同而形式各异,现以 DIALOG 公司的 Medline 光盘检索系统为例,介绍它的用法。

1.（W）——With　表示该运算符两侧的检索词相邻,且两者之间只允许有一个空格或标点符号,不允许有任何字母或词,且两个检索词前后位置不能互换。（W）也可以简写为(　)。

例如,Interleukin(　)10 可检索出含有 Interleukin 10 或 Interleukin-10 的文献。

2. (nW)——nWords　表示在此运算符两侧的检索词之间最多允许间隔 n 个词,且两个检索词前后位置不能互换。

例如,cerebral(1W)blood flow 可检出含有 cerebral blood flow、cerebral artery blood flow、cerebral venous blood flow 的文献。

3. (nN)——nNear　表示此运算符两侧的检索词之间允许间隔最多 n 个词,且两个检索词前后位置可互换。

例如,cell(1N)wall 可检出含有 cell wall、wall of cell 的文献。

4. (S)——Sentence　表示此运算符两侧的检索词必须在文献记录的同一句子中,而它们在该句子段中的次序和距离不限。

例如,computer(　)control(s)system 可检出文摘中含有"This paper is concerned with an application of the computer control technique in a intelligent system for testing inner walls of pipes."这样一句话的文献。

5. (F)——Field　表示其两侧的检索词必须出现在文献记录的同一字段中,而它们在该字段中的次序和距离不限。

例如,water(　)pollution(F)control 表示在同一个字段中(如篇名、文摘、叙词等)同时含有 water、pollution 和 control,而无论相距多远的文献记录均可检索出来。

(五)短语检索

短语检索(phrase search)限定所输入的两个以上单词为短语时,可用双引号将其括起,否则,系统将其分割后按逻辑与(或)关系运算。该检索主要用于固定短语或专有名词的检索。例如,"acute appendicitis"在短语前后加双引号,系统将其按短语对待,不再将其分割按单词检索。

(六)其他检索技术

1. **加权检索**　是一种定量检索技术,其实质是判定检索词对文献是否命中的影响程度。加权检索的方法是在主题词后给定一个数值表示其重要程度,这个数值称为"权"。检索时,先查找这些主题词在数据库记录中是否存在,然后计算其权值总和,凡达到或超过预先给定的阈值,该记录即为命中记录。运用加权检索可以命中核心概念文献,它是一种缩小检索范围、提高查准率的有效方法。

2. **聚类检索**　是在对文献进行自动标引的基础上,计算出文献与文献之间的相似度,把相似度较高的文献集中在一起,形成一个个文献类的检索技术,根据不同聚类水平的要求,可以形成不同聚类层次的类目体系。在这样的类目体系中,主题相近、内容相关的文献聚集在一起,而相异的则被区分开来,它兼有主题检索系统和分类检索系统的优点,同时具备族性检索和特性检索的功能。因此,这种检索方式将有可能在未来的信息检索中大有用武之地。

3. **扩展检索**　对于同一个概念,不同的人会有不同的表达,如"感冒"这一概念的表达可能有"感冒""伤风""流感"等,"微量元素"这一概念蕴含有铜、铁、锌等 10 余个概念。若逐个分别检索,将大大增加输入的时间,扩展检索技术则可以解决这个问题。扩展检索的基本原理是,系统基于词表,自动或半自动地对多个检索词执行逻辑或(OR)运算。基于词表的扩展检索主要有下位词扩展和同义词扩展的检索功能。

4. **全文检索**　全文是指数据库中的原始文献记录,全文检索即以原始文献记录中的词语及其特定的位置关系为对象的检索。它是一种不依赖主题词表而直接使用自由词的检索方法。位置运算符是全文检索常用的运算符。

5. **多媒体检索**　是一种基于内容特征的检索。所谓基于内容的检索(content-based retrieval, CBR)是对媒体对象的内容及上下文语义环境进行检索,如图像中的颜色、纹理、形状,视频中的镜头、场景、镜头的运动,声音中的音调、响度、音色等。基于内容的检索突破了传统的基于文本检索技术的局限,直接对图像、视频、音频内容进行分析,抽取特征和语义,利用这些内容特征建立索引并进行检索。在这一检索过程中,它主要以图像处理、模式识别、计算机视觉、图像理解等学科中的一些方法为部分基础技术,是多种技术的合成。

二、检索途径与检索标识

检索途径为信息检索系统的检索入口,即检索系统所提供的用以查询、获取信息资源的各种标识,在计算机信息检索系统中通常表现为字段检索。

检索系统根据文献信息的外表特征和内容特征,采用各种不同的检索标识(语言)进行标引,形成各种类型的索引,从而提供了各种检索途径(字段)。在文献信息检索时,检索者根据信息检索系统所提供的检索途径(字段),按照检索课题需要,确定相应检索标识(检索词),然后进行检索,即可检索到有关信息的线索。检索途径与检索标识的对应关系见表1-4。

表1-4 检索途径与检索标识的对应关系

检索途径	检索标识	示例
题 名	书名、刊名、文章篇名	希氏内科学
著 者	著者姓名、学术团体、机构名称	Smith P
代 码	专利号、登记号、报告号、标准号等	US6207359
分 类	分类号	R532.1
主 题	主题词、关键词、标题词等	肺肿瘤/放射疗法

(一)文献信息外表特征的检索途径与检索标识

1. 题名途径　以书名、刊名或文章篇名为检索标识来查找文献信息的一种检索途径。

2. 著者途径　以著者姓名、学术团体和机构名称为检索标识,来查找文献信息。在西文数据库中使用著者姓名作为检索标识时,一般是把姓放在前(全称)、名放在后(只保留首字母),按字母顺序排列。

3. 代码途径　以文献的各种数字代码(如专利号、登记号、报告号、标准号等)为检索标识来检索文献信息,一般按代码字顺或数字的大小顺序排列。

4. 机构途径　以机构名称为检索入口查找文献信息的检索途径。不少信息检索系统把机构名称并入地址字段(address)。

5. 引文检索途径　是利用"引文"(citation)这一特征词作为检索入口查找文献信息的检索途径。许多工具提供的引文检索途径允许以引文中出现的任何信息(如作者、题名、出处等)作为检索入口,如 Web of Science 的引文检索(cited reference search)。

(二)文献信息内容特征的检索途径与检索标识

1. 分类途径　以代表文献信息内容所属学科(专业)类别的分类号为检索标识,利用分类索引(目录)来查找文献信息,分类号一般按字母顺序或数字的大小顺序排列。分类途径的优点是能满足族性检索的需要,能较好体现学科的系统性;缺点是专指性不强,分类跟不上学科发展的速度。使用分类途径检索文献信息的关键是确定课题所属学科(专业),熟悉分类法,将待查课题正确地划分到相应的类目中去。

2. 主题途径　是文献信息检索的一种主要的检索途径,是指通过文献的内容主题进行检索的途径,以代表文献信息主题内容的主题词、关键词、标题词等为检索标识,利用主题词、关键词、标题词等索引查找文献信息。主题词、关键词、标题词等按字顺排列。主题途径的特点是专指性强,并能将分布在不同学科门类中的同一主题的信息查全。使用主题途径检索文献信息的关键是能正确分析课题,提炼出主题概念,并能准确地用词语把主题概念表达出来。

应用计算机进行文献信息检索时,除以上常用的检索途径外,根据检索数据库的结构,每一个可检字段都相当于一条检索途径,可检字段有多少个,检索途径就有多少条。并且还可以根据检索要求和数据库的特点,进行不同字段(途径)的组配检索。例如,基于内容特征的检索途径还有自由词检索和缺省检索等。

三、检索方法

查找文献信息,需要掌握科学的检索方法,才能迅速、准确地检索到所需要的信息。常用的检索方法有以下几种。

（一）追溯法

追溯法又称引文法，即首先以紧密结合课题的几篇文献（最好是综述文献）为基础，然后根据每篇文献后所附的参考文献为线索，按照这些参考文献的出处追溯查找出原文参考。如果有需要，再以这些文献后所附的参考文献为线索，进一步追踪，如此反复，犹如滚雪球一样，得到越来越多与课题有关的文献。这种方法简单方便，但查全率、查准率都不太高。一般是在缺少信息检索系统的时候使用。

（二）常用法

常用法又称工具法，即使用信息检索系统找文献信息的方法。这种方法查全率、查准率都较高。根据检索课题的不同要求，又可分为顺查法、倒查法、抽查法 3 种。

1. 顺查法　利用信息检索系统由远及近，逐年进行检索直到现在。这种方法的优点是查全率高，查到的文献信息全面系统。缺点是效率低、费时费力。一般适用于需要了解课题的历史背景和发展状况时使用。

2. 倒查法　利用信息检索系统由近及远逆时间检索，一般倒查 1～5 年。这种方法的优点是省时省力、查得的文献信息较新，缺点是查全率相对较低。适用于查找新课题、新理论和近期发表的文献资料。

3. 抽查法　针对学科或课题发展的特点，对其发展速度、发表文献较集中的高峰期进行检索。此法检索效率高，能用较少的时间查得较多具有代表性的文献。

（三）浏览法

浏览法即对相关专业最新的期刊、年鉴等进行经常性的浏览，获得最新信息和最新动态，以克服信息检索系统出版与原始文献发表的时差所造成的不足。

（四）综合法

综合法即综合使用工具法和追溯法进行检索的方法，又称循环法、交替法或分段法。一般先用信息检索系统查出一批文献，再用追溯法扩大检索范围，获取更多的相关文献。如此循环使用工具法和追溯法，直至满足检索需要为止。这种方法适合信息检索系统不全，但又要求文献信息全面时使用。

四、检索步骤

（一）分析课题、明确需求

在信息检索之前，应对课题进行深入分析，明确以下几个方面。

（1）课题所属学科范围、主题范畴。

（2）检索时间范围（根据课题研究的起始年代和研究的高峰期确定）。

（3）检索目的（需要查找的是文献、数值、事实；提供题录、文摘还是原始文献）。

（4）文献信息来源（期刊、学位论文、会议资料、专利、科技报告、技术标准等）。

（5）检索评价要求（查全、查准、查新）。

（二）选择信息检索系统（数据库）

数据库选择的正确与否直接影响检索效果，即使再完美的检索策略，如果数据库选择不当，同样会导致检索失败。因此，检索前必须对所选数据库的学科覆盖范围、收录文献类型、数据库起止年限、检索方法等有所了解。选择数据库应遵循以下原则。

1. 根据检索目的选择数据库类型　如需要统计数据，应选择数值型数据库；需要疾病的分类标准，应选择指南型数据库；只需要文摘，可检索文摘型数据库；若需要全文，则须检索全文型数据库。

2. 根据课题的专业范围选择数据库　专业性强的课题，可选择专业数据库或大型数据库中的专业文档；如检索交叉学科或多学科综合课题，可同时选择多个不同的数据库。同是药物数据库，国际药学文摘（International Pharmaceutical Abstracts）数据库不具备环系代码检索功能，而德温特药学文摘（Derwent Drug File）数据库则具备这一检索功能。

3. 根据数据库中信息的来源选择数据库　如数据库中信息的来源有期刊、报纸、会议资料、学位论文、科技报告、专利文献等。

4. 根据数据库的标引质量、检索功能、收录范围、更新速度选择数据库　当几个数据库内容交叉、重复率较高时，应首选标引质量高、检索功能强、收录范围广、更新速度快者。

（三）确定检索词，构建检索式

要对课题进行主题分析，提炼出主要概念、上位概念、下位概念、隐含概念。通过词表将概念转换为规范词，以保证概念表达的准确性、唯一性、专指性。如果必须用自由词，应穷尽其可能的表达形式，以避免漏检。

检索式是检索策略的具体表述，是通过逻辑运算符、位置运算符、截词运算符、字段限制符等把检索词组配起来，既能表达信息需求，又能识别和执行信息检索系统的命令形式。检索式编写是否恰当对检索效果起着关键作用。

为方便编写检索式，可将其过程总结为"5步法"：① 切分，分解到最小的检索点；② 删除，排除检索意义不大而且比较泛指的概念；③ 定词，选择有检索意义的概念，去除重复概念，增加隐含概念；④ 组合，确定检索词并用逻辑运算符连接；⑤ 限定，特殊的条件（运用详见后文分析与讨论部分）。

（四）根据结果反馈调整检索策略

当检索结果与检索期望存在差距时，需要对检索策略进行调整。认真检查所确定的检索方法、信息检索系统、检索途径是否正确，是否符合课题的要求。合理调整检索策略，修改检索提问式，是确保文献信息检索质量的重要环节。

1. 检出的文献太多，缩小检索范围的方法　① 增加用"AND"连接的检索词，或用"二次检索"；② 用特定的副主题词进行限定；③ 用字段限定检索，如标题词字段检索；④ 使用主要主题词进行加权检索、下位主题词检索或不扩展检索；⑤ 进行文献类型、语种、重要核心期刊、年份等限定检索；⑥ 用"NOT"来排除无关检索词。

2. 检出文献太少，扩大检索范围的方法　① 删除某些用"AND"连接的不重要的检索词；② 增加用"OR"连接的检索词；③ 位置运算符放宽；④ 检索词后用截词运算符；⑤ 多用几个副主题词，甚至选用全部副主题词；⑥ 选用上位主题词扩检，或选用扩展全部树检索；⑦ 同时用主题词和自由词检索，用"OR"连接；⑧ 从在某个学科范围中输词检索改为在所有学科中输词检索；⑨ 多用几种信息检索系统进行检索。

（五）获取原始文献

获取原始文献是文献信息检索的最终目的，其基本原则是由近而远。常用的获取方法有以下几种。

（1）利用所在单位馆藏目录，了解文献收藏情况（纸质资源和电子资源），就地借阅、复制或下载。

（2）对本馆缺藏文献，利用区域性或全国性联合目录了解其他馆收藏情况，并进行馆际借阅或复制。

（3）利用信息检索系统的全文库下载所需原始文献。

（4）利用相关网站收费订购或免费获取原始文献。

（5）其他途径，如向文献著者直接索取、论坛求助等。

五、检索效果评价

检索效果是指利用信息检索系统实施检索的有效程度，包括技术效果和经济效果。计算机检索效果如何，直接反映检索系统的性能和检索实践的优劣。判定一个检索系统的优劣，可从质量、费用和时间三个方面衡量。因此，对计算机信息检索的效果评价也可从这三个方面进行。质量标准主要通过查全率和查准率进行评价；费用标准即检索费用，是指用户为检索课题所投入的费用；时间标准是指花费的时间，包括检索准备时间、检索过程时间、获取文献时间等。衡量检索效果的两个最重要的指标是查全率和查准率。

（一）查全率和查准率的概念

1. 查全率（recall ratio）　是指系统在进行检索时，检出的相关文献量与系统文献库中相关文献总量的比，它反映该系统文献库中实有的相关文献量在多大程度上被检索了出来。

$$查全率＝［检出相关文献总量/文献库内相关文献总量］×100\%$$

例如，利用某个信息检索系统检索某课题的文献，假设在该系统文献库中共有相关文献100篇，而只检出60篇，查全率为60%。

2. 查准率（precision ratio）　是指在进行某一检索时，检出的相关文献量与检出文献总量的比，它反映每次从该系统文献库实际检出的全部文献中有多少是相关的。

$$查准率＝[检出相关文献量/检出文献总量]\times100\%$$

例如,检出文献总篇数为 80 篇,其中与课题相关的只有 50 篇,另外 30 篇与课题无关。本次检索的查准率为 62.5%。

(二) 影响检索效果的因素

查全率与查准率是评价检索效果的两项重要指标,直接受信息检索系统和检索技术两方面因素的影响。

1. 影响查全率的因素

(1) 从信息检索系统来看,影响查全率的因素主要有文献库收录文献不全,索引词缺乏控制和规范,词表结构不完整,词间关系模糊或不正确,标引不详、前后不一致、遗漏了原文的重要概念或用词不当等。

(2) 从检索技术来看,影响查全率的因素主要有选用检索词及其逻辑组配不当,检索途径和方法太少,信息检索系统缺乏截词功能和扩展检索功能,未能全面描述检索要求等。

2. 影响查准率的因素

(1) 从信息检索系统来看,影响查准率的因素主要有信息检索系统不具备逻辑非功能,截词部位不当,使用逻辑或不当等。

(2) 从检索技术来看,影响查准率的因素主要有索引词不能准确描述文献主题和检索要求,组配有误,检索面宽于检索要求,选用词语及词间关系不正确,检索词或检索式专指度不够。

查全率和查准率之间存在着互相制约的关系,当查全率提高的同时查准率就会降低;而当查准率提高的同时查全率又会降低。任何一个信息检索系统要求查全率和查准率都达到 100% 是不可能的。但是,值得注意的是,当查全率和查准率都很低的时候,可以通过检索策略的调整来使两者都得到一定的提高。一般来说,查全率控制在 60%～70%,查准率控制在 40%～50% 就是较好的检索结果。往往很难兼顾查全率和查准率,而应当根据具体的需要,合理调整查全率和查准率。不同的课题检索目的各不相同,对查全率和查准率的要求也不相同。因此,可根据课题具体要求来满足查全率和查准率的要求。

分析与讨论

案例:禽流感是一种传染性强、传播速度快的急性呼吸道感染疾病,是人感染禽流感病毒引起的疾病。2013 年暴发的 H7N9 禽流感,严重威胁着居民生活,其中上海、安徽、江苏、浙江、广东等地有多名确诊患者,且出现死亡病例。

20 世纪 80 年代上海肝炎大暴发,人们吃板蓝根;2003 年 SARS 病毒,人们吃板蓝根;2013 年禽流感来了,人们还是吃板蓝根。具有消炎和预防作用的板蓝根成了中国人的"神药",短期内其价格在全国暴涨,引发抢购潮。那么,板蓝根真的能预防禽流感吗?我们是该相信"神药"板蓝根真能预防禽流感呢?还是相信科学的预防措施?

讨论:

1. 检索 2004～2013 年(近 10 年)关于人类禽流感预防和控制的相关文献,简述检索策略与步骤。

2. 如果对检出文献的数量和内容不满意,该如何调整?

提示:

根据检索步骤对题目进行分析。第一步,分析课题、明确要求。该题需要查找的主题是禽流感的预防和控制,禽流感是一种疾病,属于生物医学的范畴;我们检索的目的是查找禽流感具体的预防和控制措施,所以需要考虑检索的准确性(查准率);题目也没有明确说需要查找的是中文文献还是英文文献,故语种应考虑中、英文。第二步,选择数据库。根据第一步明确的主题范畴和语种,可以选择的中文数据库有 CBM、CNKI,万方,维普等,外文数据库可以选择 PubMed,OvidSP 等。第三步,确定检索词和构建检索式。此步是检索的关键和重难点,可根据"5 步法"来确定和构建。① 切分:2004～2013 年/关于/人类/禽流感/预防/和/控制/的/相关/研究;② 删除:关于、和、的、相关、研究;③ 定词:禽流感(influenza in birds)、预防

(prevention)、控制(control);④ 组合:禽流感(influenza in birds) AND 预防(prevention) AND 控制(control);⑤ 限定:2004~2013 年,人类(humans)。第四步,根据结果反馈调节检索策略。如果根据以上构建的检索式"禽流感(influenza in birds) AND 预防(prevention) AND 控制(control)",所检出文献的数量和内容没有达到检索期望时,可进行适当调整,以达到检索的要求和目的(数据库中的检索过程和结果略)。

如果检出文献数量过少,可以使用相应的方法扩大检索范围。例如,在有主题词检索的数据库中(CBM、PubMed 等),可以选择"禽流感"规范化的主题词进行检索,穷尽其近义词;在无主题词的数据库或检索途径中检索,检索式中的检索词只检索命中与著者用词完全一致的文献记录,即不命中同义词。故可将"禽流感"的同义词、近义词(禽流行性感冒、鸡瘟、H7N9、H5N1、H1N1 等)用"OR"连接后进行检索。"预防"和"控制"是两个不同概念,既有区别又有联系,也可以用"OR"连接。通过调整后得到中文检索式:(禽流感 OR 禽流行性感冒 OR 流感 OR 鸡瘟 OR H1N1 OR H7N9 OR H5N1) AND (预防 OR 控制)。英文检索式:(influenza in birds OR avian flu OR avian influenza OR fowl plague OR H1N1 OR H7N9 OR H5N1) AND (prevention OR control)。如果检出文献数量过多,也可以选择使用相应的方法缩小检索范围。

小结:

根据该案例可以总结得出,选用不同的检索词和不同的运算符,检索结果就不同。在检索过程中,为确保文献检索的质量和满足检索的期望,检索策略的构建和不断调整是非常重要的。在调整检索策略的过程中需要掌握一些要领:有主题词的数据库,尽量选择主题词检索;进行主题词检索时,可尽量用副主题词的限定提高文献查准率,同时注意用下位词扩展,避免漏检文献;对于没有主题词的数据库,自由词检索是最佳的选择,但需要列全同/近义词(用"OR"连接),使用截词运算符,是英文自由词检索的常用方法;跟踪检索某一专题知名学者的文献和重要研究单位的文献,以此作为主题途径检索的补充,可能会获得新的研究线索。灵活、熟练地掌握和运用计算机信息检索技术是需要进行大量检索实践和总结经验的,故请大家多加思考和勤于练习。

(罗希莹)

第二章

生物医学书目型期刊文献检索系统

计算机信息检索系统根据数字化程度和处理单元不同,数字信息资源可以分为书目型、文摘型、全文型、多媒体型等。目前,国内外许多出版公司以及专业的信息研究机构相继推出了数字型全文期刊检索系统及书目型检索系统等,为我们获得相关信息资源提供了比较丰富的选择。然而,众多的数字化检索系统良莠不齐,如何选择优秀的、高质量的检索系统又成为摆在我们面前的一个问题。

查全率和查准率是评价和衡量信息检索系统检索效果和功能的两项重要技术指标与参数。信息检索系统的质量和检索用户的检索水平是影响查全率和查准率的主要因素。而主题词表、标引、检索工具等直接关系到检索系统的质量。其中,主题词表和标引是一个信息检索工具赖以存在的理论基础,也是决定查全率和查准率的最原始和最基本的因素。计算机检索系统的质量主要从内容和设计两方面来衡量,内容包括该检索系统的记录量、收录年限、更新频率、文献类型、学科范围等。设计包括检索界面、检索方式、检索字段、文种支持等。因此,选择合适的检索系统进行检索是保证查全率和查准率的关键。确定检索系统的一般原则是以专业检索系统为主,综合性检索系统为辅;以核心检索系统为主,一般检索系统为辅。

中国生物医学文献数据库、Medline、OvidSP、Embase是目前查找国内外生物医学文献的专业核心书目型检索系统。

第一节　中国生物医学文献数据库(全文版)

一、数据库概况

(一)收录范围

中国生物医学文献数据库(China Biology Medicine disc,CBM disc,简写为 CBM)是中国医学科学院医学信息研究所开发研制的中国生物医学文献服务系统(SinoMed)下的一个重要数据库。该数据库收录了1978年至今国内出版的生物医学学术期刊3 120余种,文献题录1 110多万条,年增长量50多万条。该数据库涵盖了《中文科技资料目录(医药卫生)》、中文生物医学期刊文献数据库(CMCC)中收录的所有文献题录。而且其收录范围比《中文科技资料目录(医药卫生)》进一步扩大,并增收了文摘、英文题名、关键词等字段,加强了主题标引及分类的深度。同时对作者、作者机构、发表期刊、所涉基金等进行规范化加工处理。2019年起,新增了2015年以来发表文献的通讯作者标识,全面整合中文加工(数字对象唯一标识符)链接信息,以更好地支持文献发现与全文在线获取。

CBM收录范围涉及基础医学、临床医学、预防医学、药学、中医学及中药学等生物医学的各个领域。

(二)标引和分类

CBM的全部题录均根据美国国立医学图书馆的 MeSH 中译本,以及中国中医科学院中医药信息研究所新版《中国中医药学主题词表》进行主题标引;并根据《中国图书馆分类法·医学专业分类表》进行分类标引。

(三)数据库结构

CBM 的记录包括 30 多个可检索字段,附录 7 列出的是各数据项(字段)的代码、名称、简要说明及示例。

(四)检索系统功能

SinoMed 提供了 CBM、中国医学科普文献数据库、北京协和医学院博硕学位论文库等 7 种资源的跨库检索,也提供各单库的检索,本章重点讲解 CBM 全文版数据库检索系统。CBM 检索具有词表辅助检索功能,建有主题词表、分类表、期刊表、索引词表等多种词表;可以用关键词、款目词、主题词或英文主题词检索,并可进行主题词的扩展检索、加权检索,主题词与副主题词的组配检索及副主题词的游离检索;可以进行分类号的扩展、概念复分及总论复分检索;可以通过浏览记录选择检索词,也可用单字、文本词、著者、著者单位、刊名、年代、卷期、文献类型等进行检索;还可进行截词检索、通配符检索,及进行各种逻辑组配。此外,尚有存盘、打印输出,以及检索策略的修改、保存,调用检索、检出结果统计分析、原文获取等功能。

(五)在线全文链接

中国医学科学院医学信息研究所与维普公司合作,利用中文期刊文献数字对象唯一标识技术和 XML 技术,实现了 CBM 题录数据与维普全文数据库的链接。

视全文链接情况可能出现以下两种信息提示。

1. 检索结果页面直接索取 SinoMed 对中文 DOI 信息进行了整合;添加了维普、万方医学网、万方数据——知识服务平台、出版社、编辑部等的链接。检索结果可通过 PDF 图标、DOI 链接图标、数据库服务商图标免费或付费进行原文索取。

2. 通过点击"原文索取"获得 "原文索取"是通过"协和医学文献传递系统"实现原文获取的另一种途径。

(六)数据库的进入

在北京协和医学院图书馆主页中选择"中国生物医学文献服务系统"的链接进入或通过订购单位的地址进入。进入后的初始界面就是 SinoMed,如图 2-1 所示。该系统默认状态下是对所有选中数据库进行跨库检索,如只对 CBM 进行操作,需要通过点击选择"中国生物医学文献数据库"。

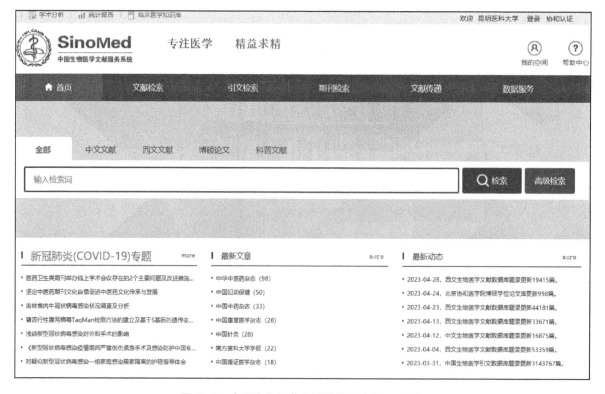

图 2-1 中国生物医学文献服务系统(SinoMed)

二、数据库的检索方法

在检索形式上,CBM 有快速检索、高级检索、主题检索、分类检索、期刊检索、引文检索 6 种类型,此外还可以进行限定检索、定题检索和通过检索历史进行复合检索等。

(一)快速检索

进入 CBM,系统默认进入快速检索(图 2-2)。在此检索界面可进行以下几种检索操作。

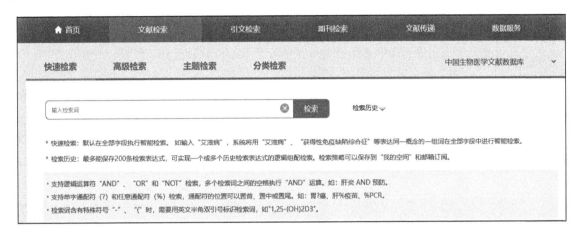

图 2-2　CBM 快速检索界面

1. 快速检索　默认在全部字段内执行检索,且集成了智能检索功能。输入多个检索词且用空格分隔时,系统默认为"AND"运算。

例如:在缺省条件下输入检索词"感染",意味着只要是在以上六个字段中的任一字段出现"感染"这个检索词,即为命中文献检出(图 2-3)。

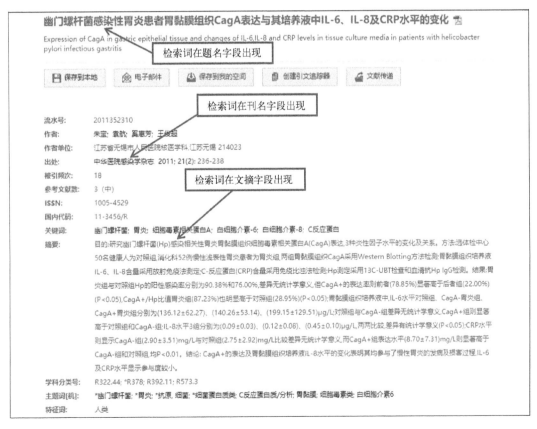

图 2-3　以"感染"为检索词的检索结果界面

在缺省字段检索状态下,也可对特定字段进行检索,以及进行各种逻辑运算和复合检索。

例如:♯1 胃癌 IN ALL

　　　♯2 HP IN TI

　　　♯3 MH=白细胞介素 1

　　　♯4 PY>2000 AND 　♯1

　　　♯5 AU=吴阶平

2. 全部字段检索　单击字段选择框选择"全部",在检索词输入框中键入检索词,然后点击右侧的"检索"按钮,系统将在数据库的所有字段内进行查找。

3. 指定字段检索　单击字段选择框选择相应的字段(如题目、作者、地址等,除"缺省"和"全部"外,有 14 个字段可以选择),在检索词输入框中键入检索词,然后点击右侧的"检索"按钮,系统将在指定的字段内进行查找。

也可以在缺省状态下直接在检索词前后加字段标识符进行检索(特别适用于那些未在字段选择框中出现的字段),主要有以下几种。

(1) 字段标识符在前,用"=",表达式为"字段=检索词",表示精确查找。下述字段可做精确查找:AD,AU、CL、CN、CT、IP、IS、JC、MA、MH、MMH、PP、PS、TA、TI、TW、VI。

例如:AU=李玲

(2) 字段标识符在后,用"in",表达式为"检索词 in 字段",表示对所指定字段的任意片段进行查找。所有字段均可进行包含(模糊)查找。

例如:李玲 in AU

(3) 检索词中如有不可检索的字符(多为特殊字符或标点)应用双引号(" ")标识。

例如:MH="基因,bcl-2","1004-616X" in ISSN

注意:检索时输入的各种符号必须在英文状态下输入。

(4) 出版年的查找只能是精确查找或范围查找,包括以下几种:

= (等于)　　　　　　　　例如:PY=2004

> (大于)　　　　　　　　例如:PY>1998

< (小于)　　　　　　　　例如:PY<1999

>= (大于等于)　　　　　　例如:PY>=2003

<= (小于等于)　　　　　　例如:PY<=2000

—(指定范围)　　　　　　例如:PY=1998—2004

4. 二次检索　在已有检索结果的基础上,基本检索界面中会出现"二次检索"按钮,输入新的检索词并勾选"二次检索"的复选框,点击"检索"按钮即可在上一次检索结果的范围内进行新的检索,逐步缩小检索范围。功能相当于逻辑运算符"AND"。

(二) 高级检索

高级检索提供多个检索入口,提供外表特征检索和内容特征检索字段选择,支持多个检索词及其复杂逻辑组配检索,可构建复杂检索提问表达式。

1. 全部字段检索　基本检索下的全部字段检索,即系统默认为输入的检索词在所有字段内进行匹配查找。

2. 指定字段检索　可实现特定字段的检索。检索范围有所缩小,结果更为准确。其中,常用字段和核心字段是复合字段,由多字段构成,且均属于内容特征检索字段。常用字段由中文标题、摘要、关键词和主题词 4 个字段构成;核心字段由中文标题、关键词和主题词 3 个字段构成。相比常用字段,核心字段检索更为精准。

检索提问表达式的构建:

(1) 检索字段的选择:直接通过下拉菜单选择所需字段名称。CBM 为检索者提供了除常用字段、核心字段、全部字段外的常用的 20 种特定字段的快捷选择,方便检索。其中,关键词、主题词、特征词、分类号、人名主题、作者、第一作者、刊名和期号字段可选择做精确检索或包含检索。

1) 精确检索或包含检索:特征词、分类号、作者、刊名等字段可选择精确查找(字段代码=检索词,如 AU=洪涛)或模糊查找(检索词 in 字段代码,如洪涛 in AU)。

2）智能检索：高级检索支持智能检索，检索内容涉及内容特征检索的，均可勾选"智能检索"，如常用字段、核心字段、摘要等。

3）关联提示：在作者、第一作者、通讯作者字段支持关联规范机构名称的提示。

（2）逻辑运算符号的选择：高级检索中两两字段间都有逻辑运算符号供检索者选择，运算等级低的若想提前运算，可勾选逻辑符号前的"优先"，系统生成最终检索提问表达式时会把这步检索放置于"（ ）"内，从而提前运算，如图2-4所示。

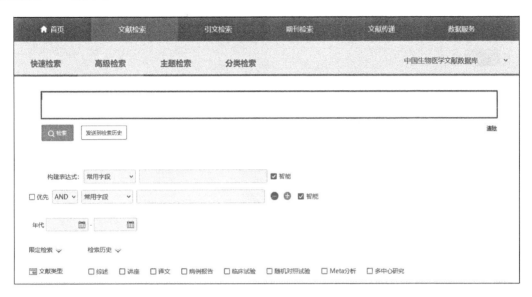

图 2-4　CBM 高级检索界面

利用 CBM 的高级检索功能，可选择自由词途径进行检索。在高级检索界面，检索入口选择"常用字段"或"核心字段"，在检索词输入框中输入检索词，勾选"智能"，点击检索并获得检索结果。

（三）主题检索

主题检索即采用 CBM 主题词进行检索。CBM 设有自编的《医学主题词表》，所采用的主题词来源于美国国立医学图书馆 MeSH 及中国中医科学院中医药信息研究所出版的《中国中医药学主题词表》。主题词表可用中文主题词或英文主题词进行查找，可选主题词的同义词、相关词、上位词、下位词进行查找，也可浏览主题、副主题词的注释，以及树状结构等信息。

主题检索是基于内容特征的检索，采用主题检索有利于提高文献的查全率和查准率。

1. 主题途径检索步骤　在检索入口处的下拉菜单中，可选择使用中文主题词或英文主题词进行检索。系统默认为中文主题词检索，如图2-5所示。

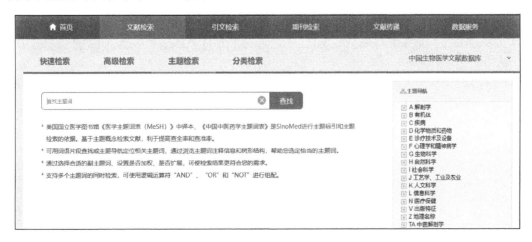

图 2-5　CBM 主题词检索界面

在主题词输入框输入一个字或词，点击"查找"，系统便显示含有该词或字的片段的所有款目词、主题词列表以及每个主题词对应的命中文献数（图2-6）。在页面上端显示出系统查找到的相关主题词的数量。若没有任何款目词或主题词包含该字或词，则显示检出0个主题词。注意：此时，进行的是主题词的查找，尚未进行主题检索。

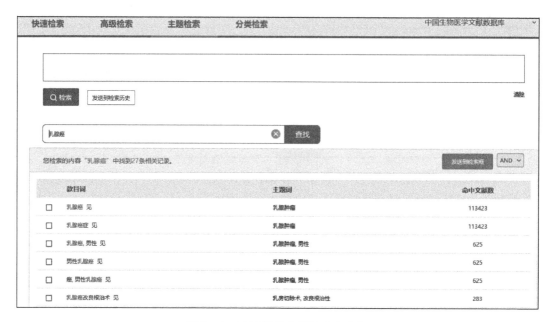

图2-6　CBM相关主题词列表信息

词条中带有"见"字时，前面的词为主题词的款目词（同义词），后面的词为正式主题词；词条中无"见"字时，前后均为主题词。

勾选要检索的主题词，点击该主题词即可进入下一界面，在此界面可以对主题词选择是否"加权检索""扩展检索"，以及副主题词和副主题词扩展检索，如图2-7所示，点击"主题检索"完成检索。此外，还可以浏览主题词注释信息和树状结构表。

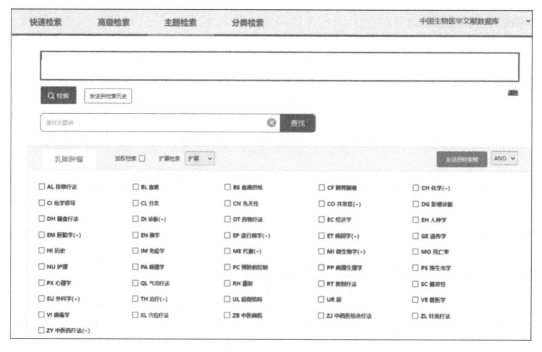

图2-7　CBM主题检索界面

加权检索,表示仅对主要概念主题词(即在一篇文献中比较重要,能够反映文章论述的主要内容的主题词,在记录中主要概念主题词前加星号"＊")进行检索。非加权检索表示对主要概念主题词(加星号主题词)和非主要概念主题词(未加星号主题词)均进行检索。若进行加权检索,对"加权检索"选择框进行标记即可。

扩展检索指对当前主题词及其所有下位主题词(参见树状结构表)进行检索,非扩展检索则仅限于当前主题词的检索。默认状态为扩展检索,若不进行扩展检索请选择"不扩展"选项。副主题词也存在扩展检索,一些副主题词之间也存在上下位关系,如"副作用"的下位词包括"中毒"和"毒性",选择扩展,指对"副作用""中毒""毒性"一并进行检索;不扩展,则只对当前的"副作用"进行检索。

2. 主题词注释及树状结构表

(1) 主题词注释:包括该主题词的中文名称、英文名称、款目词、树状结构号、相关词、可组配的副主题词、药理作用主题词、检索回溯注释、标引注释、历史注释、范畴注释等内容,主题词的注释信息可帮助我们选择恰当的主题词(图2-8)。

主题词:	疫苗
英文名称:	Vaccines
树状结构号:	D20.215.894
药理作用:	Immunologic Factors
化学登记号/酶代码:	0
标引注释:	general or unspecified: prefer specifics
主题词详解:	Suspensions of killed or attenuated microorganisms (bacteria, viruses, fungi, protozoa), antigenic proteins, synthetic constructs, or other bio-molecular derivatives, administered for the prevention, amelioration, or treatment of infectious and other diseases.

图 2-8　CBM 主题词注释

(2) 树状结构表:与主题词注释中的树状结构号相对应,每一个树状结构号对应一个树状结构表。树状结构表主要说明主题词之间的相互关系,由上位概念词到下位词一层层打开,形似倒置树枝,如图2-9所示。在结构表中可以很快定位任何一个主题的上下位词,为检索者扩大或缩小检索范围提供便利。

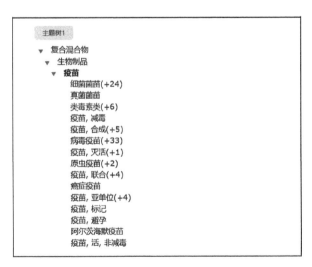

图 2-9　CBM 主题词树状结构表

（四）分类检索

CBM 分类标引的依据是《中国图书馆分类法·医学专业分类表》,通过分类号和分类名进行检索。适用于对某一课题做比较全面的文献收集等。可通过分类名进行检索,如图2-10所示。

检索步骤如下:

(1) 在检索词输入框中直接输入类名,点击"查找"按钮,显示所有含有检索词的分类名及对应的分类号的列表,命中文献数如图2-11所示。

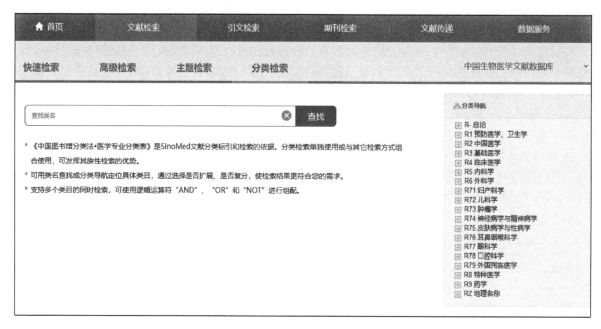

图 2-10　CBM 分类检索界面

分类名	分类号	命中文献数
肿瘤学	R73	669580
中医肿瘤学	R273	159973
肺肿瘤	R734.2	122279
乳腺肿瘤	R737.9	111321
上皮组织肿瘤	R730.261	105340
肝肿瘤	R735.7	105196
胃肿瘤	R735.2	102447
子宫肿瘤	R737.33	96730
肿瘤形态学(组织病理类型)	R730.26	87687
其他抗肿瘤、抗癌药物	R979.19	81877

您检索的内容"肿瘤"中找到177条相关记录。　发送到检索框　AND ∨

图 2-11　CBM 分类检索列表

（2）通过分类导航,直接选择需要查找的分类类目,通过类目前的"＋"可以打开下一级类目。找到需要的类名后直接点击即可。例如,查找"肺炎",首先找到"R5 内科学",点击前面的"＋"打开下一级类目,找到"R56 呼吸系统和胸部疾病",再向下找到"R563.1 肺炎",直接点击"肺炎",进入选择复分号页面。

（3）在选择复分号页面中可进行"扩展"检索和选择复分号,如图 2-12 所示。分类检索中的扩展检索与主题检索中的扩展概念类似,选中"扩展检索"表示对该类目及其下位类同时进行查找,不选中"扩展检索"则表示仅对该类目检索。选择复分号用于对分类号某一特定方面加以限制,强调某些专指方面。例如,复分号"01"表明主类号的"预防、控制和卫生"方面。分类号及其类名下列出了可与当前主类号组配的全部复分号:勾选全部复分表示检索当前主类号下所有文献;不勾选复分表示检索当前主类号不组配复分号的文献;勾选某一复分号表示仅检索当前主类号组配所选复分号的文献。

（4）选择好"扩展"及"复分号"后,点击"检索"按钮开始检索。

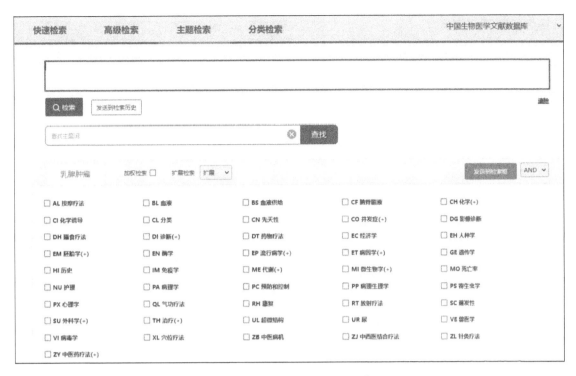

图 2-12 CBM 分类检索复分号检索界面

(五) 期刊检索

选择生物医学学术期刊,通过 CBM 的期刊列表,可快速找到目标期刊,浏览期刊信息,了解目标期刊的学科主题信息、编辑部联系方式等辅助投稿,点击"期刊投稿",部分期刊会显示投稿信息,如图 2-13 所示。

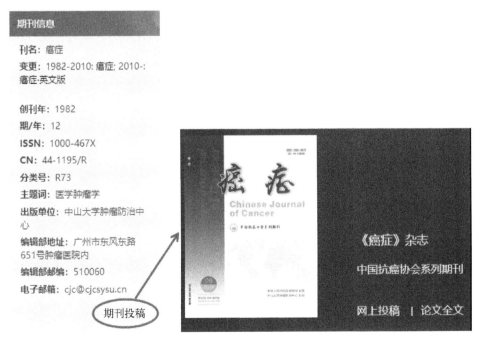

图 2-13 CBM 期刊信息界面

检索步骤如下。

1. **查找目标期刊** ① 方法一:通过"检索入口"选择刊名、出版地、出版单位、期刊主题词或者 ISSN 直接查找,如图 2-14 所示。② 方法二:通过"期刊导航"或"首字母导航"逐级查找浏览期刊。

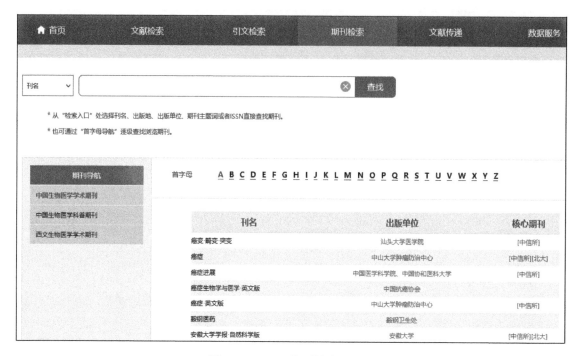

图 2 - 14　CBM 期刊检索界面 1

　　2. 期刊文献查找　直接指定年、期进行浏览,也可以输入欲检索的内容后在指定的年卷期中查找浏览具体文献,如图 2 - 15 所示。

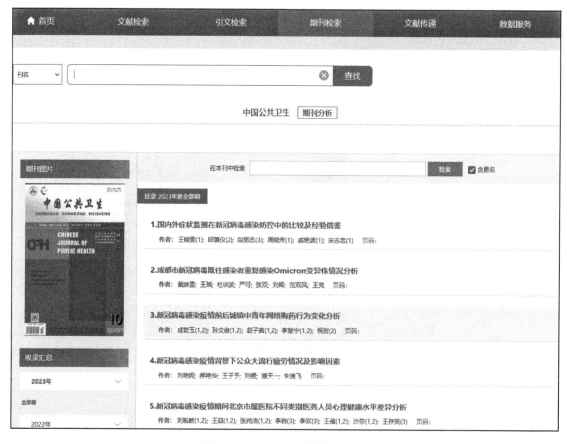

图 2 - 15　CBM 期刊检索界面 2

更名期刊的查找：通过选择"含更名期刊"，可方便快捷地检索浏览到该刊及其更名期刊的文献。例如，在"昆明医科大学学报"中检索相关文献，点击"含更名期刊"，可检索到该刊及其更名期刊"昆明医学院学报"中的相关文献。

检索者可通过"期刊主题词"检索或"分类导航"来获取涵盖或涉及某学科领域的所有期刊信息。

3. 期刊检索　提供"在本刊中检索"输入项，在输入框中输入检索词，系统会在"常用字段"中检索，并与期刊进行"AND"运算，如图 2 - 16 和图 2 - 17 所示。

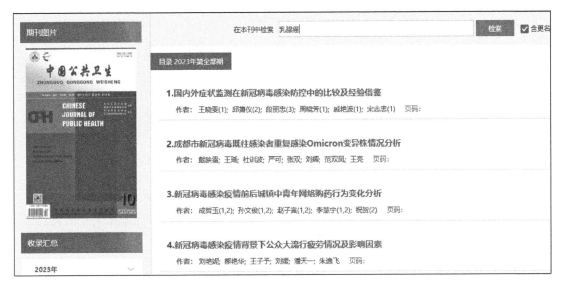

图 2 - 16　CBM 期刊检索界面 3

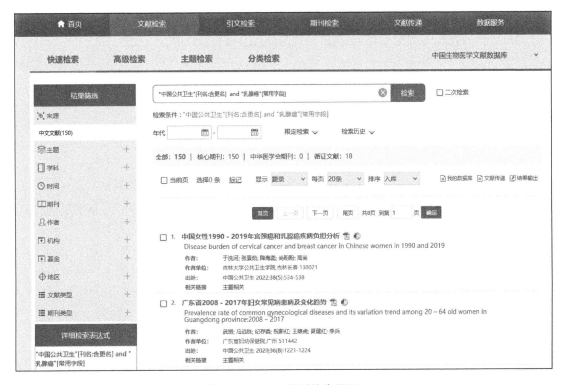

图 2 - 17　CBM 期刊检索界面 4

（六）检索历史

CBM"检索历史"中保存了所有执行过的检索记录，包括命中文献数（结果）、检索表达式、时间等，如图 2 - 18 所示。检索者可以根据自己的检索需求在检索历史界面下进行布尔逻辑的组配检索。同时，可以删除不需要的检索表达式。检索历史最多可保持100条检索表达式。系统退出后,检索历史清除。

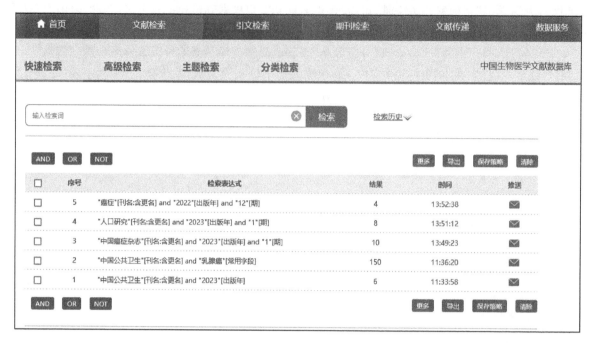

图 2-18 CBM 检索历史界面

检索表达式的上方和下方都有"AND""OR""NOT"和"清除"按钮,通过它们可以将一个或多个检索表达式组成更恰当的检索策略,或清除不需要的检索表达式。

可以直接在检索词输入框中输入检索表达式,如♯1 AND ♯2、♯1 AND NOT ♯2 等。

注意"♯"符号要在英文状态下输入。各组配符之间有一定的优先顺序:AND NOT>AND>OR,如希望优先级较低的组配符优先进行运算,需要在该算式两端加上括号"( )"。

三、检索结果管理

(一)检索结果筛选

CBM 可对检索结果进行多维度的聚类筛选,如主题、学科、时间、期刊等,如图 2-19 所示。其中主题聚类筛选依据源于 2017 版《中文医学主题词表》,展示二级主题树聚类结果,包含所有下位主题;学科聚类筛选依据源于《中国图书馆分类法·医学专业分类法》,展示一级类目聚类结果,包含所有下级类目。

(二)我的空间

CBM 为每一位检索者提供了独立个人空间,保存有价值的检索策略,跟踪领域最新发展,储存感兴趣的检索结果。

1. 保存检索策略 通过检索历史页面,勾选一个或者多个记录,保存为一个检索策略,并且可以为这个检索策略赋予贴切的名称。通过查看检索策略的"重新检索"能够及时跟踪国内外在该领域的研究进展,把握最新研究动态和成果,实现定题检索,如图 2-20 所示。

2. 文献在线保存 在检索结果界面,点击"我的数据库"可将当前文献题录添加到个人所属的在线数据库中,如图 2-21 所示。

3. 其他功能 "我的订阅"功能,通过邮箱订阅,更新的检索结果被发送到指定邮箱,便于检索者跟踪最新文献。"我的引文追踪"功能可以对关注的文献被引情况进行跟踪。

(三)结果显示

(1) 在检索完成后,系统直接显示检索出的文献,缺省情况下,仅显示文献题录信息(图 2-22)。

(2) 可根据需要在"显示格式"后选择"题录"、"文摘"或"详细"格式来显示。"文摘"格式比"题录"格式多了文摘、主题词、关键词及特征词。

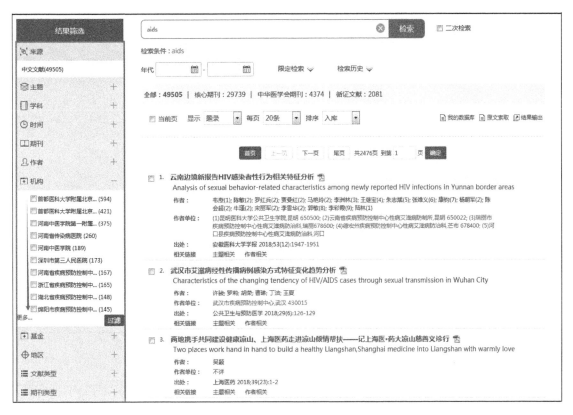

图 2-19　CBM 检索结果筛选界面

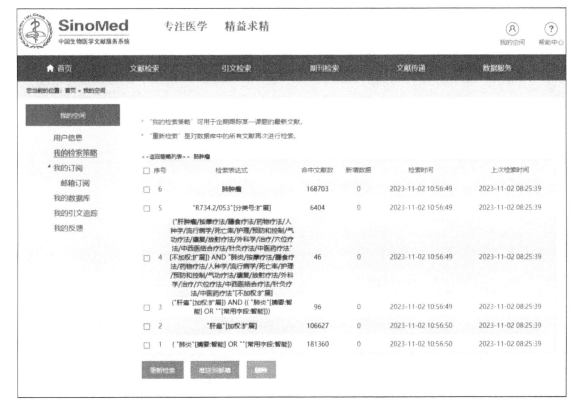

图 2-20　CBM 我的空间——我的检索策略界面

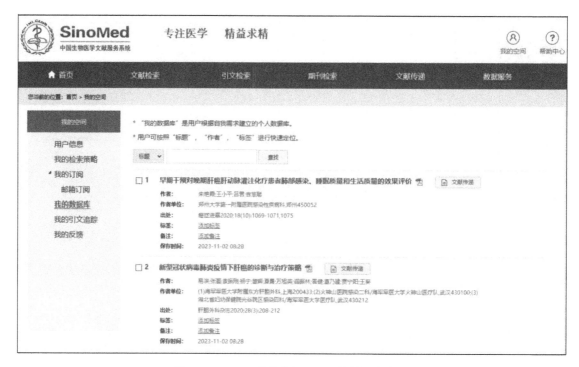

图 2-21 CBM 我的空间——我的数据库界面

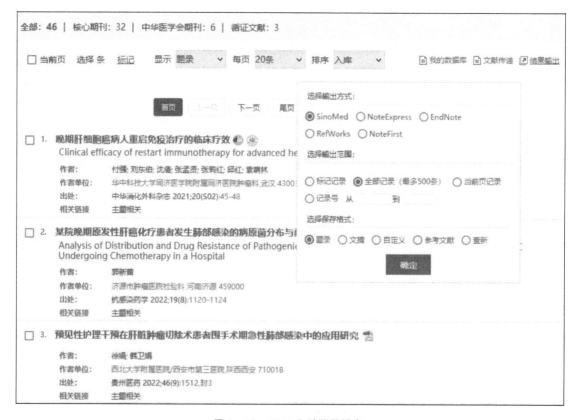

图 2-22 CBM 文献题录信息

（3）系统默认,每页显示 20 条检索结果,可以通过显示条数后的下拉菜单选择每页显示的文献条数。有 30 条、50 条、100 条等选项。

（4）可以改变结果的排序方式。点击"排序"下拉菜单,可根据需要选择作者、年代、期刊、相关度 4 种排序方式(显示的文献记录不超过 10 000 条)。不指定排序格式时,记录按数据入库时间显示。

（四）检索结果输出

检索者可根据需要选择输出结果。输出结果包括输出方式、输出范围和保存格式。

1. 输出方式　检索者可根据自己的需求选择不同的输出方式,以便于文献管理,CBM 提供 5 种输出方式,它们分别是 SinoMed、NoteExpress、EndNote、RefWorks、NoteFirst。

2. 输出范围　CBM 提供标记记录、全部标记(最多 500 条)、当前页记录、记录号范围选择 4 种输出范围格式,检索者可根据自己的需求进行选择。

3. 保存格式　CBM 提供题录、文摘、自定义、参考文献和查新 5 种保存格式,检索者根据需求选择。

分析与讨论

案例 1：某同学欲进行"树鼩脑缺血"方面的研究,他了解到昆明医科大学李树清教授对此发表过一系列的文献,想要对其 2000 年以来发表的有关树鼩脑缺血的文献进行查找并阅读。

讨论：

1. 如何在数据库中完成这一检索课题的分析,检索过程是什么?

2. 如何使用字段标识符检索该课题?

3. 地址用"昆明医科大学"是否能达到查全目的?

4. 用分类、自由词、关键词等途径检索有关"树鼩脑缺血"的文献,比较与主题途径检索结果的异同,并讨论产生差异的原因。

分析：

"昆明医科大学"可利用地址字段进行查找,"2000 年以来"可利用限定检索中的出版年进行限制,"树鼩"和"脑缺血"可利用主题词查找,"李树清"可在作者检索界面下查找。

检索过程：

(1) 在检索入口中选择"地址",然后输入"昆明医科大学",点击"检索"按钮。

(2) 在主题词检索界面中查找"树鼩",找到后,选择扩展全部树,缺省的全部副主题词选项不变,点击"主题检索"按钮。

(3) 按照第二步的方法,进行"脑缺血"的主题检索。

(4) 点击"作者",进入作者检索界面,输入"李树清",点击"查找"按钮,在显示的作者列表中,点击"李树清"开始检索。

(5) 点击"检索历史"进入检索历史界面,找到以上步骤,点选前面的复选框,点击"AND"按钮,将组合后的检索式加入检索框中。

(6) 点击"限定检索",进入限定检索页面,在年代范围内输入"2000~今"(即最新的数据库年限),点击确认按钮。

(7) 点击检索输入框旁的"检索"按钮,得到检索结果。

案例 2：某医院消化科医生欲申报立项课题"Hp 感染胃癌易感基因多态性检测的研究",在立项报告中需要阐述国内外相关研究现状,并提出本课题研究的新颖性,因此,需要查阅近十年来国内外的相关文献,并对其进行分析、归纳和对比。内容包含课题研究内容是白细胞介素 1β、白细胞介素 10、肿瘤坏死因子 α 多态性检测,用于 Hp 感染胃癌高危人群的筛查(检索词：胃癌,幽门螺杆菌,白细胞介素 1β,白细胞介素 10,肿瘤坏死因子 α)。

讨论：

1. 从哪里可以方便、快捷地搜集到足够的资料,搜集到的资料有何特点? 如何搜集?

2. 国内关于"基因多态性的研究"的核心作者、机构有哪些? 研究比较集中的年代是哪一年?

提示：

本例为查找专业的生物医学相关资料,检索结果必然是正式的医学信息资源。同时,又由于是科研课题立项申报,要求检索结果全面、准确。因此,选用专业的国内外生物医学数据库进行相关信息的检索,是保证以上要求的前提条件。检索词可考虑选用主题词胃肿瘤,螺杆菌,幽门,白细胞介素 1β,白细胞介素 10,肿瘤坏死因子 α。

(王俊瑛)

第二节　PubMed 检索系统

一、PubMed 简介

PubMed 是由美国国家生物技术信息中心(National Center for Biotechnology Information,NCBI)开发和维护的,该中心位于美国国立卫生研究院(National Institutes of Health,NIH)的美国国立医学图书馆(National Library of Medcine,NLM)。PubMed 是一个基于网络的生物医学信息检索系统,是 NCBI Entrez 整个数据查询系统中的一个,自 1996 年起向全球免费开放。迄今已成为互联网上使用最广泛的免费 Medline 站点。PubMed 除提供文献的题录/文摘外,还免费提供美国国立医学图书馆生命科学数字文献中心收藏的电子期刊全文。PubMed 的数据来源主要有 Medline、OLDMEDLINE、Recording in Process、Record supplied by publisher 等。Medline 是其核心数据库,PreMedline 则是一个临时性医学文献数据库,每天都接收新的数据,可为用户提供基本的文献条目和文摘,其文献条目在标引和加工后每周向 Medline 移加一次。PubMed 还通过电子通信方式接受出版商提供的文献条目数据,这些条目每天都在不停地向 PreMedline 数据库进行传送,但其中超出数据库收录范围的条目,将不会被添加到 PubMed 当中,如在综合性的科学杂志(*Science* 或 *Nature*)上发表的地理学文章等。

PubMed 的文献记录主要有以下几类。

(1) Medline：是 PubMed 的最大组成部分。收录来自全世界 70 多个国家和地区以 40 多种语言出版的 5 200 多种生物医学期刊,最早可回溯至 1865 年。现有记录超过 3 000 多万条,约 90% 以上是英文文献,85% 有英文摘要。主题涉及生物医学和健康,还包括生物学、环境科学、海洋生物学、动植物科学及生物物理学和化学方面。Medline 的一个显著特征是使用美国国立医学图书馆的 MeSH 进行标引。

Medline 数据库也整合在 Ovid、Web of Science、EBSCO、SciFinder 等多个不同类型的数据库平台上,并与这些平台上的其他数据库实现跨库检索。

(2) PubMed Central(PMC)：是 PubMed 的第二大组成部分,是 NCBI 免费的生物医学和生命科学期刊开放获取仓储平台。目前收录了约 3 000 种期刊的 800 多万篇全文记录,PubMed 标注为 Free PMC article;PMC 还包括预印本,该预印本报告了美国国立卫生研究院资助的研究结果。

(3) Bookshelf：PubMed 最后一部分是与生物医学、健康和生命科学相关的电子书、科技报告、数据库及文件等。

二、PubMed 的主要特点

(一) 词汇自动转换功能

在 PubMed 主页的检索提问框中输入检索词,系统将按顺序使用如下 4 种表或索引,对检索词进行转换后再检索。

1. 主题词转换表　包括英式和美式拼写、药物商品名和俗名的转换、MeSH 词、副主题词、入口词、文献类型、药理学作用、UMLS 词、补充概念(物质)名称及其同义词等。如果系统在该表中发现了与检索词相匹配的词,就会自动将其转换为相应的 MeSH 词、转换表中对应的其他词以及全部字段进行检索。

2.刊名转换表　包括刊名全称、Medline 形式的缩写以及 ISSN 和 eISSN 号。例如,在 PubMed 的所有字段键入刊名全称 endocrine pathology 将转换为"Endocr Pathol"[Journal] OR ("endocrine"[All Fields] AND "pathology"[All Fields]) OR "endocrine pathology"[All Fields]。

3.著者索引　如果输入的词语未在上述各表中找到相匹配的词,PubMed 即会查著者索引进行匹配。著者索引包括作者姓名和首字母缩写,以及从 2002 年起发表的文章中作者的完整姓名。

4.研究者/合作者索引　如果在上述表格中找不到输入的词语(除了作者之外),且该词语不是单个词,那么系统将会查找研究者/合作者索引进行匹配。研究者/合作者索引包括全名。输入自然顺序或倒序的完整研究者姓名,如 harry janes 或 janes harry。

(二)截词检索功能

PubMed 允许使用"*"作为通配符进行截词检索。例如,键入"bacter *",系统会找到那些前一部分是 bacter 的单词(如 bacteria、bacterium、bacteriophage 等),并对其分别进行检索。如果这个词少于 150 个,PubMed 会逐个词检索,若超过 150 个(如 Staph *),PubMed 将显示如下警告信息:"Wildcard search for 'term *' used only the first 150 variations. Lengthen the root word to search for all endings."截词功能只限于单词,对词组无效。例如,"infection *"包括"infections",但不包括"infection control"等。

使用截词功能时,PubMed 会自动关闭词汇转换功能。

(三)强制检索功能

如上所述,在 PubMed 主页的检索提问框中键入一个短语后点击"Go",系统会高速用自动转换功能查找到相应的匹配词后再进行检索;但是,当键入的词语无匹配词时,PubMed 就会将键入的词语断开后再重复上述自动词汇转换过程,若仍然没有匹配词,系统就将短语分解成单词,再用"AND"将其连在一起在全部字段中检索。很明显,这样检索的结果是不符合用户要求的。因此,PubMed 允许使用双引号来强制系统进行短语检索。例如,在 PubMed 主页的检索提问框中键入"single cell",并用双引号引起来,然后点击"Go",系统会将其作为一个不可分割的词组在数据库的全部字段中进行检索。

使用双引号检索,会自动关闭词汇转换功能。

(四)链接功能

1.链接相关文献　PubMed 系统中的每条文献记录均有一个相关文献链接,在检索结果的显示状态下,每条记录的右边均有"Related Articles"超链接。点击该超链接,系统按文献的相关度从高到低显示相关文献。利用"History"(检索历史)按钮能进一步限制相关文献。点击"History",把相关检索式的编号录入检索提问框,然后再键入附加条件词,最后点击"Go"。如在检索提问框中键入"#7 AND english[la]",可将检索进一步限定在英文文献范围内。

2.链接 NCBI 数据库　PubMed 在其主页上与 NCBI 的 5 个数据库建立了超链接。这些数据库包括 Protein(蛋白库)、Nucleotide(DNA 序列库)、Popset(种群、种系发生或突变序列库)、Structure(分子结构模型库)和 Genome(基因组序列库)。

3.链接外部资源　PubMed 提供从检索结果到期刊全文、生物学数据、序列中心等的链接。该功能通过链接上述资源站点的方式来实现。在检索结果显示状态下,点击"LinkOut"进入相关网站。

4.链接相关图书　点击"Books",可参考相关书籍的文摘页。书籍文摘页上的某些短语是超链接,点击短语超链接,可连到相关图书的页码表,可在表上找到有关短语。

此外,PubMed 系统允许用户查看被引期刊名称表,点击主页上的"PubMed Journal Brower"即可,PubMed 向用户提供期刊的缩写名称和 ISSN。

三、检索界面

PubMed 主页如图 2-23 所示。

(一)数据库选项框

数据库选项框(resources)提供与 NCBI 开发的其他生命科学数据库的链接,这些数据库有 Literature (文献库)、DNA & RNA(核酸库)、Protein(蛋白库)、Sequences Analysis(序列分析库)、Genes & Expression

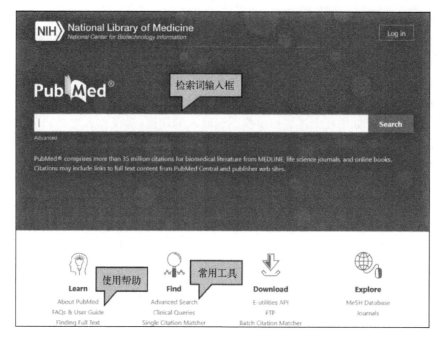

图 2 - 23 PubMed 主页

(基因表达库)、Genomes & Maps(基因组库)、Domains & Structures(大分子三维结构库)、Taxonomy (生物分类学数据库)、OMIM(人类遗传疾病库)、Popset (种群、种系发生或突变序列库)、Data & Software(数据及软件库)等。

(二) 特色服务工具

1. Single Citation Matcher(引文匹配检索) 如果对一篇参考文献比较感兴趣,那么可通过对刊名、出版年、卷、期、首页、作者名等所了解信息通过填表的形式输入信息来查找某单篇文献或整个期刊的内容。

2. Batch Citation Matcher(批次文献的查找) 此功能可以用一种特定的形式输入期刊的信息,一次搜索多篇文献,格式为 Journal_Title | year | volume | first_page | Authorname | your_key |。

3. Clinical Query(循证医学信息检索) 是 PubMed 提供的根据预先设计好的检索策略而建立的嵌入式过滤器,提供临床病理资料的查询,是为临床医生设定的。

4. Topic-Specific Query(专科信息检索) 提供特定标题的 PubMed 检索需求指引,为用户提供快速检索的入口。

(三) 相关资源

1. MeSH Database(医学主题词数据库) MeSH 是美国国立医学图书馆用来分析生物医学方面期刊文献、图书、视听资料、电子资源等信息的主题内容的控制词汇表,在 PubMed 检索中起着重要作用,后文会专门讲解 MeSH 表在检索中的应用。

2. Journals Database(期刊数据库) 可通过刊名全称、Medline 刊名缩写、ISSN,查询期刊相关信息,该数据库主要用于刊名缩写与刊名全称转换查询,浏览 PubMed 收录期刊及其收录全文电子期刊网站的链接。

3. Clinical Trials(临床试验) 美国国立卫生研究院提供临床医学科研人员临床试验方面的资料。

四、检索方法和途径

(一) 基本检索(basic search)

进入 PubMed 主页,默认为基本检索。在 PubMed 基本检索框中输入英文单词(大写或小写均可),点击"Search"按钮即可检索文献。在输入检索词的过程中,PubMed 有智能拼写检查及词语自动提示功能,帮助用户正确选词。

在 PubMed 基本检索的界面,可综合使用自动词语匹配检索、布尔逻辑检索、截词检索、强制检索和字段限定检索。

在检索框中直接输入有实际检索意义的检索词,如关键词、著者和刊名等,PubMed 将执行自动词语匹配检索。

例如,检索"cancer",系统将自动转换为:"cancer's"[All Fields] OR "cancerated"[All Fields] OR "canceration"[All Fields] OR "cancerization"[All Fields] OR "cancerized"[All Fields] OR "cancerous"[All Fields] OR "neoplasms"[MeSH Terms] OR "neoplasms"[All Fields] OR "cancer"[All Fields] OR "cancers"[All Fields]。检索结果如图 2 - 24 所示。

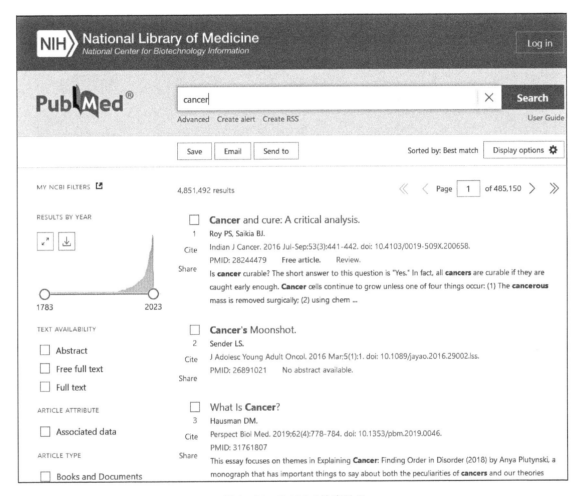

图 2 - 24 PubMed 检索结果

字段限定检索的规则是

检索词 1[字段标识] 逻辑运算符 检索词 2[字段标识]…

例如:查找作者为 Michaels C 在 2007 年发表的有关 COPD 方面的文献。检索式为

pulmonary disease,chronic obstructive [Mh] AND Michaels C [au] AND 2007[dp]

PubMed 检索字段代码详见附录 8。

1. 著者检索　一般输入著者姓氏全称和名字的首字母缩写,姓在前,名在后。在著者姓名前后使用双引号,并用著者字段标识[au]加以限定,如"smith ja"[au],那么系统只在著者字段中检索。2002 年以后的文献,PubMed 可实现对姓名全称的检索,而且姓名排列顺序不限。

2. 刊名检索　在检索框中键入刊名全称或 Medline 形式的简称、ISSN。例如,molecular biology of the cell 或 mol biol cell 或 1059 - 1524,然后检索,系统将在刊名字段检索,并显示检索结果。如果刊名与 MeSH 词表中的词相同,如 Gene Therapy、Cell 等,PubMed 将把这些词作为 MeSH 词检索。在这种情况下,需要用刊名字段标识名字[ta]加以限定,如"gene therapy[ta]""Cell[ta]"。

(二)高级检索(advanced search)

在实际的检索中,基本检索往往不能满足复杂问题的检索,为了使检索更为准确、高效和清晰明了,可以使用 PubMed 提供的高级检索功能。

点击主页检索框下方的"Advanced",或者从 Find 栏目下"Advanced Search"进入 PubMed 高级检索页面(图 2-25)。

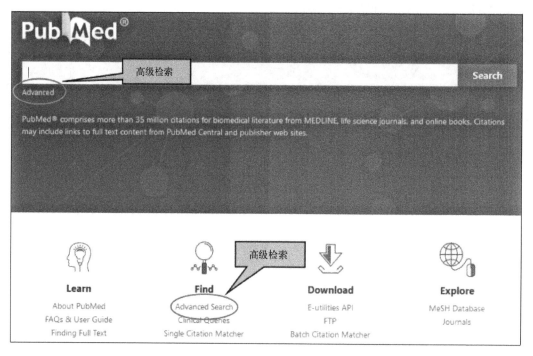

图 2-25　PubMed 高级检索入口界面

高级检索界面主要分为两部分(图 2-26)。

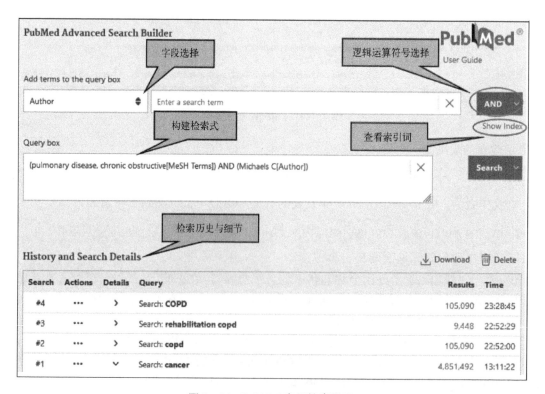

图 2-26　PubMed 高级检索界面

1. PubMed Advanced Search Builder(PubMed 高级检索构建器)　应用 PubMed 高级检索构建器可以实现多个字段的组合检索,提高查准率,再结合检索历史的操作,可完成复杂的布尔逻辑运算。检索时,先在"Add terms to the query box"下拉菜单中选择一个检索字段,在其后的提问框内输入指定出现在该字段中的检索词,点击"Show Index"按钮,系统会显示该检索词的相关索引词,用户可在索引列表中选词(图 2-26)。多个检索词之间可以选择布尔逻辑运算符"AND、OR、NOT",然后再将其添加到检索框。构建的检索式可以通过"Query box"下的检索框进行编辑和修改,然后点击"Search",即可返回检索结果。

2. History and Search Details(检索历史与细节)　PubMed 执行的每次检索,在检索历史中都有记录,每条记录的内容包括"Search""Actions""Details""Query""Results""Time"。点击"Actions"栏的省略号"…",可对该检索式进行删除、保存以及添加到检索框再次进行逻辑组配检索。单击"Details"可查看该条检索被 PubMed 自动转换匹配后的检索式(图 2-27)。

图 2-27　PubMed 检索历史中"Details"内容显示

(三) MeSH 数据库检索

MeSH 是美国国立医学图书馆对生物医学文献进行主题分析、标引和检索的权威性词表,它的作用是使医学文献的主题标引和检索达到统一和一致,并指导用户高质量地检索医学文献,对提高查全率和查准率具有十分重要的意义。

通常一篇文章可有多个 MeSH 词。标引人员为一篇文献确定 MeSH 词的同时,还要进一步分析它是文章的主要论点还是次要论点。因此,文献的主题词也有主次之分。主要主题词(major topic headings)揭示的是文献的重点内容,次要主题词仅描述一般涉及的问题。

PubMed 中的 MeSH 数据库实质上是具有检索功能的主题词表,可以帮助用户:① 选择规范化的主题词;② 组配恰当的副主题词;③ 将提问词限定在主要主题词(MeSH Major Term)字段;④ 对所选主题词的下位词不进行扩展检索(默认为扩展检索);⑤ 了解主题词在学科分类中的位置,正确选择上位词或下位词来扩大或缩小检索范围;⑥ 了解与所选主题词词义相同或相关的各种表达形式。

在 PubMed 主页点选"MeSH Database",进入 MeSH 检索界面,在提问框中键入一个词,回车或点击"Search",显示该词的规范化主题词及其定义。点击主题词,进入其详细显示界面(图 2-28)。在此增加了与该主题词组配的所有副主题词供用户勾选,可单选也可多选,如果同时选择多个副主题词,副主题词之间为"OR"的关系。如要选择全部副主题词,可直接在主题词前面的框内打钩即可。在副主题词复选框下面还有两个选项,一个是"Restrict to MeSH Major Topic",即将主题词限制在主要主题词中检索,主要主题词指文献中重点讨论的内容,这一选项是缩小检索范围、提高查准率的有效方法。另一个选项"Do not include MeSH terms found below this term in the MeSH hierarchy",即不对该主题词的下位词进行扩展检索,系统默认的是对下位词进行扩展检索。该界面还提供了与所选主题词词义相同(见"Entry Terms")或相关(见 See "Also")的各种表达形式以及该主题词所属主题范畴的树状结构(图 2-29)。MeSH 词后的"+"号表示还有下位词,可直接点击上位词或下位词浏览相关信息。

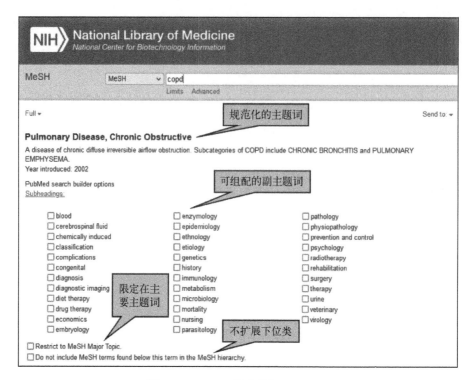

图 2 - 28　MeSH 检索详细显示界面

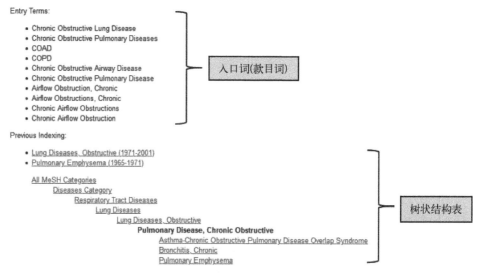

图 2 - 29　MeSH 款目词及树状结构表

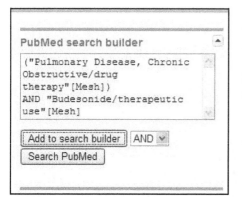

图 2 - 30　PubMed search builder 界面

当对以上选项进行限定后,点击"Add to search builder",选择下拉菜单中的"AND"、"OR"或"NOT",将其加入"PubMed search builder"中(图 2 - 30)。可重复以上步骤,对多个主题词/副主题词进行选择,最后点击"Search PubMed"键,即可将在 MeSH 数据库中构建好的检索式送入 PubMed 主页提问框中进行检索。

MeSH 数据库默认对所选主题词的所有副主题词、所有下位词及所有主题词字段(包括主要主题词和次要主题词字段)进行检索。

(四) 临床咨询(Clinical Queries)

临床咨询是专为临床医生设置的循证医学证据检索界面。

点击 PubMed 主页 Find 栏目中的"Clinical Queries"进入检索界面,其提供 5 种过滤的方式将检索的文献范畴限定在治疗(Therapy)、临床预测指导(Clinical Prediction Guides)、诊断(Diagnosis)、病因学(Etiology)和预后(Prognosis)方面的文献。同时还可通过"Scope"栏目对检索策略的敏感度(Broad)或特异度(Narrow)进行限定。

例如,检索"鼻咽癌"(nasopharyngeal cancer)治疗方面的研究文献,Clinical Queries 检索界面见图 2-31。

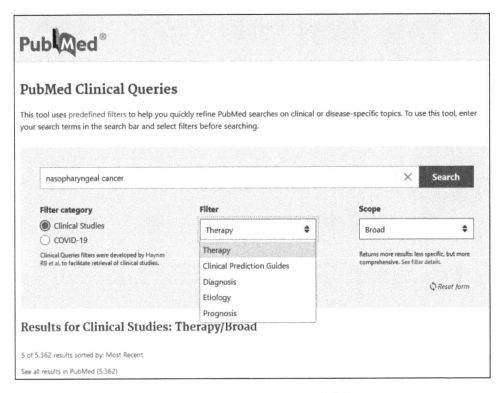

图 2-31　PubMed Clinical Queries 检索界面

(1)点击主页"Find"栏目的 Clinical Queries 进入临床查询页面。

(2)在检索框中输入检索词,并在"Filter"栏目的下拉式菜单中选择"Therapy",可在"Scope"栏目的下拉式菜单中指定检索结果是"Broad"(敏感性检索,检索结果较宽泛)或"Narrow"(特异性检索,检索结果较专指)。

(3)点击"Search"键执行检索。

五、检索结果的管理

(一) 检索结果的显示与排序

在检索结果显示页(图 2-32),打开左上方的"Display option"下拉菜单,可对检索结果的显示格式、排序方式、每页显示的记录条数进行设定。点击"Format"下拉菜单可以选择要显示的字段格式("Summary""Abstract""PubMed""PMID"等),默认显示为"Summary"简要格式,主要包括篇名、作者、摘要片段、出处、PMID 号、免费全文链接等内容;点击"Sort by"下拉菜单可以选择排序方式("Best match""Most recent""Publication date""First author""Journal"),默认"Best match"排序,即按文献的相关度排序,最相关的在最前面。

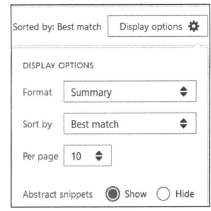

(二) 检索结果的保存与输出

点击检索结果显示页(图 2-33)右上方的"Save""Email""Send to"按钮可对结果进行保存。点击"Send to"可将检索结果保存到剪贴板(clipboard)、我的参考书目(my bibliography)、收藏夹(collections)和引文管理器(citation manager)。

图 2-32　PubMed 显示格式设置

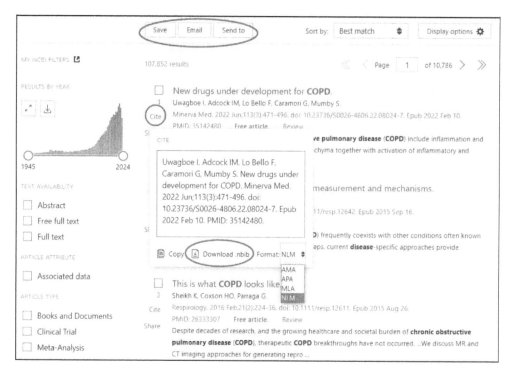

图 2-33 PubMed 保存检索结果

点击"Cite"按钮可以直接复制引文,格式有 AMA、APA、MLA 和 NLM,也可下载一个可供多种引文管理程序使用的".nbib"文件。

(三)检索结果的筛选与精炼

检索结果页面左侧提供多种筛选功能,可以从不同的角度对检索结果进行筛选,帮助用户全方位揭示检索结果,筛选出符合检索需求的文献。默认的选项有文本可获取性(TEXT AVAILABILITY)、文献属性(ARTICLE ATTRIBUTE)、文献类型(ARTICLE TYPES)、出版日期(PUBLICATION DATE)等选项。点击"Additional filters",弹出一个菜单,还有物种(SPECIES)、文献语种(ARTICLE LANGUAGES)、性别(SEX)、年龄(AGE)、其他(OTHER)等多个选项(图 2-34)。

PubMed 在检索结果显示页面的右上方提供了"Filter your results"功能从检索结果中过滤出综述文献(Reviews)和免费全文(Free article 和 Free PMC article),点击超链接即可获取相应类型的文献。

PubMed 在以 Summery 格式显示检索结果时,凡提供免费全文的文献,其下都有"Free article""Free PMC article"的标志(图 2-35)。点击带免费标志的文献题名,进入文摘显示格式。点击右上方的全文链接图标,即可免费下载电子版全文。

六、个性化服务定制

通过注册 My NCBI,使用 PubMed 的个性化服务功能。My NCBI 可以存储检索式、检索结果及相关书目信息等,可以编制个性化的过滤限定条件,在检索结果页面分组显示。在 My NCBI 中可以直接进行检索,方便用户对检索课题的跟踪以及对检索结果的重复性使用。

(1) Collections(个人文献集):检索者可建立自己的不同文献集,用以在服务器上存储所需文献,同时可对文献集进行编辑,并与人共享。

(2) My Bibliography(我的参考书目):我的参考书目中的记录信息来自 PubMed 结果导出,可以移动、复制到其他书目中,也可以删除,还可以发送邮件给其他接收者。

(3) Filters(过滤器):提供个性化的检索结果过滤功能。

(4) NCBI Site Preference(个人偏好设置):可对 PubMed 的多项参数做个性化设置,如输入检索词时自动提示(Auto Suggest)、检索结果显示设定(Result Display Settings)、检索词高亮(Highlighting)等。

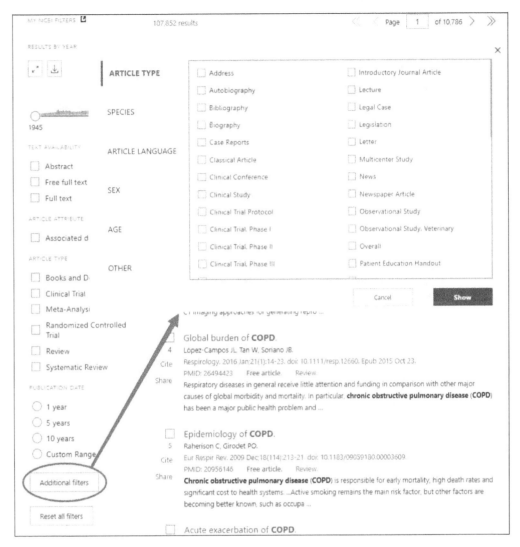

图 2 - 34　PubMed 检索结果的筛选与精炼

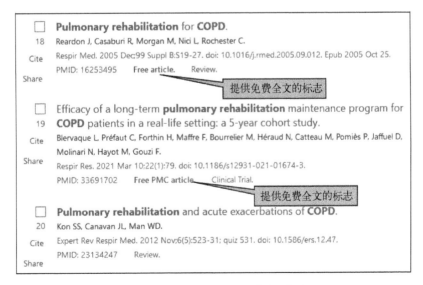

图 2 - 35　PubMed 提供免费全文标志

（5）定题服务：PubMed 提供两种定题服务方式。

1）Create alert(邮件提醒)：需要注册并登录 My NCBI,保存检索策略,通过邮件定期接收来自 PubMed 的新文献。

2）Create RSS：点击"Create RSS",进行 RSS 设置,设置 Feed 名、显示记录数。再点击"Create RSS",则生成 RSS link,将其网址链接复制粘贴到 RSS 客户端建立 RSS 源,以后随时打开 RSS 客户端就可以接收来自 PubMed 的相关的最新文献。

分析与讨论

案例：慢性阻塞性肺疾病(chronic obstructive pulmonary disease, COPD)是呼吸系统的常见病和多发病,是指以气流阻塞为特征的慢性支气管炎和(或)肺气肿,气流阻塞不完全可逆,呈进行性发展,肺功能进行性下降,故改善 COPD 患者的肺功能、提高生活质量是治疗 COPD 的关键。布地奈德气雾剂是吸入性类固醇激素,是目前唯一可以用来雾化的激素,有报道吸入布地奈德气雾剂 3 h 后即可缓解气道阻塞。国内近年来有部分相关研究显示,COPD 急性加重期使用激素吸入治疗取得了良好的治疗效果。但不同肺功能分级的 COPD 患者对此治疗方式的反应是否存在差异尚没有深入的研究,那么,国外在此方面是否有相关研究报道？ 国际上是否有大样本量的应用布地奈德气雾剂治疗 COPD 的随机对照研究或综合评价以及临床指南的相关文献？

讨论：

1. 可以通过哪些渠道获得国外医学专业研究文献？有关随机对照研究等循证医学文献又可以从哪里获得？ 如何获取？

2. 该课题的主题概念有哪些？ 可以通过哪些检索途径获得相关文献？

3. 国外有哪些机构在做相关方面的研究？

提示：

1. 为获取国外医学专业信息以及循证医学文献信息,国外的大型专业医学数据库以及循证医学数据库是全面、准确获取相关文献信息的首选。例如,NCBI 开发的 PubMed 网上检索系统、Ovid 公司开发的 Ovid 数据库平台、Elservier 公司出版的生物医学数据库——Embase。

2. 可用基本检索进行试检,通过 Detail 功能来查看相关的主题词。例如,键入"Pulmicort and COPD"时,我们看到在其中,"Pulmicort"被自动转换成"budesonide"[All Fields] OR "budesonide"[MeSH Terms] OR "budesonide"[All Fields] OR "pulmicort"[All Fields] OR "budesonide's"[All Fields],"COPD"被转换成"pulmonary disease, chronic obstructive"[MeSH Terms] OR ("pulmonary"[All Fields] AND "disease"[All Fields] AND "chronic"[All Fields] AND "obstructive"[All Fields]) OR "chronic obstructive pulmonary disease"[All Fields] OR "copd"[All Fields]。

3. 通过查看相关文献的作者所属机构均可了解研究机构有哪些。

（王俊瑛）

第三节　Ovid 数据库平台

一、数据库概况

Ovid 公司(Ovid Technologies INC.)是世界上著名的数据库提供商,隶属于全球五大出版集团之一的荷兰威科(Wolters Kluwer)集团旗下的健康出版事业集团,与 LWW、Adis 等公司属于姊妹公司。Ovid 发展到今天,已经成为全球最受欢迎的医学信息平台,服务于全球 150 多个国家和地区,已有用户 1.25 万多个,用户类型有医院、高校、企业和团体机构,其覆盖学科包括医学、护理和卫生专业、行为科学、基础科学、人文与技术等,数据库数量已达到 300 多个。Ovid 与著名的银盘公司(Silver Platter,SP)合并后形成 OvidSP 平台,并将众多优质资源整合在平台上,通过资源间的链接实现数据库、电子图书和期刊及其他资源可在同一平台上进行检索及浏览。通过其检索平台 OvidSP,可以检索临床各科专著及教科书(Book@Ovid)、EBM Reviews、Medline、Embase、Biosis Preview、IPA(国际药学文摘)及医学期刊全文数据库等。

二、数据库平台的登录

OvidSP 平台的网址为 https://ovidsp.ovid.com,输入网址后进入图 2-36 所示界面,授权用户输入用户名(User ID)和密码(Password),如果是机构团体用户不需要输入用户名和密码,直接点击"Login"按钮即可进入图 2-37 所示界面,选择需要的数据库,然后点击"OK"按钮,即可进入 OvidSP 检索平台,如图 2-38 所示。各个学校订购权限不同,因此数据库的选择界面也有所不同,该界面显示的是经过授权可以使用的数据库。

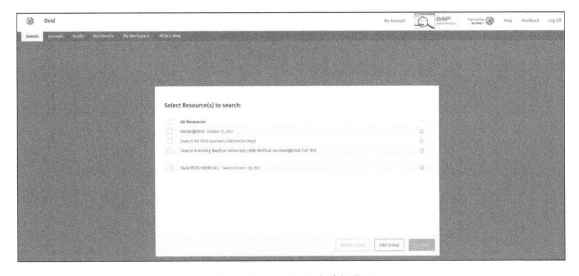

图 2-36　OvidSP 平台登录界面

图 2-37　OvidSP 平台选择界面

三、Ovid 的检索工具及方式

(一)检索工具

检索工具(search tools)的下拉列表有 5 个选项,如图 2-39 所示,分别是树形图(Tree)、轮排索引(Permuted Index)、范围注释(Scope Note)、扩展检索(Explode)和副主题词(Subheadings)。检索工具主要用于帮助用户了解检索词的相关主题词,以及主题词的定义、注释、适用范围等,还可以进行下位词的扩展检索。

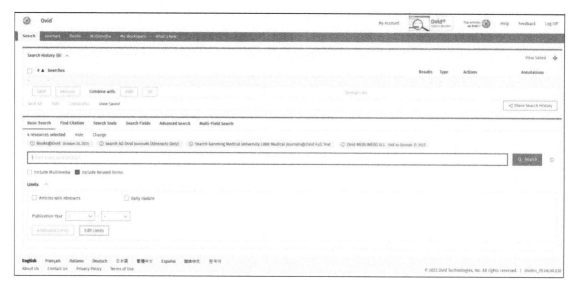

图 2-38　OvidSP 平台基本检索界面

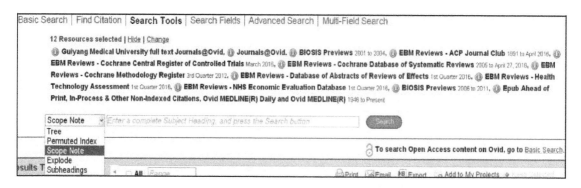

图 2-39　OvidSP 平台检索工具界面

(二) 检索方式

　　OvidSP 平台提供基本检索、引文检索(常用字段检索)、检索工具、字段检索、高级检索和多字段检索 6 种检索方式。检索界面语言有英语、法语、意大利语、德语、日语、西班牙语、韩语、简体中文和繁体中文。

　　1. 基本检索(basic search)　是系统默认的检索方式,提供自然语言检索,在该检索方式下,用户可以在检索词输入框内输入检索词、词组或布尔逻辑检索式进行检索,也可以进行字段限定检索,OvidSP 平台字段限定符用".'"表示。字段限定检索的格式为"检索词.字段名.",如要检索著者 Kivipelto M.发表的文献,检索式为"Kivipelto M.AU."。如果需要限定多个字段,可以将多个字段用逗号隔开。例如,检索题名、文摘或关键词字段中含有 DNA 的文献,检索式为"DNA.TI,AB,KW."。系统默认包含相关词检索("Include Related Terms"),这项功能主要是对检索词的不同拼写形式、同义词、近义词、缩写形式等进行扩展检索,提高查全率。当用户进行字段限定检索时,系统会自动关闭"Include Related Terms"这一功能。此外,系统还提供限定选项("Limits")和包含多媒体("Include Multimedia")两个选项,限定选项使用者可以对文献的类型、研究对象、可获取性、出版时间等进行限定。用户还可以点击"Edit Limits"按钮,对限定选项进行编辑,如增加年龄组("Age Group")、动物类型("Animal Type")、期刊主题("Journal Subset")、出版类型("Publication Type")等选项。"Additional Limits"按钮主要是对已执行的检索策略设置限定选项,缩小检索范围。

　　2. 引文检索(find citation)　也称为常用字段检索,已知文献的部分出版信息时可以使用该检索方式。提供的检索字段有文献题名("Article Title")、期刊名("Journal Name")、著者姓名("Author Surname")、出版年("Publication Year")、卷("Volume")、期("Issue")、文献起始页码("Article First Page")、出版者("Publisher")、期刊唯一标识符("Unique Identifier")和数字对象标识符("DOI")10 个字段,其中期刊名和

著者姓名可以选择截词检索。著者姓名的输入格式为姓全称在前,名首字母在后。

例如,可在"Article Title"后面的检索词输入框输入文献标题"Obesity and Vascular Risk Factors at Midlife and the Risk of Dementia and Alzheimer Disease",然后在"Author Surname"后的检索词输入框输入第一著者姓名 Kivipelto M.,然后点击"Search"按钮即可,显示的检索界面见图 2 - 40。

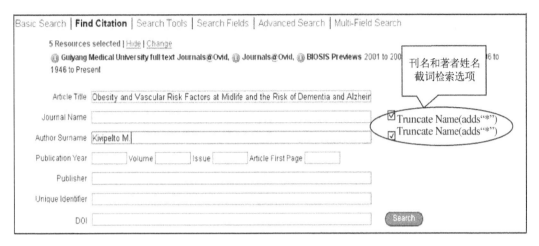

图 2 - 40　OvidSP 平台引文检索界面

3. 字段检索(search fields)　是在检索词输入框内输入检索词,然后再选择限定字段来进行检索的一种方法。系统默认在所有字段中进行检索,用户可以根据检索需求选择相应的字段,一次可以选择一个或多个字段,当选择多个字段时,表示检索词出现在任一字段即为命中记录。如果用户不知道字段名的含义,可以点击字段名,系统会弹出字段注释窗口,如图 2 - 41 所示。

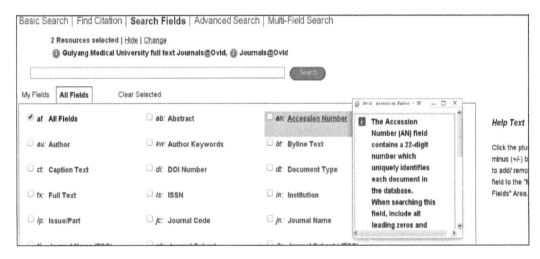

图 2 - 41　OvidSP 平台字段检索界面

在字段检索方式下检索作者 Kivipelto M 发表的文章题目是"Obesity and Vascular Risk Factors at Midlife and the Risk of Dementia and Alzheimer Disease"的文献,可以分三个步骤来完成。第一步,在检索词输入框内输入文献标题"Obesity and Vascular Risk Factors at Midlife and the Risk of Dementia and Alzheimer Disease",然后选中"ti:Title"前面的复选框,点击"Search"按钮。第二步,在检索词输入框内输入第一著者姓名 Kivipelto M.,然后选中"au:Author"前面的复选框,点击"Search"按钮。第三步,在检索历史区选中第一步和第二步执行的检索式前面的复选框,然后点击逻辑运算符"AND"组配即可,具体如图 2 - 42 所示。

4. 高级检索(advanced search)　提供关键词(Keyword)、著者(Author)、题名(Title)和期刊(Journal)4 种检索途径,每种检索途径下都可以进行限定检索,其界面如图 2 - 43 所示。

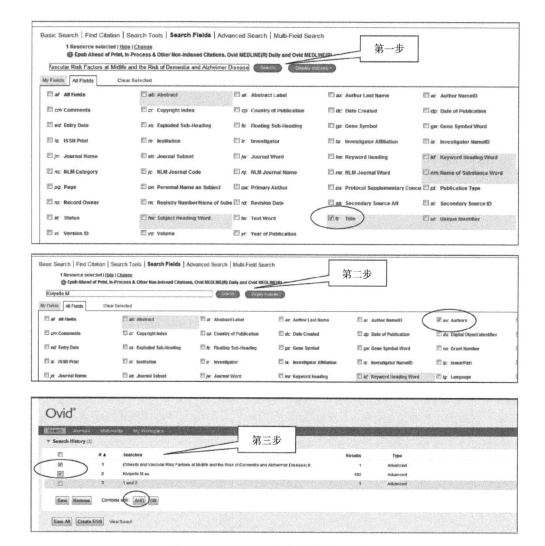

图 2 - 42　OvidSP 平台字段检索操作步骤

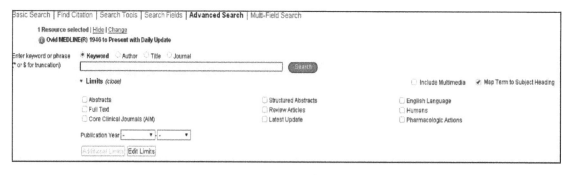

图 2 - 43　OvidSP 平台高级检索界面

（1）关键词检索：在检索词输入框内输入词组短语（可用"＊"或"＄"进行截词）或布尔逻辑检索式进行检索，系统会在默认字段（mp）中检索，mp 包含了题名、关键词、文摘、全文等多个字段。也可以直接输入检索词及其限定字段进行检索，如"Drug Eruptions. TI. AND Smith. AU."。

该界面还提供主题词的自动匹配（"Map Term to Subject Heading"），以便用户从主题途径检索文献（此功能仅在 Ovid Medline 各数据库下提供）。这也是 OvidSP 区别于 Ovid 之所在。下文简单介绍"Map Term to Subject Heading"功能。

1）在"Advanced Search"检索画面中勾选"Map Term to Subject Heading"，选择 "Keyword"字段，在检

索词输入框内键入检索词,点击"Search",系统会自动从树状结构或索引典找出相关主题标题,用户可自行选择适合的检索词。

2）当系统呈现出所输入关键词相关的控制词汇即 MeSH 词时,可以从中选择一个词汇去了解其树状结构或索引典的结构,以决定所需主题词。

3）可在所要的词汇旁边的方块作勾选,或者利用下拉式选单选择两个或更多个词汇进行布尔逻辑的组合。

4）可勾选"Explode"或"Focus"下方的方块,两者功能说明如下:① 扩展功能(explode),检索该主题词本身及其所有下位词(narrow terms),当需要查询较完整的资料时,建议可选择扩展功能;② 聚焦功能(focus),相当于 PubMed 的主要主题词检索。当需要查询较准确的文献内容时,建议使用。

5）点击"Continue",系统显示可组配的副主题词(subheadings)列表。可通过选择框选择一个或多个副主题词。副主题词间的关系可通过其上方的"Combine with"下拉菜单选择"AND"或者"OR"。默认为 OR 的关系。

6）点击"Continue",系统显示检索结果。

（2）著者检索:主要用于检索某一著者发表的文献,在检索词输入框内输入著者姓名时,姓在前名在后,姓必须是全称,名字可用首字母缩写,姓和名之间用空格隔开,可以进行截词检索。

（3）题名检索:在检索词输入框内输入文献的题名或题名关键词,可用" ＊ "或" ＄ "进行截词。

（4）期刊检索:在检索词输入框内输入刊名全称或刊名的前面部分,用" ＊ "或" ＄ "进行截词,如"diabetes ＊ ",但是不能输入刊名的缩写形式进行检索。

在高级检索方式下检索作者 Kivipelto M 发表的文章题目是"Obesity and Vascular Risk Factors at Midlife and the Risk of Dementia and Alzheimer Disease"的文献,可以分 3 个步骤来完成。第一步,在检索词输入框内输入文献标题"Obesity and Vascular Risk Factors at Midlife and the Risk of Dementia and Alzheimer Disease",然后选中"Title"字段前面的复选框,点击"Search"按钮。第二步,在检索词输入框内输入第一著者姓名 Kivipelto M.,然后选中"Author"字段前面的复选框,点击"Search"按钮。第三步,在检索历史区选中第一步和第二步执行的检式式前面的复选框,然后点击"AND"组配按钮即可(图 2 - 44)。

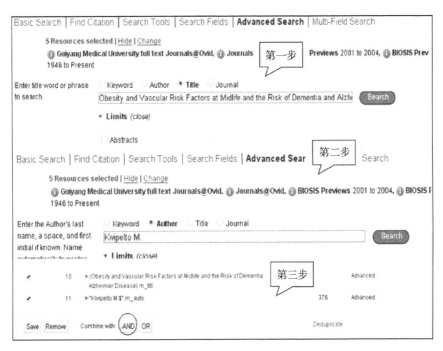

图 2 - 44　OvidSP 平台高级检索操作步骤

5. 多字段检索(multi-field search)　多字段检索方式下,系统默认提供 3 个检索词输入框,用户可以点击"Add New Row"添加检索词输入框。用户在输入检索词之后,点击右侧的下拉菜单选择字段(系统默认在所有字段中进行检索），多个检索词之间用"AND""OR""NOT"进行逻辑组配，如图 2-45 所示。多字段检索时，限定选项是关闭的，用户可以点击"Limits(*expand*)"把限定选项展开。

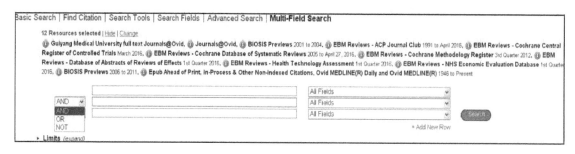

图 2-45　OvidSP 平台多字段检索界面

在多字段检索方式下检索作者 Kivipelto M 发表的文章题目是"Obesity and Vascular Risk Factors at Midlife and the Risk of Dementia and Alzheimer Disease"的文献，可以在左侧的检索词输入框内输入文献标题"Obesity and Vascular Risk Factors at Midlife and the Risk of Dementia and Alzheimer Disease"，然后在右侧的下拉菜单中选择"Title"字段。在第二个检索词输入框内输入第一著者姓名 Kivipelto M.，然后选择"Author"字段。在左侧选择逻辑运算符"AND"，点击"Search"按钮即可，如图 2-46 所示。

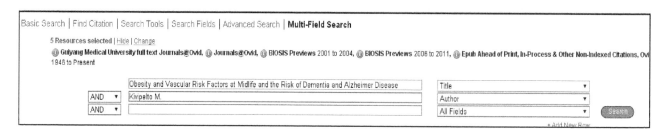

图 2-46　OvidSP 平台多字段检索操作演示

四、检索结果管理

1. 检索结果的显示和浏览　检索结果界面有 3 个区域，分别是检索历史区、检索区和检索结果显示区。在检索历史区，用户可以对多条已执行的检索策略进行"AND"或"OR"的组合检索操作（需要注意的是，基本检索方式下执行的检索策略不能进行组合检索），如图 2-47 所示。可以保存（save）或移除（remove）检索策略，点击"Display Results"按钮显示检索结果。

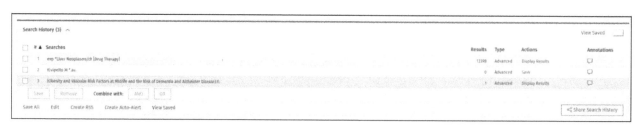

图 2-47　OvidSP 平台检索历史区

在检索区我们可以选择不同检索方式，输入检索词或逻辑检索式，设置限定条件（图 2-48）。检索结果显示区显示最近一次检索的结果，用户可以对检索结果的排序方式、出版时间、文献类型、来源数据库、研究主题等进行设置。检索结果默认是以引文（citation）形式显示，用户可以选择按标题（title）或摘要（abstract）形式显示，如图 2-48 所示，也可点击"Customize Display"自定义显示形式，如图 2-49 所示。点击"Complete Reference"按钮可以查看完整的参考格式，点击"Table of Contents"按钮可以查看期刊目录（图 2-48）。OvidSP 平台每页显示结果数的选项有 5、10、25、50 和 100 五个选项。

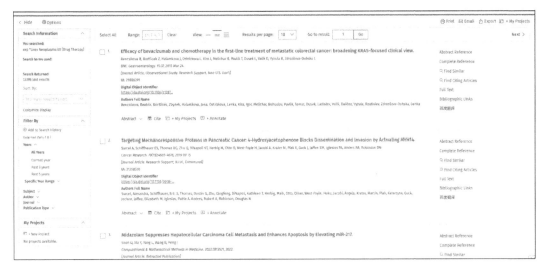

图 2-48　OvidSP 平台检索结果界面

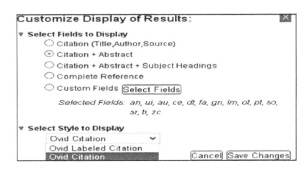

图 2-49　OvidSP 平台自定义显示窗口

2. 检索结果的输出　首先选择需要输出的文献(勾选题录序号后面的复选框即可,系统默认输出该页的全部题录信息),输出形式可以选择打印、E-mail 或导出。选择输出形式之后,可以对选项进行设置,如图 2-50 所示,最后点击相应的输出按钮即可[打印、E-mail 和导出的输出按钮分别是"Print Preview""Send Email""Export Citation(s)"]。

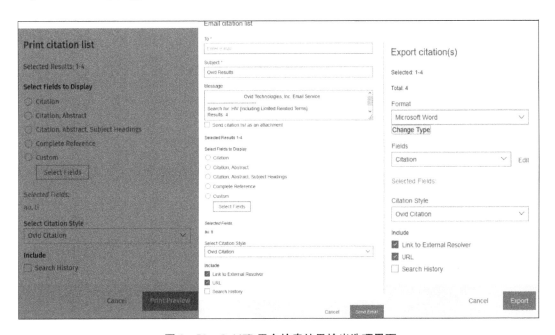

图 2-50　OvidSP 平台检索结果输出选项界面

3. 查看和下载全文　　点击文献题名或检索结果题录下方的 PDF(Pay Per View)按钮或检索结果题录右边的"Ovid Full Text"按钮,如图 2-48 所示,进入图 2-51 所示的界面查看文献全文,点击保存按钮,选择存盘路径下载即可。

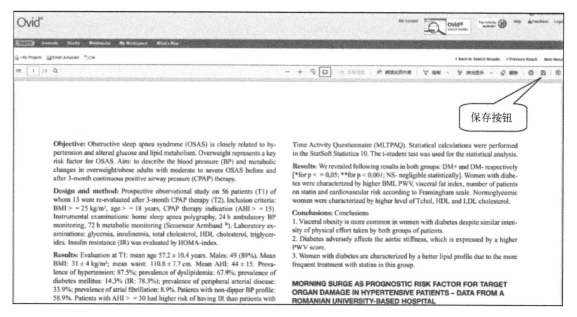

图 2-51　OvidSP 平台网上阅读全文界面

分析与讨论

案例:学习了 Ovid 数据库以后,某学生试着在 Ovid 全文库(OVFT)和 Ovid Medline 数据库中检索 2001 年以来抗肿瘤药吉西他滨联合顺铂治疗乳腺癌有关研究,获取全文并进行阅读。

讨论:

1. 在 Ovid 全文库和 Ovid Medline 数据库中检索相关研究时,两者检索结果有什么不同? 为什么?

2. Ovid 全文库与 Ovid Medline 数据库在检索功能中有什么区别?

3. 要追踪相关研究的后续情况,应该怎样进行?

提示:

1. Ovid Medline 数据库与 Ovid 全文库的收录范围不同,可先在前者中利用其强大的检索功能检索相关文献,再通过全文链接获取全文。当然也可以直接选择本校订购的全文数据库进行检索,但可能会遗漏一些重要文献。

2. 本例涉及 3 个主要概念:吉西他滨(Gemcitabine)、顺铂(Cisplatin)、乳腺癌(Breast cancer OR Breast carcinoma),且概念之间为交叉关系,逻辑运算符用 AND 组配。时间限定可在检索结果出现后使用 Limit 限定。

3. 可通过"建立提示"以追踪后续研究。

(王俊瑛)

第四节　外文医学信息资源检索平台

一、数据库概况

外文医学信息资源检索平台(Foreign Medical Literature Retrieval Service,FMRS)是深圳市迈特思创科技有限公司创办的,集文献检索、数据分析、全文获取等功能于一体且方便国人使用的一站式外文医学信息资源检索平台。其全部数据资源基于免费开放的 PubMed 资源、OA 资源以及其他免费资源,并对网络异构数据进行了有效的整合。FMRS 整合来自全世界的 108 885 种外文期刊,互联网及镜像版数据库文献每天更新,文献总量 104 939 587 条。整合期刊数据包括 SCI-E 期刊 7 886 种,临床核心期刊 118 种,Medline 期刊 5 270 种,PubMed OA 期刊 3 225 种,护理类期刊 792 种。内容涉及医学、医学生物学、药学、药物化学、卫生保健及医学边缘学科等各领域。数据库通过多种全文获取通道实现全文传递。以简便的申请提交方式,保证期刊全文的传递。

二、FMRS 的特点

(1) 整合多种期刊资源,实现一站式检索。

(2) 全中文界面的英文信息检索系统。

(3) 加载 PubMed 功能,直接通过 FMRS 方便获取全文。

(4) 提供多项智能化检索(如主题词、自由词、期刊导航、策略检索等);新增 ICD-10 疾病分类导航检索。

(5) 提供题名、摘要中专业词汇的字典辅助功能及中/英文关键词的屏幕点词检索功能。

(6) 提供循证医学文献、免费全文文献、文种等过滤器。新增检索结果年代可视化过滤器及非 PubMed 文献过滤器。且可按期刊引证报告(Journal Citation Reports, JCR)分区过滤文献。

(7) 提供多维度期刊和文献评价指标。例如,通过 IF 排序、H 指数、威望指数(SJR)、Altmetric 指标、JCR 期刊分区、中国科学院文献情报中心期刊分区表等知识评价工具,快速掌握最前沿、最重要、最有价值的医学信息。

(8) 提供可视化统计分析功能发现课题领军人物、核心期刊、热点国家等,帮助寻找合作伙伴、科研研究和课题投稿。

(9) 提供信息链接扩展检索功能。

(10) 标题、摘要自动机器翻译、有道词典在线划词翻译、PDF 全文翻译等功能。

(11) 新增手机网页版功能,多终端检索功能一致。且可链接到医院网站和公众号。

三、FMRS 的基本检索技巧和规则

(1) 支持双语检索,既可以用英文检索也可以用中文检索。

(2) 词尾可以使用通配符" * "或"?"检索。例如,检索"flavor * "或者"flavor?"可以检出以"flavor"为词根的一些词,如 flavored、flavorful、flavoring 等。

(3) 支持词组或短语检索。例如,检索"liver cancer",注意使用半角英文状态下的双引号进行检索,汉语的双引号则被过滤。在 FMRS 中,MeSH 词转换表已经包含了许多的词组。例如,输入"fever of unknown origin",FMRS 认为这个词组是一个 MeSH 词。如果一些词组不在 MeSH 词转换表中,检索词组时可以通过使用连字符或双引号两种格式表达,如"kidney-allograft"或"kidney allograft"。MeSH 词表中被标引了 Health Planning,但是不包含其他更具体的条目,如 Health Care Rationing、Health Care Reform、Health Plan Implementation 等中包含的自动术语映射。

(4) 支持词语间使用布尔逻辑运算符的匹配检索,如"liver AND cancer"。这里要注意的是"AND"

"OR"等逻辑运算符需要大写,小写则视为单词。

(5) 作者检索按照国际规范输入,即姓前名后,姓全称,名字首字母缩写。例如,李明,Li M;钟南山,Zhong NS。

四、检索途径与方法

(一) 数据库登录方式

1. 方法一 直接登录 https://www.metstr.com/,选择"外文医学信息资源检索平台",输入账号和密码,点击"登录"即可转到 FMRS 检索首页(图 2-52)。

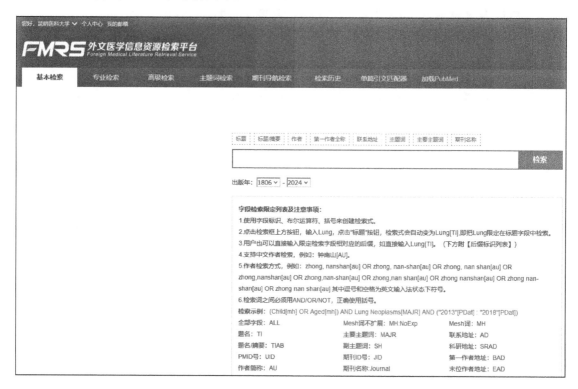

图 2-52 FMRS 检索首页

2. 方法二 校园网用户(IP 限定)登录昆明医科大学图书馆主页,选择"电子资源"中的"外文数据库",点击"FMRS 数据库"提供的"新版 IP 登录"即可进入 FMRS 检索首页。

(二) 检索途径

FMRS 首页导航栏中主要提供基本检索、专业检索、高级检索、主题词检索、期刊导航检索、检索历史、单篇引文匹配器、加载 PubMed 等检索功能。各检索方式根据检索的不同文献特征设置检索入口。本节重点介绍基本检索、高级检索、主题词检索、期刊导航检索、检索历史、单篇引文匹配器及加载 PubMed。

1. 基本检索 进入 FMRS 首页,默认为基本检索。基本检索通常又称作自由词检索,一般作为检索的入口,既可以实现输入检索词在全部内容的检索,还可以选择标题、标题/摘要、作者、第一作者全称、联系地址、主题词、主要主题词、期刊名称等常用字段进行检索(图 2-53)。基本检索途径下,可实现:

(1) 使用字段标识、布尔逻辑运算符、括号来创建检索式。

(2) 在检索框内输入"lovastatin",点击"标题"按钮,检索式会自动变为"lovastatin[TI]",即把"lovastatin"限定在标题字段中检索。

(3) 也可以直接输入限定检索字段相对应的后缀,如直接输入"lovastatin[TI]"(可参见主页下方所附"后缀标识列表")。

(4) 支持中文作者检索,如"钟南山[AU]"。

(5) 作者检索方式,如"zhong, nanshan[au] OR zhong, nan-shan[au] OR zhong, nan shan[au] OR

zhong,nanshan[au] OR zhong, nan-shan[au] OR zhong,nan shan[au] OR zhong nanshan[au] OR zhong nan-shan[au] OR zhong nan shan[au]",其中逗号和空格为英文输入法状态下符号。

图 2 - 53　FMRS 基本检索界面

（6）检索词之间必须用"AND/OR/NOT"，前后空格，并正确使用括号。

2. 高级检索　既可以实现不同字段之间的逻辑运算检索，又可以精确地对时间、研究对象、文献类型、语种、年龄组等进行限定检索（图 2 - 54），从而实现复杂检索的目的。高级检索在基本检索基础上提供更多的字段限定项，包括标题、摘要、刊名、作者、第一作者、末尾作者机构、主题词、ID 号等 30 多个字段，注意默认的字段是"所有字段"。

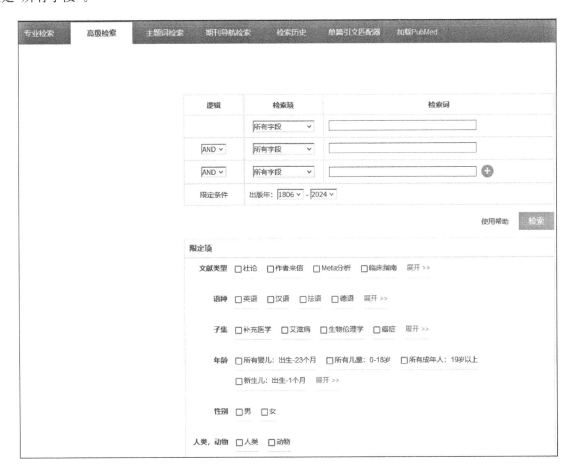

图 2 - 54　FMRS 高级检索界面

例如，检索 2018 年至今发表的有关顺铂治疗女性乳腺癌的综述研究。检索步骤如下述：

（1）特定字段检索，多个字段间可选择逻辑运算符组配，并通过点击"➕"增加检索项。本例主要检索概念是"顺铂"及"乳腺癌"，二者之间是"AND"运算。考虑检索的全面性和准确性，可使用 MeSH 词字段检索。

（2）使用限定条件和限定项检索。如图 2 - 54 所示，本例可以在限定条件的出版年选择 2018 年至今；展开文献类型限定项选择"综述"（图 2 - 55）；性别选择"女"。

（3）点击"检索"，进入结果页面。

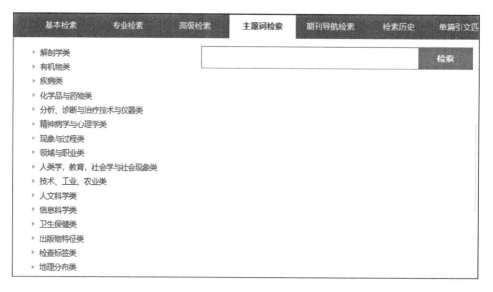

图 2 – 55　FMRS 高级检索文献类型限定

3. 主题词检索　FMRS 平台提供 MeSH 主题词检索功能。如图 2 – 56 所示，可以通过两个检索入口进入主题词检索页面：① 页面左侧的主题词导航树，按学科范畴来选择医学主题词；② 检索输入框中直接输入检索词，经自动转化后得到对应的医学主题词。

图 2 – 56　FMRS 主题词检索入口界面

在主题词检索页面中，可以实现对主题词的副主题词组配检索，限定主要主题词与扩充检索其上位类及其下位类、副主题词、入口词等功能。引入主题词检索可以大大地提高检索的准确性和专指性。

例如，检索 2011 年至今发表的有关儿童腹泻的药物疗法方面的研究。

检索步骤如下：

（1）点击导航栏中的"主题词检索"。

（2）在检索框中输入文本词，点击"开始检索"，查找规范主题词。本例输入"婴儿腹泻"系统自动转换规范化主题词"Diarrhea，Infantile(腹泻，婴儿)"（图 2 – 57）。

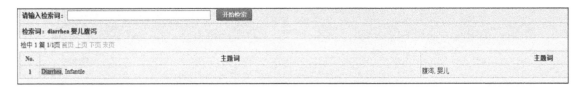

图 2 - 57 FMRS 主题词查找界面

（3）点击检索到的主题词，限定年限，选择需要组配的副主题词。本例点击"Diarrhea，Infantile（腹泻，婴儿）"超链接进入主题词检索界面。限定出版年为"2011—至今"。组配副主题词"Drug Therapy（药物疗法）"（图 2 - 58）。

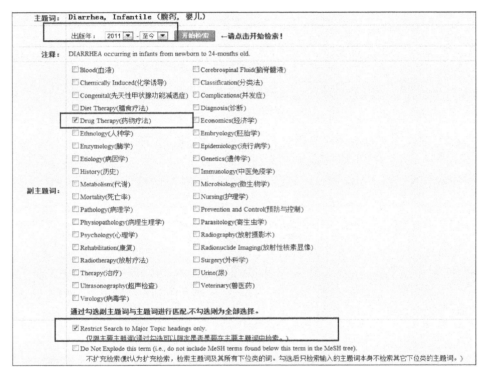

图 2 - 58 FMRS 主题词检索界面

（4）选择是否仅限主要主题词和不扩充检索两项。本例可选择仅限主要主题词（即加权检索）。缩小检索范围，但检索结果更准确（图 2 - 58）。

（5）点击"开始检索"（图 2 - 58），进入结果页面。

4. 期刊导航检索　方便即时查阅期刊的详细信息，最终满足对所关注期刊及时跟踪阅读的需要。期刊导航检索界面提供多种检索途径（图 2 - 59）。

（1）按期刊导航目录检索期刊：依据学科分类基础，便于快速查找某学科分类下各疾病相关期刊。提供期刊中图法分类导航和期刊主题词分类导航检索。

（2）按刊名首字母排序检索期刊：将收录的所有期刊按刊名首字母的顺序排列，便于模糊了解期刊名称时，按刊名首字母顺序浏览期刊。

（3）直接输入刊名、ISSN 等检索期刊：支持直接输入刊名、刊名中的关键词、分类、ISSN、语种等检索，可满足仅掌握期刊某项信息时快速定位查找所需的特定期刊。

（4）附加功能

1）期刊过滤器：通过对类型、刊种的过滤，即时显示出各类期刊数量，便于快速查找出如 SCIE 期刊、临床核心期刊、Medline 期刊、PubMed、OA 等不同类型的期刊，以及中文、英文、德文、法文、俄文、日文等不同语种期刊。

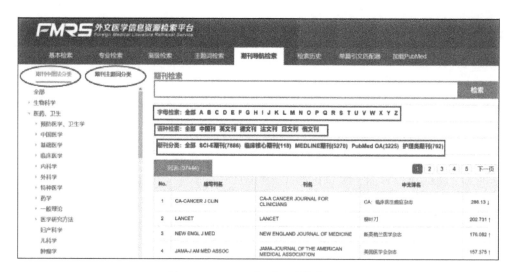

图 2 - 59　FMRS 期刊导航检索界面

2) 期刊影响因子(impact factor，IF)排序，期刊列表包括缩写刊名、刊名(全称)、中文译名、影响因子四项信息。影响因子从侧面反映了期刊的学术质量及重要性。通过对期刊影响因子的高低排序，快速查找某学科的核心期刊，通过该学科最具影响力的核心期刊可监测最新研究动向。

3) 点击检索结果的任意字段名称超链接，可以进入期刊的详细信息，包括期刊基本信息、影响因子曲线图以及入藏卷期的信息等(图 2 - 60)，点击入藏卷期则显示数据库收录的该卷期上的文献。

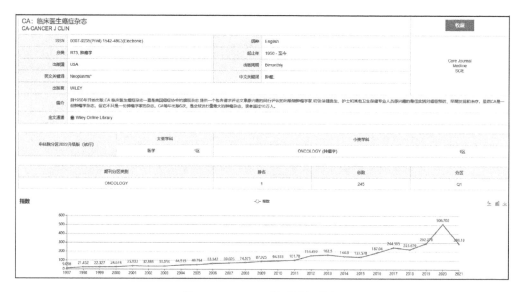

图 2 - 60　FMRS 期刊详细信息

5. 检索历史　该功能是检索历史与检索策略的整合。检索历史运算功能既可以保存检索的每一个步骤，又可以对检索步骤进行布尔逻辑运算以达到复杂检索的目的。用户的每个检索记录都会自动保存在用户个人账号中，下次登录该账号时，检索历史会自动同步到该策略检索栏目中。用户可以通过删除按钮整理检索历史。

6. 单篇引文匹配器　FMRS 依照"AND"检索技能的应用原则，设立了单篇引文匹配器检索功能，可以方便用户快速检索到特定的引文。用户可以直接输入引文所在的期刊名称、年代、卷期和页码等信息进行查找，也可以通过题名中的关键词进行查找，这些字段可根据用户需要任意选择自由组合，以便实现检索(图 2 - 61)。

7. 加载 PubMed　指在 PubMed 中导出其检索结果，再使用 FMRS 的加载 PubMed 检索功能进行检索而获取全文文献，即可将个人保存的 PubMed 检索结果加载到 FMRS 中，以确定其中的文献在国内是否有馆

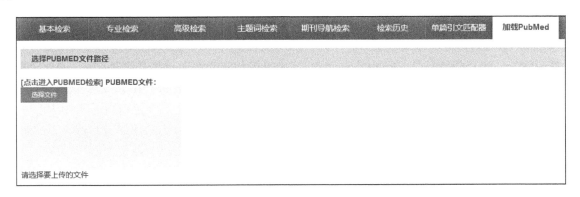

图 2-61　FMRS 单篇引文匹配器检索界面

藏,便于更快捷、及时地获取文献全文,同时有效提高国内馆藏资源的利用率。具体操作步骤如下。

（1）导出 PubMed 中的检索结果题录信息：① 点击导航栏中的"加载 PubMed",进入检索界面（图 2-62）。② 点击该页上方的"［点击进入 PUBMED 检索］"。打开 PubMed,执行任意一个检索。③ 导出需要的题录信息：在 PubMed 检索结果中勾选所要的检索结果,找到并点击"Send to"按钮,在弹出的选择项中点选"File"选项,然后再点击"Create File"按钮将结果保存成文本文件（文件后缀名为.TXT）并下载到本地。

图 2-62　FMRS 加载 PubMed 检索界面

（2）在 FMRS 中加载 PubMed：① 进入 FMRS 的"加载 PubMed"页面,点击"选择文件"按钮,选择 PubMed 文件导入路径（图 2-62）。② 选中保存的 pubmed_result.txt 文件,点击"打开"按钮。③ 点击"加载 PubMed"按钮,执行检索。

五、检索结果的管理

检索结果界面包括二次检索、检索结果浏览、检索结果排序、精简结果、题录输出、聚类关联和引文统计分析功能等。在页面上方还显示了检索式。

1. 二次检索　清除检索框中的检索式,输入新的检索词,选择字段、点击"二次检索"按钮,即可对当前显示的检索结果进行"AND"的运算（图 2-63）。

2. 检索结果浏览　包括显示设置、显示文摘和机器翻译、超链接检索功能等。

1）显示设置：点击"显示设置",可设置每页显示的篇数（每页显示数量为 5~100）;设置按不同方式排序包括按相关度排序（默认）、按出版日期排序和按指数排序。

2）显示文摘和机器翻译：检索结果默认隐藏文摘,可以点击"显示文摘"按钮显示摘要。系统对题名和

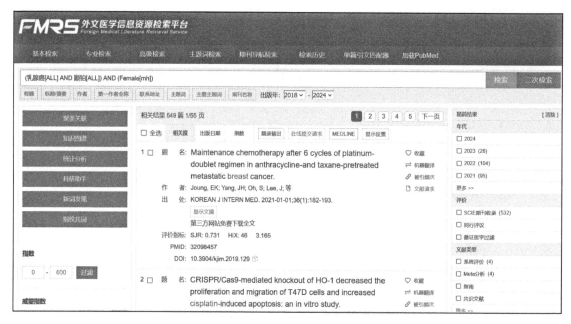

图 2-63　FMRS 检索结果浏览界面及二次检索框

摘要设置有"机器翻译"功能,点击后可以显示中文翻译。

3) 超链接检索功能:检索结果页面对作者、出处、主题词等相关检索点设置有超链接功能。如点击作者超链,系统则将在 FMRS 中执行对作者的检索。

3. 检索结果排序　可以让检索结果按照相关度、出版日期、影响因子进行排序。相关度排序是将检索结果按与检索词的相似程度排序;系统默认按照出版日期降序排列,即最早出版的文献最后显示;点击"影响因子"排序是按期刊影响因子值由高到低排序。

4. 精简结果　在 FMRS 中,可以使用过滤器功能来限定检索结果范围,以提升检索效率。FMRS 过滤器主要有指数、威望指数、H 指数、出版日期、文献类型、循证医学、评价工具、语种等。在 FMRS 检索结果页面的右侧栏"精简结果"下点击相应过滤器的选项框中可对当前检索结果进行限定。再次点击则可取消限定。

注意:如果要使用更多类型的过滤,可以在上一个过滤的基础上,再点击其他的过滤器。当过滤器是被选定状态时,过滤器激活消息将在结果页面显示。如果想关闭过滤器,点击过滤器前面的"×"就会清除该类型限定。

5. 题录输出　把检索结果的题录保存在一个文件中,并可下载或打印(图 2-64)。

(1) 在检索结果中,点击题录左边的复选框勾选题录,点击"题录输出"。

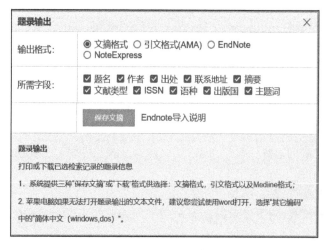

图 2-64　FMRS 题录输出设置

(2) 选择一种输出格式及所需字段。

(3) 选择下载或者打印。选择下载,FMRS 检索结果将会保存到本地计算机的指定文件中;选择打印,可以设置字体样式及大小。

6. 聚类关联和引文统计分析功能　在检索结果显示界面,左侧提供了 FMRS 特有的聚类关联和统计分析功能。聚类关联和聚类关系是 FMRS 利用数据挖掘中的聚类分析和关联技术,对检索结果进行数据挖掘,从而发现数据间的聚簇关系和数据间的潜在关联,以提供用户从不同的聚类角度了解该领域的文献分布和相互关联。统计分析是利用数学及统计学的方法对检索结果进行专项字段的统计分析,进而揭示文献之间、作者之间、地域之间的数量特征和内在变化规律,以帮助用户把握该研究领域的科研趋势(图 2 - 65)。

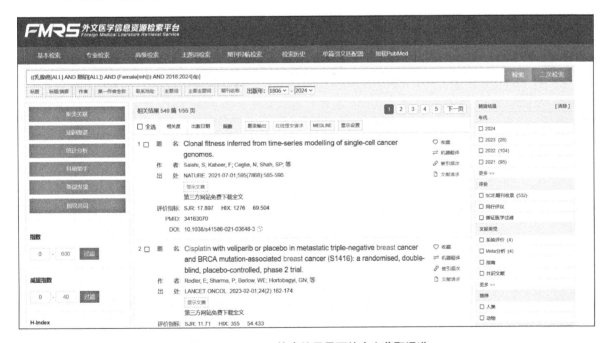

图 2 - 65　FMRS 聚类分析

六、全文获取方法

FMRS 为文摘型数据库,文献全文可通过检索结果界面揭示全文获取通道或通过文献请求获取(图 2 - 66)。

图 2 - 66　FMRS 检索结果界面的全文获取通道

1. **第三方网站免费下载全文**　点击"第三方网站免费下载全文",就可以通过 FMRS 提供的下载通道在互联网上免费获取全文。

2. **文献请求**　通过邮箱来接收文献传递,具体步骤如下述。

(1)点击"文献请求"按钮,进入馆际互借页面。

(2)填写电子邮件地址:选择需要的文献,在个人信箱输入框中输入个人可用的电子信箱地址(必填),

然后点击"我已阅读并同意《全文请求提交规定》"最后点击"确认提交"(图 2 - 67)。

图 2 - 67　FMRS 全文请求页面

(3) 登录个人邮箱查收全文文献:成功提交后,国内资源馆将在 24 小时之内将您提交的文献传递到上述填写的电子邮箱地址。

(4) "加入收藏"功能:使用机构账号可能每天只能提交一定数量的文献,如果今天的下载量满了,可以点击"点击保存",以便下次登录时直接打开该文件再进行馆际互借请求。

分析与讨论

案例:某医院欲将降脂药洛伐他汀作为治疗冠心病的常规用药。想要尽量全面详细地了解近几年该药引起横纹肌溶解的相关临床研究报道。如何分别利用自由词检索、主题词检索、高级检索途径在 FMRS 中检索上述信息?

讨论:

1. 自由词检索、主题词检索、高级检索途径各有什么优势和不足?

2. 如何在 FMRS 数据库中找到重要的、很有价值的、学术影响力较高的相关临床研究文献?

3. 如何用 PubMed 数据库查找出上述信息中你最感兴趣的一篇相关文献,用 FMRS 索取全文,并说明该文是否被 SCI 收录、在谷歌学术搜索中有几篇引文。

4. 如何找出你所学专业影响因子排名前三位的杂志。

提示:

1. 若想要详细了解某方面的研究文献,可下载全文仔细阅读。故考虑选择能够提供全文的数据库。本例要求检索做到尽量全面,故考虑偏重查全。本例检索涉及两个主要概念:洛伐他汀(lovastatin)和横纹肌溶解(rhabdomyolysis)。注意在不同检索途径下检索词的应用。例如,近义词、相关词、缩写词及写法变异词等的不同表达方式,词间用"OR"连接;或以副主题词组配等。检索可限定项有时间(如最近 5~10 年)及文献类型(如病例报告、循证文献等)。

2. 可考虑应用 FMRS 数据库提供的知识评价工具,如影响因子排序对检索结果进行过滤并筛选。

3. "加载 PubMed"页面提供将 PubMed 检索到的文件导入 FMRS 数据库中的路径。FMRS 为文摘型数据库,全文的获取可通过检索结果界面的"通道揭示""免费链接"过滤器及馆际互借等方式实现。检索结果浏览页面提供谷歌学术搜索及 SCI 收录的检索工具。

4. 可依据学科分类检索期刊或依据专业相关主题词快速检索相关专业的期刊,再使用期刊影响因子排序功能进行筛选。

(王俊瑛)

第三章

全文型文献检索系统

全文型文献检索系统(即全文数据库,full-text database)集文献检索与全文提供于一体,是近年来发展较快和前景较好的一类数据库。全文数据库的最大优点是免去了检索书目数据库后还得费力去获取原文的麻烦;多数全文数据库提供全文或任意字段检索,有助于文献的查全。目前常用的中文全文型文献检索系统有 CNKI、中文科技期刊数据库、万方数据资源系统(WANFANG);常用的英文全文数据库有 Elsevier 的 ScienceDirect、EBSCO 的 EBSCOhost、Ovid Full Text、SpringerLink 等。

第一节 常用中文全文型文献检索系统

一、中国知网(CNKI)

中国知识基础设施工程(China National Knowledge Infrastructure,CNKI)简称中国知网。CNKI 是以实现全社会知识资源传播共享与增值利用为目标的国家信息化重点工程,由清华大学、清华同方股份有限公司发起,始建于 1999 年 6 月。CNKI 经过多年努力建成了世界上全文信息量规模最大的"CNKI 数字图书馆",并在此基础上建设了中国知识资源总库及 CNKI 网络资源共享平台——中国知网(网站主页见 https://www.cnki.net/)。2009 年,清华同方知网技术产业集团提出了"数字出版物超市"的资源使用理念、文献检索模式和信息服务体系,构建了以总库资源超市理念为框架,以统一导航、统一元数据、统一检索方式、统一"知网节"为基础的数字资源出版物超市平台。总库资源超市提供检索和服务的共享平台整合了各类型数据资源,建立了十一大文献出版总库和五大行业知识仓库。一方面为大小资源出版商提供展示出版资源的空间,另一方面为个人用户提供定制资源、功能、服务的平台,同时也为机构用户提供定制资源和功能,定制辅助机构生产、经营的情报服务。CNKI 在 2017 年 10 月 25 日进行了首页新版本的更换,新版首页主要划分为数据库检索、行业知识服务与知识管理平台、研究学习平台、出版平台 & 评价、专题知识库等模块(主页如图 3-1 所示)。

中国知网资源总库(以下简称"总库")包括源数据库、特色资源和国外资源等 6 个板块(主页如图 3-2 所示)。旗下包括中国学术期刊网络出版总库(即中国知网期刊全文数据库)、中国博士学位论文全文数据库、中国优秀硕士学位论文全文数据库、中国学术辑刊全文数据库、中国重要会议论文全文数据库、中国专利全文数据库、国家标准全文数据库、国外标准数据库、中国年鉴网络出版总库、国家科技成果数据库、中国重要报纸全文数据库等若干子库。根据学术文献的特点,各子库收录文献均按学科分为十大专辑,其下又分为 168 个学科主题和专辑导航,在此基础上,进行细分,分为近 4 000 个学科专业。平台检索涵盖的资源类型有学术期刊、学位论文、会议、报纸、年鉴、专利、标准、成果、图书、学术辑刊、特色期刊。各类学术文献形成了一个分类清晰的汇编作品,并实现规范、统一的跨库检索平台。主页提供"跨库选择"及跨库"高级检索"平台超链接。以上数据库都可在未登录状态下检索,并免费获取题录。用户登录后可正常下载全文。

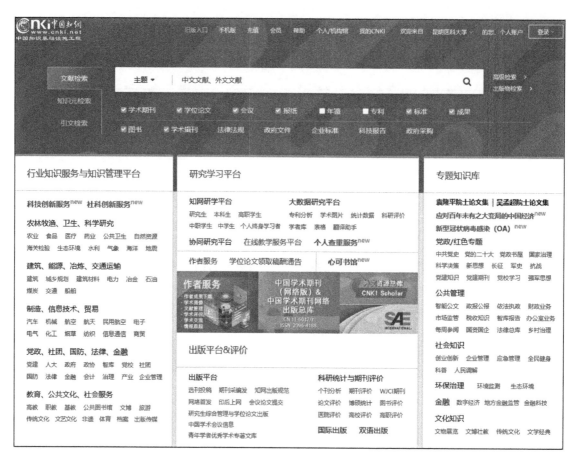

图 3-1　CNKI 主页

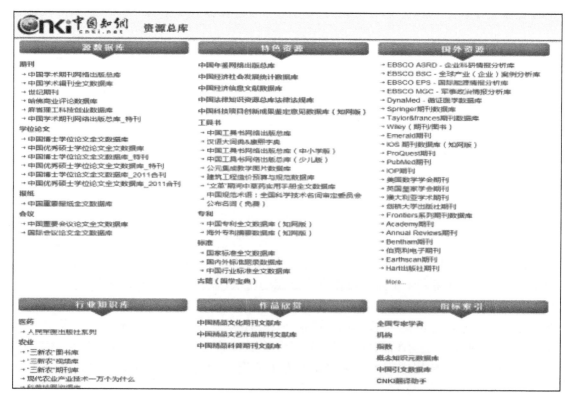

图 3-2　中国知网资源总库主页

（一）总库旗下部分子库资源收录情况

1. 中国知网期刊全文数据库 即中国学术期刊网络出版总库（China Academic Journal Network Publishing Database，CAJD），也称清华同方数据库、CNKI 数据库。该库是国家"十一五"重大网络出版工程《中国学术文献网络出版总库》的最重要组成部分；亦是目前世界上最大的连续动态更新的中国学术期刊全文型数据库。收录自 1994 年以来国内正式出版发行的期刊（含英文版），并提供全文下载。部分期刊回溯至创刊。截至 2022 年，收录国内学术期刊 8 500 余种（含核心期刊 1 970 余种），内容覆盖自然科学、工程技术、农业、哲学、医学、人文社会科学等各个领域。核心期刊、重要评价性数据库来源期刊收全率为 99％，文献收全率为 99.9％，特色期刊（如农业、中医药等）收录率为 100％；独家或唯一授权期刊共 2 390 余种，约占我国学术期刊总量的 34％。其中的"医药卫生科技"专辑含 28 个子库，截至 2022 年收录期刊 1 375 种。网络出版（即 WEB 版）数据每日更新，相对各刊物纸质出版滞后期不超过两个月，日均新增文献逾万篇。除 WEB 版（网上包库）外，该库还以网络镜像版和光盘版（每月 10 日出版），以及流量计费等形式提供服务。昆明医科大学订购了该库的 WEB 版及网络镜像站服务。

2. 中国博士学位论文全文数据库（China Doctoral Dissertations Full-text Database，CDFD） 是国内内容最全、质量最高、出版周期最短、数据最规范、最实用的博士学位论文全文数据库。收录了从 1984 年至今的全国 520 余家博士培养单位的博士生学位论文，其中包括了国家"985 工程""211 工程"等重点建设高校，中国科学院、社会科学院等研究院所的博士学位论文。截至 2022 年，共收录博士学位论文 50 万余篇。文献收全率在 90％以上。学科覆盖基础科学、工程技术、农业、医学、哲学、人文、社会科学等各个领域。

3. 中国优秀硕士学位论文全文数据库（China Master's Theses Full-text Database，CMFD） 是国内内容最全、质量最高、出版周期最短、数据最规范、最实用的硕士学位论文全文数据库。收录了从 1984 年至今的全国 790 余家培养单位的优秀硕士学位论文。重点收录国家"985 工程""211 工程"等重点建设高校，中国科学院、社会科学院等重点院校高校的优秀硕士论文、重要特色学科如通信、军事学、中医药等专业的优秀硕士论文。截止至 2022 年，共收录优秀硕士学位论文 540 余万篇。学科覆盖基础科学、工程技术、农业、哲学、医学、哲学、人文、社会科学等各个领域。

（二）总库平台检索方法

1. 数据库登录方式 学校 IP 限定用户可采用新版的总库检索平台 KNS 8.0（正式名为 CNKI 中外文文献统一发现平台，也称全球学术快报 2.0）。其新特性有：① 一框式检索；② 智能输入提示；③ CNKI 指数分析；④ 智能检索 VS 智能排序；⑤ 文献分析；⑥ 订阅推送；⑦ 多次查询结果一次性存盘导出；⑧ 平面式分类导航；⑨ 个性资源分类导航；⑩ 在线阅读；⑪ 组合在线阅读；⑫ 跨平台文献分享。

2. 检索方式 如图 3-1 所示，主页提供了统一的检索平台。每一个文献出版总库都向用户提供了一个独立的数字出版平台，平台针对每个资源总库资源的特点提供统一检索、统一导航及统一知网节功能，为用户提供文献检索、定制的功能。

如图 3-3 所示，新版的总库检索平台检索模块更加具有规范性和逻辑性，采用"一框式检索"，并提供了文献检索、知识元检索和引文检索三个检索入口。三个检索入口均提供了类似搜索引擎的检索方式，用户只需要输入所要找的检索词，包括主题、关键词、篇名、全文、作者、单位、摘要、被引文献、中国分类号及文献来源等，点击检索即可查到相关文献。

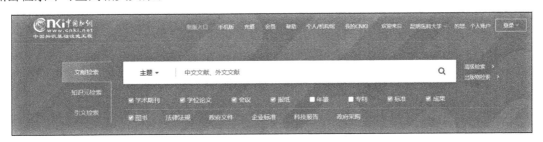

图 3-3 一框式检索检索界面

新版界面在检索方式上与旧版本并没有很大区别,仍然包括了一框式检索、高级检索和出版物检索,其中高级检索又划分为高级检索、专业检索、作者发文检索及句子检索。"文献检索"途径下的默认状态是"一框式检索"界面,如图 3-3 所示。本节重点介绍高级检索(图 3-4)。

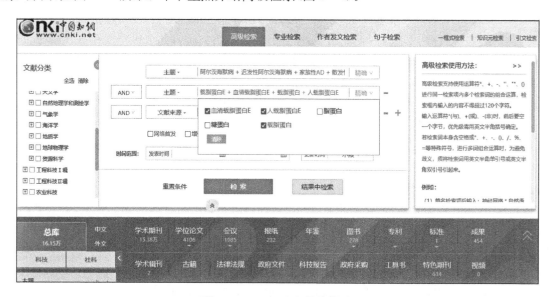

图 3-4　CNKI 高级检索界面

（1）高级检索:如图 3-4 所示,高级检索支持多字段逻辑组合,并可通过选择精确或模糊的匹配方式、检索控制等方法完成较复杂的检索,得到符合需求的检索结果。多字段组合检索的运算优先级,按从上到下的顺序依次进行。点击检索框后的"+""-"按钮可添加或删除检索项,最多支持 10 个检索项的组合检索。检索过程规范为以下五个步骤。

第一步:利用学科导航,选择学科范围。可利用"文献分类目录"提供的学科导航功能选择学科范围。如要检索阿尔茨海默病与载脂蛋白 E 基因的关系的文献,属于医学基础研究类检索课题,可以选择"医药卫生科技"的学科领域。此外还应注意,本例亦涉及了"生物学"类的范畴,故还可以选择"基础科学"下位的"生物学"领域。同样地,一些跨学科范畴的检索需求,如艾滋病歧视等跨人文社科类的研究可扩大检索的学科领域。选择"全选"有助于文献的查全。

第二步:通过条件筛选、时间选择等,对检索结果进行范围控制。选择出版模式、基金文献、时间范围、同义词扩展等检索控制条件。如上述检索控制条件选择中的检索框未填写时,系统默认该检索项不进行限定,将检出库中的全部文献。检索时默认进行中英文扩展,如果不需要中英文扩展,则手动取消勾选。

第三步:输入文献全文、篇名、主题、关键词等内容检索条件。检索系统提供的基于文献内容特征的检索项有全文、篇名、主题、关键词、摘要、篇关摘、小标题、中图分类号。篇关摘检索是指在篇名、关键词、摘要范围内进行检索。需要注意的是,这里的"主题"检索不同于 CBM 的"主题词"检索。主题检索是在 CNKI 标引出来的主题字段中进行检索,该字段内容包含一篇文章的所有主题特征,同时在检索过程中嵌入了专业词典、主题词表、中英对照词典、停用词表等工具,并采用关键词截断算法,将低相关或微相关文献进行截断。仅从检索字段来源的范围来看,"全文"检索>"主题"检索>"篇关摘"检索("关键词"检索、"摘要"检索或"篇名"检索)。"全文"检索有助于文献的查全,但不容易查准。

本例检索文献的内容涉及两个核心检索词,"阿尔茨海默病"和"载脂蛋白 E"。可以选择"主题"字段;两词之间的逻辑关系是"AND"(图 3-4)。

1）利用检索推荐/引导功能,扩大检索词范围。与一框式检索时的智能推荐和引导功能类似,主要区别是,高级检索的主题、篇名、关键词、摘要、全文等内容检索项推荐的是检索词的同义词、上下位词或相关词,一框式检索的检索词推荐用的是文献原文的关键词。例如,输入"载脂蛋白 E",推荐相关的血清载脂蛋白 E、人载脂蛋白 E 等,可根据检索需求进行勾选。词间关系为逻辑或("+")(图 3-4)。

2）一框式检索、高级检索均支持同一检索项内输入"＊、＋、－"进行多个检索词的组合运算(图 3-4)。

如检索"阿尔茨海默病"考虑到相关同义词"老年痴呆症""老年病前期痴呆""早老性痴呆"等均包含"痴呆",其与"阿尔茨海默病"的关系是"或者包含"(即"+")。同样,载脂蛋白 E 的同义词"ApoE"与其的关系亦是"或者包含"(即"+")。

3) 精确模糊检索:可控制该检索项检索词的匹配方式。除主题只提供相关度匹配外,其他检索项均提供精确、模糊两种匹配方式。为了有助于尽量"查全",把包含完整检索词,但拆分顺序不同的检索词亦检索出来,本例两个核心检索词都选择"模糊"检索(图 3-4)。例如,包含"阿尔茨海默××××"[如"阿尔茨海默(氏)症"或"阿尔茨海默(氏)病"等]、"×××痴呆""蛋白 E 载脂×××"或"Apo-E"这样词串的文献亦可检索出来。

4) 中英文扩展检索:勾选"中英文扩展检索"功能,系统将自动使用该检索词对应的中文扩展词和英文扩展词进行检索,帮助用户查找更多更全的中英文文献。例如,本例勾选"中英文扩展检索"后,包含两个核心检索词对应的英文扩展词"Alzheimer's disease"及"apolipoprotein E"的文献亦可检出,有助于文献的查全。

5) 在结果中检索:这个功能等同于 CBM 中的"二次检索",指在当前检索结果中增加新的检索条件进行检索,并且两次检索之间的布尔逻辑关系是"AND"。例如,考虑到本例两个核心检索词的多种同义词表达方式,力求查全,也可以先进行第一次检索:选择"主题"字段,输入"阿尔茨海默病"的多个同义词,如"AD""阿尔采默病""阿尔兹海默病""痴呆"等词,词间逻辑关系用"OR"连接,点击"检索文献",完成"一次检索"。然后,再次选择"主题"字段,重新输入"载脂蛋白 E"的多个同义词,并以"OR"逻辑连接,最后点击"在结果中检索"即可。

第四步:通过切库区选择检索资源类型(图 3-4)。高级检索页面检索区下方为切库区,默认在总库状态下检索。点击库名,可切至某单库高级检索。切库区也可显示检索课题在各个单库命中的文献数。

第五步:反复筛选检索式,最后将以上检索策略依次构建完成后,点击"检索文献"即弹出检索结果页面。

每一次执行的检索式都可以在检索结果页面左上方的"检索历史"中查看。

(2) 其他检索方式简介

1) 专业检索:用于图书情报专业人员查新、信息分析等工作,以逻辑运算符和关键词构造检索式来进行检索。专业检索的一般流程:确定检索字段构造一般检索式,借助字段间关系运算符和检索值限定运算符可以构造复杂的检索式。专业检索表达式的一般式:〈字段代码〉〈匹配运算符〉〈检索值〉。需要注意的是,构建专业检索式中的所有符号和英文字母,都必须使用英文半角字符;逻辑关系符号[AND、OR、NOT]前后要空一个字节。

2) 作者发文检索:通过输入作者姓名及其单位信息,查找作者发表的全部文献及被引用下载等情况,通过作者知网节可以全方位的了解作者主要研究领域、研究成果等情况。其功能及操作与高级检索基本相同(图 3-5)。

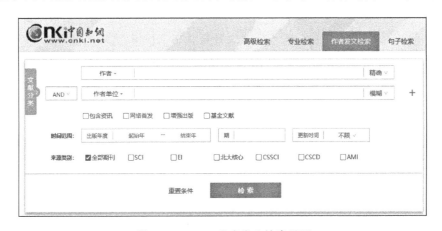

图 3-5 CNKI 作者发文检索界面

3) 句子检索:是通过输入的两个检索词,在全文范围内查找同时包含这两个词的句子,找到有关事实的问题答案。因为句子包含大量事实信息,所以通过检索句子可以提供有关事实问题的答案。句子检索不支持空检,同句、同段检索时必须输入两个检索词。

4) 出版物检索：是提供针对查询出版来源的检索方式。出版物检索导航系统主要包括出版来源、期刊、学位辑刊、学位授予单位、会议、报纸、年鉴和工具书等导航系统。每个产品的导航体系根据各产品独有的特色设置不同的导航系统，如出版来源的导航以十大专辑 168 个专题的学科导航为主。主界面可以直接输入来源名称、主办单位、ISSN 或 CN 直接检索具体出版物。还可以按"学科导航"聚类检索结果。

（3）特色检索功能

1) 知网节检索：知网节是由 CNKI 独创的以揭示不同文献或知识之间的关联关系为目标的、以某篇文献或者某个知识点为中心的知识网络。知网节主要包括文献知网节、作者知网节、机构知网节、学科知网节、基金知网节、关键词知网节、出版物知网节。点击知网节中作者、作者单位、基金、关键等字体，可直接链接到相应知网节。以文献知网节为例，知网节以单篇文献为节点（亦称节点文献），对该节点文献的信息资源进行了深度挖掘和加工，并通过概念相关、事实相关、参考引证等多种方法揭示知识之间的各种关联，将整个 CNKI 检索平台上的文献资源编织成纵横交错的文献网络和知识网络。知网节界面，有助于用户在检索的过程中更加方便地追溯知识的源头，掌握知识发展的脉络。例如，点击检索到的一篇相关文献在知网节部分的界面显示了其链接的网络图示，包括参考文献、引证文献、共引文献、同被引文献、二级参考文献、二级引证文献（图 3-6）。

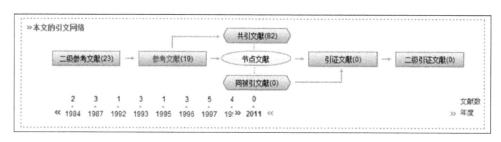

图 3-6　CNKI 节点文献的知网节界面

参考文献：反映本文研究工作的背景和依据；二级参考文献：本文参考文献的参考文献，进一步反映本文研究工作的背景和依据；引证文献：引用本文的文献，本文研究工作的继续、应用、发展或评价；二级引证文献：本文引证文献的引证文献，更进一步反映本研究的继续、发展或评价；共引文献：与本文有相同参考文献的文献，与本文有共同研究背景或依据；同被引文献：与本文同时被作为参考文献引用的文献

另外，知网节还提供了关联作者、相似文献、读者推荐及相关基金文献等信息的链接点。这些链接知识点随着 CNKI 资源的不断更新而发生变化，用户通过它们可以深入了解所查主题的各种相关信息。点击"知网节下载"可以看到以上各类相关联文献的题录信息。点击任意一篇文献题录，可链接到该文献的知网节页面。

通过以上揭示方式，CNKI 检索系统中的每一篇文献都拥有自己的知网节，每一个知网节都与其他数据库中的相关文献形成关联。任何一篇文献都能组成一个主题网络，从多个角度揭示文献之间的关系。知网节等揭示知识点之间继承与发展关系的信息可以在未登录状态下检索，并免费获取。

2) 知识元检索：利用该平台可以获取科研过程中所需的各种权威统计数据、图片、词典、工具书、百科、指数、手册等科研资料，作为科研过程的重要支撑内容，该平台以 CNKI 所收录的类型多样数量庞大的海量工具书、文献为基础，用知识元检索的方式快速定位文献中重要的段落文字，让用户能够便捷地获取相关知识。检索平台采用"一框式检索"检索界面（图 3-7）。

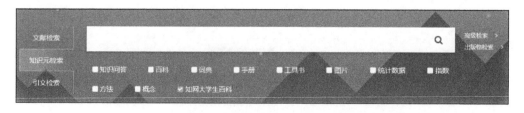

图 3-7　CNKI 知识元检索"一框式检索"检索界面

（三）检索结果管理

下面分别介绍检索结果的显示、分析、导出、下载等管理办法。

1. 检索结果的显示　检索得到的检索结果默认在"列表显示"状态,也可选择"详细显示"(带摘要)方式呈现。系统默认每页最多显示记录数为"50篇"。可以对检索结果进行分组浏览和排序浏览,进行反复的精确筛选得到最终的检索结果。

(1) 检索结果分组浏览:检索结果可以按"科技"或"社科"筛选查看(图3-8)。每一项下面又可按主题分组聚类,分为"主要主题"和"次要主题"。此外,还可以切库浏览不同资源类型命中文献的结果。

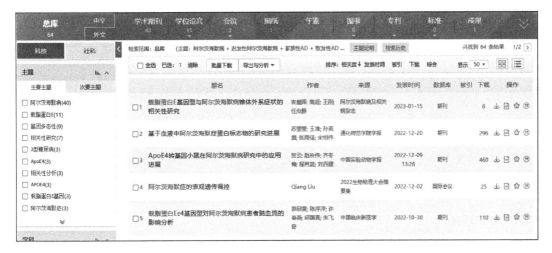

图3-8　CNKI检索结果按"科技"文献及"中文文献"分组浏览

如图3-9所示,检索结果区左侧为分组筛选区,提供多层面的筛选角度,并支持多个条件的组合筛选,以快速、精准地从检索结果中筛选出所需的优质文献。默认展开主要主题分组项的10个词组,鼠标点击展开按钮,可查看检索设置中设定的分组最大显示条数的分组项。分组最大显示条数可以是20、50或100。

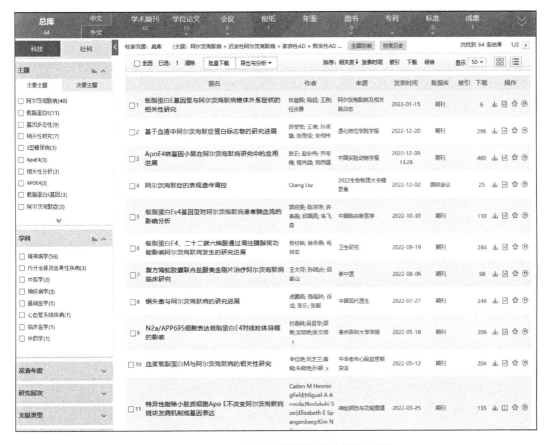

图3-9　CNKI检索结果按"相关度"排序浏览

(2) 检索结果排序浏览:检索结果可以选择按"相关度""发表时间""下载频次""被引频次"的评价性排序方式浏览。系统默认情况下以"相关度"排序,即根据检索结果与检索词相关程度进行排序,相关度越高排序越靠前(图 3-9)。

1) 相关度:综合检索词的发表时间、下载频次及被引频次等计量指标,利用 CNKI 特有算法得出数值,按照数值的高低变化进行排序,按照降序排列排在最前面的文章与检索词的相关度越高。

2) 发表时间:根据文献发表的时间先后排序。可按照文献发表时间进行筛选找到新文献出版的文献,实现学术发展跟踪,进行文献的系统调研。

3) 下载频次:根据文献被下载次数进行排序。下载频次最多的文献往往是传播最广、最受欢迎、文献价值较高的文献。此外,通过下载次数排序找到那些高质量但未被注意到的文献类型,如学位论文等。

4) 被引频次:根据文献被引用次数进行排序。按"被引频次"排序选出被学术同行引用较多的优秀文献及优秀出版物。

2. 检索结果的分析(可视化分析) 针对检索结果可从多维度分析已选的文献或者全部文献。计量可视化分析可以对读者所选文献进行数据统计分析,也可以对所有检索结果进行数据统计分析。通过结果显示区上方的"导出与分析"下拉菜单选择"可视化分析"选择其后的"已选结果分析"进入可视化分析界面。"已选结果分析"支持最多选择 200 篇文献进行分析。图 3-10 选择 20 篇文献进行可视化分析,提供了指标分析、总体趋势分析等信息。

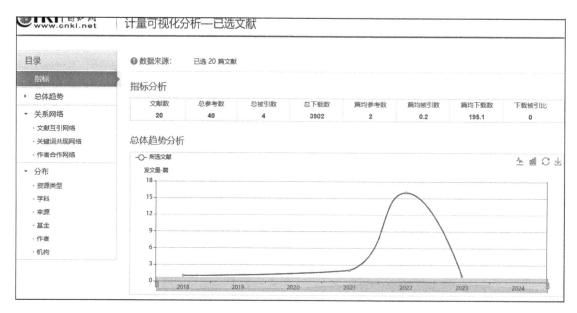

图 3-10　CNKI 检索结果的分析(可视化分析)

此外,文献结果的右侧及分组浏览的选项中都有这个趋势图的图标(图 3-9),这些图标表示如主题、发表年度、研究层次、作者、机构、基金、资源类型、学科分类、文献来源及关键词等信息均可以图表的可视化形式展现,让我们更加全面地了解检索文献结果的数据情况,有助于文献调研及选题分析。

3. 检索结果的导出 每条检索结果题录的序号栏或题名前方均有多选框,可以对检索结果题录进行选择。或者点击检索结果显示区上方的"全选",将检索结果题录全部选择。点击"导出与分析"下拉菜单选择"导出"文献进入题录导出页面,即可以将选择的题录结果按不同方式导出。检索结果题录导出界面见图 3-11。

题录导出页面提供"简单""详细""引文""自定义""Refworks""EndNote""NoteExpress""查新"等 9 种题录导出格式。不同导出格式适用于不同的文献管理需要。例如,"EndNote"导出格式适合导入使用"EndNote"文献管理软件。选择需要的导出格式后,点击"输出到本地文件",选择"存盘路径"后即可形成".txt"格式文件,命名后存盘。

4. 检索结果的下载

(1) 方法一:在检索结果显示页面中点击"▣",下载相应的 CAJ-CD 格式原文。

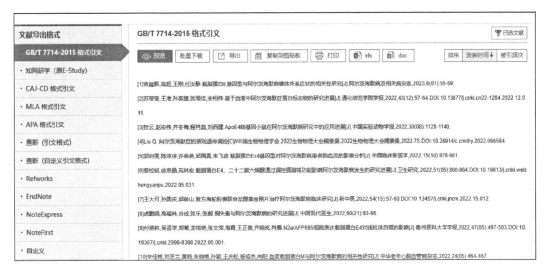

图 3 - 11　CNKI 检索结果题录导出界面

（2）方法二：点击要下载文献的篇名，进入该文献的知网节页面。可选择 CAJ 全文浏览器或 PDF 格式全文下载。

CAJ 全文浏览器是 CNKI 的专用全文格式的电子图书阅读器。支持 CNKI 的 CAJ、NH、KDH 和 PDF 格式文件阅读。CAJ 全文浏览器可配合网上原文的阅读，也可以阅读下载后的中国期刊网全文，并且它的打印效果与原版的效果一致。在 CNKI 主页（https：//www.cnki.net/）右下方的"CNKI 常用软件下载"区提供该软件的下载链接。

二、中文科技期刊数据库

维普网由重庆维普资讯有限公司研发运营。该公司前身为中国科技情报研究所重庆分所数据库研究中心，成立于 1989 年，是中国第一家进行中文期刊数据库研究的机构。2000 年建立了"维普资讯网"，目前是中国科学引文数据库、CBM 唯一全文链接数据库及谷歌学术搜索频道的国内最大合作资源。

重庆维普资讯有限公司的主要产品——中文科技期刊数据库分三个版本（全文版、引文版、文摘版）和 8 个专辑定期出版发行。下面主要以该库全文版为例，介绍中文科技期刊数据库的检索与利用。

（一）数据库概况

中文科技期刊数据库（全文版）又称"重庆维普数据库"，收录了中国境内历年出版的中文期刊 15 000 余种，其中核心期刊 1 981 种，收录医药卫生类期刊 2 066 种。基本覆盖了国内公开出版的具有学术价值的期刊，同时还收录了香港及台湾地区出版的 108 种学术期刊，数据量以每年 100 万篇的速度递增。学科范围覆盖了全部 8 个专辑内容，包括社会科学、自然科学、工程技术、农业科学、医药卫生、经济管理、教育科学、图书情报领域。收录时间从 1989 年至今，部分期刊可回溯至 1955 年。

（二）检索方法

1. 数据库登录方式　用户（IP 限定）可采用两种方式登录：① 直接登录"维普资讯网"主页（https：//www.cqvip.com）后，点击页面左侧最上端的"专业版"链接，登录"维普资讯中文期刊服务平台"界面（图 3 - 12）；② 登录昆明医科大学图书馆主页，点击"数据库资源"进入"数据库导航"页面。选择"维普中文科技期刊数据库（全文版）"登录数据库平台主页。

2. 检索方式　"维普资讯中文期刊服务平台"主页提供了"期刊导航"、"作者导航"、"机构导航"、"引证追踪"（昆明医科大学未开通）、"科学指标"五个功能模块的中文科技期刊资源的一站式检索服务（图 3 - 12）。系统主页默认在"文献检索"的"基本检索"状态下，在该途径下又有多种检索字段可供选择。本节主要介绍"文献检索"的"高级检索"方式。

（1）高级检索：点击检索框旁的"高级检索"，进入"高级检索"页面（图 3 - 13）。"高级检索"又提供两种检索方式：高级检索（向导式检索）和检索式检索。

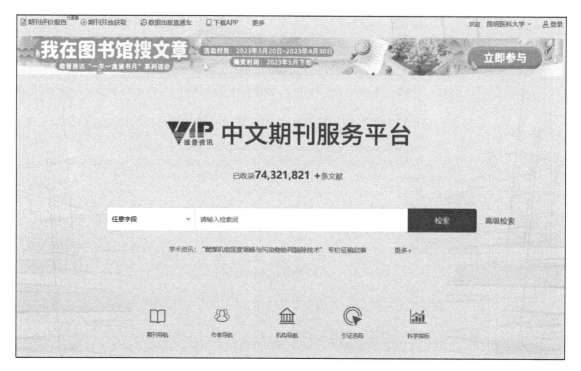

图3-12 "维普资讯中文期刊服务平台"主页

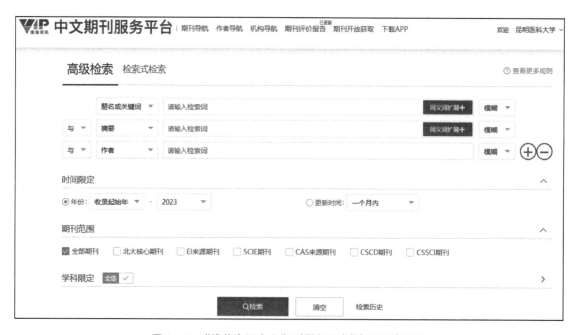

图3-13 "维普资讯中文期刊服务平台"高级检索页面

1) 高级检索(向导式检索):支持多检索条件的逻辑组配检索。如图3-13所示,向导式检索除可选择逻辑运算符、检索项外,还可以进行相应字段扩展信息的限定,可通过同义词典、同名/合著作者索引、学科分类表、相关机构索引、期刊导航索引提供扩展检索,提高查全率。最后可以进行更多检索条件的限定,使检索结果更准确。步骤如下:① 选择检索字段:检索项提供了"题名""题名或关键词""关键词""文摘""作者""刊名""任意字段"等13个字段选择。从检索字段来源的范围看,范围最大的是"任意字段"检索,有助于"查全"但不容易"查准"。"文摘">"题名或关键词">"题名"。例如,要检索"阿尔茨海默病"和"载脂蛋白E"的关系,"阿尔茨海默病"是中文翻译的表达形式,可以用"Alzheimer病"代替,选择"题名或关键词"字段。相应字段通过选择"同义词扩展"扩大检索范围,检索词与同义词间的关系是"逻辑或"(即"+"),亦可在自定义检索词输入框中用";"(分号)分隔加入的相关同义词,有助于文献的查全(图3-14,图3-15)。注意:"同义词扩展"功能只适用于三个检索字段——"关键词""题名"及"题名或关键词"字段,并且向导式检索的检索执行优先顺序严格按照由上到下的顺序进行。② 选择限定条件:限定检索的"时间限定""期刊范畴""学科限定"(图3-15)。

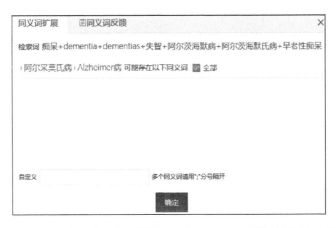

图 3-14　维普资讯中文期刊服务平台"Alzheimer 病"的扩展同义词选择

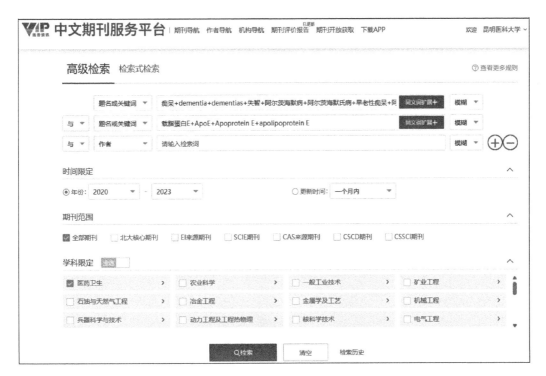

图 3-15　维普资讯中文期刊服务平台输入或选择检索词及"更多检索条件"限定

　　2) 检索式检索:如图3-16所示,检索式检索是可以在检索框中直接输入逻辑运算符、字段标识等构建检索式,最后查看命中结果的专业检索。按照网页提示的检索规则说明构建检索表达式,并在检索框中直接输入检索表达式进行检索。检索式检索的方式同样可以设定时间、期刊及学科的限定检索条件,使检索结果更准确。

　　此外,中文科技期刊数据库提供的"检索历史"的检索方式可以允许最多保存20条检索表达式,并且可以对自动保存的检索式进行布尔逻辑组配的检索。

(三) 检索结果管理

　　如图3-17所示,以高级检索(向导式检索)方式所得的检索结果为例,分别介绍检索结果的显示、导出、全文下载、浏览等检索结果的管理办法。此外,在检索结果页面,对一次检索结果还提供了"在结果中搜索"(即"逻辑与")或"在结果中去除"(即"逻辑非")的"二次检索"的筛选功能。

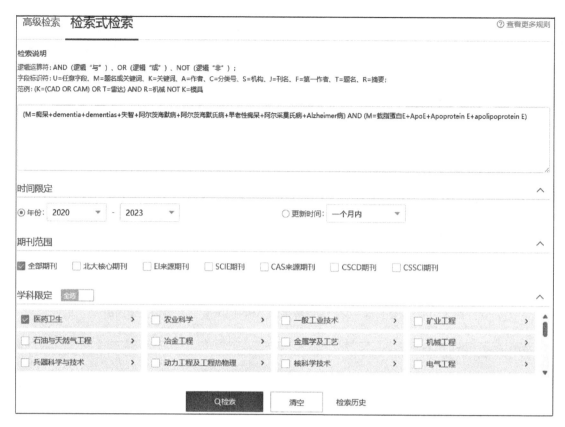

图3-16 维普资讯中文期刊服务平台检索式检索

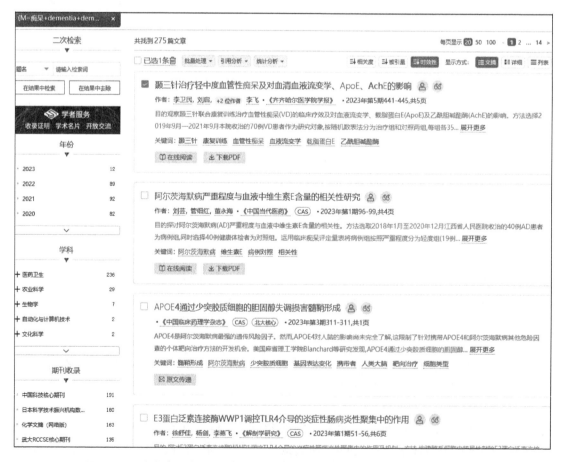

图3-17 维普资讯中文期刊服务平台高级检索(向导式检索)的部分检索结果

1. 检索结果的显示　如图 3-17 所示,检索结果以"文摘"格式的形式呈现。每页最多显示 20 条结果。结果区上方显示出本次检索的结果总篇数及检索式。检索结果还可以按"相关度""被引量""时效性"的方式查看。点击"篇名"部分可以链接到相应的该篇文章的细览页面。文章细览页面提供该文的中、英文摘要,及相关参考文献。还有该文的期刊来源情况提示。检索结果中的灰显文字或标虚线下划线的部分均提供超链接。用户只需要点击蓝显文字或虚线部分即可链接到相应的内容页面中。

2. 检索结果的导出　如图 3-17 所示,检索结果页面左上方提供题录"批量处理"选择,其下拉菜单提供"导出题录"及"全文下载"链接。可在页面上方勾选全选框,全选该页面的全部题录,或勾选每条题录前方的多选框,分别选择需要导出的题录。

点击"导出题录"链接进入题录导出页面,题录导出提供 10 种导出格式。不同导出格式适用于不同的文献管理需要。例如,"EndNote"导出格式适用于导入使用"EndNote"文献管理软件。选择需要的导出格式后,点击"导出"按钮,选择"存盘路径"后即可形成".txt"格式文件,命名后存盘。

3. 检索结果的下载

(1) 方法一:如图 3-17 所示,在检索结果显示页面中点击某篇论文下方的"下载 PDF"按钮,下载相应的 PDF 格式原文。或者点击"在线阅读"按钮,打开在线阅读 PDF 原文界面。

此外,文章细览页面提供"在线阅读"或"下载全文"链接以获得 PDF 格式的全文。

(2) 方法二:如该文未提供"全文下载"链接,如图 3-17 所示,点击"原文传递",进入"图书馆参考咨询服务"页面。用户可提供可用的电子邮箱地址,通过文献传递功能接收全文(图 3-18)。

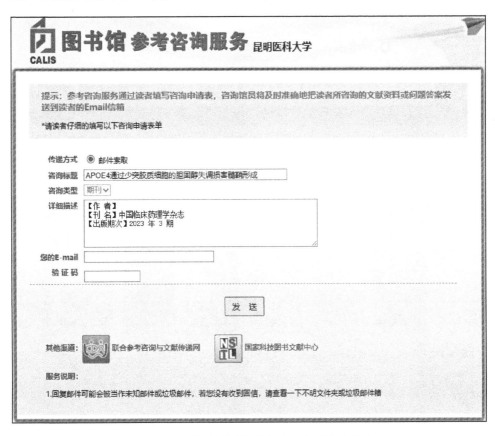

图 3-18　图书馆参考咨询服务:文献传递功能

如何批量下载全文?可通过"批量处理"下拉菜单提供的"全文下载"链接实现。但批量下载单次只可下载 20 篇。部分文章鉴于版权原因无法提供全文下载服务的,可使用该页面推荐的全文获取方式。

数据库提供的是 PDF 格式的全文下载,因此用户需要下载并安装 PDF 文献阅读器。维普全文浏览器是重庆维普资讯有限公司提供的全文检索、下载和阅读的电子图书阅读器。用户使用中文科技期刊数据库的时候也可以下载并安装"维普全文浏览器"。

三、万方数据资源系统(WANFANG)

万方数据资源系统是以中国科技信息所(万方数据股份有限公司)全部信息服务资源为依托建立起来的,是一个以科技信息为主,集经济、金融、社会、人文信息为一体,以互联网为网络平台的大型科技、商务信息服务系统。目前,该系统努力扩展在医学信息领域的服务产品体系,如"万方医学网"。

(一)数据库概况

万方数据资源系统的检索平台主页称"万方数据——知识服务平台",分为五个子系统:数字化期刊、学位论文全文库、会议论文全文库、科技信息、商务信息。文献类型覆盖了期刊、学位、会议、专利、科技报告、成果、标准、法规、地方志、视频、OA 论文。① 数字化期刊:收录了 1998 年以来的理、工、农、医、人文五大类 70 多个类目的 8 000 余种期刊,期刊论文总量达 1 000 余万篇。其中核心期刊收录 3 300 余种,占收录总量的 40%以上。② 学位论文全文库:收录了自 1977 年以来我国自然科学领域博士、博士后及硕士研究生论文,其中文摘已达 38 万篇,首次推出最近 3 年的论文全文 10 多万篇,年增全文 3 万篇。③ 会议论文全文库:收录了 1998～2004 年国家一级学会在国内组织召开的全国性学术会议近 4 000 个,范围覆盖自然科学、工业技术、农林、生物医学等 27 个大类,累计 25 万余篇。目前,其更拥有中华医学会所属期刊的全部版权,收录其授权的 115 种期刊全文(附录 9)。以下以"万方数字化期刊"为例,介绍其主要检索方法。

(二)检索方法

1. 登录方式

(1)方法一:直接登录"万方数字化期刊"检索平台主页(https://c.wanfangdata.com.cn/Periodical.aspx)(图 3-19)。

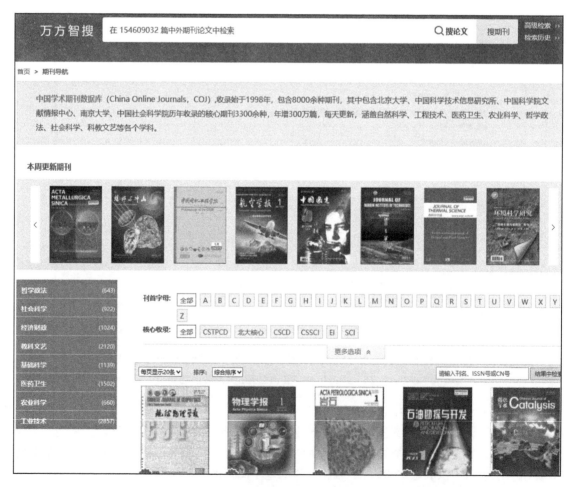

图 3-19 "万方数字化期刊"检索平台主页

(2)方法二：校园网用户(IP限定)登录昆明医科大学图书馆主页,根据"数据库导航",找到并点击"万方数据资源系统"提供的"访问地址"登录"万方数据——知识服务平台"主页(图3-20)。主页默认在"全部"资源检索状态下,点击下拉菜单选择"期刊"进入"万方数字化期刊"检索主页;或通过主页"资源导航"点击"学术期刊"进入"万方数字化期刊"检索主页。

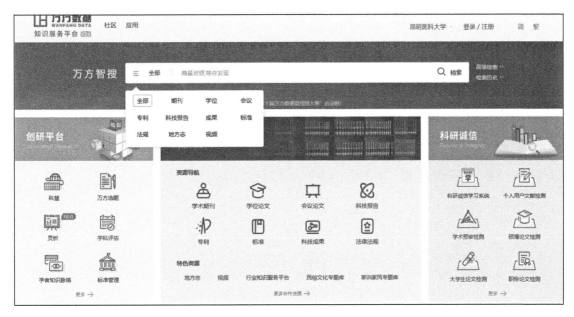

图3-20 "万方数据——知识服务平台"主页

2. 检索方式

(1)简单检索:如图3-19所示,检索平台界面上提供"一框式"简单检索。用户可根据所要查找期刊的名称直接在检索框中输入该期刊名称,点击"搜期刊"即可检索到该期刊。此外,还可以直接在检索框中输入检索的关键词,点击"搜论文"检索相关论文。此外,该页面也提供期刊的导航检索,可按"刊首字母""核心收录""收录地区""出版周期""优先出版"等限定检索期刊。还可按学科方向对期刊检索结果进行聚类。

(2)高级检索:如图3-20所示,检索界面框右侧有"高级检索"超链接。点击后进入"高级检索"界面(图3-21)。"高级检索"界面默认在"高级检索"状态下。此外,还提供其他两种检索功能:"专业检索"和"作者发文检索"。

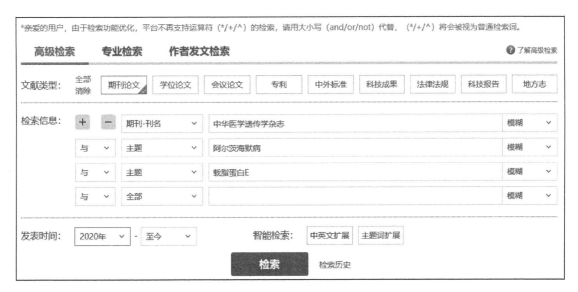

图3-21 "万方数字化期刊"高级检索界面

　　"高级检索"提供多种内容检索条件及发表时间限定、论文结果排序选择、每页显示题录数的选择等。例如，要检索《中华医学遗传学杂志》上2020年至今发表的、有关"阿尔茨海默病"和"载脂蛋白E"关系的期刊论文，可如图3-21所示依次构建检索步骤，最后点击"检索"进入结果页面(本例主题字段包含题名、关键词、摘要)。

　　如图3-22所示，专业检索采用PQ(PairQuery)检索语言进行检索。每个PQ的表达式由多个空格分隔的部分组成，每个部分称为一个Pair，每个Pair由冒号分隔符"："分隔为左右两部分，"："左侧为限定的检索字段，右侧为要检索的词或短语。

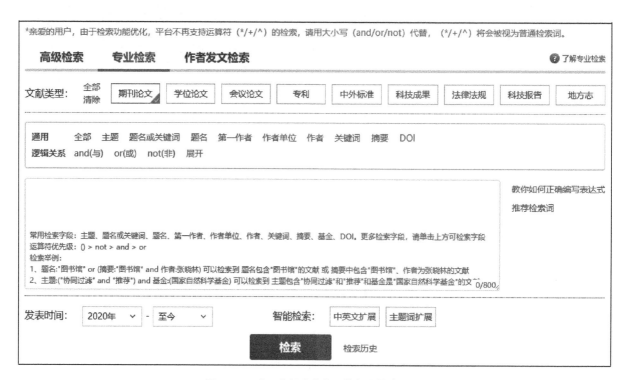

图3-22　"万方数字化期刊"专业检索界面

　　如图3-23所示，"作者发文检索"界面提供多个检索项之间的布尔逻辑组配。每个检索项提供了"作者""第一作者"及"作者单位"的检索字段选择。

图3-23　"万方数字化期刊"作者发文检索界面

此外,检索界面提供的"检索历史"的检索方式可以对自动保存的检索式进行布尔逻辑组配的检索。

（三）检索结果管理

下面分别介绍检索结果的显示、导出、下载及在线阅读等检索结果的管理办法。

1. 检索结果的显示 如图 3-24 所示,页面上方显示了本次检索的"检索表达式"。检索结果默认以文摘格式显示,亦可选择"详细格式"。结果显示框上方显示查找到的"检索结果"记录数(每页最多可显示 50 条记录),此外还有"只看核心期刊论文"的勾选框。"获取范围"可选择全文、免费全文、全文传递等方式。

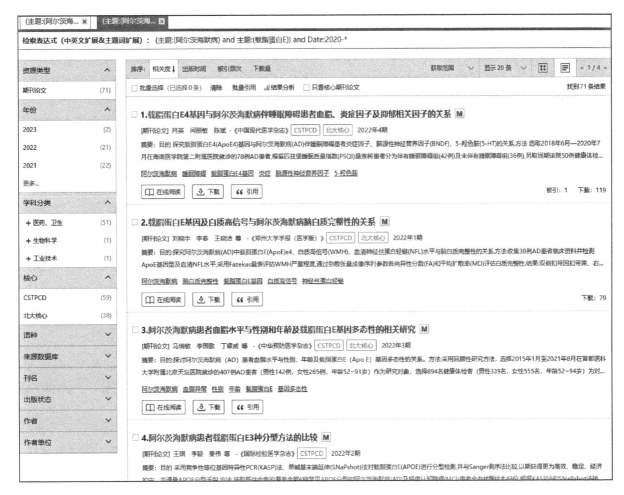

图 3-24 "万方数字化期刊"检索结果页面

如图 3-24 所示,检索结果页面左侧显示了检索结果按"资源类型""年份""学科分类""核心""语种""来源数据库"等不同方式聚类显示结果。显示题录的上方还提供了按"相关度""出版时间""被引频次""下载量"四种结果排序的方式。点击篇名超链接可以链接到该篇论文的细览界面。文章细览页面提供该文的中英文摘要及相关参考文献。页面顶端还有该文的期刊来源情况提示。检索结果中的灰显文字均提供超链接。用户只需要点击灰显文字即可链接到相应的内容页面中。

2. 检索结果的导出 如图 3-24 所示,检索结果页面上方提供题录"批量引用"链接,可在页面上方勾选全选框,全选该页面的全部题录,或勾选每条题录前方的多选框,分别选择需要导出的题录。点击"批量引用"链接进入"导出文献列表"页面。如图 3-25 所示,"导出文献列表"页面提供八种导出格式。不同导出格式适用于不同的文献管理需要。例如,"EndNote"导出格式适用于导入使用"EndNote"文献管理软件。选择需要的导出格式后,再点击"导出 TXT"或"导出 DOC"按钮,选择"存盘路径"后即可形成相应格式的文件,命名后存盘。

3. 检索结果的下载及在线阅读 在检索结果页面中,每条题录下方都有"下载"和"在线阅读"的超链接。点击后,可以下载相应的 PDF 格式原文;或打开在线阅读 PDF 原文界面。此外,文章"细览页面"提供"查看全文"或"下载全文"链接以获得 PDF 格式的全文。

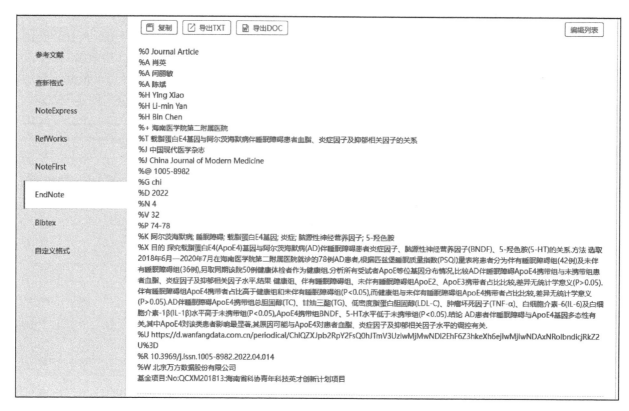

图 3 - 25 "万方数字化期刊"导出文献列表页面

(四) 万方医学网

1. **资源概述** 万方医学网是"万方数据——知识服务平台"推出的旨在关注医学发展、关注全民健康,面向广大医院、医学院校、科研机构、药械企业及医疗卫生从业人员的医学信息整合服务平台。万方医学网独家收录了中华医学会、中国医师协会等权威机构主办的 220 余种中外文医学期刊,拥有 1 000 余种中文生物医学期刊、4 100 余种外文医学期刊,930 余部医学视频等高品质医学资源。系统以中华医学会授权提供的 193 种期刊为主体(见附录 9)。平台资源简介:① 中文医学期刊,1 200 余种,包括 134 种中华医学会,21 种中国医师协会为独家核心期刊。② 医学博硕士论文库,46 万余篇。③ 中国医药会议论文,45 万余篇。④ 人民军医电子图书,6 030 册。⑤ 中国医学视频库,1 500 余部。⑥ 中医药系统,含中医病症、方剂、中草药、病案、文献 25 万余条。⑦ 临床诊疗知识库,由全国三甲医院副主任以上级别撰写的,关于整个疾病的检查、病因、病理、诊断、治疗、预后、随访相关文献等内容。⑧ 医学题库,50 余万道题。

2. **检索方法** 如图 3 - 26 所示,界面首页提供"一框式检索"和"高级检索"两种检索方式。首页默认在"医学文献"检索状态。该页面还有"知识库""评价分析"(机构与作者检索)两种检索方式。

此外,万方医学网目前还提供有专业检索、刊内检索、MeSH 主题词等的检索方式。

点击界面首页"高级检索"超链,进入高级检索页面(图 3 - 27)。"高级检索"页面提供专业检索、多字段检索、主题词查找及检索历史的功能。

(1) 专业检索:可通过构建检索策略定制和跟踪某一课题的最新文献。页面提供"检索帮助"超链接,可以按图索骥。

(2) 多字段检索:提供多个字段选择及布尔逻辑组配选择。

(3) 检索历史:可以浏览检索历史并对检索式进行逻辑组配,最多能保存 30 条检索策略。

同时还可以对资源类型,如期刊类型、期刊栏目等进行限定;按"医药卫生"或"生物科学"两类中图分类法对"资源分类"进行限定;以及选择医学主题词进行限定(图 3 - 27)。

3. **检索结果管理** 如图 3 - 28 所示,分别介绍检索结果的显示、导出、下载。

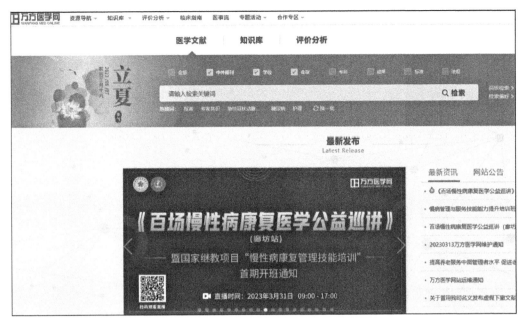

图 3 - 26 万方医学网首页界面

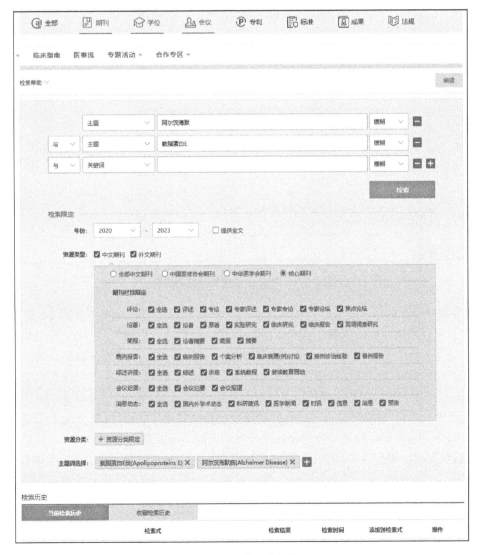

图 3 - 27 万方医学网高级检索页面

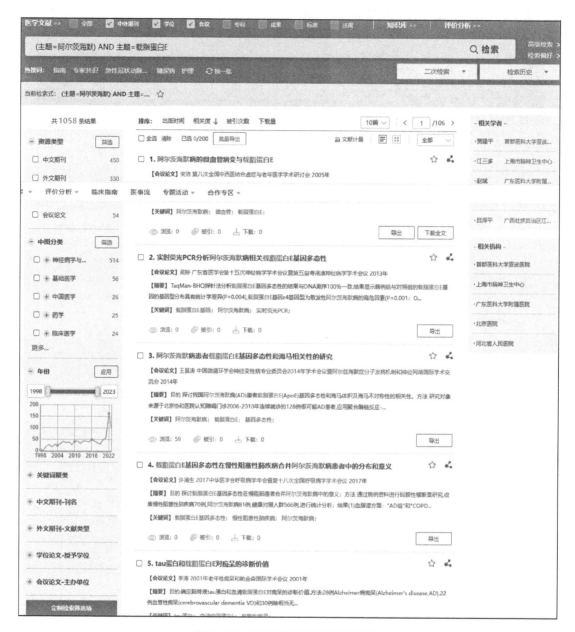

图 3-28　万方医学网检索结果页面

（1）显示：检索结果默认以平铺式带摘要显示。每页默认显示 10 条，最多可显示 50 条。还可以选择列表式。页面左上方提供检索命中结果数。此外，结果页面中提供"二次检索"。页面左侧提供对检索结果"资源类型""中图分类""年份""关键词聚类"等的结果聚类显示（图 3-28）。页面右侧提供"相关学者"或"相关机构"的选择，可扩展检索结果。显示题录的上方还提供了按"出版时间""相关度""被引次数""下载量"四种结果排序的方式。

（2）导出：如图 3-28 所示，点击"全选"可以选择全部检索结果题录。结果页面上方提供题录"批量导出"选择，结果导出提供五种保存格式。导出格式有"Excel"及"Word"两种按钮。

（3）下载：目前医学网提供在线阅读、资源下载及原文传递三种全文提供方式，全文内容格式为 PDF 和Html，建议安装相应的阅读软件后再点击阅读。在检索结果页面中，每条题录下方都有"下载全文"或"在线阅读"的超链接（图 3-28）。点击后，可在线阅读全文或下载相应的 PDF 格式原文。

四、中文期刊全文数据库的比较利用

以下将从上述三大中文期刊全文数据库的收录情况、检索功能等方面进行比较分析，以供参考。

（一）收录情况比较

中国知网期刊全文数据库（CNKI 数据库）、中文科技期刊数据库、万方数据资源系统（简称万方数据库）三大中文全文型文献检索系统基本覆盖了科学技术和社会科学的各个领域。其中中文科技期刊数据库的期刊收藏量占有绝对优势，几乎覆盖了中国出版的所有中文期刊，并且收录了大量内部发行期刊，收录的年限最长，其中收录自然科学和工程技术方面的期刊量比 CNKI 多出近 60％，因此，中文科技期刊数据库适合用户进行科技文献的回溯性检索。CNKI 重点收录了国内公开出版的核心期刊与具有专业特色的中外文期刊，综合性较好。而万方收录期刊数量为三者中最少，但核心期刊比率很高，收录文献的质量最高，尤其是拥有了中华医学会所属期刊的全部版权，独家收录中华医学会旗下 123 种医学期刊。具体收录情况对比见表 3－1。

表 3－1　CNKI 数据库、中文科技期刊数据库及万方数据库三大全文数据资源收录情况对比表

		CNKI 数据库	中文科技期刊数据库	万方数据库
学科范围		理工 A/B/C 辑、农业、文史哲、医药卫生、经济政治与法律、教育与社科、电子技术与信息科学	社会科学、自然科学、工程技术、农业科学、医药卫生、经济管理、教育科学、图书情报	基础科学、医药卫生、哲学政法、农业科学、经济财政、教科文艺、工业技术
收录年限		1994 年至今（4 000 多种刊物回溯至创刊，最早回溯至 1915 年）	1989 年至今（部分期刊回溯至 1955 年）	1998 年至今
期刊总量		8 500 余种	15 000 余种	8 000 余种
核心期刊数量*		1 970 余种（占收录总量的 23％）	1 981 种（占收录总量的 13％）	3 300 种（占收录总量的 41％以上）
收录种类	医药卫生类（占此类刊总量的百分比）	809 种(8.96％)	2 066 种(22.95％)	588 种(6.51％)
	文史哲类（占此类刊总量的百分比）	451 种(5.0％)	864 种(9.6％)	500 种(5.5％)
	农业类（占此类刊总量的百分比）	531 种(5.87％)	886 种(9.79％)	246 种(2.72％)
收录重复率	CNKI 数据库	—	60％左右	70％以上
	中文科技期刊数据库	60％左右	—	70％以上
	万方数据库	70％以上	70％以上	—

* 根据《中文核心期刊要目总览》（2012 年版）统计，我国核心期刊共 1 980 余种。

（二）检索功能比较

三个全文数据库都配备了强大的检索系统，提供了导航检索、简单检索和复合检索等三种检索方式，检索方法简单易学。数据库检索选择范围灵活，可以选择一个或多个专辑进行检索，在同一专辑下，可选择一个或多个专题进行检索。通过 CNKI 数据库的"全文检索"和中文科技期刊数据库的"任意字段检索"，在对相同检索词进行检索时发现，前者的命中率较高，在一定程度上弥补了主题标引缺乏规范化所带来的漏查，有利于提高文献的查全率，但往往检出的文献太多，用户难以挑选到合适的文章，该检索方式对检索前沿性课题文献信息或文献量较少的冷门课题较为适用；而后者（中文科技期刊数据库的"任意字段检索"）是在文章中除正文以外的其他任何部分进行检索，检出率虽然低于全文检索，但相对比较实用。

此外，通过对检索结果的对比发现，三个数据库中综合性最强的是 CNKI 数据库，收录理工科科技信息文献最多的是中文科技期刊数据库，检索中华医学会所属期刊最全的是万方数据库。

═══ 分析与讨论 ═══

案例 1：阿尔茨海默病（Alzheimer's disease，AD）即所谓的老年痴呆症，是一组病因未明的原发性退行性脑变性疾病。起病在 65 岁以前者旧称老年病前期痴呆，或早老性痴呆。某研究生想了解阿尔茨海默病的可能发病机制，尤其关注国内近年来对其与载脂蛋白 E 基因相关性方面的研究文献。

讨论：

1. 国内近年来（3 年以内）对阿尔茨海默病与载脂蛋白 E 基因关系的研究有哪些？如何检索相关全文期刊论文及下载全文文献？

2. 该研究相关文献在国内常用的全文数据库中收录情况如何？检索功能等方面有何异同？

提示：

1. 本例检索要求主要有三个方面：中文全文期刊论文（且可下载全文）；近年来的研究（2 年以内）；内容涉及阿尔茨海默病与载脂蛋白 E 基因的关系。故考虑：① 可选择常用的中文全文型文献检索系统（如 CNKI 数据库、中文科技期刊数据库和万方数据库）检索；② 检索限定条件（时间范围）：2020～2023 年；③ 检索词：阿尔茨海默（氏）病（症）、载脂蛋白 E；④ 主要检索词间的逻辑关系：AND。

2. 检索应力求查全，需要考虑上述两个主要检索词的同义词、近义词、相关词及写法变异词，词间用"OR"连接。例如，阿（尔）兹海默（氏）病（症）、AD、Alzheimer、阿尔采默病、老年痴呆症、老年病前期痴呆、早老性痴呆等；载脂蛋白、apolipoprotein E、APO-E、载脂蛋白 E 基因多态性等。

案例 2：某同学想了解国内有关艾滋病治疗在分子生物学及遗传工程领域的研究，以及想从中医的角度查找关于艾滋病治疗方面的国内研究，并且想知道有哪些机构和作者在进行这两方面的研究。

讨论：

1. 如何针对不同课题选择合适的数据库？

2. 如何找出目前该领域的研究热点和主要研究机构及研究者？

提示：

1. 不同数据库的收录范围和检索功能也不相同。依据检索课题的不同需求，应考虑选择合适的数据库。中文全文型文献检索系统中，CNKI 数据库收录期刊的学科范围综合性较好。检索有关"艾滋病"等跨学科范畴的课题时可首选 CNKI 数据库。而需要了解其在分子生物学及遗传工程领域的研究也可利用 CNKI 数据库中提供的学科导航，选择学科范围。从科室的角度查找文献可考虑选择万方数据库旗下的《中华医学数字化期刊》中提供的按"科室文献分类"的文献导航检索。

2. 某领域的研究热点可以简单地通过高被引文献或高频关键词体现。故可以对检索结果进行被引频次排序或高频关键词聚类等方法找到研究热点。通过查看相关文献的作者所属机构（或单位）可了解研究机构有哪些。有的数据库，如 CNKI 数据库可对检索结果进行分组浏览，如按"作者"或"机构"浏览。

（廖　芮　王华平）

第二节　常用外文全文型文献检索系统

一、Elsevier 的 ScienceDirect 数据库

爱思唯尔（Elsevier）是荷兰一家全球著名的学术期刊出版商，创建于 1580 年，是欧洲历史最悠久、规模最大的出版集团之一，它由爱思唯尔科学出版社（Elsevier Science Publishers）、北荷兰出版公司（North-

Holland Publishing Company）、医学文摘社（Excepta Medica）及培格曼出版社（Pergamon Press，Ltd.）等12个出版社、公司组成，是荷兰最大的联合集团。Elsevier 每年出版大量的学术图书和期刊，大部分期刊被SCI、SSCI、EI 收录，是世界上公认的高品位学术期刊。ScienceDirect 数据库是爱思唯尔旗下的数据库，包括其出版的1 100 多种期刊，以及其于2001 年收购的科学出版商 Academic Press 旗下的科学期刊。

（一）数据库概况

ScienceDirect（SD）数据库提供了1995 年以来 Elsevier 公司及其并购的出版公司、属下出版公司等出版的2 600 余种电子全文期刊，涵盖24 个学科领域的全文。ScienceDirect 数据库中涉及健康及生命科学研究领域（包括社科交叉研究领域）的期刊2 400 余种，其中有1 885 种期刊提供全文服务。SCI、SSCI 或EI 来源刊的收录量占总收录的80％以上。目前回溯至创刊号最早的期刊《柳叶刀》（*THE LANCET*）的回溯年限至1823 年。

ScienceDirect 数据库的特点：① 提供2 400 余种期刊（500 万余篇）全文的检索、浏览、下载；② 免费提供科学、技术及医学等全科技领域5 900 万余篇文献的题录检索；③ 提供期刊预印本的检索与浏览；④ 提供印本期刊中附带影像资料、Excel 表格、Word 文档的在线获取；⑤ 提供个性化定制服务。

（二）检索途径与方法

登录网址 https://www.sciencedirect.com，进入数据库主页（图3-29）。

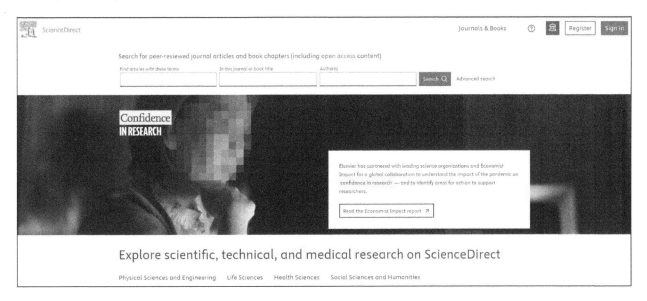

图3-29　ScienceDirect 数据库主页

按检索文献的习惯，提供两种检索途径：浏览和检索。

1. 浏览（Browse）　提供三种浏览方式：按期刊/图书名称首字母浏览（"Browse by Title"）或字顺浏览（"Browse Alphabetically"）；按期刊/图书学科分类浏览（"Browse by Subject"）；按最喜欢的期刊/图书浏览（"Browse by Favorites"），本功能仅在注册个人账户登录后可用。浏览途径还可以根据需要进行资源类型（如期刊、图书、丛书、手册、参考工具书）限定的选择。

2. 检索

（1）快速检索（Quick Search）：在期刊索引页或期刊浏览页上方设有一个检索区，可进行快速检索。可在左侧检索框中输入检索词，再利用右侧下拉菜单选择检索字段。检索字段包括所有字段（"All Fields"）、作者（"Author"）、文章标题（"Title"）、文摘（"Abstract"）等。还可以直接检索期刊/图书名称及具体期刊的卷（"Volume"）、期（"Issue"）、页码（"Page"）。

（2）高级检索（Advance Search）：单击页面上方的搜索的标签 $\mathbb{Q}$ 或右侧的"Advance search"超链接，进入高级检索界面（图3-30）。高级检索界面提供按期刊或图书两种资源类型分别检索的选择。默认界面是检索全部资源（All Sources）。

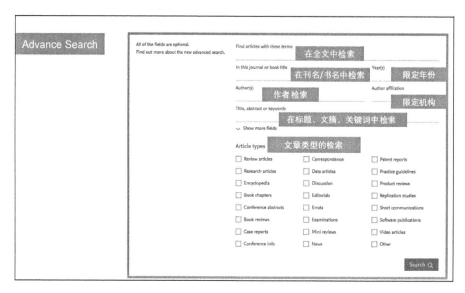

图 3 - 30　ScienceDirect 高级检索界面

高级检索界面提供了在全文中检索("Find articles with these terms")、在刊名/书名检索("In this journal or book title")、作者检索["Author(s)"]、在标题、文摘、关键词中检索("Title、abstract or keywords")及文献类型的检索("Article types")选择及一些限定项。

需要说明的是:

1) 系统默认各检索字段间为"AND"的关系。

2) 系统默认的显示结果数为 50 个,且按相关度排列,用户也可以自选排序顺序。

3) 作者姓名的输入方法:名在前(用全称或缩写),姓在后,如 J smith。

4) "Author(s)"字段与"Specific author"字段检索:限定"Author(s)"字段,检索词出现在"Author(s)"字段中,但可能来自不同人的名字(即模糊检索);限定"Specific author"字段,检索词必须出现在同一个人的名字中(即精确检索)。

5) 在同一检索字段中,可以用布尔逻辑运算符"AND/OR/NOT"来确定检索词之间的关系。

6) 截词运算符"?""＊":"＊"为词尾的无限截词运算符;"?"为中间截词运算符,表示可变化的字母个数。

7) 支持希腊字母 α, β, γ, Ω 检索(或英文拼写方式);如果文章中有中文、日文等语言,可直接用相应语言检索;法语、德语中的重音、变音符号,如 é, è, ä 均可以检索。

8) 当英式与美式拼写方式不同时,可使用任何一种形式检索(如 behaviour-behavior;psychoanalyse-psychoanalyze);使用名词单数形式时可同时检索出其复数形式(如 horse-horses,woman-women);当一个常用词或词组有同义词时,同义词亦可同时被检索出来(如 aspirin-acetylsalicylic acid)。

(3) 专家检索(Expert Search):高级检索界面右侧点击"Expert Search"超链接进入专家检索界面。专家检索提供"组合检索输入框",可运用布尔逻辑符以及位置运算符组成的比较复杂的检索式进行检索。

(三) 检索结果管理

1. 检索历史(此功能必须是注册用户才可使用)　在检索结果页面显示检索历史,包括检索式、命中的结果数。对检索式可以进行编辑、打印、发送至 E-mail 邮箱或直接输出。可以保存或删除检索式,检索式之间可以运用"AND/OR/NOT"进行组合检索。

2. 检索结果的浏览　ScienceDirect 的检索结果记录的显示可按检索结果的相关性(Relevance)或出版年限(Date)来排序,可显示或关闭检索的具体信息预览(Show/Close Preview)。标识有可用全文("Full-text available")和仅有文摘("Abstract only")的提示。还可链接到相关文献(Related articles)和相关的参考文献(Related reference work articles)。

3. 检索结果的输出　　对需要的记录进行标记,点击"Export Citations"或"E-mail Articles",标记的记录可以进行输出、E-mail、原文订购等处理。输出格式可以进行内容和导出格式的设定。对有些标有全文链接的记录,可以点击"PDF"文件标识来获取全文。

4. ScienceDirect 个性化设置　　首先必须免费在线注册一个账号,才能进行个性化设置。用已注册的用户名及密码登录后,可以在检索结果页面的检索历史中保存检索策略、删除检索策略。

此外,还可以实时跟踪研究领域最新发展:① 通过"Recent Actions"查看最热门的、感兴趣的文章;② 通过设置"RSS Feed""E-mail Feed"或"收藏期刊",追踪关注的期刊;③ 通过设置"Save as Search Alert"或"Search Feed"追踪特定主题的最新文章;④ 通过"My Alerts"设置检索提示("Search Alerts")、主题提示("Topic Alerts")、期刊提示("Volume/Issue Alerts")及引文提示("Citation Alerts")的功能及时了解所在领域的最新研究(Search Alert 可自动 E-mail 新结果;Topic Alert 可自动 E-mail 新文章;Citation Alert 可自动追踪新发展;Volume/Issue Alert 可自动获取最新卷期通知)。

二、EBSCO 的 EBSCOhost 数据库

EBSCO Industries, Inc.(EIS 集团)是一家从事多元化产业经营的跨国公司,主要产业涉及文献信息产品和服务、渔具、地产和酒店等。旗下的 EBSCO Publishing (EP)是上述 EIS 集团的一个分支部门。EP 目前运营 EBSCO 旗下自有数据库的业务。这些数据库是基于 EBSCOhost 平台的,可以统称为 EBSCOhost 数据库。例如,最著名的是 Academic Search Premier(ASP)、Business Source Premier(BSP)、ERIC(教育资源信息中心)、Medline 等。

(一) 数据库概况

EBSCOhost 数据库是美国 EIS 集团的三大系统之一。主要用于数据库检索,此平台提供了多种 EBSCO 自己的全文数据库和其他著名信息提供商提供的数据库。目前有近 60 个数据库,其中全文数据库 10 余个,涉及自然科学、社会科学、人文和艺术等多种学术领域。其中两个主要全文数据库是 Academic Source Premier(ASP)和 Business Source Premier(BSP)。

1. Academic Source Premier(ASP,学术期刊集成全文数据库)　　提供了近 8 900 种出版物全文,其中包括 3 600 多种同行评审期刊。它为 100 多种期刊提供了可追溯至 1975 年或更早年代的 PDF 过期存档,并提供了 1 000 多个题名的可检索参考文献。主要涉及工商、经济、信息技术、人文科学、社会科学、医药、通信传播、教育、艺术、文学、通用科学等多个领域。

2. Business Source Premier(BSP,商业资源集成全文数据库)　　是业界使用最多的商业研究全文数据库,提供近 8 800 种学术性商业期刊全文,包括 1 100 多种专家评审的商业刊物全文。另外,还包含由 Datamonitor 公司提供的 1 700 份产业报告以及来自著名出版社的近 150 部商业和经济学专著。BSP 提供了可追溯至 1965 年的全文(最早可回溯至 1922 年)及可追溯至 1998 年的可检索参考文献。与商业相关的所有主题范围几乎均包括在内。涉及的主题范围有国际商务、经济学、经济管理、金融、会计、劳动人事、银行等。

(二) 检索途径与方法

登录网址 https://search.ebscohost.com/,进入 EBSCOhost 数据库主页(图 3 - 31)。主页可以选择"Language"切换到中文显示的界面,也可以选择要检索的数据库。

1. 单一数据库检索　　可直接点选数据库名称进入检索界面;也可勾选数据库名称左边的"□"后,按上方的"Continue"键进入检索界面。

2. 多个数据库检索　　同时勾选几个数据库名称左边的"□"后,按上方的"Continue"键进入检索界面。

注意:同时对多个数据库进行检索可能会影响某些检索功能或数据库的使用。如若选中的数据库使用了不同的主题词表,则无法使用主题检索功能。

如果选择多个数据库检索,检索方式有基本检索、高级检索和视觉检索三种途径。

(1) 基本检索(basic search):提供像谷歌一样的单一检索界面。点击"Search Options",提供基本的关键字检索方式、扩大查询、缩小结果等功能及限定条件选择。"Search Modes"提供四种不同的关键词检索方式选择。

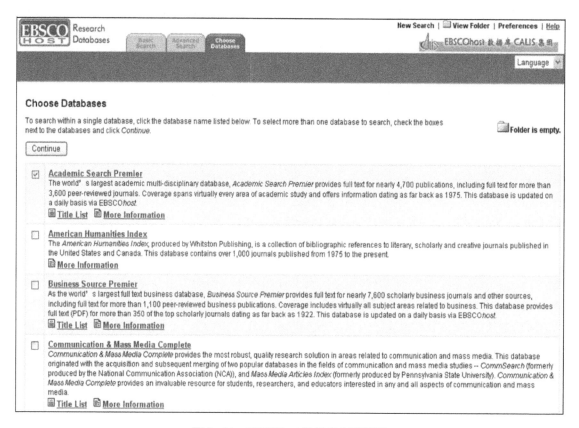

图 3 - 31　EBSCOhost 数据库主页界面

(2) 高级检索(advanced search):可输入多组关键词(最多可增加至 11 组)并限定字段检索。高级检索提供更多的限定及筛选条件。

(3) 视觉检索(visual search):是 EBSCOhost 数据库推出的较具特色的检索方式。有别于常见的传统检索界面。主题检索可通过系统推荐的主题词层层点击实现。检索结果有柱状和块状两种显示方式。检索结果界面分为两部分:上面蓝色背景为相关主题部分;下面绿色背景为检索结果部分,可将文章直接拉到"Collect Articles"处查看相关信息。

如果选择单个数据库检索,检索方式除了以上三种检索途径外,还针对某单一特定数据库提供了期刊浏览检索("Publications")、主题词检索("Subject Terms")、索引检索("Idexes")、引文检索("Cited References")、图像检索("Images")等多种辅助检索功能。

注意:各数据库的辅助检索项不一定相同,因此,选择了多个数据库则只有它们共有的辅助检索项。

检索规则需要说明的是:

1) 系统默认各检索字段间为"AND(与)"的关系。逻辑非运算符为"NOT"。

2) 作者姓名的输入方法:姓在前,名在后(用全称或缩写),如 smith,J。

3) 截词运算符"?""＊""♯":"?"和"♯"为中间截词运算符,代表一个字符("♯"用于英美不同拼法);"＊"为词尾的无限截词运算符。

4) 位置算符"W/nn"词序不可变;"N/nn"词序可以变。

5) 在同一检索字段中,可以用布尔逻辑算符"AND(与)""OR(或)""NOT(非)"来确定检索词之间的关系。

6) "固定短语"(词组)检索使用英文双引号""。

7) 名词的单复数检索:① 规则变化的名词,若输入单数形式的名词,系统会自动将该词的单、复数形式全都命中。② 复数形式不规则的名词,系统无法检出,除非使用了扩展条件(Expanders)。③ 若输入的是复数形式的名词,系统却不会将单数形式命中。

（三）检索结果管理

1. 检索结果浏览　可将检索结果按来源分为三种类型分别查看：学术期刊、杂志、报纸（不同数据库类型会有区别）；在结果页面左侧栏位内的选项，可针对目前的检索结果进行二次检索；检索结果记录的显示可按检索结果的出版日期（"Date"）、期刊来源（"Source"）、作者字顺（"Author"）或相关性（"Relevance"）排序；检索结果可按"HTML 格式"或"PDF 格式"查看全文。

提供"文摘预览"和"图片预览"两种浏览方式：① 将鼠标移至文章标题右侧的放大镜图标，即可立即显示该篇文献的书目与摘要信息。② 若全文文献中包含图片信息，则图片信息将会显示于该篇文章检索结果之下（自动预览前四张图像）。点选任一缩略图即可打开其完整图片与相关信息。详尽的图片信息包含图片说明、来源、类型、图片引用格式的撰写方式、使用授权说明等。

2. 检索结果输出　点选文献标题进入其详细信息页面，右侧为可针对该篇文献进行操作的工具栏列表，即可将检索结果添加至个人文件夹，将检索结果打印、E-mail、保存、引用、导入至书目管理软件中；对检索结果创建注释、该篇文献的永久 URL、书签并将其分享到网络。

点选"Cite"即可显示文章的多种主要参考文献格式。用户可以直接复制所需的参考文献格式；也可将该篇文献直接导出至需要的参考书目管理软件。

注意：① 若想一次获取多篇参考文献引用格式或同步导出至书目管理软件，则须先将多笔文献添加至个人文件夹中。点选界面上方的"Folder"或界面右侧的"Folder View"进入个人文件夹页面进行操作。② 若需要一次将所有全文文献通过电子邮件方式寄送，须先将全文文献添加至个人文件夹中，可点选"Add to Folder"将全文文献一次性添加到个人文件夹中。

3. My EBSCOhost（EBSCOhost 个人账户）　该功能是为用户提供用于保存检索式、文章、检索结果、定题服务、期刊通知、网页设计等资料的个人文件夹和个人服务。需要登录申请个人账户，登录我的账户后，在 EBSCOhost 上会显示黄色的"MY"标志。

（1）个人文件夹（My Folder）：为用户提供了存放检索式、检索结果、文章链接、定题服务设置、期刊通告服务设置及用 Page Composer 建立的网页等的个人文件夹。

注意：未登录 My EBSCOhost 之前，检索结果和文章链接可暂存在一个临时文件夹中，一旦退出 EBSCOhsot 系统，所有暂存在临时文件夹中的信息将全部消失。

（2）个人服务（My Alert）：提供定题服务和期刊通知。

1）定题服务（SDI）：即为"Save Search"功能中的"Alert"服务，为用户提供按照预设的检索式，定期将检索结果中新出版的文章用 E-mail 发送给用户。用户直接点击 E-mail 里的链接，即可阅读相关文章的索引、摘要或全文。

2）期刊通知（Journal Alerts）：因为数据库收录的期刊内容通常每个月更新一次，若用户在系统内设定这项服务功能，即可不需要连接至数据库检索，每个月即可自 E-mail 中自动收到由系统所发送期刊新增文章的自动通知，读者仅需要直接点选 E-mail 中的链接，即可直接链接到文章本身。

三、ScienceDirect 数据库和 EBSCOhost 数据库的比较利用

对上述两大英文全文型文献检索系统的收录情况、检索功能、检索技巧等进行比较分析，以供参考。

（一）收录情况比较

表 3-2 为 ScienceDirect 数据库与 EBSCOhost 数据库收录情况比较。

表 3-2　ScienceDirect 数据库与 EBSCOhost 数据库收录情况比较

比　较　项	ScienceDirect 数据库	EBSCOhost 数据库
学科领域	内容涉及 24 个学科领域的全文型数据库，包含全世界 25% 的科学、技术和医学（STM）论文	涉及自然科学、社会科学、人文和艺术等多种学术领域的全学科型全文数据库
收录期刊数量（至 2022 年）	提供 2 400 余种期刊（500 万余篇）全文的检索、浏览、下载	ASP 提供了近 8 900 种出版物全文；BSP 提供近 8 800 种学术性商业期刊全文

比 较 项	ScienceDirect 数据库	EBSCOhost 数据库
SCI/SSCI/EI 等收录情况(至 2022 年)	SCI、SSCI、EI 来源刊的收录量占总收录的 80% 以上	ASP 数据库收录的期刊中有 3 600 种是同行评审期刊；BSP 数据库有 1 100 种是专家评审的商业刊物全文
回溯年限	目前回溯到 1995 年的数据；回溯至创刊号，最早的期刊 *LANCET* 回溯年限为 1823 年	ASP 提供可追溯至 1975 年或更早年代的 PDF 过期存档；BSP 提供可追溯至 1965 年的全文(最早可回溯至 1922 年)及可追溯至 1998 年的可检索参考文献

(二)检索功能比较

表 3-3 为 ScienceDirect 数据库与 EBSCOhost 数据库检索功能比较。

表 3-3 ScienceDirect 数据库与 EBSCOhost 数据库检索功能比较

比 较 项	ScienceDirect 数据库	EBSCOhost 数据库
检索途径	提供了 Browse(浏览)、Quick Search(快速检索)、Advanced Search(高级检索)和 Expert Search(专家检索)四种检索方式	提供了 Basic Search(基本检索)、Advanced Search(高级检索)和 Visual Search(视觉检索)三种基本检索途径
辅助检索	无	提供了多种辅助检索方式，如主题词、索引、图像检索，辅助检索方式因所选数据库不同而有所改变
二次检索输入框	无	有
结果显示与排序功能	按相关性排序，还可按日期排序；每条记录显示文章名称、出处、作者。还有预览(摘要、图表、参考文献)、查看 PDF 格式全文和相关文献的快速链接	按相关性排序，还提供按出版日期、期刊来源、作者字顺的排序方式；每条记录显示默认为标准格式：文章名称、作者、摘要、科目术语、来源数据库，还可选择仅限于标题、简介、详细的显示格式。记录中的图片可选显示或关闭
检索结果的浏览	PDF 格式全文	HTML 格式或 PDF 格式
个性化服务	创建 EBSCOhost 个人账户，提供个人文件夹(My Folder)和个人服务(My Alert)。可以创建快讯、保存检索、定制检索结果、进行 RSS 订阅，系统会按用户需求自动运行信息推送服务	以个人账号登录，进行个性化设置后，可提供用户研究方向的热门文章推荐服务；帮助用户及时了解学科的最新发展动向。用户还可以收藏喜欢的图书或期刊、定制电子邮件提示(包括检索提示、主题提示、期刊提示、引文提示)服务，有效地整合个性化资源

(三)检索技巧比较

表 3-4 为 ScienceDirect 数据库与 EBSCOhost 数据库检索技巧比较。

表 3-4 ScienceDirect 数据库与 EBSCOhost 数据库检索技巧比较

比 较 项		ScienceDirect 数据库	EBSCOhost 数据库
逻辑非运算符		AND/NOT/OR	NOT
截词运算符	中间截词运算符	"?"(代替一个字母)	"?"代表一个字符；"♯"用于英美不同拼法
	无限截词运算符	" * "(任意字母后缀)	" * "(任意字母后缀)
位置运算符	W/nn	词序可以变	词序不可变
	N/nn	无	词序可以变
	PRE/nn	词序不可变	无

续表

比　较　项	ScienceDirect 数据库	EBSCOhost 数据库
词组检索 （"固定短语"）	大括号：〔 〕	英文双引号：" "
作者检索	名在前（用全称或缩写），姓在后	姓在前，名在后
名词单复数	系统可自动扩展查询内容，规则名词单数形式可检索出单数、复数、所有格形式	规则变化的名词：若输入单数形式的名词，系统会自动将该词的单、复数形式全都命中
		复数形式不规则的名词：系统无法检出，除非使用了扩展条件（Expanders）
		若输入的是复数形式的名词，系统却不会将单数形式命中
特殊字符	对含有特殊字符的记录检索都比较灵活，包括方程式、公式、带上下标字符、非西文字母、非字母字符等都可检出	
大小写	对大小写字母不加以区别	
英美拼写	当英式与美式拼写方式不同时，可使用任何一种形式检索	

四、其他外文全文型文献检索系统

（一）Ovid 全文库

美国 Ovid 公司是全球著名的医学数据库提供商，在国外医学界被广泛应用。目前 Ovid 平台包含生物医学的数据库有临床各科专著及教科书、循证医学、Medline、Embase 以及医学期刊全文数据库等。

Ovid 全文库包括 60 多个出版商所出版的超过 1 000 种科技及医学期刊的全文。其中包括 Lippincott，Williams & Wilkins（LWW）；英国医学学会（British Medical Association，BMA）所属的 BMJ Publishing Group Ltd（BMJPG）；英国牛津大学出版社（Oxford University Press，OUP）出版的期刊。LWW 是全球第二大医学出版社，其在临床医学及护理学领域的工作尤其突出。LWW 电子期刊数据库收录了 279 种医学相关核心期刊，约 150 种期刊被美国科学信息研究所（Institute for Scientific Information，ISI）收录，且影响因子较高。回溯年限最早至 1993 年。BMA 是全球较为著名的医学学会之一，其所属系列电子期刊全文资料（BMJ Journals full text）收录 23 种医学期刊，其中 21 种期刊被 SCI 收录，质量较高（见附录 10），OUP 是全球规模最大的大学出版社，其全文数据库即牛津大学出版社医学电子期刊全文数据库收录期刊涉及的学科范围广泛，覆盖所有主要的医学领域（基础医学和临床医学），且 45 种期刊被 SCI 收录，期刊影响因子也较高（见附录 11）。目前 BMJ 和 OUP 系列全文数据库共 113 种。

（二）ProQuest 数据库

ProQuest（商业信息、学术研究、应用科技）数据库是 ProQuest 公司（原名 UMI 公司）通过 ProQuest 检索平台提供的一组数据库，涉及商业管理、社会与人文科学、科学与技术、金融与税务、医药学等广泛领域。该公司 Web 版数据库的主要特点是将二次文献与一次文献"捆绑"在一起，最终为用户提供文献获取一体化服务。用户在检索文摘索引时就可以实时获取图像全文信息。自 2012 年起，原剑桥科学文摘（Cambridge Scientific Abstracts，CSA）公司平台的数据库全部合并到 ProQuest 数据库。这些数据库涉及商业经济、人文社会、医药学、生命科学、水科学与海洋学、环境科学、土木工程、计算机科学、材料科学等广泛领域，包含学位论文、期刊、报纸等多种文献类型。其中的医学电子期刊全文数据库收录有 220 种全文期刊，文献全文以 PDF 格式或文本加图像格式存储；收录范围包括所有保健专业的期刊，有护理学、儿科学、神经学、药理学、心脏病学、物理治疗等。

ProQuest 检索平台的 Full Text 形式的全文为 HTML 格式，包括文献的题录、摘要及全文信息。单击 Full Tex 全文链接按钮，打开全文。这时点击"Print Article"，可以根据需要打印或拷贝文献全文；点击"E-mail

Article",可以将文献题录、摘要及全文信息发到你的 E-mail 信箱中。图像形式的全文为 PDF 格式,可显示、打印与原出版物原貌的文献。要打开 PDF 格式的文献,需要在计算机中安装 Adobe Acrobat Reader 软件。用 Acrobat Reader 4.0 打开全文后可根据需要打印或存盘,如果安装的是 Acrobat Reader 3.0,只能打印全文。

(三) SpringerLink

SpringerLink 是德国施普林格(Springer)公司通过互联网发行的电子全文期刊在线检索系统,自 1996 年推出以来,SpringerLink 已是全球最大的在线科学、技术和医学(STM)领域学术资源平台。SpringerLink 可为用户提供全文服务的文献包括 Springer 出版的 1 900 余种期刊。数据库资源涵盖 13 个学科:建筑与设计,行为科学,生物医学和生命科学,商业和经济,化学和材料科学,计算机科学,地球和环境科学,工程学,人文、社科和法律,数学和统计学,医学,物理和天文学,专业计算与网页设计以及 2 个特色数据库,即中国在线科学图书馆和俄罗斯在线科学图书馆。此外,它还提供 20 余种世界知名科技丛书和权威的 Landolt-Bornstein 数值与事实型工具书,以及不断扩展的电子参考工具书、电子图书、实验室指南、在线回溯数据库和更多内容。

新版 SpringerLink 平台提供了更多特色服务:① PDF 预览功能,用户可以浏览电子图书各个章节,在确认内容后下载。② 语义链接功能,一种由软件驱动的新型电子文献语义分析服务,可特别为 SpringerLink 用户提供符合最初检索需求的文献列表。"相关文献"功能可以为用户提供额外十篇与文献最为类似的其他内容,并提供这些文献最便捷的访问方式,远远胜过一般简单的关键字搜索功能。③ Online First™功能,可以提供在出版印刷之前经过同行评议的文章。文章可以通过数字对象唯一标识符(digital object identifier, DOI)进行检索和引用,加速了研究成果的传播,并使科研人员更快地掌握最新的重要研究成果。④ Open Choice 功能,使作者能够自行选择出版模式,任何人在任何地点都可以免费检索并访问作者的文章。⑤ 提醒服务(SpringerAlerts),用户可根据作者、主题、关键字或出版标准来选择出版物的免费提醒服务。⑥ 弹性的认证方式,用户可以通过 IP 认证或一般的 Athens 和 Shibboleth 认证方式来使用 SpringerLink。⑦ 图书馆员管理功能,这些管理功能包括管理成员、建立外部链接、增加机构标志及查看统计报告等功能。使采购和馆藏管理更加轻松,并改善客户服务品质和降低成本。⑧ COUNTER 使用统计,提供符合 COUNTER 标准的使用报告,使用户了解 SpringerLink 平台中各产品使用状况。可供下载的报告还包括 ISSN 或 ISBN 等书目资料。详细了解读者的需求将有助于满足用户的需要,并优化馆藏。

(四) John Wiley 电子期刊(全文)

美国著名出版商 John Wiley & Sons(约翰·威利父子)(后文简称 John Wiley)出版公司始于 1807 年,是全球知名的出版机构,拥有世界第二大期刊出版商的美誉,出版超过 400 种的期刊,拥有众多的国际权威学会会刊和推荐出版物,被 SCI 收录的核心期刊超过 200 种。John Wiley 电子期刊(全文)的学科范围以科学、技术与医学为主,具体有生命科学与医学(132 种)、数学统计学(20 种)、物理(27 种)、化学(110 种)、地球科学(32 种)、计算机科学(16 种)、工程学(48 种)、商业管理金融学(35 种)、教育学(18 种)、法律(5 种)、心理学(24 种)。其中,大部分期刊是被 SCI、SSCI 和 EI 收录的核心期刊,是科研人员的重要信息源。John Wiley 电子期刊(全文)实现了与重要的二次文献检索数据库的全文链接,目前已经与 SCI、EI 建立了从二次文献直接到 John Wiley 电子期刊(全文)的链接。

目前全文在线期刊已超过 526 种,可以通过访问、浏览、查询 John Wiley 出版公司的在线出版平台(https://www.interscience.wiley.com)了解期刊和在线出版物的情况,并免费获得样刊或试用。

数据库提供浏览、基本检索和高级检索三种检索功能:① 浏览,可以按字母顺序和 11 个学科进行刊名、卷期、目次、内容的树状浏览。此外,还专门将关于商业、财会、金融、管理学、环境管理的 40 多种期刊做成一个专门收藏,称为"Bold Ideas Collection",点击后可以查看全部这类期刊的最新一期内容。② 基本检索,系统默认的检索字段为篇名、文摘、作者、作者机构和关键词。具备检索限定,可进行布尔逻辑检索。③ 高级检索:即指南检索,可选择的字段有篇名、作者、作者机构、文摘、关键词、资助机构、全文检索。高级检索中比较特殊的地方是,如果希望同一个字段中包含两个检索词,则一定使用下列检索式:"(Article title)gene therapy AND (Article title) cancer"(癌症的基因治疗),检索结果的篇名中包含"gene therapy""cancer"两个词。如果使用"(Article title) gene therapy AND cancer",则检索结果的篇名中只包含其中一个检索词,另一个词含在其他字段中。系统默认为词检索,即如果使用"gene therapy"检索,系统会进行该词的精确匹配。

如果同时检索几个单字,必须使用布尔逻辑运算符或逗号隔开,如"gene,therapy"。

由于电子版期刊的出版早于印刷型期刊,故有些文章已经在网上出版但尚未安排卷期号,这样的文章一般冠以"Early View"标志。文件格式有 PDF 格式和 HTML 文本两种格式,凡有 HTML 格式的,点击引文中的"Links"按钮,即可以使用引文链接服务。

(五) FMRS

外文医学信息资源检索平台(Foreign Medical Literature Retrieval Service,FMRS),前身为西文生物医学期刊文献数据库(Roreign Medical Journal Service,FMJS)为"十一五"国家重点电子出版物项目,是由原卫生部主管、中华医学会主办、原北京康健世讯科技有限公司承办、中华医学电子音像出版社出版的外文医学期刊检索服务平台。现由深圳市迈特思创科技有限公司管理和维护。整合了 1806 年以来的 109 445 种外文期刊。涵盖 SCIE 期刊 9 388 种、临床核心期刊 118 种、Medline 期刊 5 270 种、PubMed OA 期刊 3 225 种。内容涉及医学、医学生物学、药学、药物化学、性保健及医学交叉及边缘学科等领域。

FMRS 能够实现一站式检索分布于纸版期刊、OA 期刊、国内还未进口的 Medline 期刊等资源,揭示文献的多种全文获取通道,实现对文献全文获取多通道的揭示,提供期刊全文的传递服务。检索方法详见第二章第四节。

分析与讨论

案例 1:髓源抑制性细胞(myeloid-derived suppressor cell, MDSC)是一群高度异质的,来源于骨髓祖细胞和未成熟的髓系细胞。对 T 细胞免疫应答具有显著的抑制作用,其限制自身免疫反应,具有干预临床疾病的潜能。某生物研究所想了解其在自身免疫疾病中的相关研究现况。

讨论:

1. 如何利用 ScienceDirect 和 EBSCOhost 两大数据库检索国外有关"髓源抑制性细胞"(myeloid-derived suppressor cell, MDSC)与"自身免疫疾病"(autoimmune disease)的相关研究报道,并下载密切相关的全文?

2. 在检索该课题相关文献的过程中,上述两个全文数据库在收录情况、检索技巧和功能等方面有何异同?

提示:

本例检索要求了解某个研究领域的研究现况,故应首先考虑尽量查全:① 选择 ScienceDirect 和 EBSCOhost 两大数据库进行检索时,注意特定数据库检索途径的选择。如提供有主题词(Subject Term)检索的数据库应首选主题检索途径。② 注意分析两个主要检索词,即 myeloid-derived suppressor cell(MDSC)和 autoimmune diseases 的同义词、近义词、相关词、缩写词及写法变异词等的不同表达方式,词间用"OR"连接。③ 注意固定短语检索及截词检索在不同数据库中的运用。例如,{myeloid-derived suppressor cells}(ScienceDirect 数据库)、"myeloid-derived suppressor cells"(EBSCOhost);Autoimmune/Autoimmunity 的词尾无限截词表达可用 Autoimmun* 等。

案例 2:乳腺癌的基因治疗一直都是研究领域的热点内容。请使用本节上述的其他外文全文型文献检索系统检索这方面的相关文献。

讨论:

通过检索过程及获得的检索结果,比较 Ovid 电子期刊、ProQuest、SpringerLink 及 John Wiley 电子期刊(全文)这几个全文数据库在生物医学期刊的收录情况、检索功能及全文获取三个方面的异同。

提示:

本例检索有两个主要概念:乳腺癌(breast cancer)及基因治疗(gene therapy)。就医学文献的全文检索而言,上述几个数据库中 Ovid 电子期刊更占优势,检索医学文献的功能也更为全面(提供 MeSH 检索途径)。在全文显示及预览方面,SpringerLink 及 John Wiley 电子期刊(全文)数据库的界面更加友好。

(廖　芮　王华平)

第四章

特种文献检索

第一节　会议文献检索

学术会议是科技人员交流信息的重要场所之一。随着科学技术的进步,交通和通信系统的发展,以及学术交流的不断加强,各种学术会议日益频繁。据有关统计,1895 年全球只召开了 3 次国际会议,1909 年召开了超过 100 次学术会议,1990 年全球召开了 4 186 次科技会议,发表论文 158 382 篇。据美国情报学会估计,目前全球每年召开的学术会议在 10 000 次以上,发表会议论文几十万篇。仅美国 ISI 收录的会议文献,每年就有 38 万篇以上,而 ISI 收录的会议文献仅占每年世界各地学术会议所产生的会议文献的一小部分。在当今信息化社会中,会议论文以其质量高、发行速度快等优势被越来越多的科研工作者青睐。

一、会议文献的定义

会议文献是指在各种专业学术会议上交流或发表的论文、报告和其他相关资料。它能反映出一门学科、一个专业的研究水平和最新成果,许多重大发现往往首先在学术会议上公之于众,所以会议文献是了解世界各国科技发展水平和动向的重要信息源。

二、会议文献的特点

内容新颖：科技会议上,会议论文阐述的观点是作者的最新研究成果,通过会议形式的交流可以最早在同行们中迅速传播,一般比在期刊上发表的论文要早。许多学科中的最新发现、最新理论及最新方法都是利用科技会议首次公布的。因此,会议文献代表着本领域的最新水平,反映着本领域的最新动态。

1. 主题专深　会议,特别是学术会议通常只有一个或多个主要议题,参会者大多是该议题领域的专家,或者正在从事该项工作的科研人员,他们对本届议题的历史及现状都有较深的了解,可以在较专深的水平上进行对话,发表的相关文献经过专家学者提问、讨论、评价后方可出版,所以绝大多数是各个国家在这个议题上最高水平的代表作,因此,会议文献比其他类型的文献资源内容更专深、可靠性更强、信息传递针对性也更强。

2. 出版连续　会议文献是随着会议的召开而出版的,而大多数会议又都是连续性的,一届会议,一版文集,连续发行。只要会议逐届开下去,会议文献就会逐期出版下去。

3. 形式多样　会议文献的出版形式无统一规定,常见的形式有图书、期刊及科技报告。

4. 文种统一　各种国际会议一般要求用规定的文字语言进行交流。所以,会议文献具有文字单一的特性,在使用时较好地克服了语言障碍。

三、会议文献的类型

(一) 按组织规模及情报源划分

会议文献可分为国际会议文献、全国性会议文献、地区会议文献和基层会议文献四种。从文献报道速度看,基层会议文献最快,地区会议文献次之,最慢的是国际会议文献。但是从其报道内容的成熟度和可信度而言,则一般与上述顺序相反。

（二）按出版顺序划分

会议文献可分为：① 会前文献，包括会议论文预印本、会议论文摘要、议程和发言提要、会议近期通信或预告。② 会中文献，包括开幕词、讲演词、闭幕词、讨论记录、会议简报、决议等。③ 会后文献，会上已宣读并经过编辑加工的论文、讨论记录、发言、会议记录、会议决议和与会者名单的完整会议录，以专著或期刊特刊的形式出版。这种类型会议文献的出版周期比会前文献要长些，但它排版规整，又往往附有著者及主题索引，所以便于读者查找使用。我们一般所说的会议文献主要指这种文献。常见的会后文献的名称多种多样，如会议录（proceeding）、会议论文集（symposium series）、学术讨论论文集（colloquium papers）、会议论文汇编（transactions）、会议记录（records）、会议报告集（reports）、会议出版物（publications）、会议摘要（digest）等。

（三）按出版形式划分

会议文献可分为图书、连续性会议文献（conference serial）、期刊和视听资料等。

四、会议文献的名称

会议文献的名称通常有以下几种情况。

（1）以会议的全称作文献名，如 2nd international workshop on Artificial Neural Network，Granada，1991。

（2）以会议简称加年份作文献名，会议全称作副文献名，如 CAAP '92：17th Colloquium on Trees in Algebra and Programming，Rennes，France，1992。

（3）以主办机构名称（通常用简称）加会议类型作文献名，如 IEEE Southeastern '89。

（4）以会议专题作文献名，会议名称作副文献名，如 Electrical Contacts：35th Meeting of the IEEE Holm Conference on Electrical Contacts。

（5）以主办机构名称加会议名称作为文献名，如 AIAA 5th Aero Acoustics Conference，Seattle，Wash，1979。

（6）以会议召开地点加会议名称作为文献名，如 Hawaii International Conference on System Sciences，1989。

（7）以"××进展"作文献名，会议名称在"前言"或"引论"里作说明，如 Advances in the Astronautical Sciences。

五、会议文献的检索

（一）国内会议文献的数据库及检索工具

我国目前常用的综合性会议文献数据库有国内外重要会议论文全文数据库，中国学术会议文献数据库（PACC），读秀中文学术搜索，国家科技图书文献中心等。医学专业的会议文献数据库有万方医学网提供的学术会议。

1. 国内外重要会议论文全文数据库 CNKI 的国内外重要会议论文全文数据库重点收录了 1999 年以来，中国科学技术协会系统及国家二级以上的学会、协会、高校、科研院所、政府机关举办的重要会议，以及在国内召开的国际会议上发表的文献。部分重点会议文献可回溯至 1953 年，目前已收录国内会议、国外会议论文集 2 万余本，累计文献总量 375 余万篇。其由中国重要会议论文全文数据库和国际会议论文全文数据库组成。

该数据库提供了初级检索、高级检索、专业检索、作者发文检索、句子检索、出版物检索等多个检索方式，以及主题、篇关摘、关键词、篇名、全文、作者、第一作者、单位、会议名称、主办单位、基金、摘要、小标题、论文集名称、参考文献、中图分类号等多个检索字段供用户选择使用，且多个字段之间可以进行逻辑运算，用户可准确快速地获取所需信息，中国知网会议文献检索主界面见图 4-1。

2. 中国学术会议文献数据库（China Conference Proceedings Database，CCPD） 由万方数据——知识服务平台提供，是国内唯一的学术会议文献全文数据库，会议资源包括中文会议和外文会议，中文会议收录始于 1982 年，年收集约 2 000 个重要学术会议，年增 10 万篇论文，每月更新 1 次。外文会议主要来源于 NSTL 外文文献数据库，收录了 1985 年以来世界各主要学协会、出版机构出版的学术会议论文共计 1 100 万篇全文（部分文献有少量回溯),每年增加论文约 20 余万篇,每月更新。范围涵盖自然科学、工程技术、农林、医学等多个领域,内容包括单位类型、主办地、会议级别、会议名称、召开时间、会议地点、会议级别、主办单位、其他届次等。

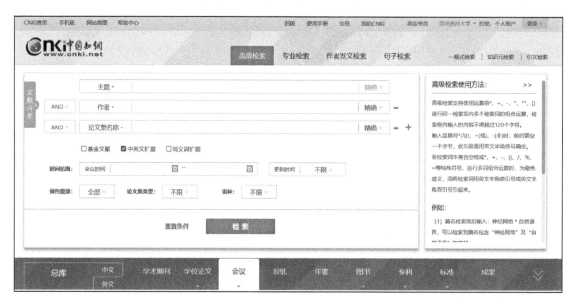

图 4-1 中国知网会议文献检索主界面

　　万方数据——知识服务平台对各类信息进行专业有效整合开发后又推出了一系列新的产品。其中,万方医学网(http://med.wanfangdata.com.cn)是一个专业性较强的医学信息服务平台,旗下收录了 56 万余篇医学相关的会议论文全文,可按题名、作者单位、会议地点、会议名称、会议主办单位、会议母体文献等进行检索,检索界面简洁明了(图 4-2)。

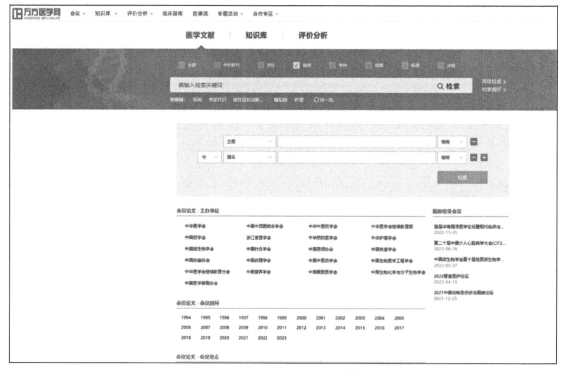

图 4-2 万方医学网会议文献检索界面

　　3. 读秀中文学术搜索　该数据库收录了国内外各种会议论文,可以分别进行检索并获得文献的题录信息。该数据库所提供的会议文献检索途径仅有标题、作者、关键词、会议名称和全字段五个选择,论文信息也非常简单，无内容摘要，外文提供了论文标题、作者、会议信息、会议地点、会议时间，中文则只有论文标题、作者、会议名称和会议录名。其虽然可供选择检索的信息较少，但这些信息对于辨别特定论文已是足够的。数据库还提供了文献传递功能，用户可获取部分论文全文，提供基本检索（图4-3）和高级检索两种检索方式。

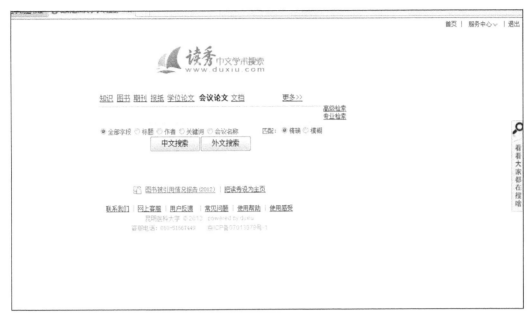

图4-3　读秀中文学术搜索基本检索界面

4. 国家科技图书文献中心（National Science and Technology Library，NSTL）　NSTL收藏的国外学协会及出版机构等出版的会议录文献总量近20万册，占馆藏总量的48%。外文会议录涉及学协会15 500家，其中有2 119套独家收藏会议文献。重点学协会208个，涉及会议54 021种，其公开出版物NSTL基本全部收齐，即美国数学学会、美国物理学会、英国物理学会、美国光学学会、美国化学学会、美国海军工程师学会、美国电气和电子工程师协会、日本机械学会、日本机器人学会、国际地面车辆系统学会、美国航空航天学会、美国农业生物工程师学会、美国医学会、英国医学会等。数据库提供全文检索、题名、关键词、NSTL主题词、摘要、会议名称、出版者、出版地、主编、主办单位等多个字段的文献检索，并可通过文献传递的形式获取全文，NSTL会议文献检索界面见图4-4。

（二）国外会议文献数据库

1. CPCI-S　美国ISI基于Web of Science的检索平台，将科技会议录索引（Index to Scientific & Technical Proceedings，ISTP）和社会科学及人文科学会议录索引（Index to Social Sciences & Humanities Proceedings，ISSHP）集成为ISI Proceedings以提供检索，ISI Proceedings于2008年更名为科学技术会议录索引（Conference Proceedings Citation Index-Science，CPCI-S）。该数据库收录了1990年以来6万多个会议的350多万篇科技会议论文，每年新增论文超过3.85万篇，覆盖包括农业、环境科学、生物化学、生物学、生物技术、医学、工程、计算机科学、化学、物理在内的250个学科，数据每周更新1次。CPCI-S还收录了1999年至今的文后的参考文献，其中90%以上的记录都含有参考文献。

2. OCLC PapersFirst（https://firstsearch.oclc.org/FSIP）　包括PapersFirst（国际学术会议论文索引）和Proceedings（国际学术会议录索引）两个会议论文数据库，收录了1993年以来全球范围的研讨会、专题会、学术报告会、座谈会、博览会等各种会议的论文题录信息，包括英国不列颠图书馆文献提供中心（British Library Document Supply Center，BLDSC）出版的会议论文及资料。每2周更新1次。PapersFirst收录会议论文记录650余万条。Proceedings收录会议论文记录19万余条。两个数据库的检索途径与字段基本相同，均提供基本检索、高级检索和专家检索等途径，以及关键词、作者、会议名称、会议地址、会议日期等27个检索字段。会议论文题录主要包括作者、论文题名、资料来源、语种、会议名称等内容。FirstSearch是OCLC的一个联机参考服务系统，包括70多个数据库。

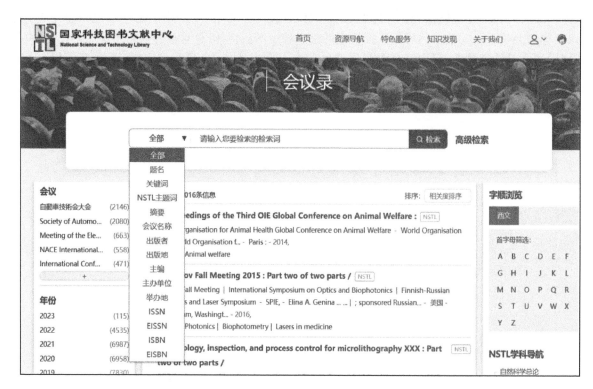

图 4 - 4　NSTL 会议文献检索界面

以上两个数据库均需要购买后方可检索其资源。

(三) 网络会议文献及会议消息检索

通过专业或综合搜索引擎,也可检索到丰富的会议文献资源。

1. 谷歌学术搜索引擎(https://scholar.google.com)　提供可广泛搜索学术文献的简便方法,可以从一个位置搜索众多学科和资料来源:来自学术著作出版商、专业性社团、预印本、各大学及其他学术组织的经同行评论的文章、论文、图书、摘要和文章。

2. 教育世界搜索引擎(https://www.educationworld.com)　由美国的同名专业公司 1996 年开发的教育类专业搜索引擎,主要用于检索教育类的信息资源。

3. 学术信息搜集引擎(https://academicinfo.net)　非营利的网站,可以检索到大学、中学教学有关的各主题会议文献的信息资源。

4. HON(https://www.hon.ch/MedHunt/)　由瑞士的健康网络基金会(Health On the Net Fandation, HON)成立,在 MedHunt 中通过会议主题、召开时间、地点等检索到相关医学会议的信息。

━━━━━━ **分析与讨论** ━━━━━━

案例:艾滋病是一种危害性极大的传染病,从 20 世纪 80 年代第一例艾滋病的发现到现在,从最初的恐慌到现在已知病因而无特效药物,人类同艾滋病的斗争仍在持续。某医学院校周老师被某工科院校邀请做一场关于"艾滋病预防"的讲座。为了使自己的讲座内容新颖前沿,能够反映该领域最新的研究成果,他想进行一些检索以获得相关信息。

讨论:

1. 通过会议消息和会议文献是否可以了解相关领域的前沿动态?

2. 国内外常用的相关数据库和网站有哪些?

3. 检索会议文献通常使用的检索字段有哪些?

提示：

会议信息是科研人员了解医学领域最新发展状况的一个重要情报源。目前，世界各地每年都召开了大量的生物医学会议，一些新问题、新见解、新研究成果或新进展都会在会议上首次提出，通过会议信息的检索可以快速掌握学科动态、发展趋势、国内外领军人物及同行的研究进展。

可检索的相关数据库或网站，如 ISTP、Doctor's Guide、Medical-events.com、medicalconference.com 等。

（刘　敏）

第二节　学位论文检索

近年来，随着我国研究生教育的不断扩大、研究生数量的剧增，研究生学位论文作为一个特殊的文献形式也在与日俱增，其由于本身独有的与常规文献（图书、期刊等）所不同的信息价值，日益受到人们的重视。

一、学位论文定义

学位论文是高等院校和科研单位的本科生、研究生在获取学士、硕士及博士学位时，向有关方面呈交的体现其学术研究水平并供审查、答辩用的研究论文，它具有较高的学术研究价值和实用价值，是人们借以了解当代最新学术动态、掌握科技信息、研究学科前沿问题的有效途径之一，尤其对科研人员的选题开发、知识创新有很好的参考作用。由于各国教育制度规定授予学位的级别不同，学位论文也相应有学士学位论文、硕士（或副博士）学位论文、博士学位论文之分。

二、学位论文的特点及作用

本章节涉及的学位论文为狭义学位论文，仅指硕士、博士学位论文。

（一）质量有保障

研究生在确定自己的研究课题、撰写学位论文时，都得从课题的先进性、创新性、实用性及可行性等方面进行论证；学位论文是在导师的严格审核和直接指导下完成的科研成果，还必须通过院校或研究所的专家评审答辩后才能通过，所以其质量有保障。

（二）一定的独创性

学位论文是通过大量的思维劳动而提出的学术性见解或结论。在收集材料和进行研究的过程中都是在具有该课题专长的老师指导下进行的，这些人都是本单位本门学科的学术带头人，目前正从事或指导较高水平的科研工作，所以学位论文是专业性强，阐述问题较为系统、详细的，有一定独创性的参考资料。

（三）二次情报源

参考文献多且全面，二次情报源有助于对相关文献进行追踪检索。研究生在撰写论文的过程中，需要查阅大量的国内外文献资料。因此，在撰写课题综述部分时不仅提供一系列尚待解决的问题，而且几乎概括了该课题的全部信息，文后需要附所有信息的来源以方便阅读者查阅相关信息。可以说学位论文是一篇很好的三次文献，文后的参考文献更是不可忽视的二次情报源。

三、学位论文的检索

（一）国内学位论文数据库

1. 中国优秀博硕士学位论文全文数据库　　是 CNKI 系列数据库之一，由中国优秀硕士学位论文全文数据库和中国博士学位论文全文数据库组成（详见本书第三章第一节相关内容）。

该库检索界面简洁明了，提供了高级检索、专业检索等检索途径，可通过作者、主题、题名、学科专业名称、参考文献、学位授予时间、学位授予单位等字段逻辑运算进行精确检索（图 4-5）。

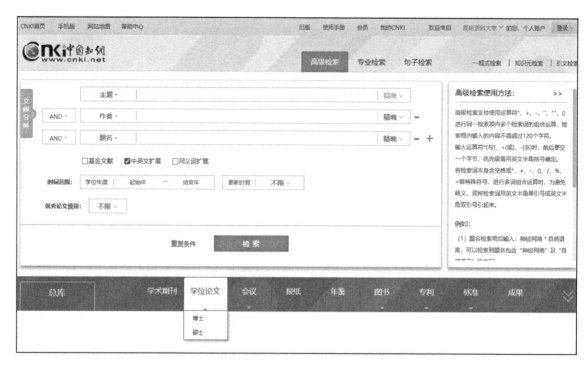

图4-5　中国优秀博硕士论文全文数据库高级检索界面

该数据库的全文获取提供 CAJ 和 PDF 两种格式,可实现在线浏览和全文下载,下载全文可整本下载或分章、页下载。

2.中国学位论文全文数据库　是万方数据——知识服务平台的一个子库,论文数据由国家法定学位论文收藏机构——中国科学技术信息研究所提供,并委托万方数据——知识服务平台加工建库,该库按学科门类划分为九大类,涵盖了理、工、医、农、生物与人文社科各领域,收录了自 1980 年以来我国各高等院校、研究生院及研究所向该机构送交的博士、博士后及硕士研究生论文。

高级检索界面选择文献类型为学位论文。高级检索除提供题名、主题、作者等传统检索字段外,还提供学位-专业、学位-学位授予单位及学位-导师三个学位论文特有的字段进行检索,多个字段可进行逻辑运算,可快捷准确地检索到所需信息(图 4-6)。该数据库提供 PDF 格式的全文下载。

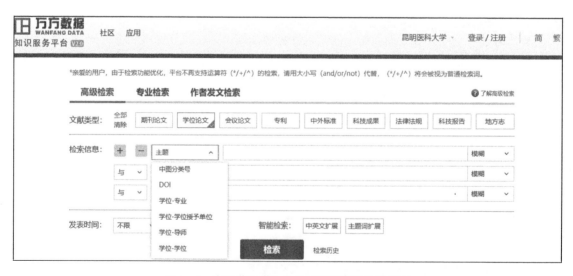

图4-6　中国学位论文全文数据库高级检索界面

3.中文学位论文数据库　网址为 https://www.nstl.gov.cn/。NSTL 的中文学位论文数据库主要收录了 1984 年至今我国高等院校、研究生院及研究院所发布的硕士、博士和博士后的论文。学科范围涉及自然科学各专业领域,并兼顾社会科学和人文科学。

该数据库提供了全部、题名、关键词、NSTL主题词、摘要、作者、机构、学位、院校、专业等字段的检索,并支持布尔逻辑运算。检索匹配设有模糊和精确两种(图4-7)。

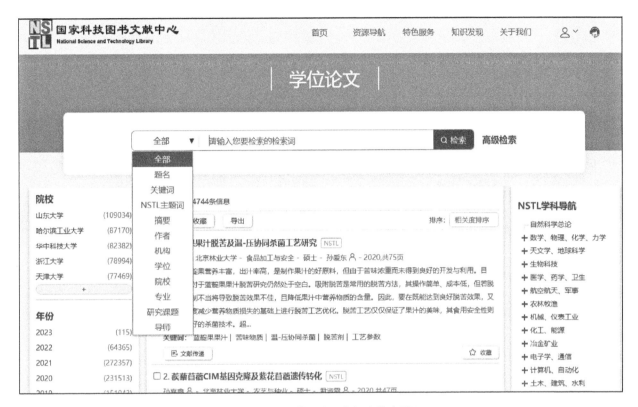

图4-7 中文学位论文数据库检索界面

该数据库可通过文献传递的形式获取全文。

4. 中国国家图书馆博士论文数据库 网址为 https://www.nlc.cn/dsb_zyyfw/lw/lwzyk/。中国国家图书馆学位论文收藏中心是国务院学位委员会指定的全国唯一负责全面收藏和整理我国学位论文的专门机构;也是人力资源和社会保障部专家司确定的唯一负责全面收藏博士后研究报告的专门机构。此外,该中心还收藏部分院校的硕士学位论文以及我国台湾地区博士学位论文和部分海外华人、华侨学位论文。提供了标题、论文作者、学位授予单位、出版时间的字段的检索,并支持布尔逻辑运算中的逻辑。该数据库目前正在建设中,仅供浏览全文前24页内容。资源库遵循边建设边服务的原则,后续建设的数字资源将逐步服务于读者(图4-8)。

5. CALIS学位论文中心服务系统 网址为 https://etd.calis.edu.cn/。CALIS学位论文中心服务系统收录包括北京大学、清华大学等多所全国著名大学在内的83个CALIS成员馆的硕士、博士学位论文。目前,硕士、博士学位论文数据逾384万条,其中中文数据约172万条,外文数据约212万条,数据持续增长中。该系统提供简单检索和高级检索功能,可进行多字段组配检索,也可从资源类型、检索范围、时间、语种、论文来源等多角度进行限定检索(图4-9,图4-10)。

6. 读秀中文学术搜索 该数据库提供中文学位论文的题录信息检索,可通过文献传递的方式获取全文。快速基本检索提供标题、作者、授予单位、关键词及导师字段的模糊和精确匹配检索。数据库提供的高级检索可对基本检索的字段进行逻辑运算,可更准确地检索相关信息。检索获得相关题录信息,可通过馆际互借发送相关请求邮件来获取全文(图4-11)。

(二)国外学位论文数据库

ProQuest博硕士论文数据库(ProQuest Dissertations & Theses,PQDT,原名PQDD)由美国ProQuest公司(原UMI)出版,收录1861年以来欧美700余所大学及世界其他国家和地区高等院校,涵盖文、理、工、

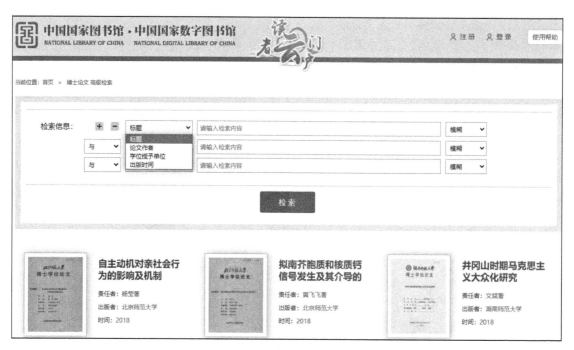

图 4-8 中国国家图书馆博士论文数据库文献检索界面

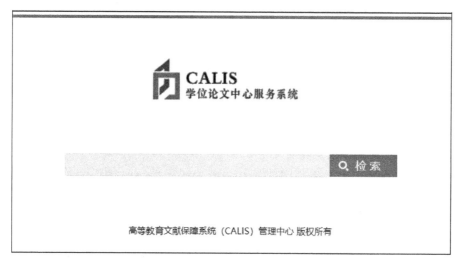

图 4-9 CALIS 学位论文中心服务系统基本检索界面

图 4-10 CALIS 学位论文中心服务系统高级检索界面

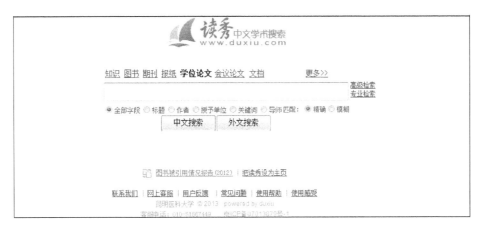

图 4-11 读秀中文学术搜索学位论文基本检索界面

农、医等领域的硕士、博士学位论文文摘、索引、引文、缩微胶卷全文及 PDF 格式全文。大多数论文可提供纸质版本或缩微胶片形式的全文副本。1997 年以后发表的绝大部分论文除提供 PDF 全文外，还可以免费预览论文的前 24 页。PQDT 已成为世界上最大的、广泛被使用的国际性学位论文资源。

PQDT 有多种语言的检索界面，可与 ProQuest 平台的其他数据库进行跨库检索。PQDT 提供基本检索（"Basic Search"）、高级检索（"Advanced Search"）两种途径，提供题录和文摘（"Citation and Abstract"）、摘要（"Abstract"）、导师（"Advisor"）、作者（"Author"）、学位（"Degree"）等 18 个字段以及更多检索选项（"More Search Options"）供用户选择。此外，系统还提供按学科专业（"By Subject"）、按国家和地区（"By Location"）进行浏览（"Browse"）的功能，并提供内容提示（"Alert"）、建立 RSS（"Create RSS Feed"）等个性化服务（图 4-12，图 4-13）。

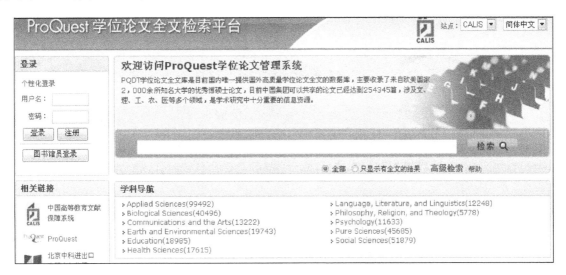

图 4-12 PQDT 检索界面(1)

为满足国内高校及研究机构对欧美硕士、博士论文的需求，教育部 CALIS 组织国内部分高校、研究机构等近 130 个成员联合采购 ProQuest 的部分学位论文全文（PDF 格式），建立了"ProQuest 学位论文全文数据库"。该库目前已收录 21 万余篇全文，包括自然科学和社会科学各领域。

（三）网络资源

1. 加拿大学位论文门户 网址是 https://amicus.collectionscanada.gc.ca，提供加拿大学位论文的保存和检索服务，可在线检索 1965 年至今的加拿大部分大学的学位论文，1998 年之后的学位论文部分提供全文。

该数据库提供了基本检索和高级检索两种方式，可在学位、大学名称、主题词、文摘等多个字段进行布尔逻辑运算（图 4-14）。

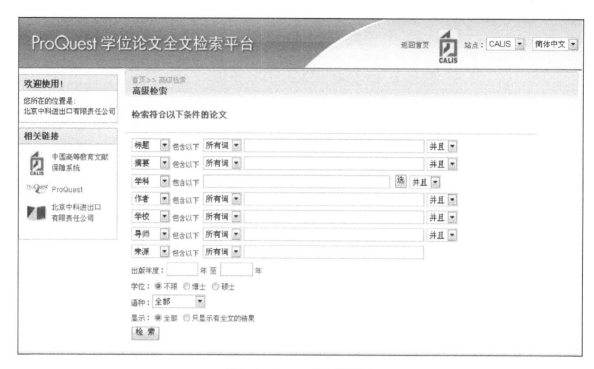

图 4-13　PQDT 检索界面(2)

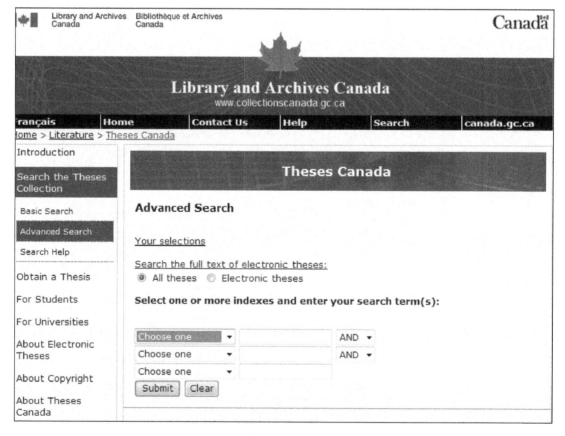

图 4-14　加拿大学位论文门户检索界面

2. 澳大利亚数字论文项目(Australian Digital These Program，ADT)　整合了澳大利亚 40 所高校的数字硕士、博士学位论文，可以免费浏览全部学位论文的文摘；根据论文作者授权的不同，还可以免费阅读学位论文的前两章或全文(图 4-15)。

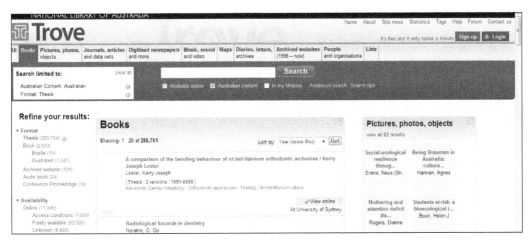

图 4 - 15　ADT 检索界面

========== 分析与讨论 ==========

案例：小张同学欲报考某医科大学的研究生,她在网上查阅了该校所有研究生导师的相关信息,选定了自己的报考方向——神经外科。网络上苦苦搜索了两天,仅仅检索到该校神经外科导师人数,简单了解了每位导师的情况。她想再深入了解一下每位老师现阶段的研究成果和具体的研究课题是什么,怎样才能获得可靠的信息呢?

讨论：

1. 通过期刊文献、会议文献等的检索可以了解研究者的研究情况,学位论文是否也可分析出某位研究者现阶段的研究进展?

2. 学位论文的检索系统或数据库有哪些?

3. 学位论文特殊的检索字段有哪些?

提示：

学位论文是指学位硕士、博士研究生在导师指导下为获得学位完成并获论文答辩通过的学术研究论文,一般也代表了某位老师的研究领域和现状。目前,学位论文主要由各高等院校或科研机构收藏,或是由相关机构广泛收集建立学位论文数据库。可检索的相关数据库或网站,如 CNKI、万方数据——知识服务平台等,可从学科带头人(作者)、科研基金、发表杂志等方面分析。

(张璐平)

第三节　专利文献检索

在当今信息化社会里,各种竞争越来越激烈,人们把对信息的有效获得视为竞争手段之一,并把它视为同能源、材料和人才一样重要的资源,而在各种信息中融技术情报、经济情报、法律情报于一体的专利信息就更受青睐,因而,作为记录专利信息的载体——专利文献也就显得十分重要了。根据世界知识产权组织报道,专利文献包含全世界研发成果的 $90\%\sim95\%$,而其他的论文或期刊文献中仅含科研成果的 $5\%\sim10\%$。此外,世界知识产权组织还指出在研究工作中如果能充分检索或应用专利,那么可以缩短 60% 的研究时间,同时减少 40% 的科研经费。因此,检索与分析专利文献已成为科研人员极其重要的工作之一。无论是企业开发新产品,还是科研人员申请专利,都要先了解本行业最新的研究现状,如目前相关研究有哪些、是否重复研发、是否抵触他人专利权等,而这些都离不开专利文献检索。

一、专利文献概述

(一)专利文献的定义

根据世界知识产权组织的定义,专利文献是指包括已出版或未出版的已经申请或被确认为发明、发现、工业品外观设计和实用新型的研究、开发、设计和试验成果的有关资料,以及保护专利所有人、发明人及工业品外观设计和实用新型注册证书持有人权利的有关资料的总称。从承载的内容来看,专利文献既可以是批准为专利的发明创造的资料,也可以是关于申请的发明创造的资料;从公开与否来看,专利文献资料有些公开出版,有些则仅供存档或复制使用。

(二)专利文献的特点

1. 内容新颖、广泛 《中华人民共和国专利法》明确规定,专利文献上所阐述的发明内容必须是没有在国内外出版物上公开发表过的,因而技术领域中最先进的发明创造总是最早公开发表在专利文献上。专利文献内容极其广泛,涉及所有应用技术领域,从生活用品到复杂的高尖技术产品,几乎无所不包。因此,专利文献是获取技术信息的最方便有效的渠道。

2. 格式统一,分类科学 各国专利说明书虽然语种不同,但都是按照国际统一格式出版,基本上都是由扉页、说明书、权利要求书、附图等几部分组成,采用国际通用的 INID 代码标识著录项目,如(19)为国家代码,(51)代表国际专利分类号(表4-1)。因此,即使在不懂专利原文的情况下,通过标准的著录项目也能迅速识别申请人、发明人、专利权的授予等有关信息。此外,各国专利说明书与权利要求书在结构编排上也大致相同,方便查阅各国专利文献。而且随着国际专利分类法(IPC)的建立和推广,各国专利都使用了统一的分类标记,使专利文献拥有了一整套科学的分类体系,从而为采用统一的专利分类号检索专利文献提供了极大的便利。

表 4-1 INID 的基本代码

INID 代码	代表的著录项目	INID 代码	代表的著录项目
(11)	文献号	(40)	公布日期
(19)	国家代码	(51)	国际专利分类号
(21)	专利申请号	(54)	发明名称
(22)	专利申请日期	(57)	文摘及专利权项
(31)	优先申请号	(71)	申请人姓名(或公司名称)
(32)	优先申请日期	(72)	发明人姓名(或公司名称)

3. 报道速度快、时效性强 由于专利法规定专利权授予最先申请者,发明人一旦取得科研成果必然要抓紧时间申请。专利法对专利文献的公开也有严格的时间规定,因此,专利文献已成为报道最新发明创造最快捷的途径。同时,报道迅速也缩短了科技成果转化为生产力的时间,使得科技成果尽早面向社会,加速了科技成果的交流速度。

4. 内容详尽具体、实用性强 各国专利法明确规定,专利文献必须具体、清晰、完整地阐述发明,达到同行业的普通专业人员能够看懂、实施该项发明的程度。因此,一般专利文献不仅叙述完整、详尽,而且有具体应用举例以及详细的附图,帮助用户理解技术方案的内容,也体现了专利文献的实用性。

(三)专利文献信息构成

1. 专利文献的内容 专利文献是一种集法律、技术、经济于一体的文献。广义上讲,专利局的各种通知、审查意见、有关专利的刊物、各种检索工具等都属于专利文献的范畴;狭义的专利文献包括专利说明书、权利要求书、专利公报、摘要及附图等。

2. 专利文献的构成 专利文献通常由三部分组成:题录、正文、附图。

(1)题录:就是专利文献的著录项目,通常包括申请人姓名(或公司名称)、专利申请日期、公布日期、发明人姓名(或公司名称)、发明名称、地址、专利申请号、专利号、摘要、国家专利分类号、优先权日、优先权号、优先权国家等项目。这些著录项目大多都印在说明书的扉页上,并且统一在每个著录项目前注明 INID 代码(用于标记专利著录项目的国际标准代码),这种代码由两位阿拉伯数字放在括号或圆圈里组成(表 4-1),方便查阅各国专利文献时不受语言限制,通过这些代码即可分辨出著录项目的内容。

(2) 正文:主要介绍发明的详细内容,一般由序言、发明概述、权利要求三部分组成。序言通常用于说明发明创造所属技术领域及其背景;发明概述是对发明的描述,并结合实例进行说明;权利要求主要列述申请人要求保护的范围,一般安排在正文的后面。

(3) 附图:一般用于进一步解释发明原理或内容,以便理解和实施,常放在说明书的最后。

3. 专利文献中的特殊信息

(1) 优先权:是指专利申请人向某国专利机构提出专利申请后,在法律规定的时间内,又将同一主题内容的发明在他国提出专利申请,那么第二次的专利申请,以第一次的申请时间为申请日期,专利申请人依法享有的这种权利称为优先权。专利优先权的目的在于排除在其他国家抄袭的专利者,他们有抢先提出申请、取得注册的可能。专利族中的每件专利说明书就是通过优先权联系在一起,对检索同族专利有着非常重要的意义。

(2) 同族专利:不同国家出版公布的内容基本相同而且具有共同优先权的一组专利或专利申请称为一个专利族,同一专利族中的每个专利则互为同族专利。同族专利检索通常就是从某一个专利或专利申请的编号(申请号、专利号等)检索出与其同属一个专利族的其他专利或专利申请的过程。同族专利检索虽然不及其他专利信息检索复杂,但有助于方便快捷地找出很多技术上相同或基本相同的专利文献,帮助了解专利的核心技术和权利要求,以及专利的技术演变的全过程;当用户在阅读专利文献遇到语言不通的情况时,可查阅该专利的家族专利,选择自己熟悉语种的专利,帮助了解专利文献的内容;另外,同族专利的检索可以让我们得知同一专利在不同国家或地区的审批状态和法律状态,从而了解该专利的市场覆盖率等。

(3) 专利引文:是指专利文献中列出的参考文献和引用文献。参考文献主要包括两种:一种是专利发明人为了说明发明的技术背景,在撰写专利说明书时,列出的专利或其他类型参考文献;另一种是指专利审核员在审查新申请的专利时,对该项技术进行新颖性检索时查得的参考文献。引用文献是指某一专利被后续专利或其他类型研究引用的文献。

专利引文不但可以帮助用户检索出更丰富的相关专利文献,而且通过专利引文的分析可以帮助用户评估竞争对手的技术策略和实力,为专利信息的分析研究提供了重要的资源。

二、专利信息检索

专利信息检索有 5 种基本检索类型:专利技术信息检索、专利法律状态检索、新颖性检索、侵权检索和同族专利检索。① 专利技术信息检索是指从任一个技术主题出发检索专利文献,从而找出一批参考文献的过程。② 专利法律状态检索是指对一项专利申请或专利当前所处的状态进行的检索,以了解专利申请是否授权,专利权人是否变更,授权专利是否有效,以及与其他专利法律状态相关的信息。③ 新颖性检索是指为了判定申请专利的某项发明创造是否具有新颖性,而以该项技术的主题对全世界范围内的各种文献进行的检索。④ 侵权检索是防止侵权检索和被动侵权检索的总称。防止侵权检索是指主动对某一新产品技术进行检索,以免发生侵权纠纷;被动侵权检索是指当发生侵权纠纷时进行的专利检索。⑤ 同族专利检索是指对一项专利申请或专利在其他国家申请并被公布的情况进行的检索。

目前,几乎每个国家专利机构都建立了各自的专利检索系统,提供本国所有专利文献以及专利的申请、授权、变更等各种信息,属于单个国家专利检索系统。随着各国专利文献的公开与网络化,一些国家和机构开始对全世界的专利文献进行收集、整理并建成专利数据库,如专门从事专利信息报道的德温特公司创建的德温特世界专利索引、欧洲专利局创建的专利检索系统、中国国家知识产权局创建的中外专利数据库检索系统等都收录了世界主要国家和国际组织的专利文献,既简化了用户检索的程序,又方便用户了解全球有关某项技术的态势。

三、国内专利信息检索系统

中国的公共专利检索资源包括专利检索与服务系统(公众部分)、中国及多国专利审查信息查询、中国专利英文检索系统、国家知识产权局专利检索及分析系统和中国专利查询系统(公众查询部分)六个系统。本节主要介绍依托于国家知识产权局官方网站的专利检索及分析检索系统。此外,国内的一些数据库如CNKI,万方数据——知识服务平台等也提供了国内外专利的检索平台。

(一)国家知识产权局智能化专利检索及分析系统

1. 系统简介 国家知识产权局智能化专利检索及分析系统(https://pss-system.cponline.cnipa.gov.cn/,图4-16)共收集了105个国家与地区的专利数据,其中涵盖了中国、美国、日本、韩国、英国、法国、德国、瑞士、俄罗斯、欧洲的专利局以及世界知识产权组织。同时,还收录了引文、同族、法律状态等数据信息。系统提供专利检索与专利分析两大类服务,专利分析服务只能在中文界面下使用。

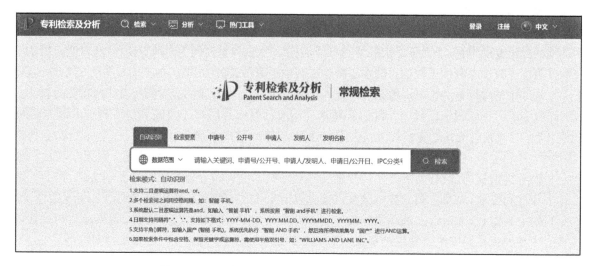

图4-16 国家知识产权局智能化专利检索及分析系统

2. 检索方法 分为常规检索、高级检索、命令行检索、药物检索、导航检索、专题库检索等,现对师生使用频率较高的常规检索、高级检索、命令行检索和导航检索进行介绍。

(1)常规检索:可快速定位检索对象(如一篇专利文献或一个专利申请人等),提供了基础的、智能的检索入口。

(2)高级检索:根据检索要素和逻辑运算形成检索式进行检索(图4-17)。

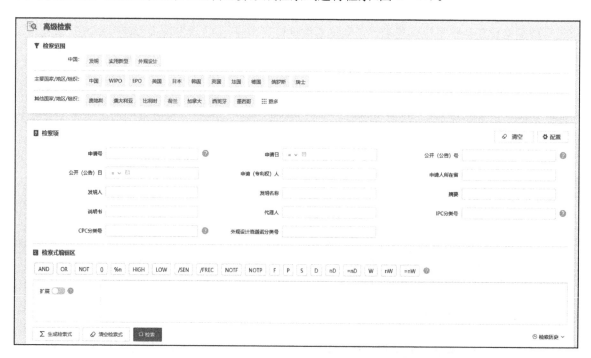

图4-17 国家知识产权局智能化专利检索及分析系统高级检索界面

（3）命令行检索：包含命令行检索和批处理两部分，以命令方式进行检索、浏览等操作（图 4 - 18）。

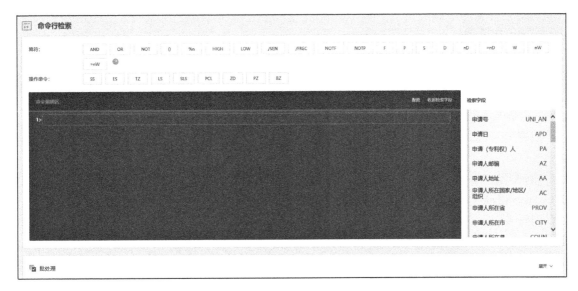

图 4 - 18 国家知识产权局智能化专利检索及分析系统命令行检索界面

（4）导航检索：主要基于 IPC 分类号查询进行检索任务（图 4 - 19）。

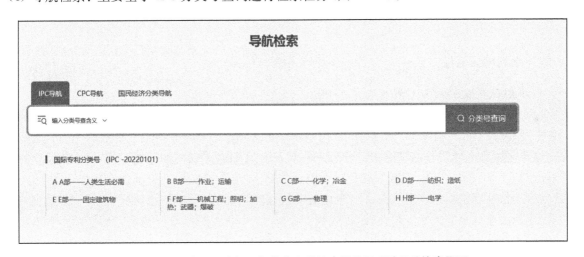

图 4 - 19 国家知识产权局智能化专利检索及分析系统导航检索界面

3. 专利分析 面对的是不同层次的用户，可为其提供专业化、智能化的分析方式，通过专业的专利数据分析模型，快速、准确、全面地在海量专利数据中分析出潜在的信息关系和完整的专利情报链，帮助公众有效地利用专利资源，包括维护分析文献库、申请人分析、发明人分析、区域分析、技术领域分析、中国专项分析、高级分析和日志报告。

（二）万方数据——知识服务平台中外专利数据库

万方数据——知识服务平台中的中外专利数据库（Wanfang Patent Database，WFPD，网址为 https://c.wanfangdata.com.cn/patent）收录了国内外的发明、实用新型及外观设计等专利 1.56 亿余项：① 中国专利收录始于 1985 年，共收录 4 060 万余项专利全文，可本地下载专利说明书，数据与国家知识产权局保持同步，准确地反映了中国最新的专利申请和授权状况，每年新增 300 万项。② 国外专利 1.1 亿余项，均提供欧洲专利局网站的专利说明书全文链接，收录范围涉及美国、日本、英国、德国、法国、瑞士、俄罗斯、韩国、加拿大、澳大利亚等地区数据，每年新增 1 000 万余项。中国专利每 2 周更新 1 次，国外专利每季度更新 1 次。

检索方式有初级检索、高级检索、专业检索和作者发文检索。可以通过主题、题名、摘要、申请/专利号、申请/专利权人、申请日、公开/公告号、公开日、主分类号、分类号、发明/设计人、代理机构、代理人、优先权、主权项等检索项进行检索,检索结果按专利类型、发布专利的国家、地区和组织,公开/公告年份进行分类,提供专利全文下载。

（三）CNKI 专利库

CNKI 专利库（网址为 https://kns.cnki.net/kns8/AdvSearch？dbcode＝SCOD）包括中国专利全文数据库(知网版)和海外专利摘要数据库(知网版)。中国专利全文数据库(知网版)收录了 1985 年以来在中国大陆申请的 4 760 余万项专利,每年新增专利约 250 万项,准确地反映中国最新的专利发明,可一次性下载专利说明书全文。海外专利摘要数据库(知网版)包含美国、日本、英国、德国、法国、瑞士、世界知识产权组织、欧洲专利局、俄罗斯、韩国、加拿大、澳大利亚等国家和组织的专利,共计收录从 1970 年至今专利 1 亿余项,每年新增专利约 200 万项,专利说明书全文链接到欧洲专利局网站。

与通常的专利库相比,CNKI 的中国专利全文数据库(知网版)每项专利的“知网节”集成了与该专利相关的最新文献、科技成果、标准等信息,可以完整地展现该专利产生的背景、最新发展动态、相关领域的发展趋势,可以浏览发明人与发明机构更多的论述及其在各种出版物上发表的信息。专利的内容来源于国家知识产权局知识产权出版社,相关的文献、成果等信息来源于 CNKI 各大数据库。

中国专利全文数据库(知网版)按照专利种类分为发明专利、发明授权、外观设计和实用新型 4 个类型,其中发明专利、发明授权和实用新型采用国际专利分类法和 CNKI 168 学科分类,外观设计采用国际外观设计分类和 CNKI 168 学科分类。海外专利摘要数据库(知网版)采用国际专利分类和 CNKI 168 学科分类。

检索方式有初级检索、高级检索、专业检索 3 种。可以通过申请号、申请日、公开号、公开日、专利名称、摘要、分类号、申请人、发明人、地址、专利代理机构、代理人、优先权等检索项进行检索,并下载专利说明书全文。

四、国外专利检索系统

（一）世界知识产权组织专利数据库

1. 世界知识产权组织专利数据库简介　世界知识产权组织（World Intellectual Property Organization, WIPO,网址为 https://www.wipo.int/portal/en/index.html）是由“国际保护工业产权联盟”（巴黎联盟）和“国际保护文学艺术作品联盟”（伯尔尼联盟）于 1967 年 7 月 14 日在瑞典的斯德哥尔摩共同缔约建立的一个政府间国际组织。1974 年 12 月,它成为联合国系统下的第 14 个专门机构。总部设在瑞士日内瓦。在美国纽约联合国大厦设有联络处。该组织主要职能是负责通过国家间的合作促进对全世界知识产权的保护,管理建立在多边条约基础上的关于专利、商标和版权方面的 23 个联盟的行政工作,并办理知识产权法律与行政事宜。中国于 1980 年 6 月 3 日加入该组织。

WIPO IP Portal 是由 WIPO 提供的在线知识产权服务的统一平台。用户只需要注册一个账户,就可以对自身的专利、商标和外观设计国际申请进行管理。该平台还汇集了 WIPO 各类知识产权信息检索资源,为用户提供了获取全球知识产权数据的便利途径。WIPO IP Portal 平台中提供了 3 个检索数据库的入口,分别是用于专利（发明和实用新型）检索的 PATENTSCOPE 数据库,用于商标检索的全球品牌数据库（Global Brand Database）,以及用于外观设计检索的全球外观设计数据库（Global Design Database）。

PATENTSCOPE 数据库不仅提供了最新的国际专利合作条约（patent cooperation treaty，PCT）专利申请数据,还收录了包括中、美、欧、日、韩知识产权五局在内的 75 个国家和组织专利的数据。PATENTSCOPE 数据库收录 1.06 亿件专利文献,其中 4 400 万为国际 PCT 专利申请数据。WIPO 每周最新公布的国际 PCT 专利申请会被及时收录在 PATENTSCOPE 数据库中。各个国家和组织专利的数据则由各国知识产权局和地区知识产权局提供。

全球品牌数据库目前共收录了 73 个国家和组织的超过 4 500 万个商标、原产地名称和标志。我国主要贸易伙伴东盟、欧盟、美国、韩国和日本等主要国家和组织的商标都可以从该数据库中查找到。该数据库不仅可以使用商标名称和类别进行检索,还可以实现图形商标查询。

全球外观设计数据库共收录 1 300 万项外观设计数据,涵盖国际外观设计,以及中、美、日、欧、韩、东盟（除缅甸）等 39 个国家和组织。2022 年 5 月,我国正式加入《工业品外观设计国际注册海牙协定》。申请人提交一份国际申请,就可以在多个国家中获得工业品外观设计专利保护。而通过检索现有外观设计,可以确认一项外观设计是否已经注册,还可以研究产品的外观设计趋势和目标市场。

2. 检索方法　PATENTSCOPE 数据库提供支持多种检索页面,包括简单检索、高级检索、字段组合检索、跨语种扩展、化合物检索。其中,化合物检索需要注册后才能使用。

(1) 简单检索:简单检索模式下,用户直接在输入框中输入技术词语、公司名称、专利文献编号等任何与专利有关的信息,就可以得到初步的检索结果。检索条件包括专利首页("Front Page")、任何字段("Any Field")、全文("Full Text")、ID 号码("ID/Number")、国际专利分类号["Int. Classification(IPC)"]、专利名称("Names")、日期("Publication Dates")选项。

(2) 高级检索:是 PATENTSCOPE 数据库的专家检索页面,可以根据检索逻辑关系自行创建检索表达式,来进行更加精准的检索。可以使用布尔逻辑运算符、位置运算符和截词运算符等来扩大和缩小检索范围,从而满足多种检索需求。

PATENTSCOPE 数据库提供的一些功能选项,若能充分利用,可以极大地提高检索效率。例如,"stemming"功能为默认选项,在西文语境下,系统会自动将词根相同的多个变形词都选中:只需要输入"electric",含有"electric""electricity""electrical"的文献都会出现在结果中。"Expand with Related Terms"功能选项,可以帮助用户扩展检索词:输入"electric car",点击扩展检索词,系统自动提示检索式("electric vehicle" OR "electric car") OR [electric AND (motor OR car)],关键词得以扩展。"Include NPL"选项选中后,检索结果中会将满足检索条件的非专利文献一并展示。

(3) 字段组合检索:在字段组合检索界面,可以选定检索字段,并用布尔逻辑运算符来连接几个检索项,实现多检索字段的组合检索。与高级检索相比,其更容易上手操作,即便不熟悉检索字段的具体表达形式,也可以在检索字段选项的提示下展开检索操作。例如,查询 2019 年世界范围公布的华为公司的专利申请。只需要从字段下拉框中选择"Applicant Name",输入"HUAWEI"。再在下一列字段下拉框中选择"Publication Date",输入"2019"。两个检索项之间的运算符选择"AND"。检索式完成,点击"Search"即可。

(4) 跨语种检索:检索时,通常会需要查阅各国专利文献,如想掌握竞争对手在各国开展专利布局的情况。即便 PATENTSCOPE 数据库中收录了 75 个国家和组织公布的专利文献,但这些文献是以十几种不同语言公布的,只用一种语种检索,检索结果必然受语种限制。例如,输入关键词"biodegradable cup",无法查找到以中文或日文公布的"可生物降解的杯子"相关专利技术。PATENTSCOPE 数据库中提供的跨语种检索很好地解决了这一难题。以一种语种输入关键词,系统会自动匹配出 13 种不同语言的对应关键词,并对其进行检索。

(5) 化合物检索:是化学领域中非常有效的一种检索。PATENTSCOPE 数据库化合物检索界面中不仅提供了化合物名称检索,还可以实现化学结构式检索。用户可免费注册账号,登录账号后可使用该功能。用户可以使用编辑器来绘制化学结构式,也可直接上传描述化合结构的文件或化学结构式图形。PATENTSCOPE 数据库中化学结构式检索,可实现精确结构检索和子结构检索。化学领域的专利申请中有一种特殊的权利要求撰写类型,即马库什化合物权利要求,以结构通式和取代基定义的方式概括出要求保护的化合物群组。PATENTSCOPE 数据库也可实现马库什结构检索。

3. 检索技术

(1) 单词检索与词组检索:系统默认的是单词检索,如果需要检索一个准确的词组,就要对词组加引号。使用双引号,表示检索结果要与引号内的检索词完全匹配,即文献要包含引号内的检索词,并且次序、词的位置都不变。这里需要注意的是,在检索过程中系统禁用的词包括冠词、系动词等,并且系统不区分词的大小写。

(2) 逻辑关系检索:系统使用布尔逻辑运算符,高级检索页面上设定了几种词与词的组配模式,可限定它们之间的逻辑关系:"AND"表示检索词之间的关系是"与"的关系;"OR"或"+"表示检索词之间的关系是"或"的关系;"NOT"或"ANDNOT"或"-"表示检索词之间的关系是"非"的关系。系统默认的是"AND"关系,即如果用户输入两个检索词,如"aspirin,cardiovascular",系统默认为"aspirin AND cardiovascular",并对其进行检索。在简单检索界面输入一个检索式,如果检索式中有一个以上的检索词,那么也可以使用布尔逻辑运算符限制词与词之间的关系。

(3) 通配符检索:系统支持同一词语中的单字符和多字符通配符检索。要执行单字符通配符检索,使用"?"符号;要执行多字符通配符检索,使用" * "符号。

(4) 位置运算符检索:支持查找相距一定距离之内的字。要进行近似性检索,在短语后使用"～"符号。

例如,要检索一个文件中相距 10 个字之内的"aspirin"和"cardiovascular",使用语句"aspirin cardiovascular～10"。也可以使用"aspirin NEARcardiovascular",表示检索词之间相距在 5 个字之内。

(5) 优先运算符检索:系统的优先运算符为"( )",应用优先运算符可使系统按照用户要求的运算次序进行检索,而不是按照默认的逻辑运算次序进行检索。

4. 检索结果的浏览和数据分析

(1) 检索结果的浏览:在页面顶端显示检索式、命中的结果总数目。结果显示列表中,每件专利申请作为一条记录给出,并提供基本信息,如文献号、发明名称、国际专利分类号、主要发明人、申请人、公布日等。结果显示还可根据需要设置为列表和说明书内容并排展示。

(2) 机器翻译功能:PATENTSCOPE 数据库提供了机器翻译功能,在页面中点击"Machine Translation"功能键,即可将其他语种文献翻译成中文。

(3) 专利族信息:为了使得发明创造在目标市场国家得到专利保护,申请人会就同一件发明创造在不同的国家申请专利保护,这些申请公布出版后,就形成了由优先权连接起来的一组专利文献,即专利族。PATENTSCOPE 数据库中点击"Patent Family",即可获得专利族信息,了解一件发明创造在全球的专利布局。

(4) 审查文档信息:若需要浏览出版的专利文献,点击"Documents"即可获取。专利申请的审批过程中会产生一系列的审查文档。专利审查员会做出检索报告,发出审查意见通知书和各类审查决定。而申请人一方,除了递交专利申请文件外,还会就审查意见做出答复。PATENTSCOPE 数据库中收录了几个主要国家的部分专利审查文档,点击"Documents",在"Global Dossier"栏目下,即可查阅。

(5) 数据统计分析功能:PATENTSCOPE 数据库还提供了检索结果的数据统计分析功能,可以图表形式展示国别分布、申请人排序、专利分类领域分布等。

(二) 德温特专利索引(Derwent innovations index, DII)

1. 概况　汤姆森·德温特公司(Thomson Derwent,简称德温特)隶属于汤姆森公司,是英国一家专门从事专利和科学信息的出版机构,创立于 1951 年。

1970 年德温特创立印刷型文摘周报中心专利索引(CPI,后更名为化学专利索引),起初只有药物文摘、农业文摘、塑料文摘 3 个分册,后来陆续增至 12 个分册,报道整个化学领域的各国专利。

1972 年创立的世界专利索引周报(WPIG)为题录式印刷型产品,分为化工、一般、机械、电气 4 个分册,报道所有技术领域的各国专利。

1994 年 12 月德温特网站 www.derwent.com 开始运行。

德温特还针对不同用户的需求提供专业数据库和定制服务。使用德温特数据库的主要联机系统有 Delphion、Dialog、DIMDI、Doubletwist、Questel-Orbit、STN、WESTLAW 等。德温特的一些主导数据库还被世界上的一些专利局采用,作为专利审查的检索数据库。

本节介绍的德温特专利索引是美国 ISI 最新推出的基于因特网环境的数据库产品,该数据库将德温特世界专利索引(Derwent world patents index, WPI)与专利引文索引(patents citation index, PCI)加以整合,是世界上国际专利信息收录最全面的数据库之一。用户不但可以通过它检索专利信息,而且可以通过它检索到专利的引用情况。

2. 德温特专利索引的特点

(1) 收录了来自 40 多个国家、地区和专利组织发布的 25 000 条专利文献和来自 6 个重要专利版权组织的 45 000 条专利引用信息到数据库中。每周更新并可回溯至 1963 年,到目前为止,数据库中共收录 1 000 万个基本发明、2 000 万项专利,为科研人员提供世界范围内的化学、电子与电气以及工程技术领域内综合全面的发明信息,是检索全球专利的最权威的数据库。

（2）以专利权属人、专利发明人、主题词为简单的检索入口，可快速获取基本信息，节省时间。

（3）德温特专利索引重新编写的描述性的标题与摘要，使用户避免面对专利说明书原有摘要与标题的晦涩难懂，可以帮助用户迅速了解专利的重点内容，很快判断是否是自己所需的资料。如表 4-2 所示，左列为"专利文献原摘要"，右列为"专利索引描述性摘要"。

表 4-2　专利文献原摘要与德温特专利索引描述性摘要

专利文献原摘要	专利索引描述性摘要
The present invention relates to capsules encapsulating antibody-producing cells, and to the use of such capsules and encapsulated cells.	*Capsule（A）comprises a core containing antibody-producing cells（B），surrounded by a porous wall that is permeable to antibodies（Ab）produced by the cells* *USE -Ab may bind to and block the receptors essential for viral infection，or they bind to viruses or other circulating antigens. The capsules are implanted for treatment or prevention of disease，particularly cancer，autoimmune disease（including multiple sclerosis …）*

（4）辅助检索工具可以帮助用户迅速找到相关的手工代码和分类代码并且通过点击鼠标直接将相应的代码添加到检索框中，直接进行检索。

（5）德温特专利索引特有的深度索引增加了检索的相关度，避免大量无关记录的出现。

（6）检索结果列表中列有每条专利对应的主要发明图，可迅速看到专利的主要的图像资料。

（7）德温特专利索引会将同族专利合并成一条记录，在同一条记录页里会列出同族专利中不同国家授予同一项技术的不同专利号，从而使用户对某一个具体专利的全球专利授权情况一目了然。另外，对于非英文/中文的专利，用户可以通过同族专利的记录，找到同一项技术的英文专利，了解技术细节。

3. 德温特专利索引的检索　德温特专利索引将专利数据库分为三个子数据库：化学、工程、电子和电气，在打开数据库检索前首先选择要检索的分数据库，如果不选择，系统则默认全选。然后根据需要选择要检索的时间或年代，并确定是做一般检索还是专利引用检索。如果以前保存过检索策略，在数据库选择页面可以进行编辑或直接调用。

检索方式有四种：快速检索、专利引用检索、化合物检索和高级检索。

（1）快速检索：通过主题、专利权人、发明人、专利号、国际专利分类号、德温特分类号、德温特手工代码、德温特入藏号进行检索。

1）主题：输入描述专利主题的单词或短语，在专利篇名（"Title"）、文摘（"Abstract"）及关键词（"Keywords"）字段中检索，也可选择只在专利篇名（"Title"）中检索。可使用算符（"AND、OR、NOT、SAME 或 SENT"）连接单词或短语。

2）专利权人：输入专利权人的代码和名称。可同时选择检索专利权人的代码和名称，或只选择检索专利权人的名称或代码。

3）发明人：输入专利发明者姓名。姓在前，名在后，中间留一个空格。

4）专利号：输入专利号进行检索。

5）国际专利分类号：输入国际专利分类号检索。

6）德温特分类号：输入德温特分类号进行检索。德温特分类号共有 20 组，分为三个部分：其中化学部分包括 A～M 组，工程部分包括 P～Q 组，电子和电气部分包括 S～X 组。利用德温特分类号进行检索，可以提高读者检索的速度及准确性。获取德温特分类号的方法：点击德温特分类号检索框右侧的"List of Class Codes"，即可获得按主题顺序排列的详细的德温特分类号。

（2）专利引用检索：专利引文检索的搜索范围为记录的引文部分，就是检索引文中与检索式相匹配的专利。例如，用"Eastman Kodak Co"进行引文检索，则得到所有引文中出现"Eastman Kodak Co"的记录。检索步骤：在所描述的检索字段中输入检索词或检索信息，可以进行单一字段检索，也可以进行多字段检索，各检索字段间系统默认为"AND"的关系，检索字段越多，检索范围越窄，检索结果越精确。

在专利引用检索页面设置的检索选项与数据库中被引用专利的信息是一致的，有如下可检索字段：被引用专利号("Cited Patent Number")、被引用专利权人("Cited Assignee")、被引用专利发明人("Cited Inventor")、被引专利的德温特主入藏号("Cited Derwent Primary Accession Number")。

（3）化合物检索：通过化学数据字段中输入检索词来构建一个检索式。然后单击"Search"检索按钮进行检索。可通过化学结构和文本组配进行检索，系统默认"AND"关系。

可检索字段包括化合物名称("Compound Name")、物质说明("Substance Description")、结构说明("Structure Description")、标准分子式("Standardized Molecular Formula")、分子式("Molecular Formula")、分子量及德温特化学资源号。

（4）高级检索：使用两个字母的字段标识、布尔逻辑运算符、括号和检索式引用来创建检索式。结果显示在页面底部的"检索历史"中。

4. 检索技术

（1）一般检索规则：检索词字母不分大小写、上下标等。一般检索词或词组不使用引号，系统默认短语。在一个检索操作中，所有检索字段都可使用布尔逻辑运算符"AND/OR/NOT"，并支持截词运算符"*""?"。

检索可能带有连字符的字或词时，要用两种方式检索，一种是不带连字符，另一种是检索词中的连字符用空格代替，如"X-RAY"的检索方式为"XRAY OR X RAY"。

检索词中有些带有标点符号，在检索时要同时考虑带符号或不带符号两种情况，如检索发明人 O'Brien 的文献，检索式为"O'BRIEN OR OBRIEN"。

（2）运算符

1）布尔逻辑运算符：包括"AND/OR/NOT"，系统忽略字母大小写。注意：一些字段包含唯一的内容，如专利号等，只能用"OR"。不同的检索字段之间系统自动确认为"AND"的关系。检索中用布尔逻辑运算符可以将 50 个以内的检索词组合起来。检索词或短语中包含"AND/OR/NOT"，但不是作为布尔逻辑运算符时，这些词要使用引号，以区别布尔逻辑运算符，如检索发明人"O. R. Koechli"，检索式为"KOECHLI 'OR'"。

2）优先运算符："（ ）"用来指定优先检索顺序，"（ ）"内的检索优先执行。

3）位置运算符：进行专利引用检索时，在被引用专利受让人和被引用专利发明人两个字段中还可以使用另一个算符"SAME"，"SAME"的用法与"AND"相似，组配的检索词都要同时出现在同一个记录中，但不同的是组配的检索词必须同时出现在同一个被引专利中。

（3）截词运算符：① 无限截断，使用的截词运算符为"*"，表示 0 或多个字符。② 有限截断，使用的截词运算符为"?"，一个"?"代表一个字符。

截词运算符可以用于所有字段，可以放在词中或词尾，但不能放在词头，而且使用"*"检索时，在"*"之前至少要有三个字母。两种截词运算符可以同时用于一个检索词中，如 sm?thr*。

5. 检索结果的处理

（1）检索结果输出排序：输出检索结果时，可按"Latest Date"（默认选项，依照收录文献的日期排序，最新的排在前面）、"Inventor"（依照第一发明人名字的字母顺序排序）、"Patent Assignee Name"（依照专利权人名字的字母顺序排序）、"Patent Assignee Code"（依照专利权人的代码排序）选项排序。

（2）存储/执行检索策略：在点击"Search"检索之前或者之后，都可以存储检索策略，以备后用。检索策略存储在用户本地的硬盘或者软盘上，用户可以指定文件目录。

调入先前已存储检索策略的对话框，进入第一页的最底端，点击"Search"，选定目录和文件后调入，即可用先前存储检索策略检索了。

（3）命中结果的显示、打印、下载和 E-mail：检索命中结果的简洁格式包括专利号、前三位发明人、专利名称及专利权人名称等信息。

在全记录格式，点击"Patents Cited by Inventor""Patents Cited by Examiner""Citing Patents""Articles Cited by Inventor"还可查看该专利引用其他专利的情况、该专利被引用的情况及相关文献。

标记输出记录：在每条记录开始处的方框内做标记后，点击"SUBMIT"；或者点击"MARK PAGE"将一页的 10 条记录全做标记（也可点击"UNMARK PAGE"删除标记）；翻页后，再选择需要标记的记录，重复

"SUBMIT"或者"MARK PAGE",直到最后一页;然后点击屏幕上方的"MARKED LIST"按钮(该按钮只在做了标记并点击"SUBMIT"或"MARK PAGE"时才出现)。

选择输出字段:屏幕最下方列出了输出字段的选择项,可根据需要在方框内做标记。

下载:建议使用"Format for Print"或"E-mail"两种格式(其余格式用于输出到专门接口软件)。

用浏览器的命令打印或者保存命中结果;在"E-mail the Records to:"框中输入收件人地址,点击"Send E-mail"发送命中结果。

(三)欧洲专利局专利数据库

欧洲专利局专利数据库(https://worldwide.espacenet.com)是欧洲专利局和其成员国提供的免费专利信息数据库检索系统。服务的具体内容包括检索最近两年内由欧洲专利局和欧洲专利组织成员国出版的专利,世界知识产权组织出版的《专利合作条约》(*Patent Cooperation Treaty*)规定的专利的著录信息以及专利的全文扫描图像。由欧洲专利局及其成员国提供,专利数据库收录时间跨度大,涉及的国家多,收录了1920年以来(各国的起始年代有所不同)世界上50多个国家和地区出版的数据。还提供了欧洲专利局所收集的1920年以来的世界各国专利的信息检索,其中大部分是1970年至今收录专利的文摘信息。但检索数据不完整,只有部分国家的题录数据有英文发明名称及英文文摘。如果从英文发明名称或英文文摘字段进行检索就会造成漏检。

(四)美国专利及商标局(USPTO)网站

1999年4月,美国专利及商标局(United States Patent and Trademark Office, USPTO)(http://www.uspto.gov/)开通互联网专利数据库进行免费服务,其可检索美国专利全文数据库(Searching Full Text Patents)和美国专利图形数据库,这两个数据库是USPTO最常用到的检索入口。另外,USPTO还提供专利权转移检索、专利基因序列表检索、撤回专利检索、延长专利保护期检索、专利公报检索及专利分类检索等途径。

美国专利全文数据库的收录范围为1976年至今,所有专利内容都被电子化为可编辑的内容,可供用户下载编辑成任意所需形式。检索界面分为快速检索("Quick Search")、高级检索("Advanced Search")和专利号检索("Patent Number Search")三个部分。专利授权数据库则是包括了自1790年美国的第一部专利法诞生以来的所有专利,在1790～1976年这段时间的专利全文只有PDF格式的,只能通过专利号和(或)分类代码检索1976年之前的内容。所有数据通常在专利公告的每周二更新,联邦假日除外。

数据库包括了所有美国专利:实用型(即发明)专利、外观设计、再版专利、植物专利和依法注册发明(Statutory Invention Registration,SIR)文献。

从1976年1月至今提供的可检索的全文包括的题录信息,如发明人、专利名称、申请人、摘要、全部说明书正文、权利要求等。每篇全文的显示都包括一个可获得该专利每页图形文件的链接。1790～1975年12月的专利只提供专利号、公告日和美国专利分类,而且只能从这几个字段中检索。

分析与讨论

案例:阿司匹林(又称乙酰水杨酸)从发明至今已有100多年的历史。20世纪80年代后期,已经有充分的科学证据表明阿司匹林在心血管疾病的预防中起重要作用,阿司匹林亦成为心血管药物中抗血小板剂的核心药物。大规模的临床研究结果确立了阿司匹林在冠心病防治中的基石地位,其作用已被国内外临床指南所肯定。然而仍有部分应用阿司匹林治疗的患者未能获益,阿司匹林抵抗(aspirin resistance, AR)是目前临床上面临的一个难题。某药物研究机构通过研究开发出利用丹参及其提取物制备的抗阿司匹林抵抗性心血管疾病药物,欲申请专利保护以便投入生产,需要对国内外的相关药物做一个了解及对比。

讨论:

1. 为什么专利文献是非常重要的研发信息源?

2. 如何应用各专利检索系统,通过不同的检索途径获得相关信息?

3. 如要在德温特专利索引中,应用其"Compound Search"(化合物检索)功能检索有关"缺血性心脏病患者阿司匹林抵抗的药物专利(除拜耳公司以外)"的专利文献信息,如何编写检索提问表达式?

提示:

1. 重点可从国内外正式、权威的专利文献数据库入手。检索词有阿司匹林(aspirin),阿士匹灵,阿斯匹林,乙酰水杨酸(Acetylsalicylic Acid、4 - 3 - ethanoylhydroxybenzoic acid),阿司匹林抵抗(aspirin resistance,AR),心血管疾病(cardiovascular disease),丹参(S. miltiorrhiza)。

2. 如需要从分类途径查找中国专利的相关信息,即可在"A 大类"-"A61(医学或兽医学;卫生学)"-"A61K35/78 来源于植物的材料[2]"或"A61K9/00 以特殊物理形状为特征的医药配制品"。

3. 检索有关"缺血性心脏病患者阿司匹林抵抗的药物专利(除拜耳公司以外)"的文献信息,在检索提问框编写如下检索表达式进行检索即可:

TS＝[(ischemic heart disease or IHD or myocardial ischaemia) and (aspirin resistance or AR)] not AN＝Bayer

(刘　敏)

第四节　标准文献检索

人类进入文明社会后,依法行事是社会生活的根本保障,标准化在提高劳动生产率、扩大技术交流和贸易交流等方面发挥了重要作用。由于医学工作的特殊性,医学领域的标准化显得尤其重要,标准化的成果即产生了各种各样的标准文献。

一、标准文献的概念

标准是为了在一定范围内获得最佳秩序,经协商一致制定并由公认机构批准,共同使用和重复使用的一种规范性文件。

标准文献是标准化工作的成果。广义的标准文献是指与标准化工作有关的一切文献,包括标准形成过程中的各种档案、宣传推广标准的手册及其他出版物、揭示报道标准文献信息的目录、索引等。

狭义的标准文献是指按规定程序制定,经公认权威机构(主管机关)批准的一整套在特定范围(领域)内必须执行的规格、规则、技术要求等规范性文献,简称标准。

国外标准文献常以"Standard"(标准)、"Specification"(规格)、"Rules"(规定)、"Instruction"(指示)、"Practice"(工艺)等名称出现。

二、标准文献的类型

(一) 按标准的适用范围划分

1. 国际标准　由国际上权威的标准化组织制定并为国际上承认和适用的标准,如国际标准化组织标准、国际电工委员会标准。

2. 区域标准　由世界某一区域性标准化组织召集参与标准化活动的区域团体所制定、审批、通过并实施的标准,如全欧标准。

3. 国家标准　由国家标准化主管机构批准、发布,在全国范围内统一实施的标准,如中国国家标准、美国国家标准。

4. 行业(专业)标准　在没有国家标准而又需要在全国某个行业范围内统一技术要求的情况下制定和实施的标准,如食品卫生行业标准、药品行业标准。

5. 地方标准　在没有国家标准和行业标准,而又需要在省、自治区、直辖市范围内统一技术要求的情况下制定的标准,如云南省地方标准。

6. 企业标准　在企业范围内对需要统一的技术要求、管理要求和工作要求所制定的标准,是企业组织生产和经营活动的依据,如美国波音飞机公司标准。

（二）按标准的性质划分

1. 基础标准　它是在现代工业生产和技术活动中,对那些最基本的、具有广泛指导意义或作为统一依据的技术规定。

2. 产品标准　它是对产品的质量和规格所做的统一规定,衡量产品质量的依据。

3. 方法标准　它是为试验、分析、检验、抽样、测定等操作方法和程序而制定的标准。

4. 安全与环境保护标准　它是以保护人、物、环境的安全或利用而制定的标准。

5. 原材料标准　它规定产品分类、规格、牌号、化学成分、理化性能、使用范围、保管及验收标准等。

（三）按标准的成熟度划分

1. 强制性标准　具有法律效力、必须遵守的标准。

2. 推荐性标准　由制定和颁布标准的机构建议优先遵守的标准。

3. 试行标准　指内容不够成熟,尚有待在使用实践中进一步修订、完善的标准。

三、标准文献的特点及作用

（一）标准文献的特点

标准文献是现代化生产必不可少的资料,是标准信息的主要来源,与一般的科技文献不同,其特点有以下几项。

（1）制定和审批程序严格。

（2）针对性强,适用范围明确。

（3）编排格式统一,措辞严谨。标准文献通常包含标准级别、标准名称、标准号、标准提出单位、审批单位、批准时间、实施日期和具体内容等项目。

（4）具有一定的法律约束力。有生效、未生效、试用和失效之分。

（5）每件标准都有一个固定不变的标准号,便于查找。编号方法为"标准代号＋序号＋颁布或修订年号"。国家标准,如 GB/T 7543－2006;行业标准,如 WS/T 255－2005;地方标准,如 DB53/127－2005;企业标准,Q/BQB 416－2009。

（二）标准文献的用途

（1）了解各国经济政策、技术政策、生产水平、资源状况和标准水平。

（2）在科研、工程设计、工业生产、企业管理、技术转让、商品流通中,采用标准化的概念、术语、符号、公式、量值、频率等有助于克服技术交流的障碍。

（3）采用国内外先进的标准可改进产品质量,提高工艺水平和技术水平。

（4）鉴定工程质量、校验产品、控制指标和统一试验方法的技术依据。

（5）简化设计、缩短时间、节省人力、减少不必要的试验、计算,能够保证质量、降低成本。

（6）利于企业或生产机构经营管理活动的统一化、制度化、科学化和文明化。

四、国内标准文献检索

（一）中国标准服务网

1. 概况　于 1998 年 6 月开通的"中国标准服务网"是国家标准馆的门户网站(https://www.cssn.net.cn/),国家标准馆是我国唯一的国家级标准文献、图书、情报的馆藏、研究和服务机构,隶属中国标准化研究院,是国家标准化管理委员会的基础信息支撑机构。2009 年,国家标准馆推出了面向全国服务的"国家标准文献共享服务平台",通过门户网站"中国标准服务网"为社会各界提供标准文献查询(查阅)、查新、有效性确认、咨询研究、信息加工、文献翻译、销售代理、专业培训及其他专题性服务(图 4－20)。

2. 检索途径　点击主页上的检索符号进入检索界面,中国服务标准网提供两种检索途径:简单检索、高级检索。

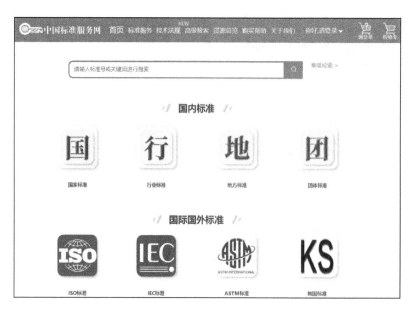

图 4 - 20　中国标准服务网主页

(1) 简单检索：只需要在检索框中输入标准名称或标准号,进行模糊检索,相关字段用空格分隔,如"环境",或"GB 24613",或"环境 GB 24613"。

(2) 高级检索：设有关键词、标准号、标准分类、采用关系、标准状态等字段输入框,字段间的逻辑关系默认为"与"。中国标准服务网高级检索界面如图 4 - 21 所示。

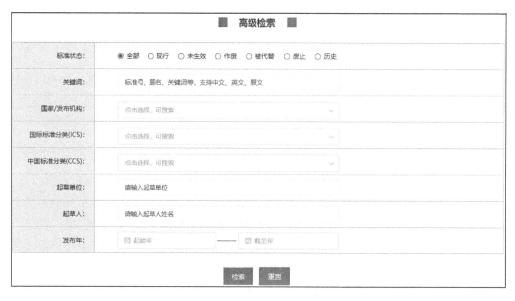

图 4 - 21　中国标准服务网高级检索界面

3. 检索结果　检索结果显示为标准号、标准名、发布日期和实施日期。点击"标准名称"可进一步显示标准题录信息,包括该标准的基本信息、适用范围、关联标准等。若要查看全文,应在该网站注册成为会员,在线购买。

(二) CNKI 标准数据库

CNKI 标准数据库分为中国标准数据库(SCSD)、国外标准数据库(SOSD)、国家标准全文数据库和中国行业标准全文数据库。中国标准数据库收录了所有的中国国家标准(GB)、国家建设标准(GBJ)、中国行业标准的题录摘要数据,共计约 13 万条。国外标准数据库收录了世界范围内重要标准,如国际标准(ISO)、国际电工标准(IEC)、欧洲标准(EN)、德国标准(DIN)、英国标准(BS)、法国标准(NF)、日本工业标准(JIS)、美国标准(ANSI)、美国部分学协会标准(如 ASTM、IEEE、UL、ASME)等标准的题录摘要数据,共计约 31 万条。国家标准全文数据库收录了由中国标准出版社出版的、国家标准化管理委员会发布的所有国家标准,占国家标准总量的 90% 以上。中国行业标准全文数据库收录了现行、废止、被代替及即将实施的行业标准,全部标准均获得权利人的合法授权。标准的内容来源于中国标准化研究院国家标准馆,相关的文献、专利、成果等信息来源于 CNKI 各大数据库。

在 CNKI 标准数据库高级检索界面(图 4-22),文献类型选择专利数据库。高级检索提供主题、篇关摘、标准名称、标准号、关键词、摘要、起草人、发布单位等字段进行检索,多个字段之间可进行逻辑运算。

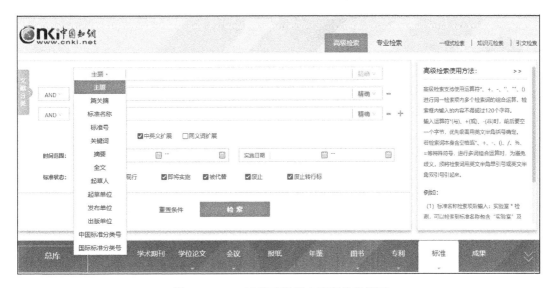

图 4-22　CNKI 标准数据库高级检索界面

(三) 万方数据——知识服务平台中外标准数据库

万方数据——知识服务平台(https://www.wanfangdata.com.cn/)——万方数据库资源系统可提供大量的中外标准数据库,综合了由国家技术监督局、住房和城乡建设部情报所、建材研究院等单位提供的相关行业的各类标准题录。其包括中国行业标准、中国国家标准、国际标准化组织标准、国际电工委员会标准、美国国家标准学会标准、美国材料试验协会标准、美国电气及电子工程师学会标准、英国标准化学会标准、德国标准化学会标准、法国标准化学会标准、日本工业标准调查会标准等,数据每月更新(图 4-23)。

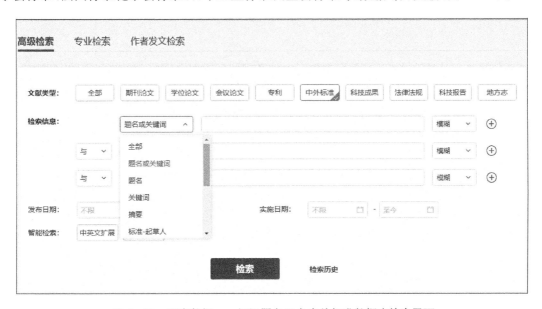

图 4-23　万方数据——知识服务平台中外标准数据库检索界面

在万方数据——知识服务平台中外标准数据库高级检索界面,选择文献类型为中外标准。系统提供快速检索、高级检索和专业检索方式。其中,高级检索方式在每个检索框后增加了"精确"或"模糊"选项,可对检索词进行精确或模糊检索,并可以对标准发布的时间进行限定。专业检索方式是用户通过编写检索式来进行检索,适用于具有一定检索基础的用户。

（四）其他国内常用的标准文献检索网站

（1）全国标准信息公共服务平台 https://www.spsp.gov.cn/。

（2）中国标准化研究院 https://www.cnis.gov.cn/。

（3）国家标准化委员会 https://sac.gov.cn/。

（4）标准网 https://www.standardcn.com/。

（5）标准分享网 https://www.bzfxw.com/。

进行标准文献检索除了可以利用丰富网络资源外,还有许多手工检索工具可以利用,如《中华人民共和国国家标准目录》《中国国家标准分类汇编》《中国标准化年鉴》《中国强制性国家标准汇编》《中华人民共和国国家标准目录及信息总汇》等,一般可以通过分类号、标准号及标准名称进行手工检索。

五、国际标准信息检索

国际标准信息检索的网站特别多,较常用的有以下几个。

（一）ISO 标准网（https://www.iso.org/）

ISO 是国际标准化组织(International Organization for Standardization)的简称,成立于 1947 年 2 月 23 日。ISO 负责除电工、电子领域和军工、石油、船舶制造之外的很多重要领域的标准化活动。其宗旨是"在世界上促进标准化及其相关活动的发展,以便于商品和服务的国际交换,在智力、科学、技术和经济领域开展合作"。ISO 标准网主页提供多个标准信息专栏,报道标准知识、标准制定的动态消息、国际范围内的会议、活动等,并提供 ISO 标准检索。

主页导航栏右上方的检索框就可以进行快速检索。而点击检索框旁边"🔍"的标志,即可以进入标准检索页面。系统提供了"ISO number"(标准号)、"TC"(技术委员会)、"ICS"(国际标准分类法)、"DATE"(日期)、"Stage code"(标准发展状态代码)等字段的检索。并可通过勾选"Published"(现行)、"Under development"(即将实施)和"Withdrawn"(废除)对输出的标准状态进行限定(图 4-24)。如需对更多字段进行限定,可以点击"Advanced Search"进入高级检索。

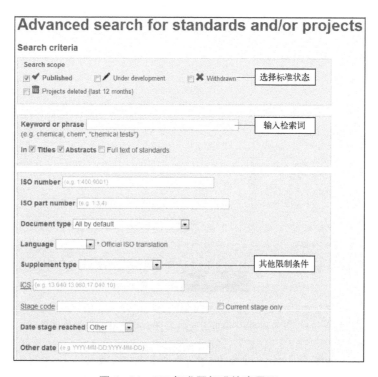

图 4-24 ISO 标准网标准检索界面

（二）国际电工委员会网（https://www.iec.ch/）

国际电工委员会（International Electrotechnical Commission，IEC）成立于 1906 年，至今已有 100 多年的历史。它是世界上成立最早的国际性电工标准化机构，负责有关电气工程和电子工程领域中的国际标准化工作，其中含有众多的医疗技术相关标准。IEC 主页上提供了多个信息导航栏，从多方面对 IEC、IEC 的工作及成员等情况进行了详细介绍，同时报道有关 IEC 的动态新闻、会议、活动等信息。在主页导航栏上点击"Webstore"，即可进入标准文献检索及购买页面，在页面右侧的检索框内输入检索词，即可进行检索。如需更精确的检索，点击"Advanced Search"，进入高级检索界面（图 4-25）。IEC 的高级检索系统可以对标准号、技术委员会、国际标准分类号及时间范围等字段进行限制。系统还提供标准号快速检索途径，在"Quick access by ref.number"下面的检索框内直接输入标准号，即可直接获得该标准文献的详细信息。

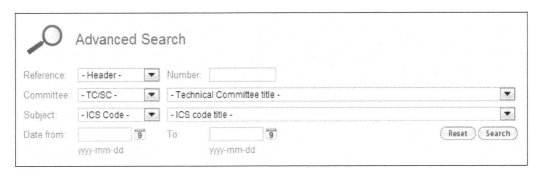

图 4-25 IEC 网高级检索界面

（三）世界标准服务网（https://www.wssn.net/）

世界标准服务网是国际标准化组织推出的国际性标准信息检索网站。其特点是提供一个全世界标准信息网络的互联平台，以链接的方式将各级各类标准信息网站连接在一起，形成一个统一的标准信息检索系统，用户通过世界标准服务网就可以查到世界各国的标准信息。在世界标准服务网中可检索到国际标准化组织、国际电工委员会和国际电信联盟的标准网站；可以查到 64 个国家级成员的 73 个网站，如日本工业标准委员会、印度标准局等；可以查到被国际标准化组织、国际电工委员会、国际电信联盟认可的 8 个区域性标准化机构的网站，如欧洲标准化委员会、太平洋地区标准化会议等；可以查到 41 个国际性从事标准化的组织的网站，如国际铁路联盟、世界卫生组织等；可以查到 5 个与标准化工作相关的其他国际组织或区域性组织的网站，如世界贸易组织等。

分析与讨论

案例 1：近年来，我国各地不断出现的雾霾天气给人们的生活与健康带来很大影响，某同学想了解我国及世界范围内有无关于 PM2.5 浓度测量方面的标准规定。

讨论：

1. 可以通过什么样的文献类型获得有关国家或行业的规定？

2. 如何获得 PM2.5 浓度测量方面的标准？

提示：

1. 标准文献可回答此类问题。

2. 国家标准、世界各国标准可提供相关检索。检索词：由于不知道具体的标准名称和标准号，可用"PM2.5""测量"。

案例 2：带有各种有害病毒的医疗废水，若不经过严格处理，造成的危害比一般生活污水高出数倍，某同学想了解我国对于医疗机构污水排放的国家标准及其他国家的是否有差异。

讨论：

1. 我国医疗机构污水排放的国家标准是什么？

2. 以我国现行标准和被替代的标准,在医疗污水排放问题上现行标准与之前的标准相比,有了哪些完善？

3. 对比我国标准和国外标准,在该领域我国与世界先进水平还存在哪些差距？

提示：

用本节介绍的几个标准数据库进行检索,体会不同数据库的检索方式并阅读检索结果。

(张璐平)

讨论：

1. 我国医疗机构污水排放的国家标准是什么？

2. 以我国现行标准和被替代的标准,在医疗污水排放问题上现行标准与之前的标准相比,有了哪些完善？

第五章

网络医学信息资源检索

随着新一代计算机网络技术的发展,网络资源日益丰富,网络资源更加易于获取和传播,这在很大程度上改变了人们的生活、工作和学习方式。同样,网络生物医学信息资源在生物医学各领域,如医学教育、科研、医疗过程及专业交流方面也日益扮演着重要的角色。了解现存的生物医学网络资源的类型、特点,掌握快速有效查找所需信息的方法,将对我们的专业学习和研究带来极大的帮助。

第一节　网络信息资源概述

一、网络信息资源检索的概念

网络信息资源是指通过计算机网络存储、检索、发布、传播和利用的各种信息的集合,这些信息表现为文字、图像、声音、动画、视频等。用户通过网络检索接口软件,提出查询请求并获得网络资源的过程即为网络信息资源检索。检索软件是基于网络的分布式特点开发和应用的,即数据分布式存储,大量的数据可以分散存储在不同的服务器上;用户分布式检索,任何地方的终端用户都可以访问存储数据;数据分布式处理,任何数据都可以在网上的任何地方进行处理。

二、网络医学信息资源的类型

网络上的医学信息资源繁多,按照不同的标准可以划分为不同的类型。

（一）按信息的用途划分

1. 搜索引擎（search engine）　是互联网上具有检索功能的网页。其功能是接收用户的提问,通过采集网页信息,为用户提供相关信息所在的网址。按其组织方式、搜索网页信息的范围或工作方式等可分为不同的搜索引擎。搜索引擎是快速查找相关信息的不可或缺的网络工具。

2. 数据库类资源（database resources）　数据库是网络医学信息资源的重要形式,主要是指数据库商在网络上发行的文献型数据库、事实型数据库和数据型数据库。① 文献型数据库,可以是索引、文摘库,如PubMed、CBM 等二次文献库;也可以是提供文献全文的一次文献库,如 CNKI 的中国学术期刊网络出版总库、中国博士论文全文数据库等。② 事实型数据库,主要提供百科知识、具体事实、基因序列、药物结构、医学图像、病理切片等信息。例如,提供百科知识的维基百科等;提供植物药信息的中国药用植物志;提供文献计量和引文分析信息的 SCI;提供生物学事实信息的 NCBI 下属的系列数据库如基因序列库（GeneBank）、核酸序列库（Nucleotide Database）、蛋白结构库（Protein Structure）等。③ 数据型数据库,主要提供各种统计数字、参考值、科学测量数据、科学观测数值等。例如,提供世界卫生统计数据的全球卫生观察站,美国卫生部疾病预防和控制中心的美国国家卫生统计中心（National Center for Health Statistics）等。

3. 电子出版物资源（electronic publication resources）　包括电子图书、电子期刊、电子报纸等。通过网络浏览、下载、阅读资料,已逐渐成为现代人的阅读习惯,这得益于网络上大量的以 PDF 文件形式存在的电子出版物。一方面新的电子书不断涌现,另一方面传统的出版商如 Elsevier、Springer 也开始将一些经典的教材、著作和图谱,制成电子书发行,如《西氏内科学》《格氏解剖学》等。电子期刊也是如此,大量传统期刊建立了自己的网站,在网上提供检索、阅览、下载、论文提交等服务,还有很多期刊由原来的订阅方式改为开放存取,用户可以免费阅读和下载,如 *Science*、*New England Journal* 等,还有一些是新创办的开放存取电子期刊,如 PLoS 系列期刊,其由于获取方便、质量高而逐渐受到业界的关注。还有另外一类 EXE 格式的电子期刊,突破了 PDF 格式的静态局限,利用超媒体技术,把声音、文字、图像和视频融合在一起,形成图文并茂的期刊新形式,目前仅见于一些娱乐、时尚、家装的杂志,尚未见到这种格式的专业期刊。目前,网上的电子报纸也有不少,各大传统报纸都发行了自己的网络版,如 *Science Daily*,*International Medicine World Report* 等,国内亦有《健康报》《中国医学论坛报》等。

4. 医学教育信息资源(medical education information resources) 包括针对医学专业人员的职业教育资源和针对大众和普通患者的教育资源。前者有来自各医学院校的继续医学教学内容,也有来自专门网站的资源。例如,由 WHO Collaborating Center University of Pittsburgh 创办的 SuperCourse(https://sites.pitt.edu/~super1/index.htm/),就提供了卫生和预防医学领域的各种专题讲座达 5 520 个(31 种语言),这些讲座由来自 174 个国家的 56 000 个科学家免费提供,可以链接到在线医学教材、医学期刊、继续医学教育和论坛考试信息等。教育部"高等学校本科教学质量与教学改革工程"支持建设的高等教育课程资源共享平台"爱课程"(http://www.icourses.cn/aboutus/)集中展示"中国大学视频公开课"和"中国大学资源共享课"。中国大学 MOOC(https://www.icourse163.org/)集中了国家级精品课程。一些专业生物医学网站都有专门针对患者或大众的教育资源栏目,如美国国家癌症研究所下的医生咨询数据库提供的癌症治疗综述一般都是两个版本,专业人员版和用易懂语言为患者写的版本,其中涉及的专业术语还能链接到相关的词典。

5. 其他医学信息资源(other medical information resources) 包括医药市场信息资源、生物医学软件资源、医院、医学院和医生信息资源,以及一些论坛、博客、播客、聊天、邮件讨论组、网络新闻组等资源。

(二)按医学信息的专业内容划分

按医药卫生的学科属性进行划分,网络资源又可分为综合医学网站资源和专科医学网站资源。综合性的医学网站,如美国国立卫生研究院的网站(https://www.nih.gov)、美国国立医学图书馆(https://www.nlm.nih.gov)等,提供了卫生信息和数据库以及生物学伦理和生物技术资源、资助项目和医学新闻等医学综合信息。网上还有大量的针对专科医学的资源,如各种专业协会的网站,包括如美国预防医学会(https://www.acpm.org)、美国生理学会(https://www.physiology.org/)、美国胃肠病协会(https://gastro.org/)、美国牙科协会(https://www.ada.org)等,提供了大量的有关专业领域的信息资源。

(三)网络资源的其他划分方法

按信息的表现形式和内容,网络资源可分为文献信息、事实信息、数据信息等;按网络资源的来源,网络资源可分为政府、学术机构、大学、公司企业、社会团体、个人信息等;按内容来划分,网络资源可分为政治性文件、学术研究报告、经济活动信息、历史文献资料、文学艺术、娱乐性信息等;按人类信息交流方式,网络资源则可分为正式出版信息、半正式出版信息、非正式出版信息;按照信息的表现形式,网络资源可分为文本信息资源、超文本信息资源、多媒体信息资源、超媒体信息资源等;按信息传播采用的网络传输协议,网络资源可分为 WWW(万维网)网络资源、FTP(文件传输协议)信息资源、TELNET(远程终端协议)信息资源、用户服务组信息资源、广域信息服务器 WAIS 及 Gopher 协议等。

三、网络信息资源的特点

与传统的信息资源相比,网络信息资源在数量、结构、分布和传播的范围、载体形态、内涵传递手段等方面都显示出新的特点。这些新的特点赋予了网络信息资源检索与利用的新的内涵。

(一)信息的多样性

从表现形式上,有文本、图片的,也有视频、音频的;从来源上,有政府部门、教育机构、研究机构、公司企业、社会社团或者个人发布的;从内容上看,有科学技术信息,也有商业、法律、教育、娱乐信息;有严肃的学术主题,也有消遣的奇闻趣事;有知识、经验,也有新闻、广告。

（二）信息的新颖性

相对于传统的媒体或载体，网络信息具有较强的新颖性和及时性。很多重要的事件会在网上及时地播报，社会热点问题也会迅速地在网络上传播。

（三）信息使用的低成本性和传播范围的广泛性

网络信息大部分都是免费可得的，这种低使用成本，促进了网络信息的传播和利用，相对于传统的媒体或载体，受众更加广泛。

（四）信息的非线性

网络信息特殊的结构和组织方式，使相关信息或知识点间的关系不再是传统的线性关系，而是一种通过超文本链接建立起来的立体的网络关系。

（五）信息组织的局部有序性和整体无序性

网络信息来源于不同的组织或个人，一般来说，每一个网站都遵循一定的规则和方式来组织、发布信息，即局部有序，但整个网络信息的组织和发布缺乏统一的管理和标准，网页的出现、更迭和消亡随时发生，无法控制，因此信息检索的完整性、全面性和系统性难以保证。

（六）信息的开放性和交互性

网络提供了一个开放自由的空间，一些学术团体和研究机构提供了大量免费资源；同时，一些个人的见解、研究心得、观点也可以在网站、论坛或博客上发布，用户不仅可以检索和浏览到相关信息的内容，也可以通过直接参与讨论发表意见或通过提问获得帮助。这些都为我们提供了大量的灰色文献和难得的第一手资料，但这种开放性和交互性也使得一些垃圾信息、虚假信息在网上泛滥，因此在利用网络信息时必须加以评价和鉴别。

分析与讨论

案例：高血压是一种以血压升高为特点的慢性临床状态。多数情况下，高血压没有任何症状，因此很多患者血压升高多年却不知道。如果不治疗，高血压就会损害动脉、身体的多个重要器官，成为导致心脏疾病、脑卒中、肾脏疾病和糖尿病最大的独立死亡危险因素。这就是为什么高血压常被称作"无声杀手"。1978年4月7日，世界卫生组织和国际心脏病学会联合会决定将每年的这一天定为"世界高血压日"，旨在引起人们对防治高血压的重视。某医学院的学生会决定于"世界高血压日"组织同学到社区进行一次宣传活动。活动前，需要准备宣传资料和画册，内容包括高血压的病因、症状、并发症、饮食建议、鉴别与诊断、预防与治疗、最新研究成果的相关知识、图片等。

讨论：

1. 从哪里可以方便快捷地获得以上提到的相关资料？

2. 搜集到的资料具备什么特点？

提示：

1. 通过网络信息检索可以快速地获得形式多样、内容全面而新颖的相关信息，但内容的真实性和权威性需要经过一定的评价和筛选。

2. 本案例为搜集用于社区宣传和患者教育的资料，形式需要形象、生动、新颖，内容需要真实、权威并浅显、易懂。

（马晓晗）

第二节　网络信息资源检索工具

一、概述

网络上的信息都由某一网站或网页提供,而网页不计其数,资源浩瀚纷杂,如何能快速、准确地找到相关资料所在的网址或网页呢?搜索引擎是一种能够通过互联网接受用户的查询指令,并向用户提供符合其查询要求的信息资源网址的系统。它是在网页中主动搜索信息(网页上的单词和特定的描述内容)并将信息生成索引和目录,存储在可供检索的大型数据库中的服务。一些搜索引擎搜索网页的每一个单词,而另一些搜索引擎则只搜索网页的前 200~500 个单词。当用户输入关键词查询时,该搜索引擎会显示包含该关键词信息的所有网址,并提供通向该网络的链接。搜索引擎既是用于检索的软件,又是提供查询、检索的网站。所以,搜索引擎也可称为互联网上具有检索功能的网页。目前,网络上数以万计的搜索引擎随着信息技术和网络检索技术的迅速发展,检索功能不断得到加强。

二、搜索引擎的类型

(一) 按检索内容范围划分

1. 综合性搜索引擎　又称通用搜索引擎,是综合信息检索系统,搜索时不受主题和数据类型的限制。此类搜索引擎的杰出代表有谷歌、百度。值得注意的是,搜索引擎并非搜索整个网络,而是只搜索那些与搜索引擎建立了联系的网站。

2. 专业性搜索引擎　是专业信息机构根据学科专业特点,经过人工筛选和评价,将网络资源进行整理编排的专业性信息检索工具。针对性较强,适用于专业人员查找专业信息。

3. 专门性的搜索引擎　又称为垂直搜索引擎,是针对性地为某一特定领域、某一特定人群或某一特定需求提供的有一定价值的信息和相关服务,可以说是搜索引擎的延伸和行业化应用细分。它是相对于综合性搜索引擎的信息量大、查询不准确、深度不够等提出来的新的搜索引擎服务模式,其特点就是"专、精、深",且具有行业色彩。例如,专门查询各种号码的搜索引擎(https://www.cha086.com/),以图片找图片的搜索引擎(https://tineye.com/),中文字体搜索引擎(https://www.zhaozi.cn/)等。

(二) 按组合方式划分

1. 独立搜索引擎　仅限在单个搜索引擎建立的数据库中进行信息查询,查询语言及规则必须符合该数据库的特定要求。

2. 元搜索引擎　又称集成化搜索引擎,通过统一的用户界面,同时调用多种独立搜索引擎,提供去重后的检索结果。其优点是搜索面广,检索信息量大。目前,元搜索引擎的开发和应用已越来越受到关注。比较有名的元搜索引擎有 Dogpile(https://www.dogpile.com)、Metacrawler (https://www.metacrawler.com)。

(三) 按工作方式划分

1. 全文搜索引擎　通过从互联网上提取各个网站的信息(以网页文字为主),建立自己的数据库,从中检索与用户查询条件匹配的相关记录,按一定的排列顺序将结果返回给用户。

2. 目录索引类搜索引擎　通过人工干预的方法将搜索到的网页进行分类,用户完全可以不用关键词进行查询,仅靠分类目录就可找到需要的信息,如雅虎。

3. 元搜索引擎　见上文。

三、搜索引擎的使用方法

搜索引擎的种类很多,搜索的范围和内容不尽相同,工作方式也有差异,但其基本原理是相同的,使我们在利用搜索引擎检索信息时可以遵循一些共同的原则和技巧。

（一）明确检索目的，选择合适的搜索引擎

搜索信息之前，首先应当明确自己的检索目的，弄清自己要得到的信息的类型，是学术研究资料，还是生活百科？是获取知识，还是要求某种产品或服务？根据需求的性质和学科范围来挑选合适的搜索引擎，是快速、准确获得所需信息的先决条件。

（二）提炼检索词

提炼检索词即从自己的检索需求中找出代表检索内容的名词、术语。搜索引擎一般也接受句子检索，但效果不是太好，所以最好是词或词组。连词、介词、副词、疑问代词，如"and""to""how""what"，或一些词意太广泛的词，如"web""homepage""relationship"等，中文对应的如"和""如何""什么""网页""关系"等，一般不作为检索词，搜索引擎在搜索时这些词都将被忽略。

（三）用好逻辑命令

当检索词多于一个时，就要用到逻辑运算符。搜索引擎基本上都支持逻辑运算，常用的是"＋"和"－"，或与之相对应的布尔逻辑命令（AND、OR 和 NOT）。用好这些命令符号可以大幅提高我们的搜索准确性。

（四）使用高级检索功能

高级检索功能一般可进行检索词间关系的限定，如 all these words（AND）、any of these words（OR）、none of these words（NOT）、this exact word or phrase（精确匹配、固定短语）。

1. 语种限定　即对检索到的信息进行语言的过滤。

2. 位置限定　限定检索词出现在命中记录的位置，如标题、网页、文本、网址或链接中。

3. 网站或域名限定　针对网站或特定的域名进行搜索。

4. 类型限定　限定命中记录为某种格式，如在谷歌中就可以限定为 pdf、ps、dwf、kml、kmz、xls、ppt、doc、rtf、swf。

四、常用搜索引擎

（一）综合性搜索引擎

1. 百度（Baidu）（https：//www.baidu.com）　成立于 1999 年，采用"超链分析"技术搜集了 3 亿中文网页，搜索范围涵盖了中国、新加坡等华语地区以及北美洲、欧洲等部分站点，拥有世界上最大的中文信息库，被认为是第二代中文搜索引擎核心技术的代表。百度的主页非常简洁，提供新闻、网页、贴吧、图片、视频、地图、百科等栏目的检索。检索词间的空格默认为逻辑"与"关系。特色栏目有百度百科、百度文库等。

2. 谷歌（Google）（https：//www.google.com）　成立于 1998 年，创始人为斯坦福大学的两名学生拉里·佩奇（Larry Page）和谢尔盖·布林（Sergey Brin）。目前，被公认为是全球规模最大的搜索引擎，它提供的主要搜索服务有网页、图像、地图、娱乐、购物、新闻等。允许以多种语言进行搜索，在操作界面中提供多达 30 余种语言选择。其网页评级机制网页排名（PageRank）于 2001 年被授予了美国专利。

3. 雅虎（Yahoo!）（https：//www.yahoo.com/）　1994 年由美籍华人杨致远（Jerry Yang）与大卫·费罗（David Filo）创办，是最老的"分类目录"搜索数据库，也是目前最重要的搜索服务网站之一，它所收录的网站全部被人工编辑按照类目分类。其数据库中的注册网站无论是在形式上还是内容上质量都非常高，有英、中、日、韩、法、德、意、西班牙、丹麦等 12 种语言版本，各版本的内容互不相同，提供目录、网站及全文检索功能。其目录分类比较合理，层次深，类目设置比较适合检索，检索结果精确度较高。

4. 微软必应（Microsoft Bing）（网址：https：//cn.bing.com/）　是 2009 年微软公司推出用于取代 Live Search 的全新搜索引擎服务。微软必应作为全球领先的搜索引擎之一，覆盖 36 个国家和地区，它提供的主要搜索服务有网页、图片、视频、词典、翻译、资讯、地图、航班等全球信息搜索服务，同时，根据中国用户的检索需求，提供了美观、高质量、国际化的中英文搜索功能。2023 年 2 月 8 日，微软公司发布了新版必应搜索引擎，采用 ChatGPT 开发商 OpenAI 的最新技术，提供 AI 回答搜索查询。

（二）学术搜索引擎——Google 学术搜索（Google Scholar）

1. 谷歌学术搜索（Google Scholar）（https：//scholar.google.com.hk）　提供广泛搜索学术文献的简便方法。用户可搜索众多学科和资料来源，这些资源来自学术著作出版商、专业性社团、预印本、各高等院校及其他学术组织的经同行评论的文章、论文、图书、摘要和文章。谷歌学术搜索的中文文献来源也包括 CNKI、万方数据——知识服务平台、维普数据库。可对搜索结果进行排序,谷歌排名技术会考虑到每篇文章的完整文本、作者、刊登文章的出版物、文章被其他学术文献引用的频率等。结果提供标题、作者、简介以及被引用频次、相关文献、版本信息、引用链接(即以一定的格式保存结果,目前提供导入管理软件 BibTeX、EndNote、RefMan 及 RefWorks 的格式)。其特点是过滤商业、娱乐等非学术类信息、提供学术文献的引证关系。此外,谷歌学术搜索还推出了一项新的服务——统计指标,即提供按 h5 指数和 h5 中位数排名的期刊列表,帮助用户了解高被引期刊和热门期刊。

谷歌学术搜索提供基本检索和高级检索两种检索方法。

(1) 基本检索:在主页的检索框内直接输入检索词,点击"检索"(Google Search)即可显示检索到的网站列表。当需要输入多个关键词进行检索时,系统遵循以下几个检索规则。

1)系统默认以空格隔开的关键词间为逻辑与关系。例如,要检索"白内障与细胞凋亡的关系",只需要输入"白内障 细胞凋亡"或"cataract apoptosis"即可。

2)用[" "]表示固定短语检索。

3)支持连接符"+"或"-"号。检索词前加"+"号,表示检索出的内容必须包括该检索词,加"-"则表示检索出的内容不包括该词,"+"或"-"前需要留空格。

4)支持布尔逻辑运算符检索。

5)系统不区分英文字母的大、小写,但单词作为布尔逻辑运算符出现时必须用大写。

6)不支持截词检索。

在检索结果显示界面,可使用其左栏的过滤器,进一步对结果进行时间、检索范围的限定,还可选择结果的排序方式(图 5-1)。

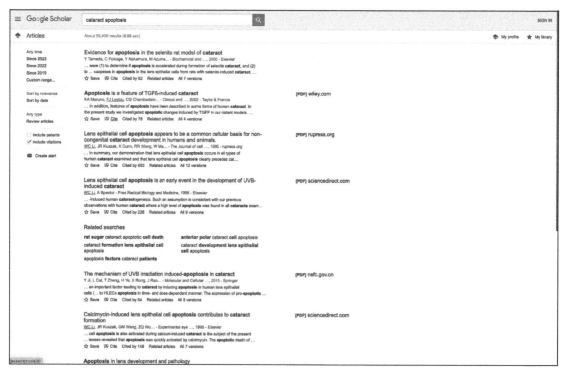

图 5-1 谷歌学术搜索结果显示界面

(2) 高级检索:用户可进行特定条件限定检索。高级检索界面设置了 4 个选项限定内容,包括查找文章、作者、出版物、日期限制(图 5-2)。

1)查找文章:可以限定检索词之间的关系,选项有包含全部字词(相当于"AND"关系)、包含确切的词语(相当于" "关系)、包含至少一个字词(相当于"OR"关系)、不包含字词(相当于"NOT"或"-"),或限定检

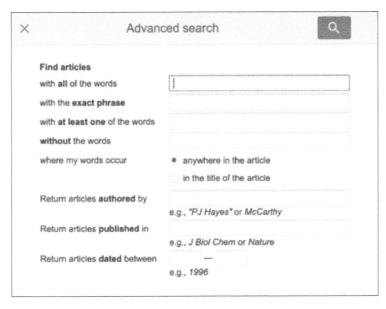

图 5-2　谷歌学术搜索的高级检索界面

索词出现在文章中的位置(选项有文章中任何位置、位于文章标题)。

2) 作者：是找到某篇特定文章最有效的方式之一。如果知道要查找的文章作者，只需要将其姓氏添加到搜索字词中。

3) 出版物：只返回来自特定出版物、针对特定字词的搜索结果。

4) 日期：在寻找某一特定领域的最新刊物时，日期限制搜索可能会比较实用。

2. 百度学术搜索(Baidu Scholar)(https://xueshu.baidu.com/)　于 2014 年 6 月上线，是百度旗下的免费学术资源搜索平台，致力于将资源检索技术和大数据挖掘分析能力贡献于学术研究，优化学术资源生态，引导学术价值创新，为海内外科研工作者提供最全面的学术资源检索和最好的科研服务体验(图 5-3)。百度学术提供了学术期刊、会议论文、学位论文、专利、图书等类型的学术资源的搜索，其信息主要来源于 CNKI、维普、万方数据——知识服务平台、Elsevier、Springer、John Wiley、NCBI 等 120 多万个国内外学术站点，此外，还构建了包括 400 多万个中国学者主页的学者库和包括 1.9 万多中外文期刊主页的期刊库。

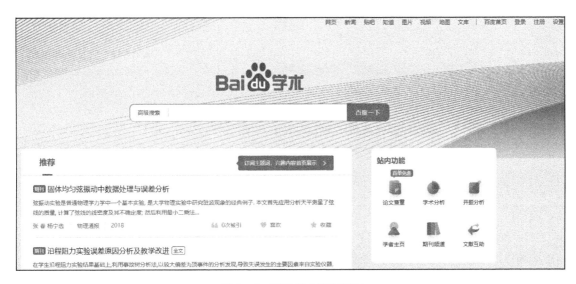

图 5-3　百度学术搜索界面

百度学术搜索主要提供学术首页、学术搜索、学术服务三大主要服务。其中，学术主页提供站内功能及常用数据库导航入口，推送"高被引论文""学术视界"等学术资讯，开放用户中心页面。学术搜索支持用户进行文献、期刊、学者三类内容的检索,并支持高校和科研机构图书馆定制版学术搜索。学术服务支持用户"订阅"感兴趣的关键词、"收藏"有价值的文献、对所研究的方向做"开题分析"、进行毕业论文"查重"、通过"单篇购买"或者"文献互助"的方式获取所需文献,在首页设置常用数据库方便直接访问。

百度学术搜索提供基本检索和高级检索两种检索方式。

(1) 基本检索:在检索框中输入检索词,可以是关键词、主题词、文献标题、DOI 或参考文献格式表现的一串内容。例如,"结肠癌",点击"百度一下"按钮即可进行快速检索,检索结果如图 5-4 所示,检索结果按默认的相关性排列,用户也可选择按被引量或时间排序,页面左侧可进行过滤器筛选及查看经过系统过滤器筛选的各类信息数量,点击可链接到相应的信息。检索结果显示论文的基本信息、版本、摘要和关键词,以及被引用量和来源,并提供参考文献、引证文献、全文下载的链接,并且可以对检索结果进行后限定,包括对时间、学科领域及是否来源于核心期刊、获取方式、文献类型、作者、机构等进行筛选,还可以对文献的相关性、被引用频次以及发表时间等进行排序。当需要多个检索词组配检索或在特定字段检索时,系统默认以空格隔开的关键词间为逻辑与关系。

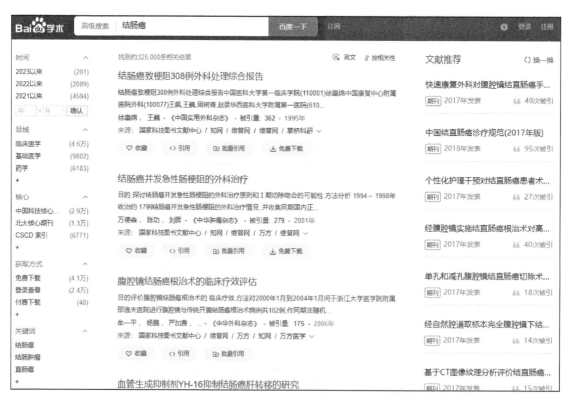

图 5-4 百度学术检索结果

(2) 高级检索:点击检索框左侧的"高级搜索",系统展开高级检索菜单,提供"包含全部检索词""包含精确检索词""包含至少一个检索词出现检索词的位置""作者""出版物"和"发表时间"语言检索范围的限定检索。

3. 微软必应学术搜索(https://cn.bing.com/academic) 其中的"必应学术"致力于提供来自全球的多语种文献检索服务,其信息来源包括 Elsevier、Springer Nature、John Wiley、PubMed 等,学科覆盖自然科学、科技及医学各领域的 15 个大类超过 200 个子类的优质内容。在检索框中输入关键词搜索后,可以获得有关学术信息,结果可按相关性、时间和引用数排序。

(三) 医学搜索引擎

1. SUMSearch 2(https://sumsearch.org/) 由美国堪萨斯大学医学中心维护运营,其前身为 SUMSearch,由鲍勃·巴吉特(Bob Badgett)编写,于 1998 年 10 月作为"医疗智能搜索"首次上线,旨在帮助用户同时搜索 PubMed 的原始研究、系统评价和实践指南。2010 年 8 月,该检索平台迁移到 SUMSearch 2,后者提供更新更快的检索体验、并对搜索策略进行优化。该检索平台支持多库同时检索,输入检索词可以使用布尔逻辑及截词检索,也可链接 MeSH 词表进行规范检索,同时可对介入、诊断、年龄、人类进行限定检索。SUMSearch 2 检索界面见图 5-5。

图 5-5 SUMSearch 2 检索界面

2. Healthlinks(https://www.healthlinks.net) 为全球卫生保健消费者和医学科研人员提供医疗卫生相关的服务、产品、医学教育、医学出版物、医院信息、就业等信息的查询。主页提供关键词查询和由医学专家编辑的医学网络资源目录浏览。

3. Medscape(https://www.medscape.com/) 是美国著名的专业医学搜索引擎网站,成立于 1994 年,由功能强大的通用搜索引擎 Alta Vista 支持,可检索图像、声频、视频资料,至今共收藏了 30 个临床学科的文献、1 万多种药物和疾病的相关资料。Medscape 是互联网上免费提供临床医学全文文献和继续医学教育资源(CME)的重要网站,同时还可浏览每日医学新闻,免费获取 CME 各种资源,免费获取"Medpluse",同时可以网上查找医学词典和回答用户咨询,提供根据疾病名称、所属学科和内容性质(会议报告、杂志文章的全文或摘要等)的英文按 26 个字母顺序进行分类的检索。

4. MedExplorer(https://www.medexplorer.com/) 是创立于 1995 年的医学信息资源搜索引擎。该引擎主要收录了美国和加拿大的医学资源,也有少量其他国家和地区的资源,可以提供分类目录浏览和目录检索的功能。

5. Healio(https://www.healio.com) 是一个致力于为医学专业人士提供专深临床信息的网站,可以提供分类目录浏览和关键词检索功能。其信息资源被划分为 26 个大类,包括青少年医学、美学、变态反应与免疫学、心血管介入、心脏病学、内分泌学等,当点击某个类别后,系统提供医学新闻、视频资料、问答栏目、教育资源、参考资料、博客、同行评议期刊及图书相关信息。

6. Oncolink(https://www.oncolink.com/) 是由美国宾夕法尼亚大学癌症中心于 1994 年开发的关于肿瘤学问题查找的综合性互联网资源,是首个互联网多媒体肿瘤学信息资源检索系统。其资源包括肿瘤学研究最新进展以及肿瘤的诊断、治疗、病因、普查和预防等,从癌症类型、患者、医护人员三个导航栏提供相应的信息资源,此站点每天更新,旨在向肿瘤患者和医护人员提供最新的、以证据为基础的肿瘤相关原始文献信息资源。

互联网上的医学搜索引擎还有很多,在此仅撷取具有代表性的几个网站加以介绍,随着互联网信息数量的成倍增长,搜索引擎的功能为契合不同用户的信息需求不断向更智能化、精确化、专业化、多元化、多媒体化的方向发展。

分析与讨论

案例:自闭症(autistic disorder)的发生与多种因素有关,但人们对它的发生机制仍所知甚少,有研究显示,血清素(serotonin)在大脑的发育和神经系统形成过程中有着重要作用,血清素缺乏则与自闭症的发生有关。某同学想了解这方面的研究背景,从而为进一步确定选题做准备。他应该如何开始呢?

讨论:

1. 自闭症和血清素的定义是什么?是谁首先提出了"自闭症"这一概念?

2. 如何查找关于自闭症和儿童自闭症相关信息的可信医学网站?儿童自闭症的医学主题词是什么?

3. 如何查找关于"autistic disorder"与"serotonin"研究的期刊论文,如何挑选出最重要的文章来阅读?有哪些网站提供其免费全文的链接?

4. Kane MJ 的关于 autism 的文章发表在什么期刊上?期刊的 ISI 影响因子是多少?可以免费获得该文的全文吗?

提示:

1. 通过 MeSH(CBM/PubMed/FMRS)、The Merck Manuals 使用"define"功能可查到相关定义;百度百科、维基百科、CNKI 可查到相关历史。

2. 使用医学专业搜索引擎搜索可信的医学信息。

3. 查找某主题的期刊文献可通过前述各期刊数据库查找,或通过学术搜索引擎查找;文章的被引用次数是文章质量的一个重要指标;期刊论文全文的获取方法详见本章第三节。

(马晓晗)

第三节　医学专题资源的获取及其相关网站

由于互联网上资源广泛、类型各样、数量庞大、彼此交叉重复,如何准确地获取特定类型的医学信息呢?一般的方法是:① 通过综合性的搜索引擎;② 通过医学专业搜索引擎;③ 直接访问专题网站。以下就几个特定的检索主题为例进行介绍。

一、电子期刊全文的获取

(一) 通过综合性的学术搜索引擎

以百度学术为例,在检索框内直接输入一个主题或关键词,也可在检索结果页面采用左侧的文献类型及获取方式过滤器,限定检索结果为"期刊"及"免费下载",从而将可免费获取全文的期刊资源快速筛选出来(详见本章第二节)。

(二) 通过综合性的学术网站

国家科技图书文献中心(NSTL)(https://www.nstl.gov.cn)可供检索的期刊包括外文科技期刊 25 929 万种,涉及 140 个国家和地区、1.1 万个出版社,其中语种以英语为主,兼顾日文、德文、法文、俄文等 34 个语种。同时,NSTL 还面向全国开通网络版外文现刊 519 种,回溯期刊总量达 3 075 种,OA 学术期刊 7 000 余种,读者可通过 NSTL 一站式检索到理、工、农、医四大学科领域的科技印本、电子和 OA 期刊的相关信息。

其他资源涉及中外文学位论文、科技报告、会议录、标准、专利及图书。

用户通过 https://www.nstl.gov.cn 进入 NSTL 主页。非注册用户可进行检索，阅读文摘，注册用户则可在查阅文摘的基础上请求全文服务。

（三）通过专业的期刊全文数据库

1. 中文期刊全文数据库　提供中文期刊全文的数据库有 CNKI，中文科技期刊数据库、万方数据资源系统。

以上这些网站是目前国内较为著名的提供期刊免费检索及有偿全文下载的数据库网站，因在前面的章节已做了详细介绍，在此不再赘述。

2. 外文期刊全文数据库　提供外文期刊全文的数据库有 Ovid 全文库（278 种生物医学期刊），SpringertLink（590 生物医学期刊），ScienceDirect 数据库（免疫学与微生物学 93 种、材料科学 135 种、数学 50 种、医学 272 种、神经科学 75 种、药理学和毒理学 51 种），ProQuest 数据库（1 385 种）以及 EBSCOhost 的 ASP 等。

以上部分数据库在前述章节中已有详细介绍，在此亦不再赘述。

（四）通过开放存取期刊网站

开放存取（open access，OA）发端于 20 世纪 90 年代，是全球科技界、学术界、出版界、信息传播界为推动科研成果的自由传播和利用而发起的运动。目的是让任何人都可以及时、免费、不受任何限制地通过网络获取各类文献，包括经过同行评议过的期刊文章、参考文献、技术报告、学位论文等全文信息，用于科研教育及其他活动。开放存取也可以被理解为一种学术信息共享的自由理念和出版机制。即作者发表研究成果和学术文章，不是用于获得金钱回报，而是传播、交流思想和研究成果。同时，开放存取又是基于订阅的传统出版模式以外的另一种出版形式，即一种"发表付费，阅读免费"的出版形式。

OA 期刊指可以通过网络免费阅读和下载的期刊。以下介绍一些重要的提供 OA 期刊的网站。

1. DOAJ（Directory of Open Access Journals）（https://www.doaj.org）　由瑞典隆德大学图书馆（Lund University Libraries）创建于 2003 年，是一个综合性开放的期刊导航网站。目的就是让用户能够"阅读、下载、拷贝发布、打印、研究或链接到这些期刊的全文"。

DOAJ 对准入期刊进行严格的质量控制，期刊均经同行评议或符合编辑质量控制。到 2023 年，已有来自 132 个国家和地区的 19 274 种期刊加入 DOAJ 的行列。

检索者可在主页（图 5-6）的检索框中输入检索词，检索相关期刊和（或）文章。可选择检索字段（提供所有字段、标题、主题、ISSN、出版者等字段），左栏的过滤器可进一步限定检索词所在期刊、领域、出版年、语种等。检索结果可按相关度、加入 DOAJ 的先后顺序、出版时间先后顺序排列。点击 DOI 链接即可进入期刊页面下载全文。

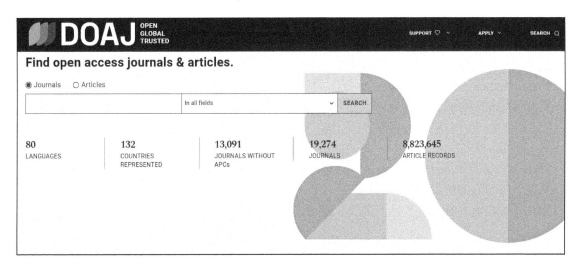

图 5-6　DOAJ 主页

2. FMJ（FreeMedical Journals）（https://www.freemedicaljournals.com） 由 AmedeoGroup 发布于 2000 年,提供免费的医学期刊网站链接服务。从最初的几百种 OA 期刊到目前 5 088 种,FMJ 不断见证着 OA 期刊的活力,以及自由获取科学知识——这种出版的新标准对医学实践的重要影响。

FMJ 提供了五个检索的入口。

（1）按主题检索期刊:FMJ 所有期刊归于 90 个主题,点击某个主题时,将显示该主题下的所有期刊。每种期刊提供刊名、语种、ISSN/EISSN、期刊提供免费的方式及免费年限等信息。

（2）按 FMJ 影响因子排名浏览期刊:分前 20 名、21～40 名、41～60 名三栏查找。

（3）按提供免费的时间浏览期刊:分为即刻、1～6 个月及 7—12 个月及以后、更长时间之后四栏查找。

（4）刊名首字母索引。

（5）法语、葡萄牙语和西班牙语免费期刊浏览。

3. High Wire Press（https://highwire.stanford.edu） 是美国斯坦福大学图书馆的一个电子出版机构,建立于 1995 年,随着《生物化学杂志》（*JBC Online*）的发行,以及 *Science*、《神经科学杂志》（*the Journal of Neuroscience*）等一系列著名期刊的加盟,High Wire Press 很快成为全球最具影响力的提供期刊开放存取和其他免费全文的出版商,提供来自独立的学术出版商、社团、协会和大学出版社的高质量的期刊、参考工具书和图书,以及会议录的检索和下载。目前,已收录电子期刊 340 多种,文章总数达 130 多万篇,其中超过 47 万篇文章可免费获得全文。通过该界面还可以检索 Medline 数据库收录的 4 500 余种期刊中的 1 200 多万篇文献,其收录的期刊主要涵盖生命科学、医学、物理学、社会科学四个学科。

High Wire Press 收录的期刊检索方式有三种:① 按字母顺序选中期刊,点击进入对该刊进行检索,检索方法有一般检索和高级检索,如果文章后标示可获取全文,则可以得到该文献的 PDF 格式全文;② 一般检索可通过作者、关键词、年、卷、页等限制进行检索,同时可检索 Medline 数据库;③ 高级检索可通过年、卷、起始页、作者、起始年月、结果显示形式、匹配形式、数据库等进行检索。

4. PMC（PubMed Central）（https://www.pubmedcentral.nih.gov） 美国国立卫生研究院和美国国立医学图书馆联合建立的生命科学和生物医学期刊文献免费存档系统。凡由美国国立卫生研究院资助的研究者发表的学术论文必须在该网站上保存一份数字拷贝,供永久开放存取,截至 2024 年 1 月,收录期刊 3 100 多种,共计 960 万篇文献。用户可以用 MeSH 检索,也可进行特定字段检索,并且可以在"Search History"界面进行提问表达式之间的逻辑运算,检索规则同 PubMed,这在全文数据库中是很难得的。同时,系统提供刊名字顺表,用户可浏览也可检索特定期刊,或检索发表在特定期刊上的文献。

5. BioMed Central（BMC）（https://www.biomedcentral.com） 是英国一家独立的科学技术和医学出版社,秉承"开放存取"才能有助于科学研究的高效传播的理念,致力推动开放存取这种新的出版模式。BioMed Central 的 300 种同行评审期刊,包括其自身出版的、以 BMC 开头的 60 多种期刊,涵盖临床医学、卫生及生物学领域。所有原创研究文章在发表之后立即可以在网上永久性免费访问。所有文章都经过严格的"公开同行评议"即要求评审人员在评论上签名,以保证质量。文章发表前的记录（包括提交的版本、评审人员的报告和作者的答复）也连同文章一并刊出。

6. PLoS（The Public Library of Science）（https://www.PLoS.org） 是一个由科学家和临床医生建立的非营利性组织,也是一个致力于推动全球范围的科学和医学文献免费获取的公共资源系统。其目标是创办国际一流水平的期刊并提供开放获取。自 2003 年创建第一份期刊 PLoS Biology 至今,共出版了 7 种期刊,主题涉及生物学、医学、遗传学、病原学等,全部都是 OA 期刊,且均由同行严格评议,目前这些期刊的影响因子和学科影响力都在不断上升。

7. 中国科技论文在线（https://www.paper.edu.cn） 是经教育部批准,由教育部科技发展中心主办,针对科研人员普遍反映的论文发表困难,学术交流渠道窄,不利于科研成果快速、高效地转化为现实生产力而创建的科技论文网站。可提供国内优秀学者论文、在线发表论文、各种期刊论文的检索和下载。其主要栏目有以下几个。

（1）"首发论文":即采用"先发布,后评审"的方式,提供学术论文的发布和交流。此栏目包含了 44 个学科的预印本文献,可下载全文。

（2）"优秀学者"：是为我国各领域的优秀学者建立的个人学术专栏,介绍其研究方向、主要学术成就、发表的学术论文等。

（3）"自荐学者"：此栏目为年轻学者展示、交流其研究成果和学术论文提供了一个良好的平台。

（4）"名家推荐"：各领域的专家为读者推荐的国内外精品论文,提供其完整题录信息以及摘要和全文的链接。

（5）"科技期刊"：提供国内各大学学报论文的检索和全文下载。可按期刊学科分类、刊名字顺或关键词检索。

（6）"热度世界"：提供研究热点、研究进展和新闻等信息。

（7）"专题论文"：发布各领域学术会议信息、会议论文。

（8）"博士论坛"：发布各年举办的博士论坛的信息,包括论坛主题、日程安排、论文展示等。

（9）"OA 资源平台"：集合了国内外各学科领域 OA 期刊的海量论文资源和 OA 仓储信息,并提供学科、语种等多种浏览方式。本平台提供多种检索功能,可按照论文题目、期刊题目、作者姓名、作者单位、出版社等多种字段进行高级检索,或进行全文检索,方便科研工作者从海量资源中快速而准确定位所需论文。

（10）"招聘信息"：为各高等院校、研究所提供、发布招聘信息的平台。

在该网站上发布文献的电子印本必须先进行免费注册。

二、电子图书全文

（一）通过综合类学术搜索引擎

百度学术　在检索框内直接输入一个主题或图书、章节名称,检索结果显示的信息列表中,标有"图书"的即为提供全文的图书信息。也可在检索结果页面采用左侧的文献类型过滤器,限定检索结果为"图书",从而将图书类资源快速筛选出来。

（二）通过图书搜索引擎

1. CNKI 学术搜索-图书　CNKI 的国际图书资源库(https://scholar.cnki.net/book/search)是 CNKI 通过全世界 110 余家知名出版机构建立版权合作提供 100 万余册涵盖自然科学、社会科学、工程技术、医学、经管、人文艺术等各个领域图书的检索。版权合作机构包括 Springer、John Wiley、博睿(Brill)等学术出版集团;剑桥大学出版社(Cambridge University Press)、麻省理工学院出版社(MIT Press)等高校出版机构;美国计算机协会(Association for Computing Machinery)、英国皇家化学协会(Royal Society of Chemistry)等组织;国际货币基金组织(International Monetary Fund)等国际组织;以及缪斯项目(Project Muse)、JSTOR(期刊存储)等学术资源集成平台。

2. 读秀中文学术搜索(https://www.duxiu.com/)　由超星读书公司创办于 2000 年,是一个中文学术资源搜索引擎,可将图书馆纸质图书、电子图书、期刊、报纸、学位论文、会议论文等各种学术资源整合于同一数据库中,统一检索,使读者在读秀平台上获取所有学术信息。其特点如下:

（1）整合馆藏纸书、电子资源：将图书馆现有的纸质图书、自有电子图书、自有电子期刊与读秀知识库数据进行对接,整合后实现馆内资源、读秀知识库的统一检索。读者使用一个检索词进行检索时,可获得该知识点来源于期刊、论文的所有内容。

（2）深度、多面检索：可实现对全文的检索,显示与检索词相关的图书、期刊、报纸、论文、人物、工具书解释、网页等多维信息,实现多面、多角度的搜索功能。

（3）阅读途径：读秀提供部分原文试读功能(封面页、版权页、前言页、正文部分页),全面揭示图书内容;提供阅读馆内电子全文、借阅馆内纸质图书、文献传递获取资料、馆际互借图书等功能。

3. Thieme(https://thieme.com)　是一家国际医学和科学出版商,也是少数几家仍由家族拥有的出版公司之一。主要为卫生专业人员与学生提供服务,至今已超过 125 年。目的是促进临床实践的最新进展,发布最新的研究发现,倡导医学教育,并以其书籍、期刊、电子产品的高质量和教学性质而闻名。Thieme 提供广泛的医学科学书籍,重点是神经外科、耳鼻喉科、骨科、眼科、放射学、补充和替代医学、听力学和语言病理学。Thieme 除了每年出版 70 种新书外,还出版 140 多种传统印刷版和电子版医学和科学期刊,一些是代表专业协会印刷的,还有数十种在线产品。

(三)通过开放图书网站

1. Bookshelf(https://www.ncbi.nlm.nih.gov/sites/entrez?db=books) 是美国国家生物技术信息中心网络资源的重要组成部分,提供了超过1 219种生物学、医学和生命科学的教材、科技报告和其他学术文献电子图书的浏览检索和内容阅览。

2. Free Books 4 Doctors(FB4D)(https://www.freebooks4doctors.com) 由Amedeo公司建立,提供了375种电子图书,主要是经典医学教材的免费阅读图书,部分可提供免费PDF格式下载和MP3下载。

主页提供五种图书检索途径,即图书主题检索、FB4D影响因子排行榜检索、语种检索、出版年和星级检索。

(四)直接访问数字图书馆或电子图书网站

数字图书馆(Digital Library)是采用数字技术处理和存储文献,并通过网络实现图书等馆藏信息的查询、借阅、传输和利用服务的新型图书馆。通俗地说,数字图书馆就是虚拟的、没有围墙的、不受时空限制的图书馆,是基于网络环境下共建共享的可扩展的知识网络系统。数字图书馆是传统图书馆在信息时代的发展,它不但包含了传统图书馆的功能,向社会公众提供相应的服务,还融合了其他信息资源(如博物馆、档案馆等)的一些功能,提供综合的公共信息访问服务。

1. 中国国家数字图书馆(https://www.nlc.cn/) 是国家总书库,国家书目中心,国家古籍保护中心,国家典籍博物馆。其馆藏宏富,品类齐全,全面入藏国内正式出版物,同时重视国内非正式出版物的收藏,如学位论文、博士后研究报告、图书馆学专业资料、年鉴资料,馆藏文献超过3 500万册并以每年百万册件的速度增长,居世界国家图书馆第七位。外文书刊购藏于20世纪20年代,123种文字的外国文献资料约占馆藏的40%,大量入藏国际组织和政府出版物。随着信息载体的发展变化和电子网络服务的兴起,中国国家数字图书馆不仅收藏了丰富的缩微制品、音像制品,还建成了中国最大的数字文献资源库和服务基地,数字资源总量超过1 000 TB,并以每年100 TB速度增长。目前网络公开访问资源包括中国古代典籍,哈佛大学燕京图书馆善本特藏资源,东京大学东洋文化研究所汉籍全文影像数据库,中华古籍善本国际联合书目系统,宋人文集,数字善本,馆藏中文图书数字化资源库(该库包括图书17万多种,涉及各个学科,可以在线阅读),民国图书,工具书在线(包括8个中文工具书数据库与7个西文数据库的在线导航与检索)。每个数据库提供分类浏览和检索功能。如在线阅读则需要注册。

2. 超星读书(https://book.chaoxing.com/) 2000年1月,由北京世纪超星公司与广东中山图书馆合作开通,目前已成为一个由全国各大图书馆支持的庞大数字图书馆展示推广平台。内容涉及文史哲、医学、计算机、建筑、经济、金融、环保等几十个专业。通过与图书作者签订合约的方式提供35万授权作者的近40万册图书的阅览。实行免费浏览、会员制两种服务模式。免费读者可通过网页阅读、超星浏览器阅读及下载方式阅读部分。会员制则是通过购买超星阅读卡,注册为会员,则可在一年内将图书馆的书下载到本地计算机上进行离线阅读。提供两种检索途径:书名关键词检索、分类类目检索。

3. HathiTrust(https://www.hathitrust.org/) 是2008年由美国多所高校和谷歌等机构联合开发的非营利性数字图书馆,目前该馆数字化文献达1 700万余册,其中有两万余册中文图书可供免费浏览下载,公共领域资源向所有科研人员开放。该馆支持目录搜索(通过标题、作者、出版日期等字段检索)、全文搜索(使用关键词搜索馆藏中的所有作品全文)、集合构建器(在用户或其他人创作的作品集合中搜索)、单本搜索(使用关键词单独在该书内搜索),默认为全文搜索。针对各类型的出版物,HathiTrust制定了一套严格的版权状态调查流程,并通过版权审核管理系统对其收藏作品的版权状态进行大规模分布式调查,以确保在保护版权的同时,最大限度地开放共享知识。

三、医学图像资源

网络上的医学图像资源主要有实体相片、计算机模拟图片、显微镜下图片、各种放射学图谱等。按内容可分为解剖学、生理学、病理组织学、寄生虫学、外科手术、皮肤病皮损及眼底图谱等。

(一)通过综合性的图片搜索引擎

大多数的综合搜索引擎都有"图像"或"图片"栏目,点击相应按钮可进行检索。

1. 百度图片(https://image.baidu.com/)　在检索框内输入检索词,点击"百度一下"即可获得相关图片;也可在百度主页检索框内输入检索词,点击上方的"图片"功能,进入图像检索界面。

百度图片提供"高级检索"功能,可对检索结果进行关键词限定、图片格式限定(可选择 jpg、gif、bmp、png 和所有格式)、搜索范围限定等,也可对搜索到的图片进一步进行尺寸和颜色的限定。

2. 微软必应图片搜索　在检索框内输入检索词,点击搜索即可获得相关图片。微软必应根据中国用户的全球搜索需求,用户不需要用英文进行搜索,输入中文必应即可自动为用户匹配英文,能帮助用户发现来自全球的合适图片。

3. 有道图片搜索(https://image.youdao.com)　可搜索不同相机类型或季节拍摄的照片,还可限定图片大小、色彩模式、图片格式、特殊长宽比等。

大多数的图片搜索引擎都是根据输入的关键词来搜索图片的,随着信息技术和信息需求的多元化发展,百度、微信、淘宝等软件及搜索引擎均已具有"识图"功能,通过上传图片找到相似的图片资源及信息内容。

(二)通过专业搜索引擎

Open-i(Open Access Biomedical Image Search Engine,https://openi.nlm.nih.gov)是一个生物医学图像资源搜索引擎,可以对开放存取的生物医学资源中的图像进行搜索。插图在科学出版物中的重要性是众所周知的。在对科研人员和教育工作者的信息需求调查中发现,学术期刊文章中的表格和图像,通常是科研人员扫描或阅读的第一部分。打开全文之前,就能快速地将期刊文章和其他文件中的插图、图像,存储在数据库中的图像,以及作为电子健康记录中的患者病例图片快速地有效地检索出来。

Open-i 目前提供了来自约 120 万篇 PubMed Central® 文章的超过 370 万张图片;来自美国国立医学图书馆医学历史收藏的 7 470 张胸透片、3 955 份放射学报告、67 517 张图像,以及来自大学医院系统的 2 064 张矫形插图。

Open-i 的搜索可以使用文本查询和图像查询来完成,Open-i 主页如图 5-7 所示。

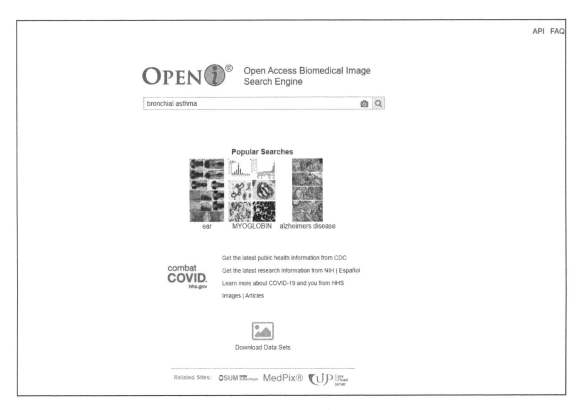

图 5-7　Open-i 主页

1. 文本查询　输入描述图片的关键词进行检索。例如,要检索支气管哮喘的相关图像资料,只要在检索框里输入"bronchial asthma",点击检索图标,即可检索到 2 263 幅图片。图 5-8 显示的是列表视图的文本检索结果,用户也可选择预览视图。在列表视图下每条信息提供图片(像)和图片(像)来源信息,包括篇名、作者、刊名及出版时间、图题和注释。点击图片,则可进一步获得该文章的更多图片,以及文章的摘要和主题标引内容。检索结果可以进一步作限定检索,包括来源文献类型限定、图片(像)类型限定、所属子集限定、来源(数据库)限定、许可限定、专业限定、检索字段限定。① 来源文献类型限定,系统提供了包括摘要、图书综述、病例报告、放射学报告等在内的 24 种文献类型。② 图片(像)类型限定,系统提供了 CT、X 线、MRI、PET、超声图等 9 种类型。③ 所属子集限定,包括基础科学、临床期刊、伦理学、系统综述、胸片及图片的具体类型(包括广告、解剖图、插图、卡通等 25 种类型)。④ 来源(数据库)限定,包括 PubMed Central、印第安纳医科大学胸片、USC 矫形外科、美国国立医学图书馆等。⑤ 许可限定,包括许可、非商业目的许可、非商业目的许可但禁止演绎、非商业目的许可,但需要保持一致。⑥ 专业限定,包括肿瘤、心脏病学、口腔、皮肤病学等 35 个学科。⑦ 检索字段限定,包括标题、注释、摘要、主题词、作者、图注 6 个字段。

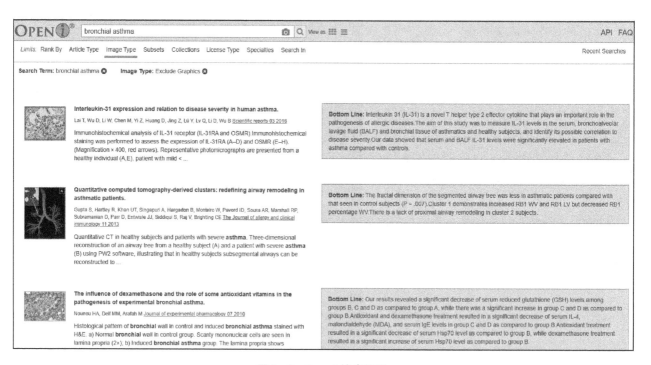

图 5-8　Open-i 检索结果

2. 图像查询　可通过上传图片来查找更多类似图片。

(三) 通过专业图库获取

1. Nucleus(https://www.nucleuscatalog.com/)　由 Nucleus 公司于 1997 年创建并维护,提供 20 000 幅经医学专业人士制作、审核的医学各类插图、医疗动画、交互式多媒体,图像清晰精美,标注详细。主页提供关键词检索,也可通过人体系统分类、医学领域导航进行检索。点击"Browse"还可进一步按类型和语种检索。"Advanced Search"(高级检索)可同时限定图像的类型,包括所有类型、插图、图表、解剖学模型等、语种和检索领域,Nucleus 主页见图 5-9。

2. 中药图像数据库　由中国香港浸会大学(HongKong Baitst University)中医药学院与大学图书馆共同创办的中药材图像数据库(https://library.hkbu.edu.hk/electronic/libdbs/mmd/index.html)及药用植物图像数据库(https://library.hkbu.edu.hk/electronic/libdbs/mpd/index.html)提供了有关中药和药用植物的图像信息(详见第七章)。

3. Primal Pictures-3D(https://www.anatomy.tv/)　由英国 Informa 出版集团提供的以真实人体的 MRI 扫描数据为基础建立全面准确的 3D 立体模型的交互式多媒体数据库。该数据库汇集了超过 6 500 个偏重于特定独立器官、身体部位或解剖系统的高精度 3D 动态交互式立体模型,内容包括 3D 解剖图、大体图片、核磁共振成像、动画、视频和音频等。该库分为 3D Atlas、3D Real-time、Functional Anatomy and

Therapy、Anatomy and Physiology、Quizzing、Imaging、Clinical Specialities 等多个模块的多媒体信息库,可进行人体结构与功能、生物学特性等信息的检索。Primal Pictures-3D 主页见图 5 - 10。

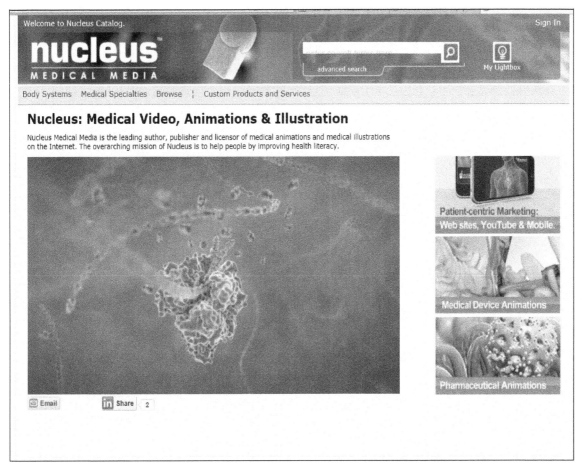

图 5 - 9 Nucleus 主页

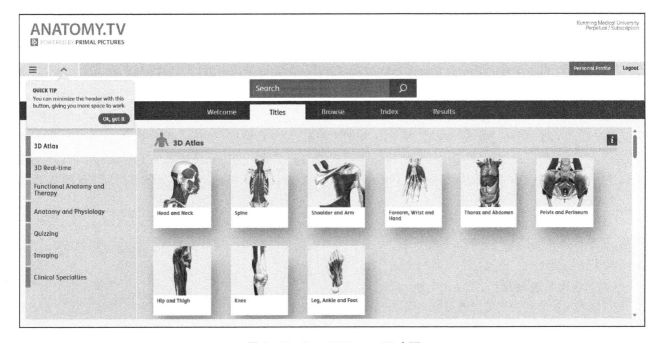

图 5 - 10 Primal Pictures-3D 主页

四、医学统计资料

医学统计数据是医学研究的重要结果也是医疗决策的重要依据,各国的卫生统计数据可通过国际组织如世界卫生组织的网站发布,也可通过各国的统计局或卫生部的网站发布。

(一)世界卫生组织数据

世界卫生组织(World Health Organization,WHO)(https://www.who.int/)是向全球提供各种医学统计指标、疾病的监测数据、全球性卫生统计数据、流行病学数据的一个检索系统,WHO首页如图5-11所示。

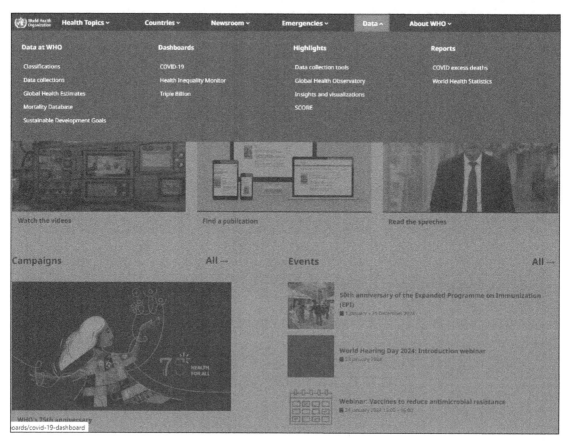

图5-11 WHO首页

在WHO主页点击"Data"栏目,可在下拉菜单中看到"Data"提供的数据系统:① "Global Health Estimates"(全球卫生估计),提供了最新的全球死亡和致残原因估计数据。② "Mortality Database"(死亡率数据库),按国家和地区、年份、性别、年龄和死因呈现了自1950年起的死亡率数据。③ "Data collections"(数据集),收集了按不同主题划分的统计数据和报告,如疟疾国家概况、结核病数据、孕产妇死亡率、全球酒精与健康信息系统、NCD文档存储库、世界卫生组织免疫数据门户等与全球卫生健康和统计有关的信息资料,可通过检索框进行信息搜索。④ 全球健康观察站(Global Health Observatory,GHO),提供全球卫生领域的各项统计指标和统计数据。

GHO页面中将涉及死亡率、突发卫生事件、卫生政策条例等内容按指标、国家、主题、特色门户、特色数据集、特色仪表板等版块划分相应数据资料,可按不同的版块查询世界各地卫生相关统计数据和其他成员国的国家统计数据及卫生概况,GHO页面如图5-12所示。

(二)各国政府网站

1. 中华人民共和国国家卫生健康委员会(https://www.nhc.gov.cn/)   提供我国卫生事业相关资料,可在"信息"栏目政府公开信息的法定主动公开目录中查找卫生计生统计资料,其以公报、月报、季报、年报的形式公布。另外,用户还可通过"服务"栏目查询医卫机构、从业人员、药物、食卫标准等相关信息。

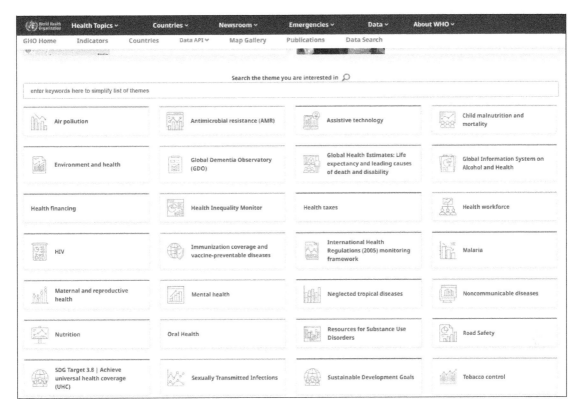

图 5 - 12　GHO 页面

2. 美国疾病控制与预防中心（Centers for Disease Control and Prevention，CDC）（https：//www.cdc.gov/nchs/）　是发布全美国家卫生各项统计信息的权威网站。点击"Diseases & Conditions"栏目下的"Data & Statistics"即可看到按主题排列的各项统计报告，包括公众健康状况、医疗卫生保健系统、疾病监测、生物医学和卫生服务研究等各领域的数据信息，资源非常丰富。

3. 英国国家政府网（https：//www.gov.uk）　包括英国国家统计局（Office for National Statistics）在内的所有政府机构的信息，点击"Departments and Policy"栏目下的"Research and Statistics"即可进入统计信息检索界面，提供英国国家医疗卫生统计数据的查询。

五、网络参考资源

网络参考资源解决人们关于何时、何地、何人、何事的提问，或关于字词、文句的释意、学习资源的获取。

（一）词典

1.《有道词典》（https：//cidian.youdao.com/）　由网易开发的免费软件，结合了网络在线词典和桌面词典的优势，除具备中英、英中、英英翻译、汉语词典功能外，全新加入了日语、法语、韩语查词功能。同时，创新的"网络释义"功能可将各类新兴词汇和英文缩写收录其中，依托有道搜索引擎的强大技术支持及独创的"网络萃取"技术，配合以全面的 OCR 屏幕取词功能及最新有道指点技术，可为用户提供极好的翻译功能。

2.《灵格斯词霸》（Lingoes）（https：//www.lingoes.cn）　是一款简明易用的免费文本翻译与词典软件，支持全球超过 80 多个国家语言的互查互译、支持多语种屏幕取词、索引提示和语音朗读功能，是新一代的词典翻译专家，能很好地在阅读和书写方面帮助用户。

3.《新编全医药学大词典》　是 2009 年由北京金叶天翔科技有限公司开发的，供医、药等专业人士使用的医药学词典软件。其以全国自然科学名词审定委员会医学名词分会公布的词汇为框架，提供英汉、汉英对照，收词量 200 余万条，公共词汇 60 万条，并含有 MeSH 词数据（主题词的英文释义、MeSH 相关词、医学同义词）；涵盖了临床各科、基础医学、分子生物学、药物、器械和中医中药等领域的最新词汇，是目前较权威、全面和实用的集医学、药学和器械学为一体的大型工具词典软件之一。

（二）药典和药物手册

1.《马丁代尔大药典》（*Martindale: The Complete Drug Reference*） 由英国大不列颠药物学会（The Pharmaceutical Society of Britain）的药物科学部（Department of Pharmaceutical Science）所属的药典出版社（The Pharmaceutical Press）编辑出版，收录了 5 500 多篇药物专论、6 万种专利制剂、600 种疾病治疗方案、200 篇草药专论、5 000 种草药制剂和多个国家的 10 900 多家生产商的信息。1883 年出版第一版，目前最新版为 2009 年的第 36 版，每版都及时添加最新临床研究的成果和共识，可方便快捷地检索药品的用法、不良反应、分子式、同义药名、制造商及商品名信息。其是一个深受药剂师、医师及药物制造商们高度重视的非法定药典，有电子版。

2.《默克手册》（*The Merck Manuals*） 是由美国默克药物公司出版的记录化学药品、药物和生理性物质的综合性百科全书。于 1899 年首次出版，其后相继又出版了系列诊疗手册，如《老年病学手册》《默克家庭诊疗手册》《默克健康与老龄化手册》等，为医学专业人士和普通人提供高质量的医学药学信息。2014 年起开通默克年鉴网络版（https://www.merckmanuals.com），无须注册即可免费使用。其不仅提供文本内容的浏览，还提供多媒体资源，已被翻译成 17 种语言。另外，在美国和加拿大以外的国家，《默克手册》的数字版本名为《默沙东手册》（MSD），默沙东（中国）投资有限公司亦提供中文版的免费在线阅读（https://www.msdchina.com.cn/merck-manual/Pages/home.aspx）。

3.《新编临床用药参考》 原名《医师用药参考》，2001 年由北京金叶天翔科技有限公司制作推出，亦是其系列医学专业软件之一。涵盖了原国家食品药品监督管理局和制药企业提供的药品说明书 11 000 余份，7 万余种中西药名称，国内外用药指南 2 200 余份，不良反应信息的个例报道 15 万份，用药审查数据 15 万余条（涉及药物相互作用、配伍禁忌、交叉过敏、禁慎用情况等），国内外用药指南 2 200 余份，实验室检验参考资料 480 余份。所有资料均来源于原国家食品药品监督管理局、药品生产企业、《药典》、临床药学权威专著及医药学核心期刊，并经中国药学会组织的临床药学专家组审核。提供多种查询方式，包括药物分类检索、药名检索、药物条件检索、不良反应报告检索、诊疗指南检索、临床检验检索等。不失为临床药学、医学工作者的得力助手。

4.《中国植物志》（*Flora Republicae Popularis Sinicae*） 是目前世界上最大型、种类最丰富的一部植物巨著，全书 80 卷 126 册，5 000 多万字。记载了我国 301 科 3 408 属 31 142 种植物的科学名称、形态特征、生态环境、地理分布、经济用途和物候期等。该书基于全国 80 余家科研教学单位的 312 位作者和 164 位绘图人员 80 年的工作积累，经 45 年艰辛编撰才得完成。目前提供网络查询 https://www.iplant.cn/frps，可从学名、异名、中文名及拼音等途径查询。

（三）百科全书

1. 百度百科（https://baike.baidu.com/） 所提供的是一个网络所有用户均能平等浏览、创造、完善内容的平台。旨在让所有中文网络用户在百度百科都能找到自己想要的全面、准确、客观的定义性信息。

2. 中国工具书网络版总库 简称工具书总库，是由中国学术期刊（光盘版）电子杂志社出版研制发行的超大型中文工具书在线检索平台，是中国知识资源总库的重要组成部分。该库与上海辞书出版社、商务印书馆、中华书局等 500 余家出版社长期合作，汇集了 1.3 万余部工具书，约 2 000 万词条，300 余万张图片。可通过 CKNI 的知识元检索途径进入工具书总库的检索界面，资源总类丰富，覆盖各学科、各领域，按工具书类型、学科、行业、出版者、更新年度进行书目分类查询，与知网节相互关联。

3. 维基百科（Wikipedia） 是一个基于维基技术的多语言百科全书协作计划，也是一部用不同语言写成的网络百科全书，其目标及宗旨是为全人类提供自由的百科全书——用他们所选择的语言书写而成的，是一个动态的、可自由访问和编辑的全球知识体，也被称作"人民的百科全书"。

中文维基百科于 2002 年正式成立（https://zh.wikipedia.org/），设有其他独立运作的中文方言版本，包括闽南语维基百科、粤语维基百科、文言文维基百科、吴语维基百科、闽东语维基百科及客家语维基百科等。

4. A＋医学百科（https://www.a-hospital.com/w/） 是 2006 年上线的专业开放式医学百科网站，涵盖疾病、症状、药品、急救等医学和保健百科知识，资源包括文字、图片、影音等，知识系统化，收录词条附有正文链接便于查询。

(四)交互学习资源

网络资源的特点之一,就是其强大的交互性。即信息提供者和使用者之间的双向或多向互动,这种互动可以是人机之间,也可以是人人之间、多人之间的问答、交流和讨论。这些资源包括论坛、博客、网络课程(课堂)等。

1. 论坛类

(1)丁香园(https://www.dxy.cn):成立于 2000 年 7 月 23 日,用户超过 300 万,是目前国内规模最大的、最受专业人士喜爱的医学、药学、生命科学专业网站。其旗下的丁香园论坛为专业人员提供交互的讨论平台,栏目包括临床内科、临床外科、临床妇儿、临床其他、考试深造、行业讨论、科研医药等。

(2)医学教育网(https://www.med66.com/):是北京东大正保科技有限公司旗下的一家大型医学教育网站。成立于 2005 年 1 月,拥有各类医学专业信息和考试信息,是广大考生了解医学类考试政策、动态和参加培训的首选网站,其旗下的论坛(https://bbs.med66.com)栏目包括医师资格、执业药师、护士/卫生资格等的考试等。

(3)ResearchGate(https://www.researchgate.net/):于 2008 年由伊亚德·马迪士(Ijad Madisch)博士和瑟伦·霍夫迈尔(Sören Hofmayer)博士,以及计算机科学家霍斯特·菲肯舍尔(Horst Fickenscher)创立。ResearchGate 是连接全球科学家和科研人员的专业网站,来自 190 多个国家地区的 2 000 多万会员通过分享自己出版物、学术报告、数据等与同行的研究者、科研合作伙伴以及研究领域内的突出人物建立联系并进行协作,可以帮助科研人员分享、发现和讨论研究,是学者们进行科研交流和联络、互动互助的学术论坛及论文搜索工具。

2. 博客类 博客(Blog,为"Web Log"的混成词)指以网络作为载体,用户可在博客上简易迅速便捷地发布自己的心得,及时有效轻松地与他人进行交流。同时,博客是具有丰富多彩的个性化特点的一种网页或网络日志,是继 E-mail、BBS、ICQ 之后出现的第四种网络交流方式,是网络时代的个人"读者文摘"。其以超级链接为武器,以个人自由表达和出版为信念,充分体现共享与分享、深度交流与沟通的精神,代表着新的生活方式和新的工作方式,也代表着一种新的学习方式。目前,国内优秀的中文博客网有新浪博客、搜狐博客、中国博客网、腾讯博客、博客中国等。有的博客因其作者及内容的专业性,如专注于评论特定的课题或新闻,或专注于发布特定专业内容的文章和评论,往往蕴藏着新颖独到的见解、精妙的议论和思想观点,为我们提供了难得的、丰富的学习资源。

3. 开放课程资源[Supercourse(https://sites.pitt.edu/~super1/index.htm)] 是一个全球医疗卫生及流行病学的教学演示文稿仓储。由美国匹兹堡大学医学院罗纳德·拉波特(Ronald E. LaPorte)教授发起并主持。目的在于收集、整理和翻译来自全世界的科学家们提供的有关流行病学、全球卫生、卫生教育的演示文稿,并利用互联网在全球范围内共享这些资源,以促进各国尤其是发展中国家流行病学和公共卫生的教学、科研和应用。目前,其提供 31 种语言的 5 530 个演讲,由来自 174 多个国家的 56 000 医学和公共卫生领域科学家的创作。可按作者索引、关键词索引、主题和年代查找所有的文稿,在线观看或下载,Supercourse 页面见图 5-13。

4. 慕课(Massive Open Online Courses,MOOC)资源 大型开放网络课程,我们可以将其理解为一种在线开放课程资源,也可以将其理解为一项知识全球化的开放运动和一种全新的在线教育模式。2012 年,美国顶尖大学陆续设立网络学习平台,在网上提供免费开放的课程。随着 Coursera、Udacity、edX 三大课程平台的兴起,MOOC 理念在全球广泛传播,给更多的学生提供了系统学习的可能。这三大平台的课程全部针对高等教育,有自己的学习和管理系统,能够让学习者通过注册学习特定的课程,免费地获得系统的教育。

截至 2022 年 11 月,中国 MOOC 数量已经达到 6.2 万门,注册用户 4.02 亿,学习人次达 9.79 亿,MOOC 数量和学习人数均居世界第一。

(1)Coursera(https://www.coursera.org/):由美国斯坦福大学两名电脑科学教授安德鲁·恩格(Andrew Ng)和达芙妮·科勒(Daphne Koller)创办。旨在同世界顶尖大学合作,在线提供免费的网络公开课程。Coursera 的首批合作院校包括斯坦福大学、密歇根大学、普林斯顿大学、宾夕法尼亚大学等。目前,已有来自全球 190 多个国家和地区的 400 万名学生注册 386 门课程。我国的复旦大学、上海交通大学、北京大

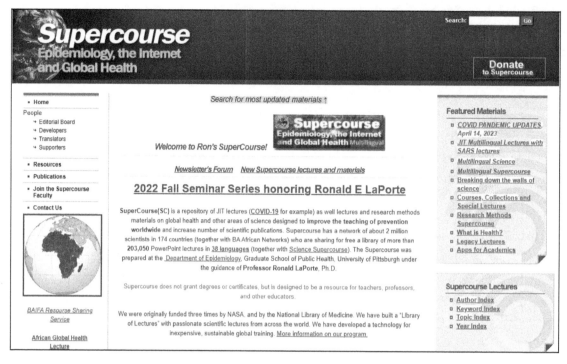

图 5 - 13   Supercourse 页面

学等已加入其中。中国学生可通过网易公开课进入 Coursera 官方中文学习社区(https://c.open.163.com/coursera/home.htm♯/courseraHome)。

(2) edX(https://www.edx.org/):由哈佛大学与麻省理工学院联手创办的非营利性大规模开放在线课程平台,由两所大学各资助 3 000 万美元成立,目前已经拥有超过 4 900 万注册者。2012 年秋季,edX 第一批课程开课,提供哈佛大学、麻省理工学院和加利福尼亚大学伯克利分校的免费课程。2013 年,提供课程的高校增加了韦斯利大学、乔治城大学和包含 9 所高校、6 所医学机构在内的得克萨斯大学系统,随后,欧洲、澳大利亚、加拿大等地的高校,以及中国的清华大学、北京大学也纷纷加入。

(3) Udacity(https://www.udacity.com/):Udacity 缘起于斯坦福大学的巴斯蒂安·特龙(Sebastian Thrun)和彼德·诺米格(Peter Norvig)两位教授关于"人工智能"课程免费在线教学的尝试。该课程赢得了超过来自 240 个国家的 1 600 万名学生的注册。不久之后,Udacity 诞生了。由教育家、工程师组成的建设团队向全世界的学生提供可参与的、负担得起的、有吸引力的高质量的课程资源和高效的高等教育。他们相信,高等教育是一种基本的人权,Udacity 是一种民主化的教育,有望改变教育的未来。

(4) "爱课程"(https://www.icourses.cn/aboutus/):是我国教育部、财政部"十二五"期间启动实施的"高等学校本科教学质量与教学改革工程"支持建设的高等教育课程资源共享平台。相继推出"中国大学视频公开课""中国大学资源共享课""中国大学 MOOC"三项标志性成果,致力于推动优质课程资源的广泛传播和共享,深化本科教育教学改革,提高高等教育质量,推动高等教育开放,并从一定程度上满足人民群众日趋强烈的学习需求、促进学习型社会建设。具有资源浏览、搜索、重组、评价、课程包的导入导出、发布、互动参与和"教""学"兼备等功能。

另外,学生也可以通过超星 MOOC(https://mooc.chaoxing.com/)、中国大学 MOOC(https://www.icourse163.org/)选择国内、外大学的 MOOC 进行学习。

5. 开放存取仓储(Open Access Repositories)   也称开放获取文档(Open Access Archives),是收集、存储个人或由某一个或多个机构产生的知识资源和学术信息资源、提供社会共享的信息资源库。存储的资源可以是作者本人或研究机构未曾发表的论文或已经在传统期刊中发表过的论文、个人专著、会议论文、学位论文,也可以是同行评审文章、教学资源和其他辅助研究资料等灰色文献。此外,教学课件、教学素材、机构年度报告、视音频资料、计算机程序、数据集、照片及艺术作品等也都可以成为其存储的对象。

（1）MIT 机构库(https://dspace.mit.edu)：收录麻省理工学院教学科研人员和研究生提交学术资料全文。

（2）剑桥大学机构库(https://www.repository.cam.ac.uk/)：收录该校各机构的研究资料全文。

（3）香港科技大学图书馆机构库(https://repository.hkust.edu.hk/ir/)：收录该校科研人员和研究生提交的各类研究资料全文。

分析与讨论

案例：某同学在临床实习时，遇到了一名哮喘(asthma)患者，上级医生进行了一系列的用药指导，该学生想进一步了解有关"哮喘"一些信息，他该如何做？

讨论：

1. 如何查找更多的学习资源，如有"哮喘"(asthma)的课件？

2. 如何获得更多的可靠信息？近期是否有相关的临床研究？是否有新闻或会议召开？

3. 如何查找最新的有关哮喘的用药指导？

4. 由 Wills-Karp M 所写的"Interleukin-13：central mediator of allergic asthma"一文被引用次数可以通过哪些网站查找？如何获得原文以仔细阅读？

5. 如何查找小儿哮喘在各国的死亡率？

提示：

1. 通过交互学习资源可获得更多学习资源，如论坛、博客、开放课程等。

2. 使用网络搜索引擎搜索可信医学网站、临床研究、新闻和会议消息。

3. 临床药物手册及药典可提供用药指导。

4. 百度学术搜索等可提供被引次数的检索，期刊论文全文的获取方法详见本章第三节。

5. 卫生统计数据可通过各国的统计网站或 WHO 查到。

（马晓晗）

第六章

循证医学及证据检索

第一节 循证医学概论

一、循证医学的定义

循证医学（evidence-based medicine，EBM）最初由来自加拿大多伦多麦克马斯特大学（McMaster University）的大卫·劳伦斯·萨克特（David L Sackett）教授和他的同事们于 1992 年首次提出。1996 年，David L Sackett 在 BMJ 上撰文，将循证医学定义为"明确、明智、审慎地应用最佳证据做出临床决策的方法"。2000 年，David L Sackett 在新版《怎样实践和讲授循证医学》中，再次将其定义为慎重、准确和明智地应用当前最好的证据，同时结合医生个人专业技能和临床经验，考虑患者的价值观及愿望，将三者完美地结合制定出患者的诊断和治疗措施。2006 年，循证医学的定义再次被修改为"循证医学要求将最佳研究证据与我们的临床专业知识和患者独特的价值观和情况相结合"。循证医学概念的不断演变，体现了学界对医学证据、临床实践及两者相互关系认识的不断升华。不论是哪个阶段，循证医学强调系统分析已出版的研究文献（临床研究证据），把分析结果作为临床决策的基础，其与传统的经验医学实践模式有着巨大的差异。经验医学与循证医学实践模式的差异见表 6-1。

表 6-1 经验医学与循证医学实践模式的差异

	经 验 医 学	循 证 医 学
证据来源	动物实验、实验室研究、零散的临床研究、过时的教科书	临床研究
收集证据	不系统全面	系统全面，尽量避免发表偏倚、语言偏倚等
评价证据	不重视，或依据个人标准	重视，有统一评价标准
决策依据	基础研究或动物实验的推论、个人临床经验	可获得的最佳临床证据
判效标准	中间指标：实验室指标、仪器或影像学的结果	终点指标：患者的生存质量、死亡率等
医疗模式	以疾病/医生为中心	以患者为中心

在古代，循证医学思想是一个比较松散的概念，包括一些基于经验或故事证据。欧洲文艺复兴时期，个人期刊和教材开始盛行。20 世纪前 70 年左右，知识较先前更加容易在教科书中共享，最终在同行评价期刊中普遍传播。自 20 世纪 70 年代以来，才真正步入了现代的循证医学时代。计算机、信息、互联网技术在循证医学的发展上起了非常重要的作用。与此同时，过多的证据使得证据的检索、评价和利用变得不容易，因为证据和数据不会自动变成基于证据的实践。

随着循证医学思想的发展和传播，其概念已不仅局限于针对个体患者的循证临床实践，也包括针对群体的循证宏观医疗卫生决策。循证医学思想可以用于医学实践的各个领域，可以通过多种不同的措施来实现。寻找和评估证据是所有循证医学实践的必要环节。实践循证医学，将有利于推广低价、高效的卫生措施，淘汰现行无效的或弊大于利的措施，阻止新的无效措施进入医学实践，充分利用有限的医疗卫生资源,不断改善医疗卫生服务的质量和效率,提高人民的健康水平。因此,循证医学是基于最佳的研究证据、健康工作者的专业知识和技能,以及服务对象的关注、期望和需求,来诊断、治疗和预防疾病,促进健康的科学。

二、循证医学的基本要素

(一) 最佳证据(best evidence)

任何医疗卫生方案、决策的确定,都应遵循客观的科学研究产生的证据。随着计算机技术、信息技术和互联网技术突飞猛进的发展,知识"爆炸"时时刻刻在发生,往往要从海量的信息中查出自己想要的证据,这时需要识别出其中的最佳证据。这里的证据主要是与临床相关的研究,特别是以患者作为研究对象的临床研究及系统评价或 Meta 分析,如果医务工作者仅依靠自己的经验而忽视最新、最佳的研究证据,可能将过时的甚至有害的方法应用于患者,给患者造成严重损害。一般来说,最佳研究证据具备以下特征:研究设计科学合理、结果真实可靠,具有临床价值,随着研究的不断深入而不断进行动态更新。最佳证据的识别可从证据的来源、出版年代、研究方案、控制偏倚的措施、数据的统计学分析方法等方面来进行证据的真实性鉴别,从证据的效果指标,如从相对危险度(relative risk,RR)、相对危险减低率(relative risk reduction,RRR)、相对危险增加率(relative risk increase,RRI)、比值比(odds ratio,OR)、益-需治数(number needed to treat,NNT)、伤-需治数(number needed to harm,NNH)等指标的点估计和区间估计来判断证据的重要性,从证据的研究对象与服务对象的比较、利弊比(likelihood of help *vs.* harm,LHH)、服务对象的偏好和价值观等方面来判断证据的适用性。

(二) 医务工作者(health practitioner)

作为循证医学实践的主体,医务工作者包括医生、护理人员、预防医学专业人员等,在工作、服务中具有强大的信息和知识优势,因此在循证医学实践中发挥重要作用。

(三) 医疗卫生服务对象(health service receiver)

随着社会、经济、文化、医疗、健康事业的发展,以及以人为本的服务理念不断深入,作为医疗卫生服务中的重要当事人之一,医疗卫生服务对象正在由被动地位逐渐过渡到主动的地位上来。这就要求医务工作者在工作中既要结合最佳的证据和自身的专业知识、经验和技能,又要注重与服务对象进行沟通,了解他们的价值观和偏好,争取他们在服务中的积极配合,建立医患之间平等友好的合作关系,形成医患诊治同盟,才能最终完成循证医学实践,使患者获得最佳的治疗和预后效果。

(四) 医疗卫生服务环境(health service setting)

在循证医学实践中,即使找到了最佳证据,医务工作者的知识、经验和技能都具备,服务对象也支持,然而医疗卫生服务的条件不具备,也不能实施我们想要的医疗卫生行动计划。因此,分析服务环境和条件也是非常有必要的。

总之,将最佳证据,专业知识、经验和技能,患者的价值观与愿望,医疗卫生服务环境结合在一起,才能实现医疗服务的和谐发展。

三、循证医学实践的步骤

循证医学实践的步骤,简单来说就是五个步骤,即提出问题、查找证据、评价证据、应用证据和后效评价。

(一) 提出问题(ask question)

在临床上,提出患者的诊疗问题是循证实践的第一步,也是关键所在。提出一个恰当的问题十分重要,需要花时间来确定一个来自具体患者的明确问题,以帮助临床医生缩短检索时间,快速找到恰当的答案,并且易于评价和应用。

在医学领域,所提出的问题应该是基于某个人群的具体情况,其内容可涉及疾病或健康问题的原因及危险因素、诊断或识别、治疗或干预、预后等内容。

一般而言,所提的问题要有 PICO[患者/人群(patient/population)、干预(intervention)、对照(comparison)、结局(outcome)] 或 PECO[患者/人群(patient/population)、暴露(exposure)、对照(comparison)、结局

(outcome)]4 个要素,前者适用于干预、诊断、预后相关的问题,后者适用于病因、危险因素相关的问题。以临床治疗性问题为例,PICO 的四个要素如下:① 何种疾病或患病人群。② 干预措施。③ 对比因素,一般是与安慰剂或其他治疗对照。④ 与患者相关联的结果事件,如死亡率、并发症等。

这样的问题可以帮助临床医生迅速检索到证据,起到事半功倍的效果。

(二) 检索证据(acquire evidence)

检索用以回答问题的最佳证据,可简化为五个步骤:① 了解所需信息的本质;② 确定检索资源;③ 确定检索词;④ 制定检索策略;⑤ 检索文献。

1. **了解所需信息的本质** 弄清楚可能用于回答问题的信息本质是什么? 例如:① 问题的类型是什么? 是有关疾病病因的,还是有关疾病诊断的,还是有关疾病治疗的,还是有关疾病预后的? ② 出版年代有无限定? 是要查找最近 5 年的文献,还是不限定出版年代? ③ 语种的选择是否重要? 是否英文文献和中文文献都要,还是另外需要其他如日文、德文、俄文、法文、泰文等语种的文献?

2. **确定检索资源(检索系统)** 检索资源可分为原始研究证据源和二次研究证据源。① 原始研究证据源,主要提供基于实验和观察的临床研究和基础研究、动物研究等,国内主要有 CNKI、万方数据——知识服务平台、维普数据库、SinoMed 等,国外则有 PubMed、Embase 等。② 二次研究证据源,主要提供高质量的临床研究,以及对临床研究进行汇总分析和评价,可直接用于临床决策的证据。主要有美国的 NGC,英国的 CRD,英国 BMJ 的 Best Practice、Cochrane Library,以及中国的康健临床决策循证数据库等。证据资源的另一种分类方法是布莱恩·海恩斯(Brain Haynes)等提出的证据资源的 6S 模型,详见本章第二节。

3. **确定检索词** 第 1 步:对所提出的临床问题进行细致分析,将其分解为几个独立的词汇。此时,可以根据第一步中使用 PICO 模式提出的问题来确定检索词及检索词的组合方式。即病名、诊断试验名称、治疗药物或其他方法、预后等。对于有些数据库而言,还要把研究设计方案的名称作为检索词,如系统评价、Meta 分析、随机对照试验、队列研究等。第 2 步:参考要检索的数据库词典或者 MeSH 数据库,选择相应的词汇进行检索。

4. **制定检索策略** 先在哪些数据库中检索,后在哪些数据库中检索? 先检索哪些类型的文献,后检索哪些类型的文献? 要了解提供证据的研究设计有哪些,所提供的证据等级有何不同。研究设计有多种,其得到的证据强度亦不同,如强度由强到弱的研究设计一般可粗略这样确定:随机对照试验、队列研究、病例对照研究等。因此,证据的检索应该从最强的研究设计开始,如果未查到,再依次降级寻找。

5. **检索文献** 第 1 步:根据需要,采用 AND、OR 或 NOT,对词汇进行最佳组合后进行检索。第 2 步:根据需要进行检索限定,如出版年限、出版类型、语言、研究对象的性别和年龄等。通过初次检索结果,可以了解检索策略的敏感性和特异性。特异性高的检索得到的参考文献较少,准确性高,但可能丢失部分有价值的信息。敏感性高的检索可得到大量的相关文献,但需要用大量时间去剔除部分不适用的文章。因此,应该根据检索目的适当调整敏感性与特异性。提高特异性可通过减少自由词和增加主题词及检索限定来实现。提高敏感性则可通过增加自由词和同义词或"?""*"号截断来实现。

(三) 评价证据(appraise evidence)

评价证据是要评价文献的真实性(validity)、重要性(importance)和适用性(applicability)。

对文献的初步评价,可通过文献类型和文献来源对文献进行初步评价。文献的类型可作为评价文献真实性的指标之一,简而言之,系统评价、Meta 分析、临床实践指南、卫生技术评估等类型的文献可以作为优先考虑的证据,是第一梯队;单个的随机对照试验和队列研究可作为第二梯队;病例对照研究和横断面调查可作为第三梯队;病例报告、专家个人意见可作为第四梯队;体外实验、动物实验可作为是第五梯队。

此外,文献来源也可以作为评价文献的初始步骤之一。例如,经过同行评议的杂志上发表的文章均经过了严格的评审过程,尽可能剔除有严重缺陷的文章,其发表文章的质量有保障。对文献的进一步评价,将收集的文献应用流行病学及循证医学质量评价的标准,从证据的真实性、重要性及适用性方面做出评价,并得出确切的结论以指导临床决策或卫生决策。一般而言,文献是科学研究成果的表现形式。因此,一篇文献中很重要的内容之一是说明研究的目的、方法、结果和结论。

在进一步对证据的真实性进行评价时,主要关注研究设计和实施的质量,以判断是否存在偏倚的可能。具体而言,要看是否遵循了研究设计的一般原则和特殊原则。一般原则包括足够精确的测量、有代表性的研究对象、充分的观察时间、足够的样本量等。特殊原则是指不同的研究设计有不同的设计原则,也有不同的质量评价标准。

对证据的重要性进行评价,是确认证据的真实性没有问题的前提下进行的,着重考察各种研究和实验的效应值的点估计值与区间估计(通常是 95% 的可信区间)。效应值通常有相对危险度、比值比、益-需治数、伤-需治数等。

当效果显著且强大,或存在剂量反应关系,或所有的混杂都将减弱干预组效应值时,证据的强度增强。尤其是当效果的可信区间显示的最小可能效果也相当重要时,就更有把握认为该证据有临床重要性。但是,假如效果的可信区间与没有临床应用价值的范围有重叠,则该治疗的临床应用价值不肯定。同样,如果研究结果是阴性的,也需查看其可信区间以确定它是否有潜在的有益作用被遗漏。

对证据的适用性进行评价,是确认证据的真实性和重要性没有问题的前提下进行的,着重考察文献中的患者或服务对象,与具体的患者或服务对象在年龄、性别、病情或健康状况等方面是否有相似性,文献中的干预措施与自身医疗环境中的干预措施是否一样,患者或服务对象是否需要这些干预措施等。经过利弊比等指标的比较,得出证据是否适用于具体的患者或服务对象。

从另一个角度来看,评价证据的适用性是考察文献显示的研究结果是否能够外推到自己的患者或服务对象身上。① 应注意研究结果的一致性,当许多同类研究都显示十分近似的结果时,外推的安全性较好,否则应十分小心。② 应注意证据的直接性,自己的患者可能与研究中的患者存在多方面的差别;我们所关心的关键结局在研究中没有测量,或者实际使用的诊断方法和药物与研究中采用的不同,或者我们关心两种治疗的效果差别在研究中没有直接进行比较。这些情况都将减弱证据的直接性,降低证据强度。③ 应注意效果的可转化性,不同地区医疗条件、医生技术水平等可能会影响研究中的措施在实践中的效果。④ 应注意自己的患者基线发病率的不确定性,要尽量判断自己的患者在不治疗时的发病风险是否与研究中的对照组或某个亚组相似,然后用自己患者的基线发病率代替研究中的对照组或亚组发病率来计算收益。⑤ 应注意兼顾治疗的收益和损害,必要时评估每单位成本的边际健康效应,并和患者探讨他们对治疗的预期收益和可接受的损害。

(四) 应用证据(apply evidence)

综合考虑专业知识与患者或服务对象的期望,依据实践经验和所获得的证据,做出最佳决策。在临床诊治、护理及预防医学领域中,将证据应用于工作中,需要注意把实际的情况与文献中的情况做出详细的比较,严格按照文献中的要求来应用证据。如果有需要修改的地方,要给出理由和依据,并做好相关的记录,做到痕迹管理条理化,以便在后续的评价中有据可查。

在记录证据应用的时候,至少需要把要点说清楚,表 6-2 和表 6-3 列出的内容可供参考。

表 6-2　临床医学领域应用证据的记录

诊断(或治疗、护理、预后等)
文献提及的要点
实际的情况要点
证据修改的地方
修改的理由和依据
做什么?
谁来做?
对谁做?
在哪里做?
如何做?
什么时候做?
应用证据之前的情况
应用证据以后的情况

表 6-3　公共卫生领域应用证据的记录

	病因(或危险因素、人群干预等)
文献提及的要点	
实际的情况要点	
证据修改的地方	
修改的理由和依据	
做什么?	
谁来做?	
对谁做?	
在哪里做?	
如何做?	
什么时候做?	
应用证据之前的情况	
应用证据以后的情况	

(五) 后效评价(assess effectiveness)

最后一步是对循证医学实践过程和效果的评价。走完前面的 4 个步骤之后,有必要对整个医疗卫生实践过程和结果进行评价,以提高将来循证实践水平,在这个过程中要注意评定的客观性。

评价有自我评价和他人评价之分。评价的时候,可从前面 4 个步骤和最终结果进行考察。首先,提出的问题是否合理、恰当? 其次查找信息的各个环节是否把握到位? 对证据的评价是否客观和全面? 应用证据的计划和实施过程是否得当? 短期、中期和长期的效果如何? 哪些地方做得到位? 存在哪些主观上、客观上的问题? 今后如何扬长避短? 等等。

完整的循证医学实践包含以上 5 个步骤。事实上,根据医务工作者所处的硬件环境、自身技能及时间精力的不同,具体实践循证医学的模式又可以包括实践模式、使用模式、重复模式。实践模式至少完成 1~4 步;若医务工作者身边资源丰富,尤其是能充分获取经过评价的证据(如 6S 模型中级别较高的证据资源),则可以省略第 3 步证据的评价,也就是使用模式;若医务工作者按照长期实践循证医学的权威专家的意见来进行医疗决策,则相当于省略了第 2、3 两步,也就是重复模式。

分析与讨论

案例:如何评判什么证据是最佳证据呢? 如要确定若干治疗方案对某一疾病的疗效,哪一个方案最好? 按照目前的理解,应该首先参考大样本随机对照试验或者针对这些随机对照试验的系统评价/Meta 分析的结果。但是也有人质疑,说随机对照试验的结果是人为控制试验条件的情况下得出的结果,而我们要参考的是真实环境中的结果,两者不是必然相同的。

讨论:

1. 如何看待证据的科学评价方法?

2. 如何理解案例中提到的实验条件下的疗效和真实世界中的效果?

提示:

1. 证据的科学评价方法是相对而言的,具有历史性、动态性,随着时间的推移,不断出现比现有评价方法更科学的方法。不远的将来,说不定基于大数据的研究会给出不一样的解读。

2. 实验条件下的疗效和真实世界中的效果会在某种程度上出现差异,但如果没有真实世界研究结果作为参考,实验条件下的疗效也不失为一种不错的选择。

(谭睿璟)

第二节　循证医学证据分类与分级

一、证据的分类

证据分类方法有很多,可按研究设计方案、研究问题类型、用户需要、获得渠道等来进行分类。其中,按研究设计方案和问题类型来分类是循证医学实践过程中最常用的两种分类方式。

(一)按研究设计方案来分

从方法学角度,可将证据分为原始研究证据和二次研究证据。

1. 原始研究证据　是直接在受试者中进行单个有关病因、诊断、预防、治疗和预后等研究所获得的第一手数据进行统计学处理、分析、总结后得出的结论,包括随机对照试验、队列研究、病例对照研究、横断面研究、病例分析等。

(1) 随机对照试验:是采用随机分配的方法,将合格的研究对象分别分配到试验组和对照组,然后接受相应的试验措施,在一致的条件下或环境之中同步地进行研究和观测试验的效应。其虽然被公认为"最佳的治疗性研究设计方案",但不能用于研究所有类型的临床问题。其最常用于治疗性或预防性研究以及特定条件下的病因学研究(即尚无充分证据证明某种可能致病因素对人体有害,但又不能排除它与疾病的发生有关)。

(2) 队列研究:又名群组研究、定群研究,是将一群研究对象(队列)按是否暴露于某一因素分为暴露组和非暴露组(对照组),并随访适当时间,比较两组之间所研究疾病(或事件)的发病率(或发生率)、治愈率或死亡率差异,以研究这种疾病(或事件)与暴露因素之间的关系。其在病因与疾病预后的研究中有重要价值。

(3) 病例对照研究:是一种回顾性研究。选择所研究疾病或事件的患者为病例组,未患该病(或事件)的人作为对照组,调查两组对某因素的暴露情况,比较两组间暴露率或暴露水平的差异,以研究该疾病或事件与该因素间的关系。主要用于发病危险因素的研究,也可用于临床回顾性治疗与探索预后因素的研究等。

(4) 横断面研究:指某一时间点或相当短的时间内对某一人群疾病(或事件)的患病(或发生)状况及影响(暴露)因素进行的调查分析,又称现况研究或现患率研究。

(5) 病例分析:是临床医生最为熟悉和常用的一种研究方法,是对现有的临床资料进行归纳、分析并得出结论,或对某些临床新出现的疾病病因或表现特征进行描述、分析、总结的一类研究。其主要包括病例系列报告(case series)、个案报告(case report)等。

1) 病例系列报告:是对一系列或一组病例的人口学特征、临床和流行病学特征的描述、分析和总结。

2) 个案报告:是对单个或少数几个病例的个人基本信息、临床和流行病学特征的描述、分析和总结。个案报告在罕见病和新发病的报道中最为有用,常常为发现新病种或药物副作用等提供第一手资料。

2. 二次研究证据　是将尽可能全面收集某一问题的全部原始研究证据进行严格评价、整合、分析、总结后所得出的综合结论,是对多个原始研究证据在加工后得到的证据,如系统评价、Meta 分析、临床实践指南、卫生技术评估等。

(1) 系统评价:是指针对某一具体临床问题(如疾病的病因、诊断、治疗、预后),系统、全面地收集现有已发表或未发表的临床研究,采用临床流行病学严格评价文献的原则和方法,筛选出符合质量标准的文献,进行定性或定量合成(Meta 分析),得出可靠的综合结论。

系统评价属于二次研究,其结论受所纳入原始研究的质量、系统评价的方法及评价者本人的专业知识和观点的影响,因此,对于其结论的评价和利用应持谨慎态度。

(2) Meta 分析:系统评价中的汇总分析分为定性和定量两种。如果纳入的原始文献缺乏有效数据或研究结果差别过大,那么无法进行定量合并,只能进行定性分析;相反,则可考虑进行定量分析,即 Meta 分析。事实上,由于纳入研究的质量、设计类型、资料类型及方法学等限制,只有部分系统评价可以实现定量分析。Meta 分析是将两个或多个相似研究结果进行定量综合分析的一类方法。

(3)临床实践指南:即针对特定的临床情况,系统制定出的基于系统评价的且对各种备选干预方式进行利弊评估后提出的最优指导意见。其帮助临床医生和患者做出恰当处理的指导性意见(推荐意见)。

(4)卫生技术评估:是对卫生技术的技术特性、临床安全性、有效性(效能、效果和生存质量)、经济学特性(成本-效果、成本-效益、成本-效用)和社会适应性(社会、法律等)进行全面系统的评价,为各级决策者提供合理选择卫生技术的科学信息和决策依据。

(二)按照研究问题的不同划分

按照研究问题的不同可将证据分为关于病因、危险因素、诊断、预防、治疗、预后等方面的证据。

(三)其他的划分方法

如按用户需要来分类,可将证据分为系统评价、临床实践指南、卫生技术评估、健康教育材料、在研课题的证据等。按照证据获得渠道不同划分,可将证据分为公开发表的证据、灰色文献。按照证据的形式来分,可将证据分为源于图书、期刊、报纸等类型的证据。根据语种来分,可分为汉语证据、英语证据等。

二、证据的分级

循证医学与传统医学实践的关键区别之一在于对证据的定义和定位,前者强调医学实践必须基于目前最好的证据。因此,对证据进行分级和评价是循证医学实践的重要内容。

(一)证据分级的基本思想

一般认为:① 可以直接用于指导医学实践的证据,来自以人为基本研究单位的关于疾病和健康一般规律的医学观察和干预研究。② 系统性的人群研究证据的可靠性,一般优于非系统性的病例观察和个人经验。③ 不同种类的研究设计适用于研究不同的问题,提供的证据质量也各不相同。例如,评价干预措施效果和常见不良反应的最佳证据,来自随机对照试验;研究常见病因和疾病预后,最好采用前瞻性研究;研究罕见疾病的病因,最切实可行的是病例对照研究;评价诊断方法的准确性,只需要横断面研究;罕见的毒副作用,则常常来自个案报道而无法进行大样本的研究。④ 多数学者认为,对于同种设计类型的原始证据,综合多个高质量原始研究结果的系统评价的证据质量应高于单个小样本的原始研究。所以,系统评价适于总结各类问题的原始研究。⑤ 即使研究设计类型相同,证据的质量也会有差别,主要在于该研究的设计和实施的质量。

(二)证据分级的意义

证据分级的意义在于以下 3 个方面:① 研究质量以结果真实客观为基础,证据质量越高,决策的把握越大;② 进行循证实践时,文献检索必须从相关的系统评价开始,当高质量的研究证据存在时,不必再检索低质量的研究证据;③ 当各种质量的证据同时存在时,实践和决策应基于最好的证据。

(三)证据分级的内容

随着科学技术的迅速发展,作为科技文献重要组成部分的医学文献数量激增、质量参差不齐,这也意味着循证医学证据数量大幅增加、质量良莠不齐。作为证据的使用者,要不花费大量的时间和精力去检索和评价证据的质量,就需要有一个工具来辅助进行证据的初步筛选。因此,证据的分级标准就显得尤为重要。

证据的分级(level of evidence)是指按照论证强度将证据分成不同级别,推荐强度(strength of recommendation)是指证据用于指导临床实践的可靠性程度。从 20 世纪 60 年代,两位美国社会学家坎贝尔(Campell)和史丹利(Stanley)首次提出证据分级的思想到现在,多个组织和机构提出了不同的证据分级的标准和规范。这些证据分级的标准采用的分级方法不同、标准不同,各有特点。总体来说,证据分级经历了 3 个阶段:第一阶段以随机对照试验为最高质量证据,单纯考虑试验设计;第二阶段以系统评价/Meta 分析为最高级别证据,在研究设计方案分类的基础上进行分级;第三阶段是在 2004 年推出的 GRADE 系统,该系统首次模糊了证据分类的概念,将证据质量分级和临床推荐强度联合起来,并开发了相应的证据分级软件。

1. 第一阶段,按试验设计分级 1979 年,加拿大定期体检特别工作组(Canadian Task Force on the

Periodic Health Examination，CTFPHE)首次基于试验设计对研究证据进行分级，CTFPHE证据分级及推荐强度见表6-4。推荐强度按证据级别分为支持和不支持，每方面又分为充分、尚可和缺乏。这一分级标准提高了决策的科学性，也极大地方便了医生的临床工作，此后20年间发展起来的分级标准几乎都是在此基础上扩展延伸而成。1986年，David L Sackett针对以上标准的不足，提出了证据的五分法，首次对Ⅰ级水平的随机对照试验规定了质量，即大样本的随机对照试验（Ⅰ、Ⅱ型错误较少）要优于小样本的随机对照试验（Ⅰ、Ⅱ型错误较少），并将证据等级与推荐强度一一对应。其后，戈登·盖亚特(Gordon Guyatt)和黛博拉·库克(Deborah Cook)等又对其进行了进一步的修改和完善。

表6-4　1979年CTFPHE证据分级及推荐强度

证据分级	定　义	推荐强度	定　义
Ⅰ级	至少一项设计良好的随机对照试验	A	考虑该病证据充分
Ⅱ₁级	设计良好的队列或病例对照研究	B	考虑该病证据尚可
Ⅱ₂级	有对照的研究，不管是否有干预措施，或有重大结果的非对照研究（如19世纪40年代青霉素的应用）	C	考虑该病证据缺乏
Ⅲ级	基于临床研究、描述性研究或专家委员会的报告，或专家的意见	D E	不考虑该病证据尚可 不考虑该病证据充分

2. 第二阶段，引入系统评价/Meta分析，在分类基础上分级　由于系统评价和Meta分析在为临床工作提供证据方面显示出巨大的价值，自20世纪80年代末开始，系统评价和Meta分析被大量制作和传播，证据分级系统逐渐将其纳入。这一时期涌现了许多证据分级系统，其中，有代表性的包括牛津证据分级及推荐强度和美国纽约州立大学下医学中心推出的证据金字塔。

(1)牛津证据分级及推荐强度：1998年，由临床流行病学和循证医学专家鲍博·菲利普(Bob Phillips)、克里斯·波尔(Chris Ball)、David L Sackett等共同制定了新的分级标准。该标准首次在证据分级的基础上整合了分类概念，涉及治疗、预防、病因、危害、预后、诊断、经济学分析7个方面，更具有针对性和适用性，已成为循证医学教学和循证临床实践的公认经典标准。但由于其过于复杂和烦琐，初次接触它的学生和医生难以理解和掌握。GRADE证据分级见表6-5。

表6-5　GRADE证据分级

证据质量	多大程度上能确信效应评估的正确性
高	非常确信真实的效应值接近效应估计值
中	对效应估计值有中等程度的信息：真实值有可能接近估计值，但仍存在两者大不相同的可能性
低	对效应估计值的确信程度有限：真实值可能与估计值不大相同
极低	对效应估计值的确信程度几乎没有信息：真实值可能与估计值大不相同

(2)证据金字塔：2001年，由美国纽约州立大学下属医学中心推出，将证据分为有9个级别(图6-1)。越在上面的证据，质量越高。其首次将动物研究和体外(试管)研究纳入证据分级系统，拓展了证据的范畴。证据金字塔简明形象、直观生动，流传非常广泛。初学者非常容易把握，是证据检索和评价的便捷工具。

3. GRADE标准　实际运用中，我们不能简单按照研究设计方案类型来进行证据分级，需要结合具体评价证据的内部真实性和外部真实性来进行判断(有关证据的真实性评价在循证医学课程中会具体学习，这里不赘述)。举个简单的例子，针对某一特定问题，假设我们检索到一个系统评价和一个随机对照试验，并不能简单地根据证据分级标准中系统评价级别高于随机对照试验，就判定该系统评价一定比随机对照试验可靠，而应该进一步评价证据的质量，一个高质量的随机对照试验的证据质量可能优于低质量的系统评价。因此，相对来说，下面介绍的GRADE分级系统更加科学合理、过程透明、适用性强。

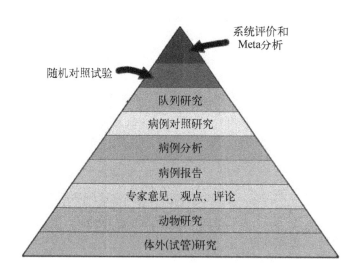

图 6-1　证据金字塔

参考来源：Suny Downstate Medical Center. Guide to Research Methods — The Evidence Pyramid. [2012 - 6 - 16]. https://library.downstate.edu/EBM2/2100.htm.

2000 年,针对现存证据分级与推荐意见标准的不足,包括 WHO 在内的 19 个国家和国际组织共同成立了 GRADE 工作组,由临床指南专家、循证医学专家、各权威标准的主要制定者及证据研究者通力协作,制定出了 GRADE 这一国际统一的证据分级(表 6-5)和 GRADE 证据推荐强度(表 6-6),并于 2004 年正式推出。同时推出了为证据分级评估开发的工具 GRADE pro。

表 6-6　GRADE 证据推荐强度

证据强度	多大程度上能确信遵守推荐意见利大于弊
强	明确显示干预措施利大于弊或弊大于利
弱	利弊不确定或无论质量高低的证据均显示利弊相当

GRADE 分级和早期的证据分级系统一样,其始于研究设计方案的类型,但证据质量的评判需要考虑升级因素和降级因素。感兴趣的同学可以在循证医学相关书籍中找到相关内容,在此不再赘述。

其他常用证据分级标准还有很多,如 CTFPHE 标准、Sackett 标准、AHAPR 标准、NEEBGDP 标准、SIGN 标准等可在循证医学相关书籍中找到。

分析与讨论

案例：证据的类型可谓多种多样,单从研究方法的不同,可将证据分为随机对照试验、队列研究、病例对照研究、横断面调查、病例报告、系统评价、Meta 分析、临床实践指南、卫生技术评估等类型。

讨论：

1. 除了上面所列出来的研究方法之外,还有哪些针对医疗卫生问题的研究方法呢?

2. 对于那些没有在证据分级图表中出现的证据,如何判断其质量的优劣?

提示：

1. 有些研究参考人类学、社会学的研究思路,科研人员深度参与研究对象的日常生活,时间为数月到数年,深入观察和收集为数不多的研究对象的各种健康危险行为或其他信息(有人称其为参与性观察研究),最终研究结果以讲故事的方式来报告。而另一些研究则以制作视频的方式来记录研究对象的各种重要信息

（姑且称之为影视研究），并呈现给同行。

2. 目前尚未出现更为全面的证据分级图表之前,面对未包含在证据分级图表的证据类型,解决办法至少有两种:① 充分理解、消化拟评价的证据类型及其相应的研究方法,然后将其对号入座归到已在证据级别中的相应类型。例如,参与性观察研究、影视研究可归为病例报告,因为它们的本质是不带数据或很少带数据的描述性研究。② 开发更加全面、易于操作的证据分级图表。

（谭睿璟）

第三节　循证医学证据检索

检索证据是实践循证医学的第二步。作为临床医生或科研工作者,我们检索证据是为了利用证据,如果无法检索到合理证据,那么提示我们进行进一步的研究以产生证据,也就是查证用证和创证用证,检索证据可以说是循证医学实践中至关重要的一步。本节将从证据资源、检索的步骤及实际数据库中的证据检索等方面来讨论循证医学证据的检索。

一、证据资源的 6S 模型

查找和评价证据是实践循证医学的基础,随着临床证据数量的急剧增加,医护工作者在有限的时间、检索知识和技术不足的情况下,很难对海量的层出不穷的各种数据库有清楚的了解并进行检索。为了解决这一问题,Brain Haynes 等分别于 2001 年、2007 年和 2009 年提出了证据系统的 4S 模型、5S 模型、6S 模型。图 6-2 显示的是 6S 模型。模型的提出为使用者选择数据提供了很好的指导。

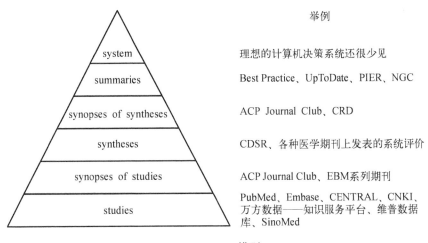

图 6-2　6S 模型

1. 计算机辅助决策系统(computer decision support system)　例如,计算机决策支持系统,通过电子病案,将患者个体信息与当前可得的最好证据自动链接,并提醒或告知医护人员治疗的关键所在。例如,英国部分医疗卫生机构使用的 Map of Medicine,是一个建设中的临床决策系统。

2. 总结(summaries)　临床实践指南类和证据总结类数据库,整合了较低层次(摘要、综述、原始研究)当前可得的最佳证据,针对某一具体疾病提供有关其治疗选择的全面证据。例如,Best Practice(原 Clinical Evidence)、UpToDate、PIER 和 NGC 等。

3. 系统评价的摘要(synopses of syntheses)　对系统评价进行简要总结,专家对证据质量和证据结论进行简要点评和推荐,如 ACP Journal Club、CRD 等。

4. 系统评价(syntheses)　指系统评价和 Meta 分析,是针对某一具体临床问题,全面搜集相关文献,并从中筛选出符合标准的、运用统计学的原理和方法,对这些文献进行全新的综合和研究而产生的新文献,如CDSR 等。

5. 原始研究的摘要(synopses of studies) 对原始研究进行简要总结,专家对证据质量和证据结论进行简要点评和推荐,如 ACP Journal Club 及 EBM 系列期刊等。

6. 研究(studies) 提供有关病因、诊断、治疗和预防等的原始研究,通过随机对照、病例对照、队列研究等方法获得的研究结果,如 PubMed、Embase、Cochrane 临床对照试验中心注册数据(CENTRAL),以及中文数据库如 CNKI、万方数据——知识服务平台、维普数据库、SinoMed 等。

二、常用数据库介绍

根据前述 6S 模型,介绍一些常用的数据库资源。

(一) 计算机辅助决策系统

理想的证据系统类数据库能够从患者入院开始,根据患者主诉,给予医师基于当前最佳证据的问诊重点、查体和实验室检查的提示;能够在收集完患者信息后给出患者的可能鉴别诊断供医师参考;诊断确立后,能够给出基于当前最佳证据的治疗方案;能够在医师录入医嘱时提示药物的用法及注意事项等。但现有的系统还不能达到上述理想的状态,大多数数据库商仍在探索和完善其证据系统类数据库。

(二) 总结类

1. Best Practice(原 Clinical Evidence) 由 BMJ 出版,每 6 个月更新一次,主要提供病症的概述,以及该疾病的预防和治疗干预手段的优缺点;它强调支持特定干预手段的最佳可得实证,重在为患者带来最佳结果,涵盖了治疗和护理中所见到的最常见疾病的实证资源。

2. UpToDate 是由全球知名的专业信息服务提供商威科集团开发的产品,其基于循证医学原则、持续不断地将现有的医学证据、世界专家的临床经验相结合,经过多层多轮的筛选、消化、吸收,在综合性地整合研究证据的基础上,根据循证医学的 GRADE 原则给出了分级诊疗推荐意见,并且这些意见都能够运用于临床实践。UpToDate 的英文专题都由世界知名医生撰写和编辑,他们恪守严谨的编辑流程并利用先进的专题发布平台,根据新近诊疗进展随时对专题内容进行更新,帮助 UpToDate 的用户及时掌握实用临床信息。UpToDate 的中文版产品称为 UpToDate 临床顾问。UpToDate 临床顾问不仅在内容上与 UpToDate 保持一致,还将国内药物专论数据库整合至专题中,帮助中国医生了解实用临床用药信息,促进国内合理用药与合理医疗。UpToDate 临床顾问覆盖了常见的 25 个临床专科,涵盖了诊疗全流程和生命全周期的绝大多数疾病及其相关问题,目前收录了 12 100 多篇临床专题。由 4 000 余名国内三甲教学医院临床专家参与英文原专题的汉化翻译,50 多位专职中文编辑进行多层审校,确保中文内容的专业性与准确性。

3. NGC(https://www.guideline.gov) 由美国卫生健康研究与质量机构(Agency for Healthcare Research and Quality,AHRQ)和美国医学会(American Medical Association,AMA)联合制作的临床实践指南数据库。NGC 能进行指南之间的比较,对指南内容进行分类,部分指南提供全文链接,对指南的参考文献、制作方法、评价、使用等提供说明和注释。

4. ClinicalKey 由全球顶尖的医学科技出版商 Elsevier[该出版商拥有行业内最多的顶级期刊如《柳叶刀》《细胞》《欧洲泌尿外科》等;拥有最经典的医学类参考书如《西氏内科学》《坎贝尔骨科手术学》《格氏解剖学》等;拥有全世界最大的摘要和引文数据库(Scopus)]开发,该数据库收录了全球 270 诊疗指南多家学协会(如美国心脏病学会、美国心脏协会、美国胸科协会、美国甲状腺协会、美国神经科学学会、美国眼科学会、美国骨科医师学会、美国泌尿外科协会等)超过 5 000 篇的最新指南,Clinical Overview 板块中涵盖超过 1 000 种疾病的全面论述。

(三) 系统评价的摘要

1. ACP Journal Club(https://ebmh.bmjjournals.com) 为双月刊,收录了《美国内科医师学会杂志俱乐部》1991 年至今的电子版期刊,对从 100 余种重要生物医学刊物中选择的论著进行摘要,并对其临床应用价值进行评价。致力于精选生物医学领域富有创见的研究文章和系统评论,以使有意随时掌握内科学重大进展的医师及时了解业界动态。

2. CRD(https://www.crd.york.ac.uk/CRDWeb/HomePage.asp)　英国国家保健服务评价和传播中心(The Centre for Reviews and Dissemination,CRD)综合、收集和评估来自多项研究的数据,以产生有力的证据,为卫生政策和实践提供信息。该中心数据库可检索疗效评价文摘库(DARE),英国国家保健服务(系统)经济评价数据库(NHS)、卫生技术评估数据库(HTA)。其特点是可同时检索 3 个数据库也可单独检索其中 1 个,检索功能较为完善。自 2015 年开始,DARE 和 NHS 鉴于种种原因陆续停更,但之前的证据仍在数据库中可供检索。HTA 数据库的新的检索页面可以通过 https://database.inahta.org/进行访问。

（四）系统评价类

1. CDSR　即考科蓝系统评价数据库(Cochrane Database of Systematic Review),是考科蓝图书馆(the Cochrane Library)旗下的重要证据库。The Cochrane Library 是考科蓝协作组(the Cochrane Collaboration)(https://www.cochrane.org)的主要产品,由 John Wiley 出版公司,汇集了关于医疗保健治疗和干预有效性的研究。它是循证医学的"金标准",并且提供有关最新医疗的客观信息。CDSR 是医学保健领域系统评估的领先资源,由 the Cochrane Collaboration 内部的 Cochrane Review Groups 经过严格的审核发布,研究了在某种医疗状况下为防治和康复而进行干预的效果。它们旨在帮助面临医疗保健问题的医生、患者、决策者和其他人士做出选择。每个评价的主题均针对一个明确界定的问题。例如,抗生素能够减缓咽喉疼痛的症状吗？研究都根据严格的指导方针进行评论,以确定是否就某种特定疗法具有决定性的证据。

The Cochrane Library 是消费者、临床医师、决策者、科研人员、教育家、学生和其他人士广泛使用的循证医学资源。CDSR 系统评价作为高质量和可靠的健康信息源已经享誉国际,很多团体和组织也已开始翻译、使用和传播 CDSR 系统评价及由其衍生的信息,即临床指导方针和健康技术评估机构、电子数据库、期刊、与健康相关的网站。

2. 各种医学期刊上的系统评价　除了集中生产系统评价的 CDSR 以外,许多医学期刊都出版相关领域的系统评价,这些期刊也是系统评价类证据的重要来源。

（五）原始研究的摘要

ACP Journal Club(https://ebmh.bmjjournals.com)　为双月刊,该数据库中既有针对系统评价的摘要,也有针对原始研究的摘要。其在上文已介绍,此处不赘述。

（六）原始研究类

1. PubMed　可通过网络途径免费检索包括 Medline 在内的自 1950 年以来全世界 70 多个国家和地区 4 300 多种主要生物医学文献的书目索引摘要数据库,并提供部分免费和付费全文链接服务。PubMed Clinical Queries 功能可通过 PubMed 首页进入,其预先内置了一些过滤器,旨在帮助检索者相对快速、全面地对某一主题文献进行检索。目前,最新版本的 PubMed Clinical Queries 提供有关临床研究、新型冠状病毒感染-2019(COVID-19)和医学遗传学三个方面文献的检索,其中临床研究这一部分将搜索的文献固定在 5 个范围:治疗、诊断、病因、预后和临床预测指南,提供偏向查全或者查准的检索。

2. Embase　收录了基础和临床医学的原始研究,以及与医学相关的许多领域的原始研究,如药物研究、药理学、配药学、药剂学、药物不良反应、毒物学、生物工艺学、保健策略与管理、药物经济学、医疗公共政策管理、公共职业与环境卫生、药物依赖性及滥用、精神科学、替代与补充医学、法医学和生物医学工程等(详见第二章第五节)。

3. Cochrane Central Register of Controlled Trials (CENTRAL)　即 Cochrane 临床对照试验中心注册数据库,是 the Cochrane Library 旗下产品,提供已注册的、正在进行的原始研究证据。

4. 中文数据库　如 CNKI、万方数据——知识服务平台、维普数据库、SinoMed 收录了发表在国内期刊上的原始研究,以及一些 Meta 分析和系统综述(详见第二章、第三章相关内容)。

（七）其他

1. SUMSearch 2 (https://sumsearch.org)　最大的优点是能快速获取临床决策所需证据,由美国堪萨斯大学建立及维护,SUMSearch 同时搜索 PubMed 中的原始研究、系统评价和实践指南(图 6-3)。

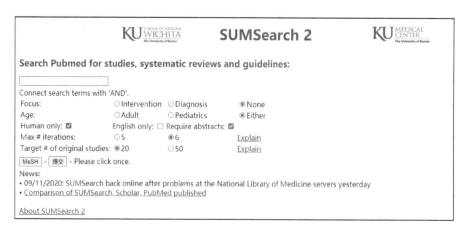

图 6 - 3   SUMSearch 2 主页

2. Trip Medical Database(https://www.tripdatabase.com/) 收录了 70 多个高质量的医学信息资源，包括 CDSR 的摘要、DARE、NGC、Bandolier、Evidence based Medicine、POEMs，以及主要的医学期刊论文，如《美国医学会杂志》和《新英格兰医学杂志》等。提供特色的 PICO 检索模式。在检索结果页面(图 6 - 4)，Trip Medical Database 提供了不同级别证据的筛选工具，每一级别的研究证据使用不同颜色进行区分，每一篇证据都给出了其证据级别并使用相应颜色进行区分。

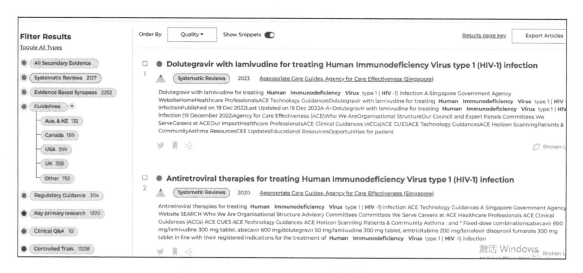

图 6 - 4   Trip Medical Database 检索结果页面

三、证据检索的步骤

循证医学证据检索的步骤可分为五步：明确临床问题及临床问题的类型，选择合适的数据库，确定检索词、制定检索策略，评估检索结果，证据应用和管理。

(一)明确临床问题及临床问题的类型

根据临床情景，利用 PICO 原则提出结构化的临床问题，这里 P 代表 patient，I 代表 intervention(如果是病因学的问题，那么这里应为 E，exposure 暴露)，C 代表 comparison，O 代表 outcome。同时，还应对问题的类型进行明确。问题根据来源，可以分为病因、诊断、治疗、预后、预防、不良反应及成本和经济学问题等。之所以要明确问题的类型，是因为每一类型的问题，其最佳原始研究设计不同，在检索时，明确了问题的类型后，我们可以充分利用数据库的限定功能或使用文本词对文献类型进行限定。通常来说，治疗性问题、病因学问题、预防性问题的最佳研究设计为随机对照试验，其次为队列研究，再次为病例对照研究(病例对照研究在罕见病病因的研究中占主要地位)；诊断性问题的最佳研究设计为盲法、与金标准对照的前瞻队列研究；预后性问题的最佳研究设计是队列研究，其次是病例对照研究，再次是病案报告。

（二）选择合适的数据库

可以按照本节前述内容中的 6S 模型，优先选择层级较高的数据库，如果在该层级数据库中未能检索到相关证据，则逐层往下进行检索。即选择顺序为 systems、summaries、synopses of snytheses、snytheses、synopses of studies、studies。也可按照更粗略的原则，首选那些经过评价和筛选的数据库（二次文献数据库），次选原始研究数据库。

（三）确定检索词、制定检索策略

1. 确定检索词　通常，检索的概念由提出问题得来。在提出问题时，我们使用了 PICO 原则构建临床问题，这里的 PICO 也是我们希望在检索到的证据中具备的重要元素，因此，常将 PICO 中的两个作为检索的概念，这两个检索概念通常会是 P 和 I（也不绝对，应根据实际情况灵活调整），通过检索，如果检索结果太多，我们可以试着把 C 和（或）O 加上，对结果进行进一步限定；如果检索结果太少，我们可以进一步把 I 或者 P 去掉以扩大检索范围。

2. 制定检索策略　summaries 类的数据库是高度整合的知识库，如 UpToDate，其证据以专题的形式存在，无须过多考虑字段选择等问题，检索相对简单，这里不赘述。

其他类别数据库检索策略需要考虑的因素，可参考本章第四节的内容，这里也不再赘述。

（四）评估检索结果

获得检索结果后，应判断其是否能回答之前提出的临床问题，要注意的是，还需要对证据进行质量的评价，有关证据质量的评价将在本章第五节中进行介绍，这里不再赘述。

（五）证据应用和管理

对获得的证据结果是否能用到当前情境中，应结合临床医生自身的经验、所处的医疗环境、患者的情况和患者的价值观来进行决策。

四、常用数据库的检索

下面结合"检索蔓越莓（cranberry）用于预防或治疗尿路感染（urinary tract infection）相关证据"这一问题，结合数据库的特点，对常用数据库的检索进行介绍。

（一）Cochrane Library

1. Cochrane Library 简介　Cochrane Library（https://www.cochranelibrary.com/）由英国 Cochrane 中心委托 Wiley InterScience（https://www.interscience.wiley.com/）出版，ISSN 1465-1858，是一个包含不同类型的高质量的独立证据的数据库集合，为医疗保健决策提供信息。Cochrane Library 包括 CDSR、CENTRAL 和 Cochrane 临床答案。

（1）CDSR：是卫生保健领域系统评价的主要来源。CDSR 中的文献类型包括 Cochrane 系统评价、Cochrane 系统评价的研究方案、社论和补充材料（包括 Cochrane 会议摘要和 Cochrane 方法学的内容）。

（2）CENTRAL：高度集中了随机和半随机对照试验。其中大多数记录来自书目数据库（主要是 PubMed 和 Embase），也有记录其他已出版和未出版的来源，包括美国临床试验数据库（Clinical Trails.gov）和 WHO 国际临床试验注册平台（International Clinical Trials Registry Platform）。

（3）Cochrane 临床答案（Cochrane Clinical Answers，CCAs）：提供了一个可读性强、易懂、以临床为中心的，来源于 Cochrane 系统评价的严谨研究的入口。每个 Cochrane 临床答案都包含一个临床问题、一个简短的答案和 Cochrane 系统评价的结果数据。

以上资源均可在 Cochrane Library 主页（图 6-5）上找到。

2. Cochrane Library 检索

（1）检索方式

1）浏览"Browse"：浏览功能中，可通过主题或通过某一系统评价小组来浏览和查找 Cochrane 系统评价。进入浏览功能的方法有两个：一个是在 Cochrane Library 主页上点击"Cochrane Reviews"，在出现的菜单中点击"Browse Reviews"（图 6-6），即可进入浏览页面（图 6-7）；另一个是在主页右上角的检索框下方有"Browse"按钮（图 6-6），点击后也可进入浏览（图 6-7）。

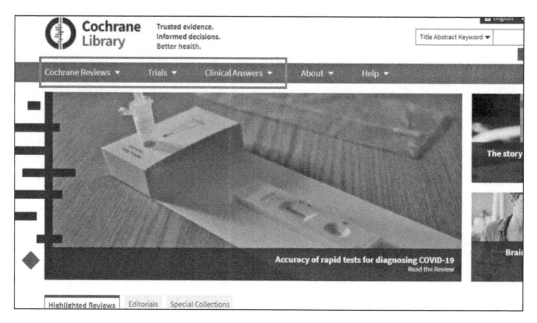

图 6-5　Cochrane Library 主页

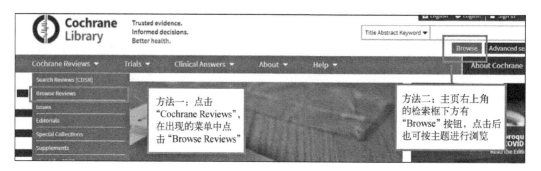

图 6-6　Cochrane Library 提供的浏览功能入口

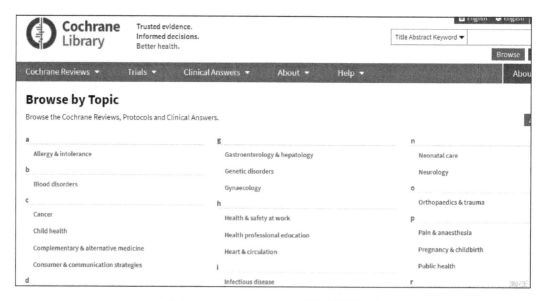

图 6-7　Cochrane Library 提供的浏览页面

因为尿路感染属于泌尿系统疾病,可在"Browse"页面中选择"Kidney Disease",在出现的结果页面中通过左侧过滤器("Filter your result")中的"Topic"选择尿路感染("Urinary tract infections"),浏览是否有符合本案例需求的证据,如图 6-8 所示。

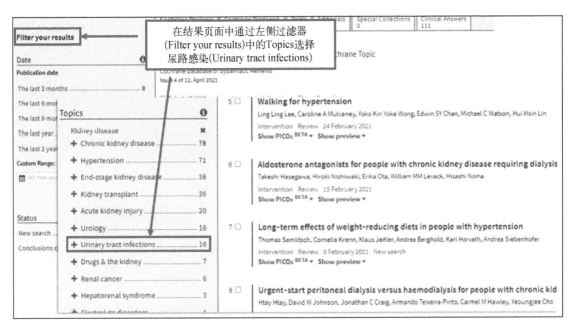

图 6 - 8　检索结果页面中用"Topic"限制结果

2）检索：Cochrane Library 提供多种检索方式，如基本检索（basic search）、高级检索（advanced search）、主题词检索（medical terms）、检索管理器（search manager）、PICO 检索（PICO search）。

A. 基本检索：Cochrane Library 右上角有基本检索功能。在该功能中提供一些常用字段的限定，点放大镜图标"🔍"或点键盘的"Enter"键进行检索（图 6 - 9）。要检索蔓越莓用于尿路感染预防和治疗的相关证据，选择 P 和 I 两个概念作为检索词，P 为尿路感染（urinary tract infection），I 为蔓越莓（cranberry），两个概念之间应用逻辑与"AND"连接。同时还应考虑到两个概念分别有各自的同义词和近义词，同近义词之间应用逻辑或"OR"连接，如"cranberry"还有"cranberries""vaccinium macrocarpons""vaccinium macrocarpon"等说法；"urinary tract infection" 还可写作"urinary tract infections"。因此可在选择好内容特征相关字段后，将检索式编为"（cranberry OR cranberries OR vaccinium macrocarpons OR vaccinium macrocarpon）AND （urinary tract infection OR urinary tract infections）"进行检索。另外当要将输入的短语作为固定短语检索，请在字符串前后加" "，如"vaccinium macrocarpon"。

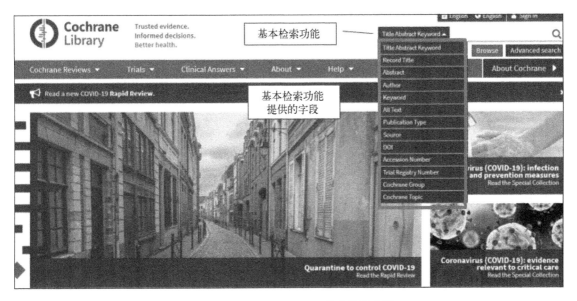

图 6 - 9　Cochrane Library 基本检索功能

B. 高级检索：点击 Cochrane Library 主页右上角检索框下面的"Advanced Search"进入高级检索界面(图 6-10)，可以通过检索项左边的"＋""－"来增减检索提问框，每个检索提问框可通过下拉菜单选择字段，可分别在多个提问框中键入提问词，限定词间的逻辑关系等。点击"Search limits"按钮可对特定数据库、文章状态和出版日期进行限定。

要检索蔓越莓用于尿路感染预防和治疗的相关证据，涉及内容特征的检索，因此我们可以选择摘要(abstract)、关键词(keywords)和标题/摘要/关键词(title,abstract,keywords)字段进行检索。逻辑关系仍如前分析的，概念之间应为逻辑与"AND"连接，同一概念的同近义词之间应为逻辑或"OR"连接。

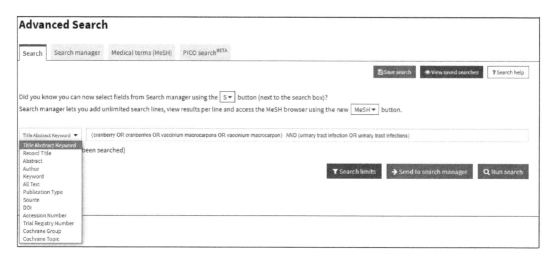

图 6-10　Cochrane Library 高级检索界面

C. 主题词检索：点击 Cochrane Library 主页右上角检索框下面的"Advanced Search"进入高级检索界面(图 6-11)后，第三个选项卡即是"Medical terms(MeSH)"。

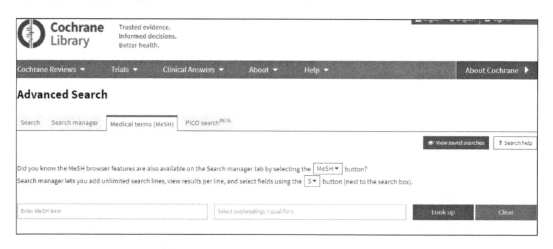

图 6-11　Cochrane Library 主题词检索界面

使用主题词检索的大体步骤如下。

a. 查找和选择主题词：主题词是规范化的检索语言，因此无论在哪个数据库进行主题词检索，首先都需要输入检索词找到主题词。Cochrane Library 也不例外，先在第一个检索框中输入检索词，点击"Look up"按钮，Cochrane Library 会将可能匹配的主题词呈现在页面下方的主题词浏览区，在该区域找到合适的主题词并单击选择，则该主题词出现在刚才输入检索词的第一个检索框中。案例 7-3 中涉及两个主题概念"cranberry"和"urinary tract infection"，两者应分开一步一步进行检索。在下图所示的检索区输入"cranberry"点击"Look up"按钮后，在页面下方的主题词浏览区挑选最接近的一个主题词"Vaccinium macrocarpon"(图 6-12)。

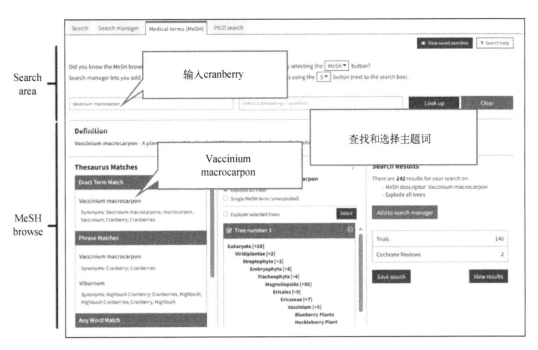

图 6-12　Cochrane Library 查找和选择主题词

　　b. 选择合适的副主题词：选择好主题词后，如果检索需求中有通用面，即意味着可以选择副主题词，可在第二个检索框中单击并选择合适的副主题词组配，如图 6-13 所示。由于蔓越莓并不好界定是药物或保健品或正常饮食，加之蔓越莓的研究不太多，因此暂不组配副主题词检索。

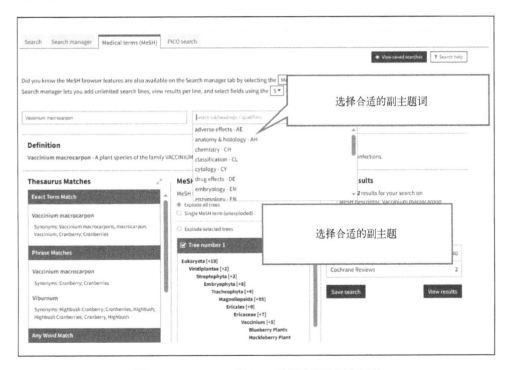

图 6-13　Cochrane Library 选择合适的副主题词

　　如有需要，可以在树状结构（MeSH trees）区域查看该主题词在树状结构中的位置并确定是否选对了准确的主题词，并可在此区域选择是否进行扩展检索。选择好后点击"Look up"按钮则检索结果出现在页面右下角（图 6-14）。

　　如果检索需求较复杂，需要进行多步检索，可以点击检索结果区中的"Add to search manager"将检索提问式添加至检索管理器中暂存,需要时点开页面中的检索管理器即可找到(图6-14)。

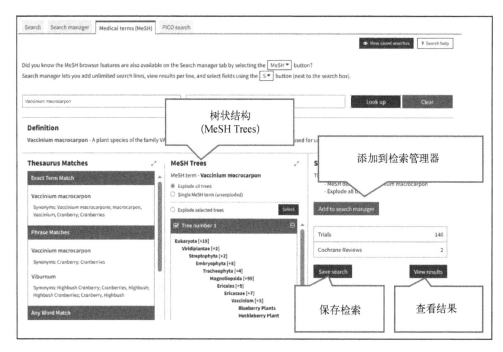

图6-14 树状结构及检索结果区

如果需要查看详细的检索结果,可以点击检索结果区域的"View results"按钮进入详细的检索结果页面(图6-14)。

D. 检索管理器:当检索需求较复杂需要进行多步检索时,可以对每一步分别检索后点击检索结果区中的"Add to search manager"将检索提问式添加至检索管理器中暂存,然后在检索管理器Manager中进行逻辑运算。

要检索蔓越莓用于尿路感染预防和治疗的相关证据,因为有两个主题概念"cranberry""Urinary Tract Infections",两者都涉及内容特征的检索,因此可以按主题词检索相关内容里介绍的那样,检索完"cranberry"相关文献后,应点击"Add to search manager",再回到主题词检索途径"Medical terms (MeSH)"继续按上述方法检索"urinary tract infection"相关文献并将其添加到检索管理器"Add to search manager",再到检索管理器(图6-15)中将上述两步用逻辑与"AND"连接起来,即输入"♯ 1 AND ♯ 2",最后得到相应结果。

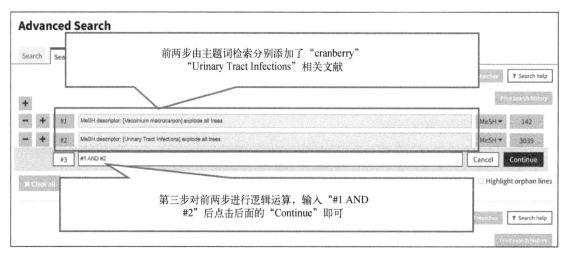

图6-15 检索管理器

也可以直接在检索管理器中添加检索步骤。点击"S"按钮进行字段限定检索(图 6-16);点击"MeSH"按钮可添加主题词检索(图 6-17)。

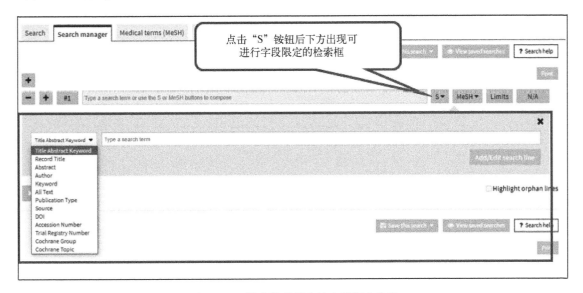

图 6-16 检索管理器中的字段限定检索

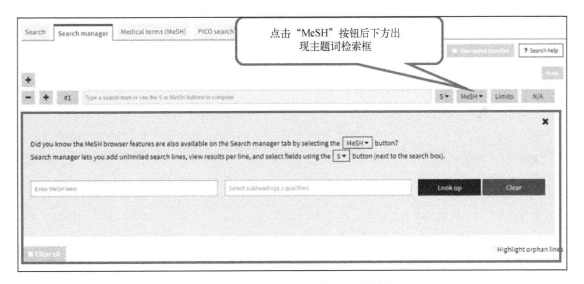

图 6-17 检索管理器中的主题词检索框

E. PICO 检索:Cochrane 用可控制的检索词以及这些词的 PICO 组件标引了 2015 年以来发表的 Cochrane 干预性系统评价,在 PICO search BETA 中,我们可以用这些可控制的检索词以及他们的 PICO 组件来进行检索。Cochrane 系统评价的 PICO 组件可在检索结果页面找到(图 6-18)。

使用 PICO 检索的步骤:① 在检索框中输入检索词;② 在出现的下拉列表中选择合适的词,如图 6-19 所示;③ 在检索框后选择该检索词相应的 PICO 组件;④ 当有多个检索词时可以点击"＋"增加检索行,同时选择好相应的 PICO 组件及逻辑运算符;⑤ 点击"Run Search"进行检索。

要检索蔓越莓用于尿路感染预防和治疗的相关证据,我们可以这样操作:① 在检索框中输入"Urinary Tract Infection"并在检索框后选择"Population"组件;② 点击"＋"增加一行,在检索框中输入"Cranberries"并在检索框后选择"Intervention"组件;③ 点击"Run Search"按钮,即可得到所需结果。我们也可以使用检索结果页面左侧的"Filter your results"对结果进行限定(图 6-20)。

需要注意的是:PICO 词汇表的下拉列表可能包含同义词(即具有相同含义的词),而不是与您的检索词完全匹配的词。例如,如果输入"heart attack",则同义词"myocardial infarction"将出现在下拉列表中。如果

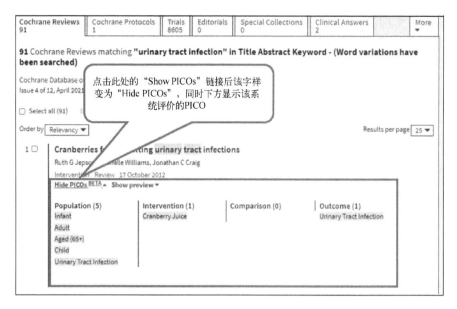

图 6-18 Cochrane 系统评价的 PICO 组件

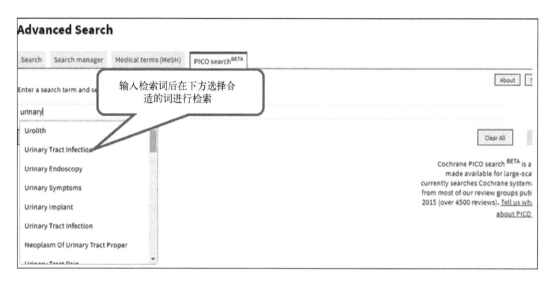

图 6-19 PICO 检索中输入检索词后在出现的下拉框中选择合适的词

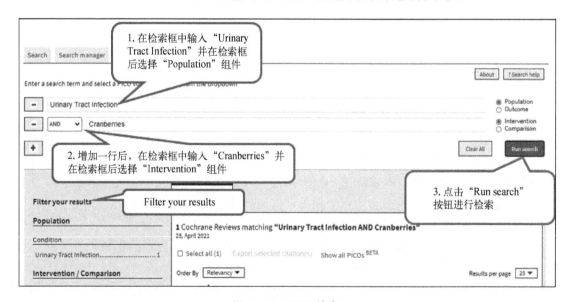

图 6-20 PICO 检索

找不到完全匹配的词,请选择同义词。首字母缩写词也是如此。例如,如果输入 COPD,则"Chronic obstructive pulmonary disease"一词将出现在下拉列表中。选择最匹配的词即可。

（2）检索结果页面:在检索结果页面,Cochrane Library 将检索到的结果分来源的不同进行呈现,包括 Cochrane Reviews(来源于上文提到的 CDSR),Cochrane Protocols(Cochrane 研究方案),临床试验等。同时,在检索结果页面左侧,Cochrane Library 提供了"Filter your results"功能,可对结果进行日期、(更新)状态、语种、问题的类型、主题等进行进一步过滤(图 6 - 21)。

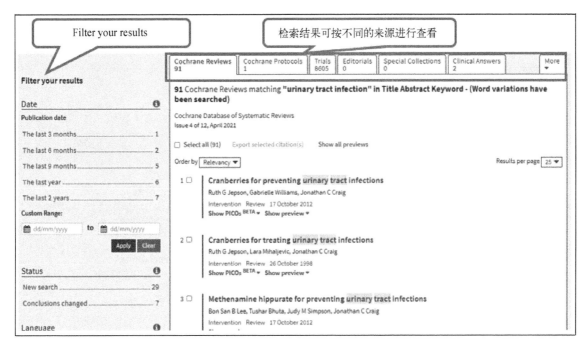

图 6 - 21　Cochrane Library 检索结果页面

（3）条件限定:除了上文中的快速检索、高级检索、主题词检索、检索管理器、PICO 检索以外,Cochrane Library 还提供条件限定,我们可以通过限定来选择来源的数据库、限定发表时间等,限定按钮在高级检索页面,"Search"选项卡检索框下方有"Search limits"按钮(图 6 - 22)。在"Search manager"选项卡中也有条件限定按钮,在检索框后方有"Limits"按钮(图 6 - 23)。

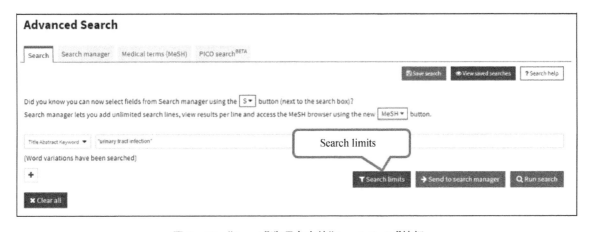

图 6 - 22　"Search"选项卡中的"Search limits"按钮

条件限定可以限定文献类型、发表时间、Cochrane 小组等,若在文献类型处选择了"Trials",则还可在该页面右侧进行临床试验的原始出版年代的限定。选择好限定的条件后,点击页面下方的"Apply limits"按钮提交即可(图 6 - 24)。

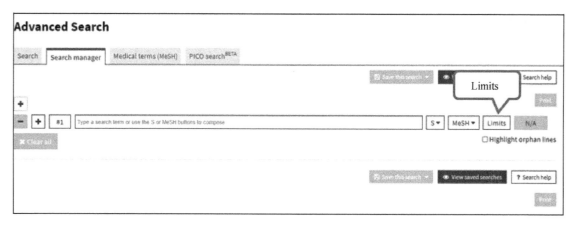

图 6 - 23 "Search manager"选项卡中的"Limits"按钮

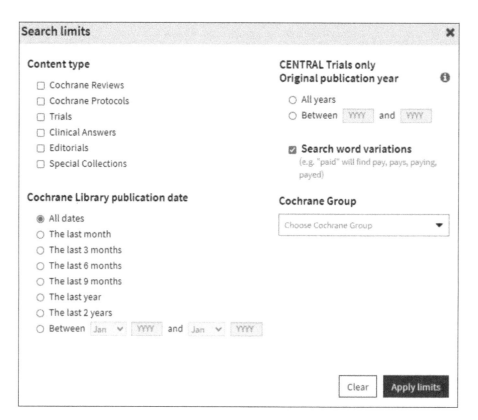

图 6 - 24 Cochrane Library 条件限定页面

(二)临床决策循证数据库(Foreign Evidence-Based Medicine, FEBM)

FEBM 是一个整合了循证信息资源如 PubMed、Cochrane Library、ACP Journal Club、POEMs、Clinical Evidence 和 Evidence based 等的全部二次信息文摘资源,资源覆盖率达到 90%,且每日更新的一站式证据检索评价平台。它支持中文检索、关键词及主题词检索、PICO 检索、临床查询、证据级别显示、答案要点显示、机器翻译、鼠标即指翻译、疾病聚类与关联、统计分析、显示设置、结果排序、全文传递通道等功能。

进入 FEBM 有两种方式,一种是通过迈特思创的网址进入,在首页选择好资源为 FEBM 后输入账户和密码登录,其网址为 https://www.metstr.com/;另一种,如果是昆明医科大学的校园网用户,可以通过昆明医科大学图书馆→电子资源→FMRS 进入数据库。

在 FEBM 的主页上提供三种类型的检索方式,分别是专业检索、导航检索和二次资源(图 6 - 25)。

1. 专业检索 专业检索选项卡中提供了 PICO 检索、临床查询、主题词检索、文本词检索、检索历史等功能,它们各自有各自的特点。

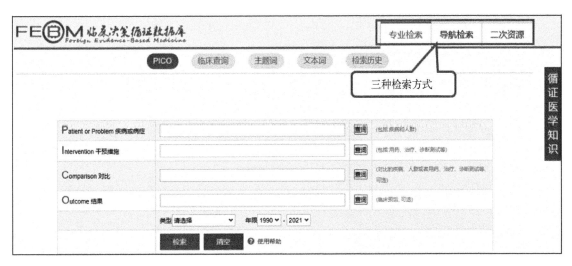

图 6-25　FEBM 主页提供的三种检索方式

（1）PICO 检索：与循证医学实践第一步提出可回答的临床问题一脉相承，可以用问题中的 PICO 组件将问题转化为可以检索的医学术语后再进行检索，这种方法能够快速找到检索需求中重要的检索词。通常将 PICO 中的 P 和 I 当中的一个或两个作为检索元素，如果检索结果太多则加上 C、O 进行限定。

要检索蔓越莓用于尿路感染预防和治疗的相关证据，P 为尿路感染（urinary tract infection）患者，I 为给予蔓越莓（cranberry），C 为空白对照或安慰剂对照，O 为症状缓解、尿常规检查白细胞情况等疗效。在对应的检索框输入检索词后，可在下方出现的下拉菜单中选择系统提供的合适的词进行检索，如图 6-26 所示。也可以利用检索框后方的"查词"按钮来查找的词的同近义词、中英文主题词、入口词，点击这些词后可将其添加至前面的检索框中，同时，查词功能还提供逻辑运算符"AND""OR""NOT"，我们可以在添加词的过程中点击相应逻辑运算符来实现词间的运算，查词功能如图 6-27 所示。如果检索需求中有文献类型和年代范围的要求，可通过检索框下方的限定条件来进行限定，如图 6-26 所示。

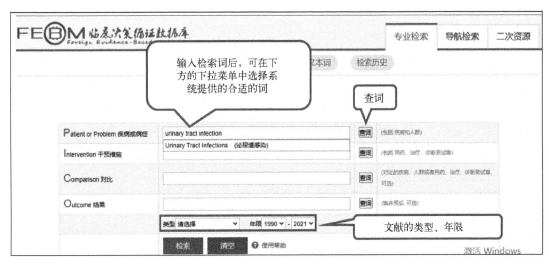

图 6-26　PICO 检索功能

将检索词添加好后点击"检索"按钮后即可得到结果页面，页面的右侧有证据的过滤器，可通过选择过滤器中的具体选项来限定二次研究证据资源数据库和证据的类型等，从而对结果进行过滤。检索结果页面提供了排序功能，可按证据级别、相关度、出版日期进行排序；对每篇证据提供了证据强度、来源数据库和证据类型，用户也可利用这些信息辅助判断证据的质量；如果需要全文，可以在"通道揭示"一栏点击相应链接进行下载，如图 6-28 所示。

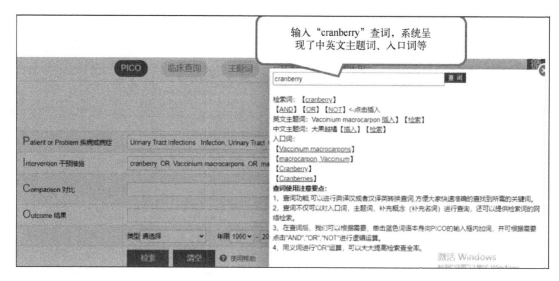

图 6-27 PICO 检索功能中的查询功能

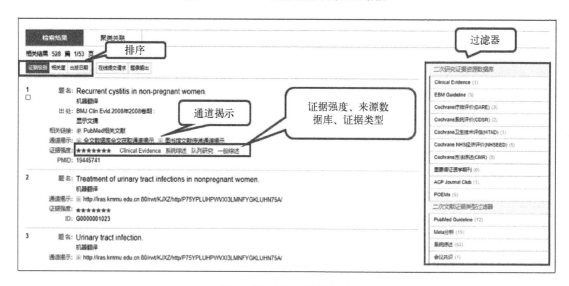

图 6-28 PICO 检索结果

（2）临床查询：是基于加拿大 McMaster 大学海恩斯教授等的研究结果构建的，目的是帮助临床医生快速准确地查找到针对诊断、治疗、病因、预后、临床预测指南等不同类型临床问题的答案，如图 6-29 所示。其检索功能与旧版 PubMed 中临床查询功能类似。

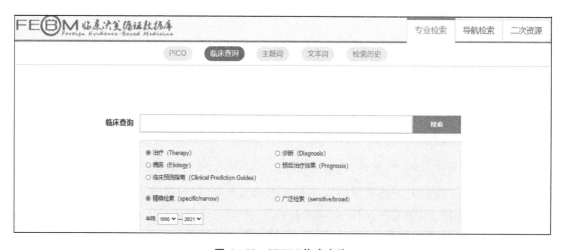

图 6-29 FEBM 临床查询

（3）主题词检索：FEBM 中的主题词检索途径和所有提供主题词检索的数据库的主题词检索如 PubMed、CBM 一样，都是使用 MeSH 对文献进行标引和检索的检索工具，在检索过程中可以实现主题词搭配副主题词检索、加权检索（即限定主要主题词检索）及扩展检索等，FEBM 的主题词检索提供了主题词导航树和检索框输入两种方式，如图 6-30 所示。其检索方法与 PubMed、CBM、FMRS 等数据库的主题词检索类似，这里不再赘述。

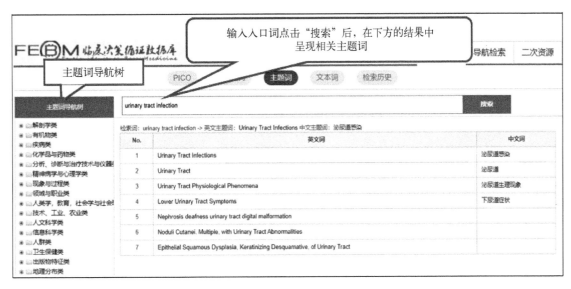

图 6-30　FEBM 主题词检索页面

（4）文本词检索：文本词检索中，可在检索框上方选择合适字段后在检索框中输入检索词进行检索，FEBM 支持双语检索、通配符"＊"检索、短语检索和逻辑组配检索，还可进行年代限定等，如图 6-31 所示。其检索与 FMRS 数据库检索类似，可参考相关章节进行学习和操作。

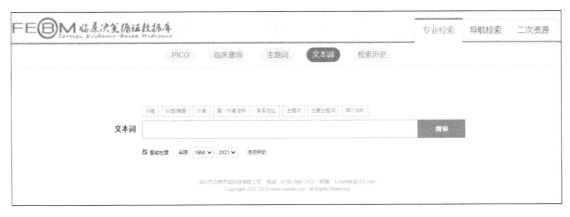

图 6-31　FEBM 文本词检索

（5）检索历史：检索历史中可以保存我们检索的每一个步骤，并能对我们的检索步骤进行逻辑运算以达到实现复杂检索的目的，如图 6-32 所示。

2.导航检索　主要包括 ICD-10 疾病导航、MeSH 疾病导航和药物导航，可以依据相关的导航树直接点击查找相关的知识或证据资源，这种检索方式的好处是医生不用进行检索词的抽取、检索策略的构建等步骤，可以直接查找相关类证据，如图 6-33 所示。

其中，ICD-10 是精神与行为障碍分类第十版，是以首先满足统计需要为前提的国际统计分类，目前广泛应用在医院的 HIS 系统和病案系统中，主要以病因、部位、病理、临床表现等为分类依据。FEBM 在此有特色的一个地方是实现了两种不同医学术语标注系统的转化，即 ICD-10 疾病导航向 MeSH 主题词的自动转换，提高检索的精确性。

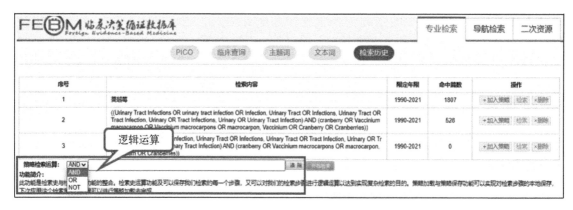

图 6-32　FEBM 检索历史

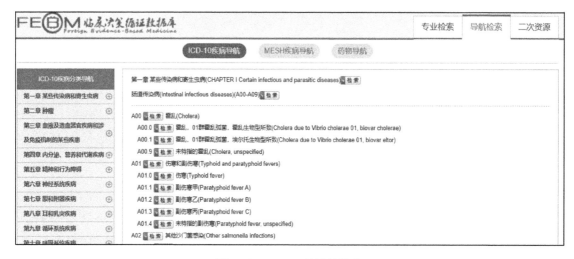

图 6-33　FEBM 的导航检索

MeSH 疾病导航中的疾病主题词树状结构是依据 MeSH 主题词表中疾病类的树状结构而设立的，当我们对想要检索的某学科的某一疾病而对其主题词不太熟悉时，可以通过 MeSH 疾病分类导航查找到相对应的主题词。

药物分类导航是依据 MeSH 主题词表中药物类的树状结构而设立的，将药物以树状结构的形式进行相应分类，使药物的层次关系一目了然。检索者可以点击查看某药物的相关属性了解某种药物的疗效及临床效果观察，也可查看此药物的上下级药物。

3. **二次资源检索**　使用者可以通过资源类型检索入口查找具体证据数据库，获得特定的资源。二次文献库类型检索主要包括 Cochrane Library、ACP Journal Club、Clinical evidence、POEMs、临床指南等。二次资源检索的页面如图 6-34 所示。其中，Cochrane Library 的资源在本节的 Cochrane Library 部分已做介绍，此处不做重复。

图 6-34　FEBM 二次资源检索

ACP Journal Club 对每个学科内最好的期刊(共 100 多种)进行定期筛选,选取符合证据要求的文献,对其进行详细摘要,并评论其临床应用价值,FEBM 对 ACP Journal Club 的二次文献资源进行系统整合供使用者检索。

Clinical Evidence 是一个不断更新的有关常见临床干预影响证据的最佳资源,提供病症的概述,以及用于该病症的预防和干预手段的优缺点,强调支持特定干预手段的最佳可得证据,重在为患者带来最佳结果,涵盖了治疗和护理中常见的病症;临床指南是针对特定临床问题,收集、综合和概括各种临床研究证据,对医学实践具有权威性和实践指导意义的一个数据库。

POEMs 是指针对患者的证据,能帮助患者活得更长或获得更好的证据,包括发病率的下降、死亡率的下降、疾病症状的改善、生活质量的提高及治疗费用成本的降低等。

4. 其他特色功能　FEBM 还提供了聚类关联、过滤器、机器翻译、证据强度、来源数据库、证据类型、证据级别相关度、出版日期排序等功能。这些功能在检索结果页面可以找到,如图 6 - 35 所示。

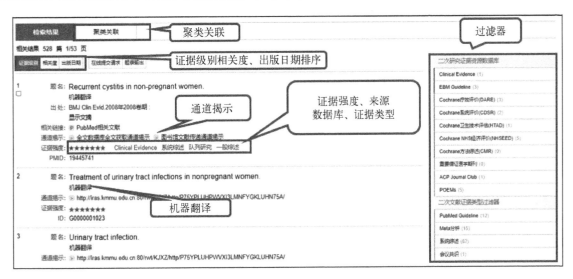

图 6 - 35　FEBM 检索结果页面的其他特色功能

(三) PubMed

PubMed 循证医学文献的检索可以通过对"Filters"中文献类型的限定来实现的,文献类型中与循证医学相关的选项有 Clinical Trial、Meta-analysis、Practice Guideline、Randomized Controlled Trial、Multicenter Study、Evaluation Studies、Clinical Trial(Clinical Trial Phase Ⅰ、Clinical Trial Phase Ⅱ、Clinical Trial Phase Ⅲ、Clinical Trial Phase Ⅳ)、Guideline 等。只要在 PubMed 提问框中键入检索词或词组,根据需要选择 PT 中的一项或多项,就可将检索范围限定在特定类型的循证医学文献。要检索蔓越莓用于尿路感染预防和治疗的相关证据,可以在 PubMed 使用主题词检索途径将"cranberry"和"urinary tract infection"两个概念分别进行主题检索,两者为"AND"的关系;也可以使用高级检索途径检索"cranberry"和"urinary tract infection"两个概念,并用"AND"将两者连接起来,要注意使用同近义词来提高查全率。最后在检索结果页面左侧的过滤器(Filter)中限定文献类型为上述的循证医学相关的文献类型。要注意的是,在 PubMed 数据库中,并不是所有文献都进行了主题词的标引,因此,单纯使用主题词检索会漏检这一部分文献(可参考第二章第二节的相关内容)。

除了上述方法外,PubMed 在 McMaster 大学研究工作的基础上设计了一个用于检索高级别论证强度证据的工具——临床查询(Clinical Queries)。例如,Clinical Queries 提供 COVID - 19 相关文献、临床研究类别等类文献。临床研究类别包括治疗、诊断、病因、预后四个临床领域的检索策略,可根据需要选用不同敏感度的检索策略。Clinical Queries 的检索策略基本确定,可变部分只是检索词,因此,特别适合工作繁忙的临床医生快速查找证据使用。网址为 https://www.ncbi.nlm.nih.gov/pubmed/clinical。

1. COVID - 19 相关文献(COVID - 19 Articles)　过滤器下主要提供与 COVID - 19 有关的文献,在

"Category"处可以选择 General、Mechanism、Transmission、Diagnosis、Treatment、Prevention、Case Report、Forecasting 之一来进行结果的过滤，如图 6-36 所示。COVID-19 Articles 中的上述过滤器可能随时间的迁移而有所改变。

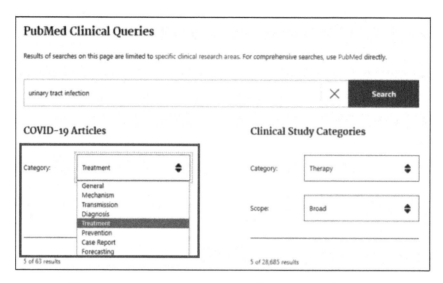

图 6-36　PubMed Clinical Queries 中的 COVID-19 相关文献

2. 临床研究类别（Clinical Study Categories）　专用于检索治疗、临床预测指南、诊断、病因、预后等临床领域的研究，只需要输入检索词，点击"Search"，在"Category"下拉菜单中选择 Therapy、Diagnosis、Etiology、Prognosis、Clinical Prediction Guides 之一，再在"Scope"下拉菜单中选择 Narrow 或 Broad，进行检索，如图 6-37 所示。Narrow 用于缩小检索范围，提高查准率；Broad 用于扩大检索范围，提高查全率。

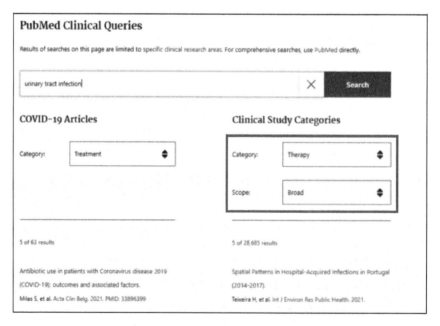

图 6-37　PubMed Clinical Queries 中临床研究类别检索

要检索蔓越莓预防和治疗尿路感染的相关证据，如果选择 PubMed Clinical Queries 作为检索工具，首先在 MeSH 中找到尿路感染（urinary tract infection）和蔓越莓（cranberry）的主题词分别为"urinary tract infections"和"Vaccinium macrocarpon"（方法见第二章第二节中有关 PubMed 主题词检索的内容）；然后在 Clinical Queries 界面的检索提问框中键入"urinary tract infections［mesh］and Vaccinium macrocarpon［mesh］"，点击"Search"，即可得到结果，如图 6-38 所示，本例也可尝试直接用文本词进行检索，将"cranberry"

和"urinary tract infections"两个概念用"AND"连接,同时分别考虑各自的同近义词,同近义词之间用"OR"连接并用括号括起来。同学们可在实际检索实践中体会不同检索途径带来的不同检索效果。

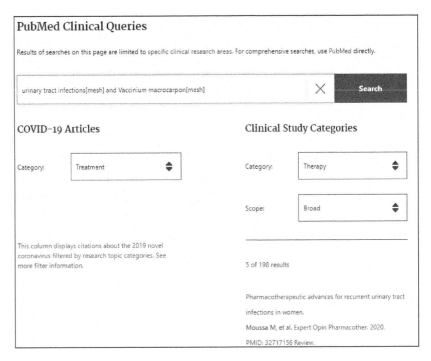

图 6-38 PubMed Clinical Queries 的检索页面

(四) 中国生物医学文献数据库(CBM)

使用 CBM 查找循证医学证据的方法与 PubMed 基本相同,但在检索循证医学文献时应注意:CBM 的条件限定中的文献类型涉及的循证医学证据类型较少。因此,涉及检索条件限定中未出现的这些类型的证据时,需要借助主题词检索来实现。例如,如果需要队列研究,需要利用检索式"主题词:队列研究/全部树/全部副主题词"或者在主题检索途径中找到队列研究的主题词来进行检索。

要检索蔓越莓预防和治疗尿路感染的相关证据,如果选择 CBM 作为检索工具,首先需要在 CBM 主题词检索途径中输入"尿路感染(urinary tract infection)"找到其对应的主题词为"泌尿道感染(urinary tract infections)",点击该主题词进入组配副主题词的界面,本例中暂不选择副主题词(即组配全部副主题词进行检索),点击"主题检索"按钮;然后再次进入主题检索途径,找到蔓越莓(cranberry)的主题词"大果越橘"进行主题检索,两步之间用逻辑运算符"AND"来连接,随后得到结果(方法见第三章第一节中有关 CBM 主题词检索及检索历史的内容)。根据得到的结果,选择上述方法中在条件限定中限定文献类型或利用主题词检索某类型循证医学证据即可。

当然,不管是用哪个数据库来进行检索,也不管是否为检索循证医学证据,如果选择了主题词检索途径,我们应该要想到的是由于主题词检索对于那些新发表的文献、交叉学科文献可能产生漏检,因此还应该将主题词检索和自由词检索两者搭配起来以提高查全率。

分析与讨论

案例:失眠(insomnia)又称入睡和维持睡眠障碍(DIMS),为各种原因引起的入睡困难、睡眠深度或频度过短、早醒及睡眠时间不足或质量差等,是一种常见病。失眠往往给患者带来极大的痛苦和心理负担,滥用失眠药物又会损伤身体,从而带来更严重的问题。目前有很多方法可以缓解和治疗失眠,但效果不确定。

讨论：

能否做一个针刺治疗失眠的系统评价？

提示：

1. 本案例的目的是了解是否有对文献进行二次研究的机会。一般而言，一种方案治疗一种疾病的系统评价是否可以做，要考虑3个方面的问题：① 是否有相应的随机对照试验的文献(研究目标一样、研究对象一样、干预方案一样、测量指标一样、分配患者一样等，最好要6~7篇以上)。② 这些文献的结论是否有些不一致(如有的研究结论认为干预方案比对照组好，有的认为不如对照组。这样的话，做系统评价会更有价值)。③ 有没有人发表过这个主题的系统评价或 Meta 分析。

2. 先查是否有关于失眠的针刺疗法的系统评价、Meta 分析文献，如果有，那么初步判断做与已发表的系统评价一模一样的系统评价机会不多(除非是多年以前做的，现在可以考虑更新)。然后，检索关于失眠针刺疗法的随机对照试验，其中是否针刺疗法当中有不同的方案？这些方案是否与前面系统评价和 Meta 分析中的方案有所不同？患者是否有所不同？疗程是否有所不同？另外，看看对照组的相应方面是否有所不同？通过这些考察来确定是否有机会做系统评价。

3. 一般而言，只要疾病的诊断、针对试验组和对照组的疗法与已有系统评价或 Meta 分析中的相应内容有不一样的地方，都可以考虑做系统评价。查找本案例要求的信息，可经过以下5步：① 了解所需信息的本质。② 确定检索资源。③ 确定检索词：能否做一个针刺治疗失眠的系统评价？所需文献，其检索词可以是"失眠"(insomnia)、"针刺"(acupuncture)、"电针""针灸""系统评价"(systematic review)、"Meta 分析"(Meta analysis)、"随机"(random *)等。参考要检索的数据库词典或者 MeSH 数据子库，选择相应的词汇进行检索。④ 制定检索策略：先在中文数据库检索，后在英文数据库检索；先检索系统评价、Meta 分析类型的文献，后检索随机对照试验、队列研究类型的文献。⑤ 检索文献：根据需要，采用"失眠"AND"针刺"AND"系统评价"进行检索。开展针刺治疗失眠系统评价的前期检索结果详见表6-7。

表6-7 开展针刺治疗失眠系统评价的前期检索结果

数据库	检索表达式	结果(篇)	前2个题录	文献语种
CNKI	{[主题＝中英文扩展(失眠)]并且[主题＝中英文扩展(系统评价)]并且[主题＝中英文扩展(针刺)]}(精确匹配)	13	[1] 杜怀斌.针刺治疗原发性失眠症的系统评价[D].导师：梁繁荣.成都中医药大学,2011. [2] 何婷.失眠相关因素研究系统性文献评价和针刺临床研究[D].导师：赖新生.广州中医药大学,2009.	汉语
万方数据库	abstract：失眠； abstract：针刺； abstract：系统评价	7	[1] 黄小冬,傅立新,李胜等.针刺加耳穴贴压治疗失眠疗效的系统评价[J].针灸临床杂志,2010,(11)：56－59. [2] 李新艳,周章玲,张波.针刺治疗中老年失眠症的临床研究[J].天津中医药,2010,27(5)：386－388.	汉语
维普网	文摘＝失眠与文摘＝针刺与文摘＝系统评价与专业＝经济管理＋图书情报＋教育科学＋自然科学＋农业科学＋医药卫生＋工程技术＋社会科学与范围＝全部期刊	5	同上	汉语
SinoMed	(主题词：入睡和睡眠障碍/全部树/全部副主题词)AND(主题词：针刺疗法/全部树/全部副主题词)AND(缺省[智能]：系统评价)	1	李新艳,周章玲,张波.针刺治疗中老年失眠症的临床研究[J].天津中医药,2010,27(5)：386－388.	汉语
PubMed	("Sleep Initiation and Maintenance Disorders" [MeSH]) AND "Acupuncture Therapy"[MeSH] Filters activated：Meta-Analysis, Systematic Reviews	11	[1] Xu J, MacKenzie IZ. The current use of acupuncture during pregnancy and childbirth. Curr Opin Obstet Gynecol. 2012 Mar;24(2)：65－71. Review. PubMed PMID：22249144. [2] Ernst E, Lee MS, Choi TY. Acupuncture for insomnia? An overview of systematic reviews. Eur J Gen Pract. 2011 Jun;17(2)：116－123. Epub 2011 Apr 4. Review. PubMed PMID：21463162.	英语

续表

数据库	检索表达式	结果(篇)	前2个题录	文献语种
The Cochrane Library	(insomnia)：ab and (acupuncture)：ab and cochrane review	3	[1] Daniel KL Cheuk，∗，Jerry Yeung，KF Chung，Virginia Wong Editorial Group：Cochrane Depression，Anxiety and Neurosis Group. Acupuncture for insomnia.Published Online：15 APR 2009. [2] Caroline A Smith，∗，Phillipa PJ Hay，Hugh MacPherson Editorial Group：Cochrane Depression，Anxiety and Neurosis Group. Acupuncture for depression.Published Online：20 JAN 2010.	英语
FEBM	Sleep Initiation and Maintenance Disorders（主题词 扩充）AND Acupuncture Therapy（主题词 扩充）AND systematic review	1	Huang W；Kutner N；Bliwise DL.A systematic review of the effects of acupuncture in treating insomnia. Sleep Med Rev. 2009 V13N1：73-104.	英语

（谭睿璟）

第四节　系统评价制作中的文献检索

系统评价和 Meta 分析是循证医学证据中很重要的形式，在制作系统评价和 Meta 分析的过程中，要求全面收集符合纳入标准的已发表和未发表的文献，以减少选择偏倚。因此，在制作系统评价和 Meta 分析的过程中，应尽可能考虑"查全"，在"查全"这一原则指导下进行数据库的选择和检索策略的构建。

一、常用数据库

（一）中文数据库

常用的中文数据库有 CNKI、维普、CBM、万方数据库 4 个。这些数据库收录的期刊有交叉重合，检索功能也各有特色。例如，CNKI 是综合性数据库，其旗下除有学术期刊库提供学术期刊文献以外，还有学位论文库、会议论文库等提供特种文献；维普数据库是我国最大的科技期刊全文库之一，基本覆盖了国内公开出版的学术期刊；CBM 对文献进行了主题标引和分类标引，检索者可以使用主题词、分类语言这样的规范化检索语言进行检索；万方数据库也提供期刊文献、会议论文、学位论文的检索，同时，它是中华医学会旗下期刊唯一官方合作数据库。因此，在制作系统评价时，为了保证尽量"查全"，通常中文文献应同时在以上 4 个数据库中进行检索，然后使用文献管理软件（如 EndNote）去重。也有学者认为可以筛选出自己关注的专科领域的综合性期刊和专业性期刊，通过比较各数据库中这些期刊的收录和更新情况，来筛选出适合自己专业领域的数据库组合。

（二）外文数据库

一般来说，制作系统评价和 Meta 分析时需要考虑的数据库有 Medline、Embase、CENTRAL、Web of Science 和 Scopus，有学者认为其中最重要的是 CENTRAL、Medline 和 Embase。当然，如果条件允许，应尽可能全面地选择数据库以减少选择偏倚，这时，除以上数据库外，可以酌情考虑其他国家的生物医学数据库，如韩国的 KoreaMed，日本的 JST 系列数据库、医中志，欧洲的 PASCAL 等。

（三）灰色文献的检索

有研究认为，阳性结果的文献通常来说比阴性结果的文献更容易发表和传播，而当我们的研究纳入未被正式全文发表的文献并对其进行合并时，其结果很有可能与不纳入这些文献的大不相同，因此，制作系统评价时要求尽可能全面地收集已经发表和尚未发表的文献。也就是说，在制作系统评价时应考虑到灰色文献的检索。通常来说，我们可以通过检索会议论文、学位论文、在研临床研究等方法来获取这一部分文献。

1. 会议论文

(1) CPCI(Conference Proceedings Citation Index)：是 Web of Science 旗下的子库之一，能够通过 Web of Science 检索国际著名会议、座谈会、研讨会及其他各种学术会议中发表的会议文献。众所周知，会议文献是国际学术交流的重要组成部分，新的理论、新的解决方案和新发展的概念通常最早出现在会议文献中。CPCI 收录 1990 年以来全球超过 20 万种国际会议的会议文献，涵盖了 250 多个学科领域的 1 200 多万条记录，总参考文献数超过 1 亿 3 千多万篇。

(2) Scopus：由著名出版商 Elsevier 开发，该数据库收录了期刊文献、图书和会议论文。

(3) 中文数据库：中文数据库中的 CNKI 和万方数据库中都收录了会议论文。

2. 学位论文

(1) PQDT：是美国国会图书馆(U.S. Library of Congress)指定的收藏全美国博硕士论文的机构，收录来自全球 100 个国家 3 100 所大学的学位论文，近年来还在不断扩展北美地区外的国际学位论文信息源的覆盖率，与其他国际知名大学和各国高等教育文献保障机构开展论文合作项目，旨在通过这种深度合作，进一步丰富 PQDT Global 数据库的内容。合作伙伴包括伦敦大学、伦敦政治经济学院、卡迪夫大学、莱斯特大学、阿伯丁大学、巴斯大学及瓦伦西亚大学等。

(2) 中文数据库：中文数据库中的 CNKI 和万方数据库中都收录了博硕士学位论文可供检索。

3. 在研临床研究　WHO 国际临床试验注册平台(International Clinical Trails Registry Platform, ICTRP)上可以检索到多个国家和地区临床试验注册中心数据库，该数据库主页链接为 https://www.who.int/clinical-trials-registry-platform，检索入口链接为 https://trialsearch.who.int/。其能检索的各国临床试验注册平台链接可通过网址 https://www.who.int/clinical-trials-registry-platform/the-ictrp-search-portal 获取。一些常用临床试验注册数据库及其链接见表 6-8。

表 6-8　常用临床试验注册数据库及其链接

名　称	网　址
美国临床试验数据库	https://clinicaltrials.gov/
欧洲临床试验中心	https://www.clinicaltrialsregister.eu/
UMIN 临床试验数据库	https://www.umin.ac.jp/ctr/
NRG 肿瘤临床试验数据库	https://www.nrgoncology.org/Clinical-Trials

4. 其他

(1) 搜索引擎：如谷歌、谷歌学术搜索、百度等。

(2) 可根据已经发表的系统评价和 Meta 分析的参考文献所提供的信息获取相关文献。

(四) 手工检索

由于一些电子数据库在更新期刊文献时存在一定时滞，在制作系统瓶颈的过程中，为了保证检索的全面性，应当对这一部分文献进行印刷版期刊的手工检索。手工检索的工作量较大，通常，我们将领域内的重要期刊尚未在数据库中更新的期次进行手工检索。另外，还应对重要文献的参考文献进行手工筛选。

二、检索策略

(一) 检索途径

在前述章节已讨论过，检索概念通常由 PICO 结构化的循证医学问题中提取出来。考虑到检索的全面性，应根据数据库的特点选择检索途径。主题词途径标引和检索规范，能够达到检索词与标引词一致；自由词途径能够针对最新的、标引工作尚未完成的文献进行检索，同时，对新出现的概念的检索也很友好。因此，对于既提供主题词途径，又提供自由词途径检索的数据库(如 Medline、CBM、CENTRAL、Embase 等)来说，应考虑主题词检索和自由词检索相结合。对于未提供主题词途径的数据库(如 CNKI、维普等)来说，应根据数据库特点选择内容特征字段进行检索，在反复调试后确定最佳的途径。

（二）检索词

检索文献时，通常将 PICO 中的 P 和 I（或者 C）两部分作为检索概念。主题词检索途径在前述章节已经详细介绍过，在此就不再赘述。

自由词检索时要注意的是，同一主题的文献可能分散在同一概念的不同近义词（这里的同近义词包括拼写变异、同义词、首字母缩略词、截断和接近操作符）下，为了保证尽量查全，就应该进行同近义词的挖掘。挖掘同近义词的方法主要有以下几种。

（1）在 MeSH 中查找到相应概念的主题词，通过该主题词的入口词、上位词、下位词、历史标引注释等注释揭示该概念的部分同近义词。Elsevier 的 Emtree 词库也列出了每个术语的同义词。

（2）药物的同近义词可通过药物说明书等查找。

（3）对该主题文献进行初步检索，通过浏览相关文献的标题、摘要、关键词等，可以获得更多同近义词。

（4）截断和通配符的使用：为了尽可能全面，有必要将所检索的每个概念的广义范围内有关的词进行收集，还可能使用截断和通配符。例如：① 同义词，"压疮"或"褥疮"；② 相关词汇，"brain"或"head"；③ 拼写变异，"tumor"或"tumor"；④ Random＊用于随机或随机化等；⑤ 通配符：wom?n(woman 或 women)。

（三）运用逻辑运算

逻辑运算符包括 AND、OR、NOT，分别表示逻辑与、逻辑或、逻辑非，在构建检索策略时，我们通常在不同概念间使用 AND 连接，同一概念的同近义词间使用 OR 连接。假设将一个 PICO 结构化的问题中的 P 和 I 两个概念作为检索概念，P 概念我们找到 P1、P2、P3、P4 四个同近义词，I 概念我们找到 I1、I2、I3、I4 四个同近义词。则应这样连接：(P1 OR P2 OR P3 OR P4) AND (I1 OR I2 OR I3 OR I4)。

（四）文献类型限定

在实际检索中，视具体情况我们可能还会加上文献类型进行限定，如随机对照试验、队列研究、病例对照研究等，可以利用数据库的相关过滤器（如 PubMed 中的 filter）进行文献类型的限定，同时，为了尽量保证查全，也应考虑到同近义词或其他可能的表述方式。图 6-39 为 Cochrane 推荐的 PubMed 高敏感性识别随机对照试验的检索策略。

```
♯1 randomized controlled trial [pt]
♯2 controlled clinical trial [pt]
♯3 randomized [tiab]
♯4 placebo [tiab]
♯5 drug therapy [sh]
♯6 randomly [tiab]
♯7 trial [tiab]
♯8 groups [tiab]
♯9 ♯1 OR ♯2 OR ♯3 OR ♯4 OR ♯5 OR ♯6 OR ♯7 OR ♯8
♯10 animals [mh] NOT humans [mh]
♯11 ♯9 NOT ♯10
```

图 6-39 Cochrane 推荐的 PubMed 高敏感性识别随机对照试验的检索策略

检索策略的构建并不是一蹴而就的，在初步检索思路确定好后，通常需要在实际检索中视检索结果进行反复调试。同时，在不同的数据库中进行检索时，应根据各数据库的特点和具体检索结果进行的检索策略的调整。

（谭睿璟）

第五节　循证医学证据的评价与利用

鉴于证据来源复杂多元、证据质量良莠不齐以及证据的适用性问题等原因,在获取了临床研究证据后,应该进行证据的评价,才能合理使用所获得的证据。

一、证据评价的基本原则

不论是哪一类型(病因、诊断、治疗、预后、预防等)的证据,都应从真实性、重要性和适用性三个方面进行评价。

(一)真实性

真实性是证据评价的核心和基础,它代表证据的研究结果多大程度上能真实反映实际情况。在评价证据的真实性时,应重点关注研究的方法学部分,关注一篇研究的设计、实施、统计学处理方法是否合理,是否尽可能避免了可能存在的偏倚,只有研究设计和方法科学合理,才能保证得到的结果真实、结论可靠。不同类型(病因、诊断、治疗、预后、预防等)的证据,由于其关注的问题不同、最佳研究设计不同,其真实性评价的具体标准也不尽相同,应结合问题的类型和研究设计的类型对研究的真实性进行评价。

(二)重要性

重要性的评价建立在真实性评价的基础上,一篇研究通过真实性评价后,认为其研究方法科学合理、结果真实可靠,才会进行研究的重要性评价。否则,真实性有缺陷的研究,其重要性和适用性就无从谈起了。重要性评价即研究的临床应用价值的评价。例如,有关病因和危险因素的研究,在其研究方法科学合理、结果真实可靠的前提下,重要性评价即评价该危险因素与可能的结局之间的关联强度及精确性;有关诊断性试验的研究,在其研究方法科学合理、结果真实可靠的前提下,重要性评价即评价该诊断性试验能否准确区分患者和非患者;有关治疗的研究,在其研究方法科学合理、结果真实可靠的前提下,重要性评价即评价该治疗的临床价值,包括疗效和不良反应的大小、精确性等;有关预后的研究,在其研究方法科学合理、结果真实可靠的前提下,重要性评价即评价疾病发生后,一段时间内可能会发生的结局的可能性有多大、有多好等。综上,在进行研究证据重要性的评价时,需要借助一些客观指标来进行判断,不同类型的研究应采用不同的指标来进行重要性的评价。

(三)适用性

一篇研究是由特定的人群在特定场所完成的,其结果和结论是否能在不同人群、场所和具体病例进行推广,这就需要进行适用性的评价。通常来说,在使用证据时应结合医院的软硬件环境、医疗环境、患者的具体情况、患者的价值观等多方面进行考量,仔细权衡利弊,不能将研究结果和结论进行直接套用。

本章第二节讨论了证据的分类和分级,按照研究设计的类型,循证医学证据可以分为原始研究证据和二次研究证据。原始研究证据是作者直接收集分析来自患者的一手数据而创作的原始论文,涉及病因、诊断、治疗和预后等,又可以根据具体研究方法分为实验性研究和观察性研究,常见的方法有随机对照试验、非随机对照试验、队列研究、病例对照研究、横断面研究等。二次研究证据是作者回顾和分析已经发表或未发表的原始研究,做出梳理和概括,进而撰写出的综述性文献,常见的二次研究证据包括系统评价/Meta分析、临床实践指南、卫生技术评估等。在循证医学实践过程中,可能遇到以上任何一种类型的临床证据,接下来,我们以证据分类作为依据,对常见类型研究证据的评价进行简要讨论。

二、病因和危险因素的证据及其评价

(一)证据的来源

一般来说,病因和危险因素的原始研究证据按照论证强度依次为随机对照试验(较少见)、队列研究、病例对照研究、横断面调查、个案调查、病例报告等,也有基于以上类型原始研究的系统评价/Meta分析。因此,病因和危险因素的研究证据的评价实际上是基于以上研究设计的评价。

（二）各类研究设计其评价要点

1. 随机对照试验　根据随机对照试验的特点，评价要点如下：① 偏倚的控制，测量性偏倚、选择性偏倚是影响研究结果的主要偏倚之一。② 数据分析方法，包括有效率、治愈率、病死率、病残率、相对危险降低率、绝对危险降低率、益-需治数、相对危险增加率、绝对危险增加率、伤-需治数等。

2. 队列研究　根据队列研究的特点，评价要点如下：① 失访的控制及失访率的报告，如果失访率小于5%，说明失访控制得非常好；如果失访率大于20%，说明失访控制得非常差。当失访率大于5%时，需要比较两组失访率是否相同，还要比较不同暴露程度亚组的失访率是否一样，比较随访人群与失访人群的特征以了解失访是随机的还是具有某种共同的原因。如果失访是随机的，那么失访可能带来的偏倚影响较小，主要是减少了样本量。当失访人数较多时，由于影响失访的因素比较复杂，失访者的发病或发生其他健康事件的危险性难以准确估计，那么将很难正确估计失访偏倚影响的方向和大小，导致数据可靠性差。② 选择偏倚的控制，研究对象的选择可能不能很好地代表相应的人群。例如，健康工人效应是选择偏倚的一种表现，即用工人作为研究对象来代表一般人群。因为一般情况下，工人被聘用的条件之一是其体检结果是健康状况良好，而一般人群中既有健康状况良好的人，也有患病的人，因此两个人群不一样。③ 数据分析的方法要恰当、合理。常用的指标有暴露人年、暴露人时、累积发病率、发病密度、相对危险度、归因危险度或率差、病因分值、标化率、标化死亡率比以及剂量反应关系分析等。

3. 病例对照研究　根据病例对照研究的特点，评价要点如下：① 偏倚的控制，尤其是选择性偏倚、回忆性偏倚的控制措施是否提及并实施。② 数据分析方法。常用的方法和指标包括研究资料的一般性描述、比值比及可信区间、显著性检验、归因危险度估计、分层分析、趋势检验等。

4. 横断面调查　根据横断面调查的特点，评价要点如下：① 偏倚的控制，测量偏倚是重点考虑的方面之一，减少缺失值也是值得考虑的问题。② 数据分析方法。常用的方法和指标包括资料的一般性描述、率的点估计和区间估计、比值比及可信区间、线性回归分析、Logistic 回归分析等。

5. 系统评价和 Meta 分析　根据系统评价和 Meta 分析的特点，评价要点如下：① 原始文献检索策略及方法，是否检索所有可能的文献信息来源，检索词的确定是否合理，检索方式和方法是否有两个独立操作并加以对比。② 对原始文献的评价。③ 数据分析方法，包括异质性检验、效应模型的选择、效应值的选择、敏感性分析、亚组分析等。

总之，疾病病因的因果推断中比较强的证据是时间先后顺序、联系强度、剂量反应关系、以干预来反证，还有不同设计、不同地区研究所得结果的一致性；其次是生物学的合理性，以及当前的结果同已知的事实是否相符。与此同时，对于多因疾病而言，有些因素是共同作用而导致疾病，有些是顺次作用导致疾病，这些情况均需要考虑到。

（三）病因和危险因素证据评价的基本原则

综合病因和危险因素可能的研究设计及应注意的要点，病因和危险因素研究证据评价的基本原则见表 6-9。

表 6-9　病因和危险因素研究证据评价的基本原则

真实性	病因证据是否采用了论证强度高的研究方法
	试验组和对照组的暴露因素、结局测量方法是否一致
	随访时间是否足够长
	病因证据因果效应的先后顺序是否合理
	病因与疾病之间是否有剂量-效应关系
	病因证据结果是否符合流行病学规律
	病因致病的因果关系在不同的研究中的反映是否一致
	病因致病效应的生物学依据是否充分
重要性	病因与疾病之间的因果相关强度有多大
	因果相关强度的精确性如何
适用性	当前患者是否与病因证据研究对象特征类似
	终止接触危险因素对患者利弊权衡如何
	当前患者的价值观和期望如何

三、诊断性证据及其评价

(一) 证据的来源

一般来说,诊断性证据来自诊断性试验及其系统评价和 Meta 分析,前者的基本设计方案为横断面研究,根据研究对象纳入方式,又可以将其分为诊断性队列研究和诊断性病例对照研究。根据证据分级的思想,从研究设计的角度来说,后两者的结果通常比单个文献的结果更可靠。

(二) 诊断性试验的特点及其评价要点

1. 诊断性试验的特点　① 有明确的诊断金标准和新的诊断性试验方法。② 研究对象中有患目标疾病的人和没有患目标疾病的人,每个研究对象都经过两种诊断方法测试。③ 盲法对比试验结果。

2. 诊断性试验的评价要点　① 偏倚的控制,特别要控制测量性偏倚、选择性偏倚。② 数据分析方法。常用的方法和指标包括敏感度、特异度、阳性预测值、诊断比值比、阳性似然比、ROC 曲线分析、验后概率、分层似然比等。

系统评价和 Meta 分析的特点和评价要点已于上文病因和危险因素的证据及其评价部分述及,在此不再赘述。

(三) 诊断性试验研究证据评价的基本原则

综合病因和危险因素可能的研究设计及应注意的要点,诊断性试验研究证据评价的基本原则见表 6-10。

表 6-10　诊断性试验研究证据评价的基本原则

真实性	研究对象代表性如何? 是否包括适当的疾病谱? 与临床实际情况是否相似 所有研究对象是否都经过金标准诊断 诊断性试验是否与金标准进行了独立、盲法对照
重要性	敏感度、特异度、似然比如何 试验有用吗 试验能否确诊或排除诊断
适用性	诊断性试验在本地能否开展? 准确性如何? 患者能否负担费用 能否准确估计当前患者的验前概率 验后概率是否对患者有所帮助

四、干预性证据及其评价

(一) 证据的来源

一般来说,干预性证据来自随机对照试验、队列研究,以及针对队列研究、随机对照试验而做的系统评价和 Meta 分析,其结果通常比对应的单个文献的结果更可靠。

(二) 各类研究设计的特点及其评价要点

干预性随机对照试验、队列研究、系统评价和 Meta 分析的特点和评价要点已于上文"病因和危险因素的证据及其评价"部分述及,在此不再赘述。

(三) 干预性研究证据评价的基本原则

综合干预性研究可能的研究设计及应注意的要点,单个干预性研究证据和干预性研究系统评价/Meta 分析评价的基本原则见表 6-11 和表 6-12。

表 6-11　单个干预性研究证据评价的基本原则

真实性	研究方案是否为真正的随机对照试验? 是否采用真正的随机方案分配 是否采用分配隐藏 是否采用盲法 是否观察报道了与临床有关的全部结果 伴随的辅助治疗是否影响结果 组间基线是否可比 研究的样本量如何确定 研究的干预措施是否详细描述

续表

重要性	治疗措施的效果有多大 治疗措施效应值的精确性怎样
适用性	患者是否与研究证据中的受试者差异较大,导致结果不能应用于患者 是否考虑了所有患者的重要结果 获得治疗措施效果的医疗条件如何 治疗措施对患者的利与弊如何 患者及亲属对欲用治疗措施的价值取向及意愿如何

表 6 - 12　干预性研究系统评价/Meta 分析评价的基本原则

真实性	是否是基于随机对照试验的系统评价 是否对文献的检索过程和方法有详尽的描述 是否对单项试验做了真实性评价 是否详细描述了系统评价的方法学 分析时采用原始患者数据还是集合数据
重要性	不同原始研究的结果是否一致 治疗措施的疗效大小 证据效果的精确性如何
适用性	患者是否与研究证据中的受试者差异较大,导致研究结果不能应用于患者 治疗措施对患者的利与弊如何 患者及亲属对欲用治疗措施的价值取向及意愿如何

注:通常,系统评价会给出不同患者不同情况下的亚组的信息结果。

五、关于药物不良反应性证据及其评价

按照 WHO 国际药物监测合作中心的规定,药物不良反应(adverse drug reactions,ADR)是指正常剂量的药物用于预防、诊断、治疗疾病或调节生理功能时出现的有害的和与用药目的无关的反应。该定义排除有意的或意外的过量用药及用药不当引起的反应。

几乎所有的药物都可能引起不良反应,只是反应的程度和发生率不同。随着药品种类日益增多,药物不良反应的发生率也逐年增加。药物不良反应有时也可引起药源性疾病,除少数人自服药物外,药物不良反应主要由医生给药引起,所以有些药源性疾病也属医源性疾病。虽然有些药物不良反应较难避免,但相当一部分药物不良反应是由临床用药不合理所致,如阿司匹林是公认的比较安全的常用药物,但长期服用可引起胃肠道出血,诱发胃溃疡,使胃溃疡恶化,导致溃疡出血、穿孔,缺铁性贫血,少数患者可引起粒细胞及血小板减少等问题。

1. 药物不良反应发生的原因　药物种类繁多,用药途径不同,体质又因人而异。因此,药物不良反应发生的原因也是复杂的。

(1) 药物方面的原因:① 药理作用,很多药物在应用一段时间后,可导致一些不良反应。例如,长期大量使用糖皮质激素能使毛细血管变性出血,以致皮肤、黏膜出现瘀点、瘀斑,同时出现肾上腺皮质功能亢进。② 药物的杂质,药物生产过程中可能会混入微量高分子杂质,亦常渗入赋形剂等,如胶囊的染料常会引起固定性皮疹。青霉素过敏反应是由制品中含有的微量青霉素烯酸、青霉素噻唑酸及青霉素聚合物等物质引起的。③ 药物的污染,生产或保管不当可使药物受到污染,常可引起严重药物不良反应。④ 剂型的影响,同一药物可有不同的剂型。制造工艺和用药方法的不同,往往影响药物的吸收与血中药物的浓度,也就是说,生物利用度有所不同,如不注意掌握,会引起不良反应。⑤ 药物的质量问题,同一成分的药物,可因厂家不同,制剂技术差别、杂质的除去率不同,而影响其不良反应的发生率。例如,氯贝丁酯中的不纯物对氯苯酚是发生皮炎的原因,氨苄西林中的蛋白质则是发生药疹的原因等。

(2) 机体方面的原因:① 种族差异,在人类,白种人与其他人种之间对药物的感受也有相当大的差别。例如,甲基多巴所诱发的溶血性贫血在不同种族间的发生率是不同的。进行直接抗球蛋白试验时,

服用此药的高加索人有15%出现阳性,而服用此药的印第安人和非洲人以及中国人都未出现阳性。诸如此类,不胜枚举。② 性别,在药物性皮炎中,男性发病者多于女性,其比率约为3∶2。保泰松和氯霉素导致的粒细胞缺乏症,女性发病率比男性高3倍。③ 年龄,老年人、少年、儿童对药物反应与成年人不同,如青霉素,中青年人的半衰期为0.55小时,而老年人则为1小时。④ 个体差异,不同个体对同一剂量的相同药物有不同反应,这是正常的"生物学差异"现象。例如,巴比妥类药物在一般催眠剂量时,对大多数人可产生催眠作用,但对个别人不但不催眠甚至会引起焦躁不安、不能入睡。⑤ 病理状态,能影响机体各种功能,因而也能影响药物作用。例如,腹泻时,口服药的吸收差,作用小;肝肾功能减退时,可以显著延长或加强许多药物的作用,甚至引起中毒。⑥ 血型,据报告,女性口服避孕药引起血栓症,A型血较O型血者多。⑦ 营养状态,饮食的不平衡亦可影响药物的作用,如异烟肼引起的神经损伤,当处于维生素B_6缺乏状态时则较正常情况更严重。

2. 给药方法的影响　给药途径不同,关系到药物的吸收、分布,也影响药物发挥作用的快慢、强弱及持续时间,如静脉给药直接进入血液循环,立即发生效应,较易发生不良反应,口服刺激性药物可引起恶心、呕吐等。

联合用药不当,不良反应的发生率亦随之增高,据报告5种药物合并用药时不良反应的发生率为4.2%,6～10种药物合并用药时不良反应的发生率为7.4%,11～15种药物合并用药时不良反应的发生率为24.2%,16～20种药物合并用药时不良反应的发生率为40%,21种以上药物合并用药时不良反应的发生率达45%。

3. 减药或停药　减药、停药不当也可引起不良反应。例如,治疗严重皮疹,停用糖皮质激素或减药过快时,会产生反跳现象。

4. 药物不良反应程度　通常分为:① 轻度,不需要用解毒药,不需要治疗,或不需要延长住院时间。② 中度,虽然不需要停止治疗,但常需要改换药物,可能会延长住院时间或需要特殊治疗。③ 重度,可能有生命危险(直接或间接引起患者死亡),需要中断使用该药物,对不良反应需要特殊处理。

5. 不良反应性证据的评价标准　我国药物不良反应监测评价中心应用的评价标准是:① 用药与反应出现的时间顺序是否合理;② 以往是否有该药反应的报道;③ 发生反应后撤药的结果;④ 反应症状清除后再次用药出现的情况;⑤ 有否其他原因或混杂因素。依据符合以上5项条件的多少,判断为"肯定""很可能""可能""可疑"和"否定"。

6. 药物不良反应性证据来源　来自药物说明书、专著、期刊、数据库等。其中,国际数据库包括:① WHO Adverse Reaction Database (https://www.who-umc.org);② FDA Drug Approvals and Databases (https://www.fda.gov);③ EMEA Pharmacovigilance Guidelines and Documents (https://www.emea.europa.eu);④ Safety Information:MHRA (https://www.mhra.gov.uk);⑤ Canadian Adverse Reaction Newsletter (https://www.hc-sc.gc.ca)。

从研究方案的不同来看,药物不良反应性证据可来自随机对照试验、队列研究、病例对照研究等。

7. 不良反应研究证据的评价原则　综合不良反应可能的研究设计及应注意的要点,不良反应研究证据的评价原则见表6-13。

表6-13　不良反应研究证据的评价原则

真实性	队列研究	暴露组和非暴露组患者是否具有与结局相关的相似已知预后因素(或经统计学调整,这些预后因素在两组间分布均衡) 暴露的状态是否确认 暴露组与非暴露组的结局测量方法是否一致 随访是否完整
重要性	病例对照研究	在可能导致暴露的相关特征方面,暴露组和非暴露组是否相似 在确定暴露的特征和方法方面,暴露组和非暴露组是否相似 暴露/干预措施和结局间的关联强度如何 风险估计/效应量的精度如何

续表

适用性	患者与研究中的研究对象是否相似 随访时间是否足够长 患者可能接触的暴露与研究中的暴露是否相似 风险大小是多少 是否有任何获益可抵消暴露相关的风险

六、预后性证据及其评价

（一）证据的来源

一般来说，疾病预后性证据可来自观察性和干预性队列研究、随机对照试验及其系统评价和 Meta 分析，后两者其结果通常比其相应的单个文献的结果更可靠。

（二）各研究设计的特点及其评价要点

队列研究的特点如前文所述。

关于预后的队列研究评价要点：① 偏倚的控制，要注意文献中有无描述控制以下偏倚，如集中性偏倚、存活队列偏倚、回忆性偏倚、失访偏倚、测量性偏倚、零时不当偏倚。一般说来，控制这些偏倚的方法包括随机化、限制、配比、分层、标准化、多因素分析等。② 数据分析方法。这些指标和方法包括病死率、治愈率、缓解率、复发率、致残率、生存分析、Cox 比例风险分析等。

系统评价和 Meta 分析的特点和评价要点已于上文述及，在此不再赘述。

（三）预后研究证据的评价原则

综合预后研究可能的研究设计及应注意的要点，预后研究证据评价的基本原则如表 6 - 14 所示。

表 6 - 14　预后研究证据评价的基本原则

真实性	队列的起始点是否相同？队列是否具有代表性 随访是否足够长？是否完整 结局的判断是否使用了客观的结局指标？是否采用盲法 是否对影响预后的重要因素进行了统计学校正
重要性	报告预后研究的结果是否完整 研究结果的精确性如何
适用性	我们自己的患者是否与研究中的患者差异明显 研究结果是否有助于治疗方案的制定和是否有助于对患者及其亲属做出解释

分析与讨论

案例 1：激素替代治疗（hormone replacement therapy）目前已广泛用于控制围绝经期综合征（menopausal symptoms）。但也有研究结果显示，该疗法会增加患乳腺癌的风险。某同学通过检索获得了以下研究文献。

文献 1：Sieuwerts AM. Hormone replacement therapy dependent changes in breast cancer-related gene expression in breast tissue of healthy postmenopausal women. Mol Oncol, 2011, 5(6)：504 - 516.

文献 2：Chlebowski RT. Breast cancer after use of estrogen plus progestin in postmenopausal women — a case control study. N Engl J Med, 2012, 360(6)：573 - 587.

文献 3：Holmberg L. Increased risk of recurrence after hormone replacement therapy in breast cancer survivors(review). J Natl Cancer Inst, 2013, 100(7)：475 - 482.

文献 4：Heikkinen J，Vaheri R，Timonen U. A 10-year follow-up of postmenopausal women on long-term continuous combined hormone replacement therapy：a systematic review on Update of safety and quality-of-life findings. J Br Menopause Soc，2013，12(3)：115－125.

文献 5：Rohan TE.Conjugated equine estrogen and risk of breast cancer：a randomized controlled trial. J Natl Cancer Inst，2012，100(8)：563－571.

讨论：

1. 如何根据课题需要形成一个 PICO 问题,并据此在 PubMed 中形成检索提问表达式?

2. 如何初步评价以上论文的临床参考价值?

提示：

1. 检索提问表达式：("Hormone Replacement Therapy/adverse effects"[MeSH] OR "Hormone Replacement Therapy/therapeutic use"[MeSH]) AND "Breast Neoplasms/etiology"[MeSH]。

2. 可根据不同的研究设计初步评价论文的临床参加价值,顺序为文献 4＞文献 5＞文献 2＞文献 3＞文献 1。

案例 2：药物排石治疗(Medical expulsive therapy，MET)是常用的尿路结石治疗方法,α 受体阻滞剂和钙离子拮抗剂都是常用药物,两者孰优孰劣? 以下是一篇关于两者疗效比较的研究文献摘要。

Ye Z，Yang H，Li H，et al. A multicentre, prospective, randomized trial：comparative efficacy of tamsulosin and nifedipine in medical expulsive therapy for distal ureteric stones with renal colic.BJU Int，2011，108(2)：276－279.

OBJECTIVE：To determine the comparative efficacy of tamsulosin and nifedipine in medical expulsive therapy (MET) for distal ureteric stones with renal colic.

PATIENTS AND METHODS：We evaluated the comparative efficacy of tamsulosin and nifedipine in MET in a prospective randomized trial of 3189 outpatients from 10 centres in China. Eligible patients randomly received tamsulosin or nifedipine.Efficacies of the two agents in MET were compared at 4 weeks. The primary endpoint was overall stone-expulsion rate. Secondary endpoints were stone-expulsion time, rate of pain relief therapy, mean analgesic consumption for renal colic recurrence, and side-effects incidence.

RESULTS：Stone-expulsion rates in the tamsulosin group (group 1) were greater than those in the nifedipine group (group 2；$P<0.01$). There was a significant variation in stone-expulsion rates and times between groups 1 and 2 ($P<0.01$)；with improvements in stone-expulsion rate and time significantly better in group 1 than in group 2. There was a significant variation in the rate of pain relief therapy for renal colic recurrence between groups 1 and 2 ($P<0.01$)；patients in group 1 required significantly less analgesics than those in group 2 ($P<0.01$). There were no statistically significant differences in side-effects incidence between the groups.

CONCLUSIONS：Administration of tamsulosin and nifedipine in MET was determined to be safe and effective for distal ureteric stones with renal colic. Tamsulosin was significantly better than nifedipine in relieving renal colic and facilitating ureteric stone expulsion.

讨论：

如何评价该治疗性研究的真实性、重要性和适用性?

提示：

按干预性的随机对照研究证据的评价要点进行评价。

(谭睿璟)

第七章

药学信息检索

药学是医学的一个重要分支领域,药学信息检索包括药学研究文献、药物专利、药物产品和市场、药学机构和组织等信息的检索。从检索的具体内容上来说,有药物的化学结构、药理、毒理、不良反应、临床应用等。大型的生物医学专业数据库如 Medline、Embase、BA、CA 等都可提供这类信息的检索,但各自的侧重点不同。例如,Medline 收录的药学文献主要是药物的临床应用、不良反应及药理、毒理学研究;Embase主要收录药物药理、药剂、毒理、药物滥用等方面研究;BA 的信息偏重药物基础研究;CA 的信息偏重化学制药基础。药学信息的检索原理和方法与其他医学信息的检索方法相似,但由于其专业特性,也有一些特殊的检索字段和方法。本章主要介绍药学相关的专业数据库和基于网络的一些资源。

第一节 SciFinder[n]

1905 年创刊的美国《化学文摘》(*Chemical Abstracts*,简称 CA),由美国化学协会化学文摘服务社(Chemical Abstracts Service of American Chemical Society)编辑出版,是世界公认的检索化学和应用化学各领域最权威的工具,被誉为"打开世界化学化工文献的钥匙"。其报道内容覆盖面广,包括无机化学、有机化学、分析化学、物理化学、高分子化学外,还收录化学、药物学、毒理学及生物学等诸多学科领域。年报道量约为 77 万篇,其中 12 万篇专利。除期刊和专利文献外,CA 还收录报道学位论文、会议文献、科技报告、存档资料和图书(包括视听资料)等,文种达 56 种之多,所收录资料占世界化学化工文献总量的 98% 左右,其中70% 的资料来自美国以外的国家和地区。

CAS 推出了 4 种产品:印刷型检索刊(CA)、光盘数据库(CD-ROM)、国际联机数据库(online CA file)及网络数据库(SciFinder)。1998 年 CAS 推出了 SciFinder 的学术版——SciFinder Scholar 专供学术研究使用,随后推出 SciFinder 的网络升级版——CAS SciFinder[n]。

一、SciFinder[n] 概述

SciFinder[n] 是由美国化学协会化学文摘服务社开发的权威科学研究工具 SciFinder 系列中全新的化学及相关学科智能检索平台,提供全球最全面、最可靠的跨学科及相关学科研究信息集合;由国际科学家团队追踪全球科技进展,每日收录、标引、管理着世界上科学专利、期刊等重要的化学类情报信息资源,并通过 SciFinder[n] 提供的先进检索技术高效揭示和发现重要的技术信息,确保研究者及时准确地同步最重要的研究进展。

(一)SciFinder[n] 数据范围

SciFinder[n] 的数据范围包含 CAplus[SM]、CAS REGISTRY[SM]、CASREACT®、MARPAT®、CHEMLIST®、CHEMCATS®、Medline® 及整合了其他资源。

1. CAplus[SM](化学文摘数据库) 是 SciFinder[n] 的主要数据库,目前该数据库收录了大约 5 300 万条,包括 19 世纪早期至今的源自 5 万多种科技期刊(包括目前仍在出版的数万种期刊)文献、64 家专利授权机构的专利文献、会议论文、技术报告、图书、学位论文、评论、会议摘要、e-only 期刊、网络预印本等。此外,数据库回溯了期刊 *Journal of the American Chemical Society* 和 *Journal of Physical Chemistry* 从创刊至 1906

年出版的内容,回溯了英国皇家化学学会(Royal Society of Chemistry)众多期刊中1896～1906年出版的文献,接收了《德国化学文摘》1897～1906年的记录,数据每日更新。对于全球9个主要专利机构公布的专利,要保证其著录和摘要信息在公布两天之内收入数据库。每天新增记录超过5 000条。CAplus^{SM}是世界上最大最广为科学家使用的化学化工资料库。

2. CAS REGISTRY^{SM}(物质信息数据库) 为收录世界上物质结构、物质CAS登记号(CAS登记号被誉为化学物质的金标准,是向WHO提交INN申请时必须提供的信息)和物质名称的权威数据库。收录了1957年以来在CAS登记的全部化学物质,包括超过1.65亿个有机化合物、配位化合物、聚合物、合金、片状无机物等,以及超过6 800万条生物序列,是世界上收录物质最多的数据库。该数据库包括所有化合物的实验和计算特性,包含约80亿条属性值、数据表和图谱,数据每日更新。

3. CASREACT$^®$(Chemical Reaction Database)(化学反应数据库) 提供1840年以来超过1.28亿条单步、多步反应及合成反应信息,记录内容包括反应条件、产率、催化剂、试剂、实验步骤等。数据每日更新。

4. MARPAT$^®$(马库什结构专利信息数据库) 收录超过125余万个可检索的马库什结构,来自1988年至今CAS收录的专利及1987年至今选择性收录的日本专利。收录部分1984～1987年的英语专利和1986～1987年的法语、德语专利。其他1961～1987年的数据来自INPI(法国工业产权局)。2000年1月10日之后的俄罗斯专利和2008年至今的韩国专利也被收录在内。可显示超过530 000篇含有马库什结构的专利信息。数据每日更新。

5. CHEMLIST$^®$(管控化学品信息数据库) 收录1980年至今已备案或被管控的化学品目录及其相关信息,包括物质特征、详细目录、来源、库存状态及许可信息、法律信息等,目前包含39.4万多种备案及被管控物质。数据每周更新。

6. CHEMCATS$^®$(化学品商业信息数据库) 收录世界各国900家厂商、1 000类3 900多万种化学品的供应资料,包括供应商的联系信息、价格情况、产品纯度、运送方式、库存等级等信息。数据每周更新。

7. Medline 为美国国立医学图书馆编撰的世界上最具权威的生物医学数据库,涵盖70多个国家约5 000多种医学类期刊2 300多万篇文摘记录。数据每日更新。

8. 其他资源 如专利解决方案PatentPak$^®$、合成方法解决方案MethodsNow$^®$ synthesis、逆合成路线设计CAS retrosynthesis Tool。

SciFinder^{n}的7个主要数据库相互关联,形成了强大的检索系统,其检索平台如图7-1所示。

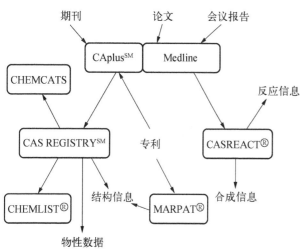

图7-1 SciFinder^{n}检索平台

(二)SciFinder^{n}学科分布情况

由于SciFinder^{n}拥有非常强大的信息来源和完善的检索系统(其资源分布如图7-2所示),CAS SciFinder^{n}被广泛运用于化学化工、材料、制药、生物技术领域的研发环节。收录的资源信息学科覆盖五大种类80个小类(https://www.cas.org/support/documentation/references/ca-sections)。

1. 生物化学 药理学、哺乳动物激素、生物化学遗传学、毒理学、农用化学品生物调节剂、普通的生物化学、酶、放射性生物化学、生物化学方法学等20种。

2. 有机化学 普通有机化学、物理有机化学、脂肪烃类化合物、脂环类化合物杂环化合物(只含一个杂原子)、萜烯和萜类化合物、生物碱、类固醇等14种。

3. 大分子化学 合成弹性体和天然橡胶、纺织和纤维、表面活性剂和洗涤剂、涂料油墨及相关产品等12种。

4. 应用化学、化学工程 推进剂、陶瓷、空气污染和工业卫生、废物处理和处置、水、药品、药物分析等18种。

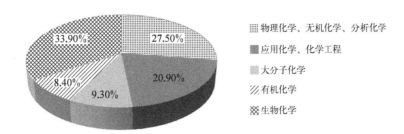

图 7 - 2 SciFinderⁿ 资源分布图

5. 物理化学、无机化学和分析化学 核现象、核技术、电化学、晶体学和液晶学、电现象、磁现象、无极分析化学、有机分析化学等16种。

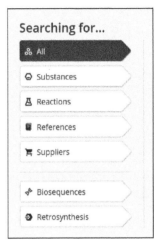

CAS中98%的文献信息经过人工标引。实现了检索词的同义拓展，克服不同人员对同一技术术语描述的差异；帮助检索人员精准定位化合物；提高检索效率，启发研究思路等。

（1）用 Index Term 标引文献中的重要技术术语。

（2）用 CAS RN 标引文献中的重要物质。

（3）用 CAS Role 标引文献中重要物质的研究领域。

图 7 - 3 SciFinderⁿ检索界面

二、检索途径与检索方法

SciFinderⁿ 提供了物质（"Substances"）检索、化学反应（"Reactions"）检索、文献（"References"）检索等多种检索途径，可以在单个检索途径下检索，也可以在多个检索途径下同时检索，SciFinderⁿ 检索界面如图 7 - 3 所示。

（一）文献检索

文献检索有简单检索和高级检索（图 7 - 4）两种形式。

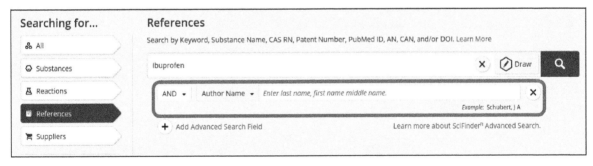

图 7 - 4 SciFinderⁿ 文献检索高级检索界面

文献检索提供以下字段选择（图 7 - 5）。

（1）作者（"Authors"）：可输入作者（"Author Name"）和科研人员国际学术身份证号查询。作者姓名检索时：姓用全称，名用缩写的方式输入查找。

（2）出版物信息（"Publication Name"）：使用 CAS 源索引工具查找/确认出版物标题和缩写，包含出版的卷、期和文章起始页码。

（3）机构/团体作者（"Organization Name"）：用于查找与特定公司、学术机构或政府组织相关的信息，在输入框中输入相关的公司或机构名称（一次仅输入一个机构）来查找相关的信息。SciFinder Scholar 可自动搜索相关的短语组，如输入"company"和"Co."所获得的结果是相同的。

（4）标题（"Title"）。

（5）摘要/关键词（"Abstract/Keywords"）。

（6）化学物质（"Substances"）：包含 CAS RN 和化学物质名称。

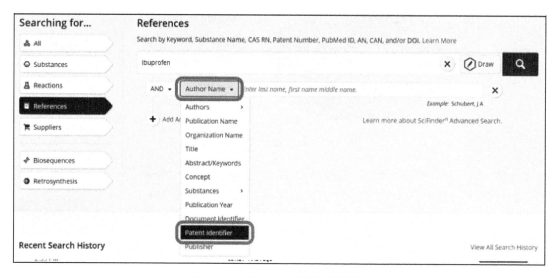

图 7 - 5　SciFinder" 字段选择界面 1

（7）出版时间（"Publication Year"）。

（8）文献标识符（"Document Identifier"）：包含 CODEN、ISBN、ISSN、CAN、AN。

（9）专利标识符（"Patent Identifier"）：包含专利号和专利申请号。

（10）出版商（"Publisher"）。

例如：检索治疗高血压药物络活喜（Norvasc）的相关文献。

分析：络活喜（Norvasc）为商品名，其通用名为苯磺酸氨氯地平（Amlodipine Besylate），CAS No：111470 - 99 - 6。

结果：可以通过文献检索途径获取，可选择"Substances"字段完成，如图 7 - 6 所示。

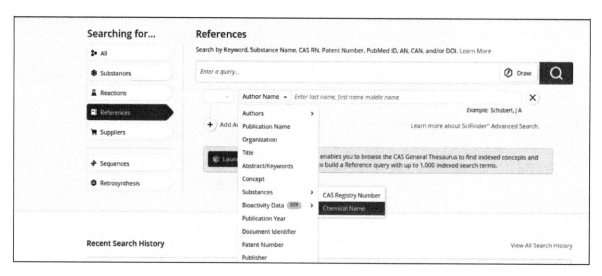

图 7 - 6　SciFinder" 字段选择界面 2

如果此时我们限定有关络活喜的文献是由 Lee James 发表的，可以利用：方法一，利用高级检索完成（图 7 - 7）；方法二，利用限定检索完成（图 7 - 8），需要注意的是用作者姓名检索相关信息时一定要遵守其对姓名输入的要求：姓，名的格式（Last，First middle name），如图 7 - 8 所示的"Lee，James"。

利用限定检索查找作者发文时可按发表文献量查找、按姓氏字母顺序查找或直接输入查找，如图 7 - 8 所示。

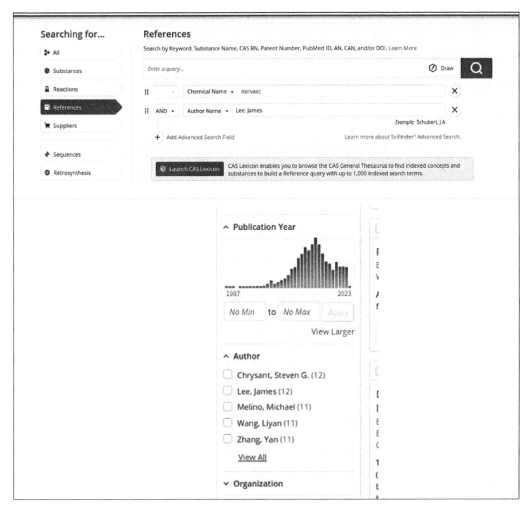

图 7-7 SciFinderⁿ 字段选择界面 3

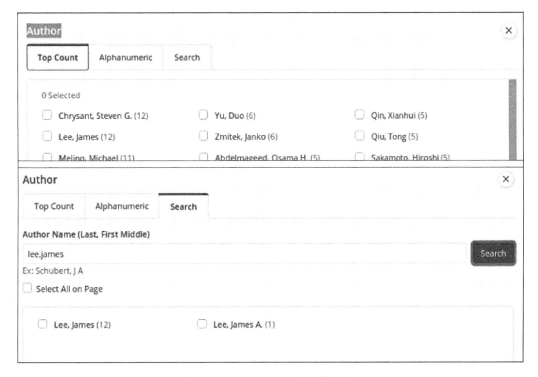

图 7-8 SciFinderⁿ 字段选择界面 4

(二) 物质检索

物质检索可通过基本检索、高级检索或化学结构式检索 3 个途经实现。

1. 基本检索　直接输入物质名称、CAS RN、文献标识符或相关解释检索。

2. 高级检索　提供了 50 多个字段,其中常用的字段有分子式("Molecular Formula")、CNS RN("CAS Registry Number")、化学物质识别符("Chemical Identifier",包含 Chemical Name 和 InChl Key)等。分子式输入规则:

(1) 同一组分中的元素必须有明确的分割符号,可以用数字和空格分割。

(2) 对于不含 C 的物质,按照字母顺序书写分子式。

(3) 对于含 C 物质,CH 写在前面,其他按字母顺序书写。

(4) 对于多组分物质,用"."将不同组分分开,组分排列顺序依照 C 数降序排列,C 数相同时,按 H 数降序排列,H 数一样时,按第三个元素的字母顺序排列,依此类推。

(5) 聚合物用括号表示,括号外用脚标 n 或 x 表示,n 和 x 检索到的物质结果不同。

(6) 区分大小写。

3. 化学结构式检索　可通过"CAS Draw"或"ChemDoodle"两种工具绘图检索(图 7-9)。

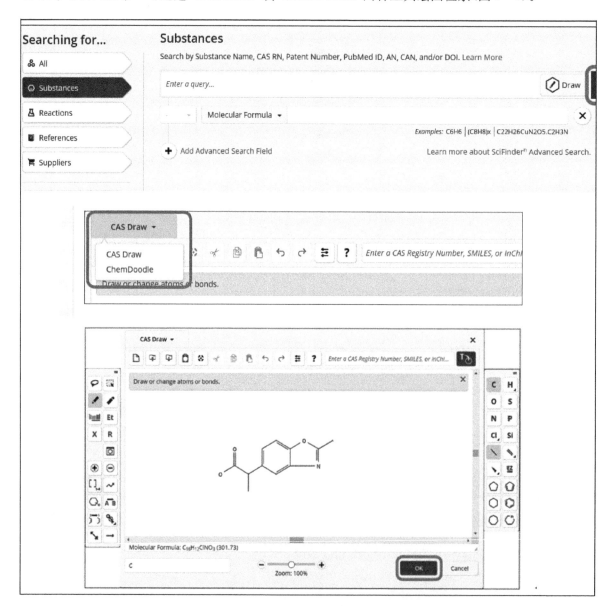

图 7-9　SciFinder^n 绘图工具选择界面及 CAS Draw 界面

例如,络活喜的相关结构或其他信息也可通过物质获取。首先,进入物质检索途径("Substance"),如图 7-10 所示。方法一,如选择"Substance RN"字段,输入"111470996"络活喜的 CN 号,即可获得检索结果;方法二,可通过 CAS Draw 绘制络活喜化学结构式查找(图 7-10,图 7-11)。

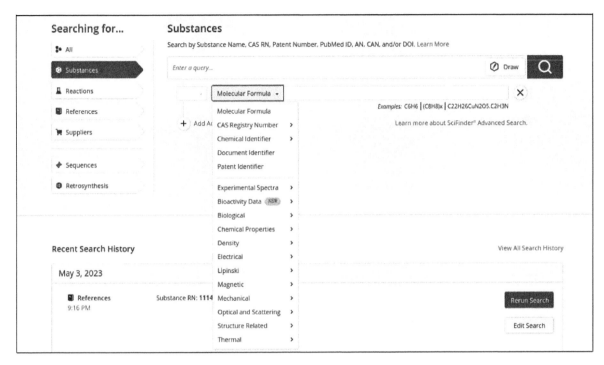

图 7-10　"Substance"检索界面 1

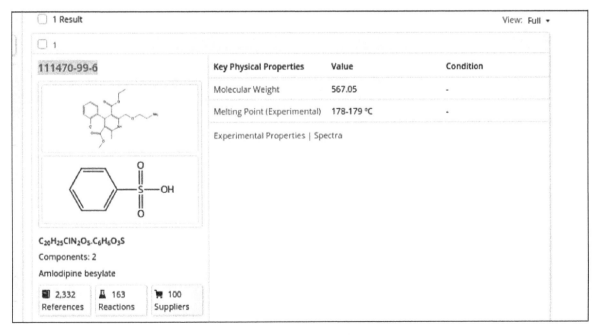

图 7-11　"Substance"检索界面 2

点击任意超链接字体,还可以获得有关"络活喜"更为全面的化学信息(图 7-12)。

（三）化学反应检索

化学反应检索通过化学结构、物质名称、CAS RN、CAS Reaction Number、PN、AN、PubMed ID、CAN。

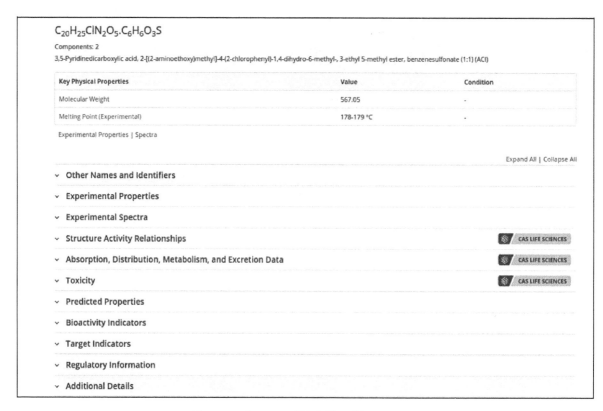

$C_{20}H_{25}CIN_2O_5 \cdot C_6H_6O_3S$

Components: 2

3,5-Pyridinedicarboxylic acid, 2-[(2-aminoethoxy)methyl]-4-(2-chlorophenyl)-1,4-dihydro-6-methyl-, 3-ethyl 5-methyl ester, benzenesulfonate (1:1) (ACI)

Key Physical Properties	Value	Condition
Molecular Weight	567.05	-
Melting Point (Experimental)	178-179 °C	-

Experimental Properties | Spectra

Expand All | Collapse All

∨ Other Names and Identifiers

∨ Experimental Properties

∨ Experimental Spectra

∨ Structure Activity Relationships   CAS LIFE SCIENCES

∨ Absorption, Distribution, Metabolism, and Excretion Data   CAS LIFE SCIENCES

∨ Toxicity   CAS LIFE SCIENCES

∨ Predicted Properties

∨ Bioactivity Indicators

∨ Target Indicators

∨ Regulatory Information

∨ Additional Details

图 7 - 12   "Substance"检索结果详细显示界面

（四）基因序列检索

基因序列检索用于检索核苷酸和蛋白质序列。提供 BLAST 相似序列检索、CDR 抗体或 T 细胞受体检索、Motif 氨基酸或核苷酸位点可变序列检索。

（五）马库什结构检索

马库什结构检索是通过结构检索实现的特殊检索，在结构检索时选择 Draw 绘图检索，在绘制、导入或查找结构式后选择"Search Patent Markush"，即可实现马库什结构检索，其检索选择界面见图 7 - 13。检索结果见图 7 - 14。

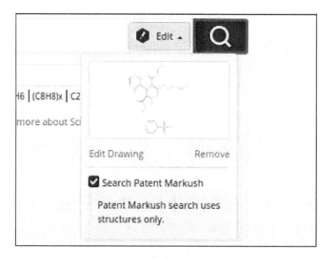

图 7 - 13   马库什检索选择界面

点击"PatentPak"获取专利全文，定位重要物质（图 7 - 15）。

点击"View All on Reference Detail"获取详细信息（图 7 - 16～图 7 - 18）。

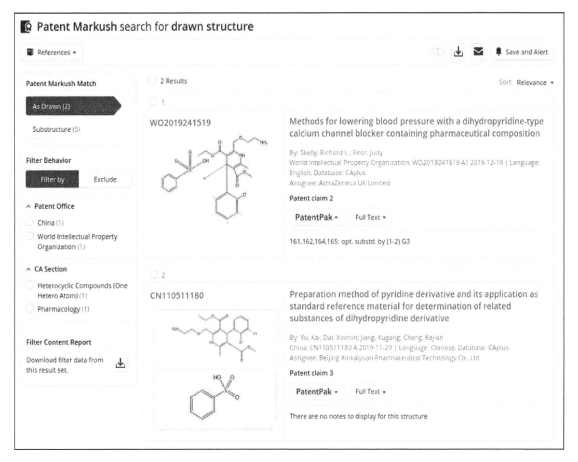

图 7 - 14　马库什检索结果界面 1

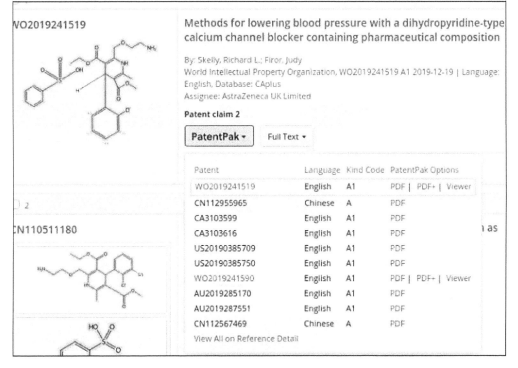

图 7 - 15　马库什检索结果界面 2

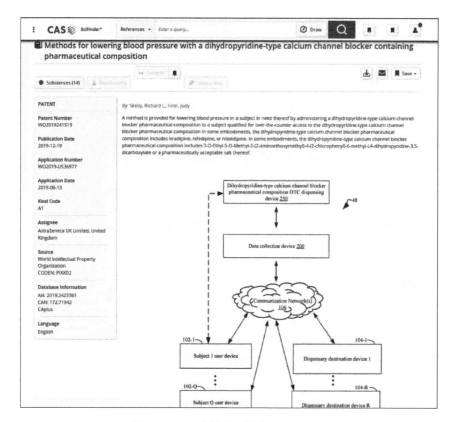

图 7 - 16　马库什详细检索结果界面 1

Patent Family

Patent	Language	Kind Code	PatentPak Options	Publication Date	Application Number	Application Date
WO2019241519	English	A1	PDF | PDF+ | Viewer	2019-12-19	WO2019-US36977	2019-06-13
CN112955965	Chinese	A	PDF	2021-06-11	CN2019-80052916	
CA3103599	English	A1	PDF	2019-12-19	CA2019-3103599	2019-06-13
CA3103616	English	A1	PDF	2019-12-19	CA2019-3103616	2019-06-13
US20190385709	English	A1	PDF	2019-12-19	US2019-16440319	2019-06-13
US20190385750	English	A1	PDF	2019-12-19	US2019-16440839	2019-06-13
WO2019241590	English	A1	PDF | PDF+ | Viewer	2019-12-19	WO2019-US37096	2019-06-13
AU2019285170	English	A1	PDF	2021-01-28	AU2019-285170	2019-06-13
AU2019287551	English	A1	PDF	2021-01-28	AU2019-287551	2019-06-13
CN112567469	Chinese	A	PDF	2021-03-26	CN2019-80053629	2019-06-13
EP3807892	English	A1		2021-04-21	EP2019-734210	2019-06-13
EP3807898	English	A1		2021-04-21	EP2019-740102	2019-06-13
US11081240	English	B2	PDF	2021-08-03	US2019-16440839	2019-06-13
JP2021527269	Japanese	T	PDF	2021-10-11	JP2020-569175	2019-06-13
JP2021528735	Japanese	T	PDF	2021-10-21	JP2020-568958	2019-06-13
US11417416	English	B2	PDF	2022-08-16	US2019-16440319	2019-06-13
US20210327597	English	A1	PDF	2021-10-21	US2021-17362654	2021-06-29
US20230046548	English	A1	PDF	2023-02-16	US2022-17862342	2022-07-11

Priority Application

Priority Application Number	Application Date
US2018-62685209	2018-06-14
US2019-62848902	2019-05-16
US2019-16440319	2019-06-13
US2019-16440839	2019-06-13

图 7 - 17　马库什详细检索结果界面 2

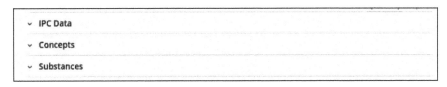

图 7 - 18 马库什详细检索结果界面 3

(六) 专利信息检索

方法一：在 SciFinder^n 数据库中，专利信息的检索可依靠"Reference"来实现，文献检索获得结果后，通过"Filter Behavior"限定"Document Type"为"Patent"，便可检索到专利信息，如图 7 - 19 所示。

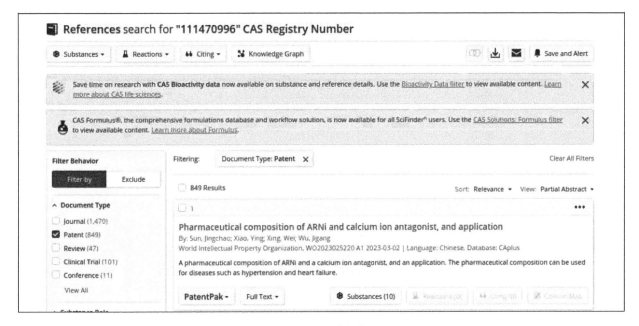

图 7 - 19 "Patent"检索界面 1

获得结果后，在每一篇文献信息左下角点击"PatentPak"旁的黑色小三角，查看专利组列表，点击"PatentPak"便可进入 PatentPak 浏览器，即可在线阅读专利全文(图 7 - 20)。

方法二：利用专利公开号或申请号检索专利文献，选择"All"所有数据库同步检索，如检索"wo2023025220"(图 7 - 21)，可以同时获得"wo2023025220"专利中所披露的物质、反应、相关物质供应商的信息，以及本专利的文献信息(图 7 - 22)。

(七) SciFinder Alert

SciFinder Alert 是一种信息及时推送服务(图 7 - 23)，具有以下特点：

(1) 实现快速访问书目信息、摘要及原始全文文档。

(2) 您所选择的研究课题将自动获得更新提醒。

(3) 按照您的要求更新提醒，频率可设为及时提醒、每周提醒或每月提醒。

在 SciFinder^n 中可对马库什结构检索、文献检索、物质检索及化学反应检索设置 Alert 服务，方法是，在获得检索结果后点击"Save And Alert"，然后选择"Save"输入文件名称后设置提醒及频次，设置成功后点击"Save"保存设置。

三、知识图谱

文献检索获得结果后，可利用 SciFinder^n 自带的分析软件运用文献学方面的知识，分析文献、文献中提及的化合物、概念、发文作者以及各组织之间潜在的关系，形成知识图谱(图 7 - 24)，让检索通过知识点、化合物等之间的联系，寻找物质与物质之间的内在关系，启发科研方向。

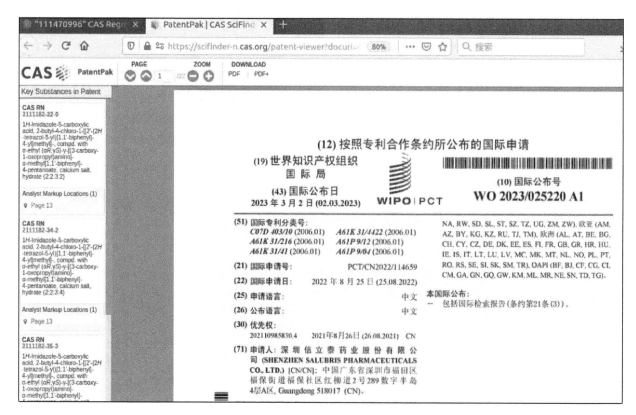

图 7 - 20 "Patent"检索结果全文阅读界面

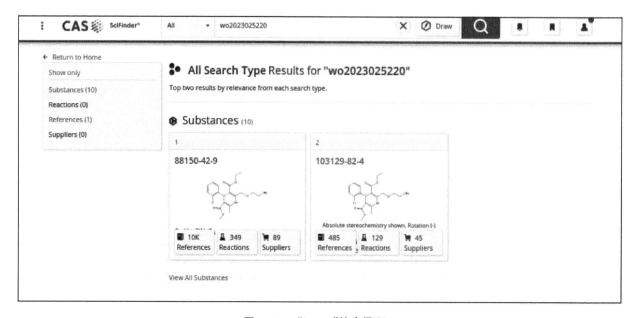

图 7 - 21 "Patent"检索界面 2

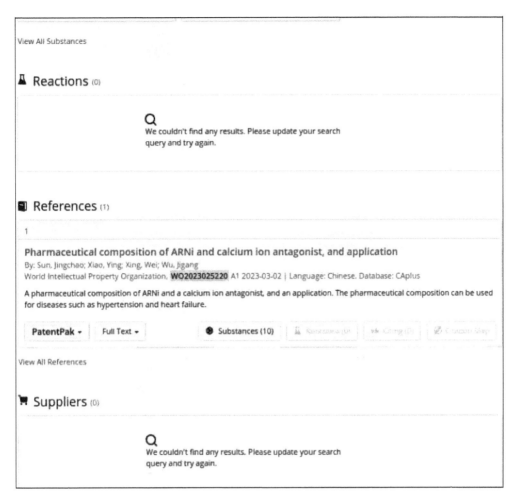

图 7 - 22　"Patent"检索界面 3

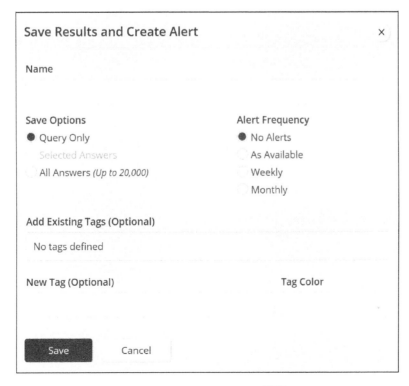

图 7 - 23　SciFinder Alert 界面

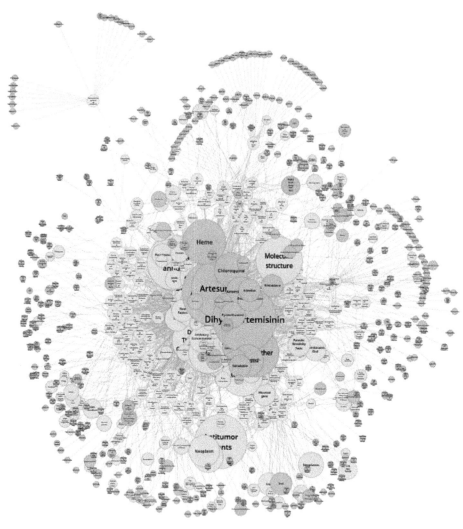

图 7 - 24　知识图谱显示

在分析的过程中,还可精确分析结果,依靠"Filter Behavior"可以对文献类型、语种、出版时间、作者、相关机构组织、出版物名称及相关概念进行精确限定。

四、检索历史

检索页面的下方保存着近期检索的每一个步骤,点击"View All Search History"可以查看每一步检索的信息,可直接通过检索历史查看检索结果,并可在检索历史中使用"Filter"优化检索结果,如图 7 - 25 所示。SciFinder^n 的检索结果可按专利、文献等进行分类。Alters 提醒业务还可以在这里操作实施,保存文件信息等。

五、检索结果的显示和文献的保存

(一)检索结果的显示

多条检索结果的显示,系统默认是按相关度排序和显示部分摘要的形式,检索者也可根据自认需求调整排序顺序(图 7 - 26),显示形式也可以自主选择。

多条结果同时显示时,系统只显示出每篇文献的标题、作者、出处和摘要,以及全文的链接、文中提及的物质数量和引证图谱(图 7 - 27)。

具体文献信息显示时,可获知更多信息(图 7 - 28)。

(二)文献的保存

SciFinder^n 提供检索结果的保存,检索者根据自己的检索需求保存至个人申请的账户中(图 7 - 29)。

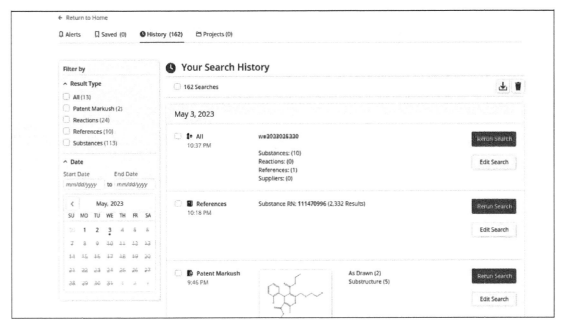

图 7 - 25　SciFinderⁿ 检索历史显示界面

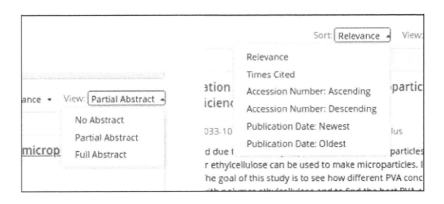

图 7 - 26　SciFinderⁿ 检索结果显示界面

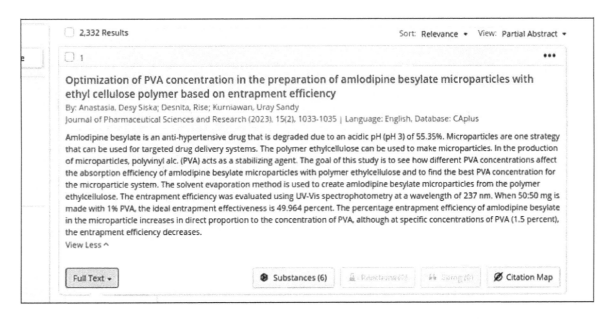

图 7 - 27　SciFinderⁿ 检索结果题录显示界面

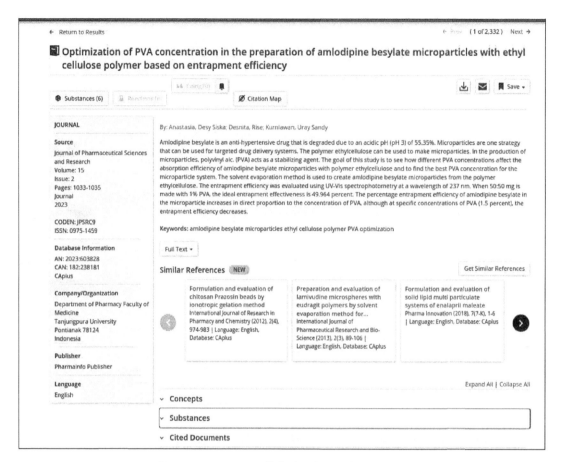

图 7 – 28　SciFinderⁿ 检索结果详细信息显示界面

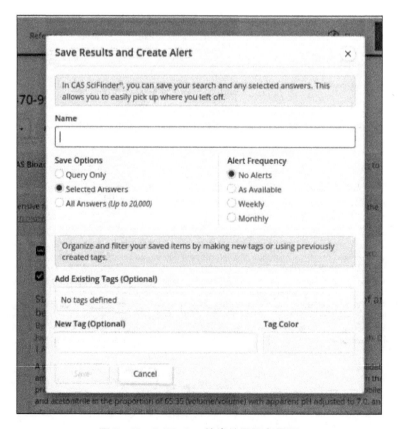

图 7 – 29　SciFinderⁿ 检索结果保存界面

分析与讨论

案例：研究生小刘在网络上看到一篇报道"迟到的承认——谁发现了青蒿素"，该报道中提到了 2011 年我国药学专家屠呦呦因为青蒿素的发现获得了达斯克奖。小刘同学清楚地记得药理学课上学习过：青蒿素是 20 世纪发现的治疗疟疾的药物，且被很多教科书推荐为治疗疟疾的首选药物。为什么这篇报道提的时间点是 2011 年？青蒿素和我国以外的哪个国家还有关系？现在有无新的青蒿素类药物诞生，我国有没有相关青蒿素类药物的专利申请？

讨论：

1. 可以通过哪些渠道获得相关青蒿素类药物的研究报道？青蒿素及其衍生物的专利报道如何获取？

2. 世界上最早关于青蒿素的专利是哪个国家申请的？

提示：

本案例是为了获取青蒿素或其衍生物的相关信息的检索，主要涉及期刊文献、专利文献的检索和相关药物的事实检索等。最佳的检索系统首推 SciFinder[n]，可通过化学文摘数据库等检索相关所需信息。

（丁　莉）

第二节　Reaxys

一、Reaxys 数据库概述

Reaxys 数据库是 Elsevier 于 2009 年 1 月 1 日推出的基于网络的数据库，其将著名的 CrossFire Beilstein、GrossFire Gmelin、Patent Chemistry 数据库进行整合，继承原 Discoverygat 在 web 上检索的优点，拥有有机化学、有机金属化学、生物医药和无机化学中最新颖最广泛的权威信息，提供检索者多途径快速查找所需的数据，是为化学家设计的辅助化学研发的新型工作流程工具。Reaxys 数据库较传统的 CrossFire Beilstein 数据库具有以下的特点和优势。

1. 使用更便捷、管理更方便　Reaxys 数据库是一个基于网络的数据库，不需要用户另外安装客户端软件，并基于 IP 进行访问，用户只要在有效 IP 范围内，均可以登录系统进行检索。界面更符合大众使用习惯，更直观、更人性化、更容易掌握。

2. 检索结果统一整合显示　Reaxys 数据库平台内，所有检索结果统一显示在一个窗口中，有利于用户快速选择所需的相关信息。

3. 推出新功能、新工具　Reaxys 数据库将 GrossFire Beilstein、Patent Chemistry、GrossFire Gmelin 三个数据库整合为一，拥有更为强大的人性化的工具和特性，更为智能和便捷，如检索者可按照领域或数值范围对检索结果进行过滤和筛选；可利用 Synthesis Planner 设计和优化多步合成路线；检索结果可用 PDF、Word 或 Excel 格式导出，或整合到其他文献管理系统中；可通过化合物的商品名、化学名、化学物质登记号等途径快速获得其结构式；数据库提供二次检索功能；个性化的信息更新提醒功能等。

4. 数据库信息定期自动更新　Reaxys 数据库收录的信息每 2～4 周自动更新一次。

5. 新增引文数据及商业数据链接　Reaxys 数据库除可以直接链接到期刊文章和专利文献，还可以查看文章被引用情况。Reaxys 数据库中所有商业有售的化合物都会冠以"e"的图标，便于用户鉴别。

（一）Reaxys 数据库资源简介

Reaxys 数据库汇集了全球最大的化学反应和物理理化性质库，覆盖超过了 1.05 亿物质记录、超过 5 亿数据（包括物理、化学、光谱数据，生态学和物质活性数据）、超过 0.42 亿个反应记录包括催化剂等；收录了

160 098 种期刊上发表的文献,总文献量超过 0.54 亿。

Reaxys 数据库学科覆盖与化学相关的 16 个科学领域,包括农业与生命科学、生物化学、物理学和天文学、兽医学等;期刊文献包括化学最核心期刊 426 种(其中 ACS 收录的核心期刊 31 种);专利文献收录了 1976 年以来的世界、美国和欧洲专利,2010 年至今的日本、韩国专利,2015 年以后的中国专利。

1. CrossFire Beilstein 数据库　源于著名的《贝尔斯坦有机化学手册》(*Beilsteins Handbuch der Organischen Chemie*),收录 1771 年至今的 2 800 万余条反应信息、1 800 万余条物质信息及 400 万余条文献信息,为世界上最大的有机化学数值和事实型数据库,且所有的文档都经过了严格的评估和同行评审,其收录资源如下:

(1) 化学物质部分:包含有机化合物的结构式信息及其所有相关科学事实和数据,包括所有相关化学属性数据、物理属性数据、生物活性数据(详细的药理学、环境病毒学、生态学等信息资源)。

(2) 反应信息部分:详细记载了化合物的制备,包括反应物及中间产物的合成路线、反应条件。

(3) 文献部分:包括引文、题录及文摘。

2. CrossFire Gemlin 数据库　来源于《盖墨林无机与有机金属化学手册》[简称《Gemlin 手册》原名 (*Gmelin Handbook of Inorganic and Organometallic Chemistry*)],为世界上最全面的有机金属和无机化学数据库之一,包括可完全检索的化学结构和反应、相应的化学和物理性质及文献,覆盖了 1772 年至今的文献。其数据源于《Gemlin 手册》(1772~1975 年),以及 1975 年以后的主要材料科学期刊。CrossFire Gmelin 数据库目前收录了 140 万个化合物,包括配位化合物、合金、固溶体、玻璃与陶瓷、高分子、矿物。3 个月更新一次。

3. Patent Chemistry 数据库　被称为 GrossFire Beilstein 数据库的完美补充。收录来自世界知识产权组织(1978 年至今)、欧洲专利局(1978 年至今)以及美国专利局(1976 年至今)的英文专利信息。涵盖的专利类别(IPC)有 C07(有机化学),A61K(药物、医药、牙医、化妆品制备),A01N 生物杀灭剂(农用化学品、消毒剂等),C09B(染料,可能具有药理学活性)。该数据库包含了超过 150 万个化学反应,160 多万个有机、无机、金属有机化合物和聚合物及相关的数据。

二、Reaxys 数据库检索方法

Reaxys 数据库无须客服安装任何客服端软件,只需要在有效 IP 内,直接输入"www.reaxys.com"便可访问该数据库,Reaxys 数据库首页界面见图 7-30。

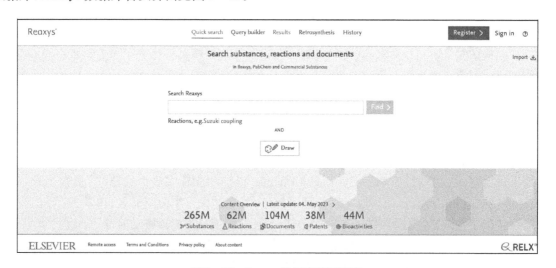

图 7-30　Reaxys 数据库首页界面

相比较上一代 Reaxys 数据库,现在最新版本的检索界面更为简单,Reaxys 数据库把文献检索、反应检索和物质与性能检索融入了快速检索、高级检索及合成分析检索中,此外还可通过检索历史查看进行过的每一步检索,并可在检索历史中定制推送提醒服务。

(一) 快速检索

快速检索是 Reaxys 数据库默认的首页面,提供一框式的关键词输入检索,检索词可以是化学物质名、反应名称、物质的理化性质、分子式等;也提供了化学结构或反应绘制检索。在检索输入框内输入检索词时,系统会智能提示相关词供检索者选择,如检索苯磺酸氨氯地平("amlodipine besylate"),点击"Find"获得查找结果(图 7-31)。Reaxys 数据库会自动识别检索者输入的检索词,在其覆盖的不同资源下选择合适的字段进行检索。结果按文献检索、反应检索和物质与性能检索的结果分类显示。

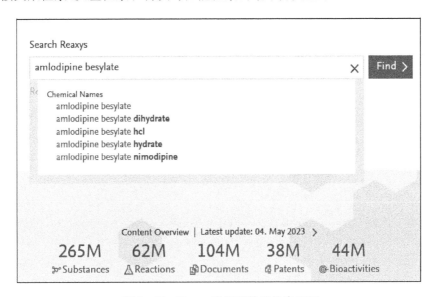

图 7-31　Reaxys 数据库快速检索界面

快速检索支持截词检索,截词运算符号为"＊",代替任意多个字符进行检索,且系统支持左截断或者右截断。

绘制结构式时 Reaxys 数据库提供了 3 种方式:"MarvinJS""ChemDrawJS"(图 7-32)或"Insert structure from name",可以命令系统以检索者绘制的结构进行精确检索,或将其作为子结构检索,或检索类似物等,满足检索者的对化学物质不同需求的检索,绘图检索选择界面见图 7-33。

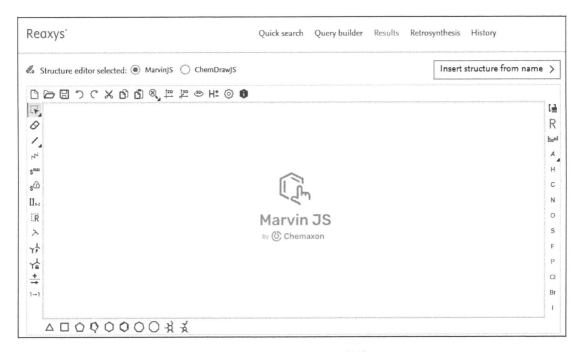

图 7-32　Reaxys 数据库绘图软件界面

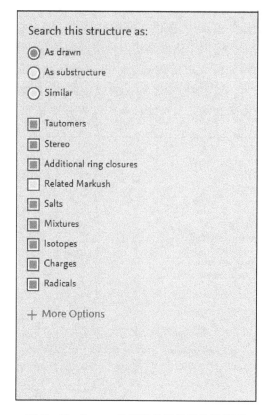

图 7 - 33 Reaxys 数据库绘图检索选择界面

快速检索获得检索结果后(图 7 - 34),可预览检索结果或查看详细检索结果,点击"View Results"还可以进一步通过"Filters"过滤器检索,缩小检索范围,获取更为精准的检索结果。

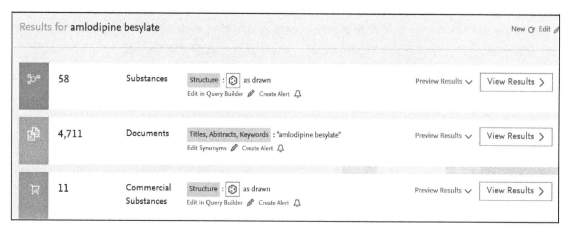

图 7 - 34 Reaxys 数据库检索结果显示界面

1. Documents 过滤优化检索 查看详细检索结果时,通过右侧的限定检索界面对作者/专利权人("Authors/Inventors")、刊名("Journal Title")、文献类型("Document Type")、专利国("Patent Office")和出版年("Publication Year")、反应类型("Reaction Classes")等字段检索,从而优化检索结果(图 7 - 35)。

2. Substances 过滤优化检索 在查看详细的检索结果界面,可以通过过滤器从结构("By Structure")、物质分类("Substances Classes")、分子量("Molecular Weight")等方面筛选精确的文献(图 7 - 36)。

3. Commercial Substances 过滤优化检索 可从适用性("Availability")、供应商信息("Commercial Suppliers")、纯度("Purity")等字段筛选更精确的信息(图 7 - 37)。

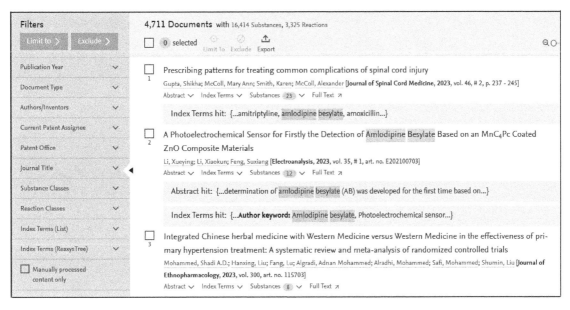

图 7 – 35 Documents 过滤优化检索界面

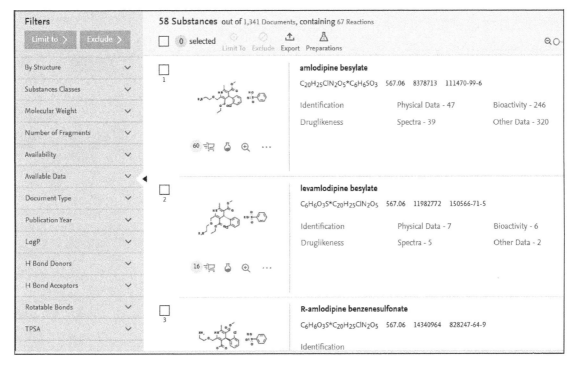

图 7 – 36 Substances 过滤优化检索界面

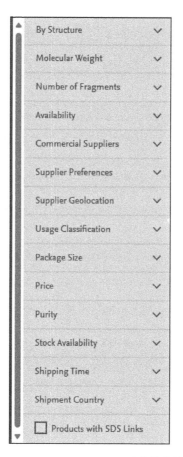

图 7 - 37　**Commercial Substances 过滤优化检索界面**

(二) 高级检索

相比较快速检索,高级检索可以实现不同字段的组合检索,获取更为复杂的检索结果。高级检索提供了190 多个字段的选择,帮助检索者获取更精准的检索结果(图 7 - 38)。

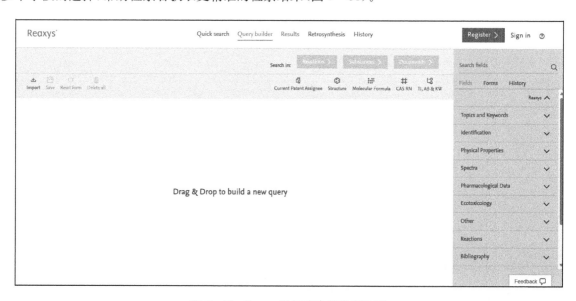

图 7 - 38　**Reaxys 数据库高级检索界面**

通过高级检索可限定检索词出现的字段,常用字段有专利权所有人、分子结构、分子式、CAS RN 以及篇关摘字段(TI、AB&KW),Reaxys 数据库把这 5 个常用字段做了快捷按钮,位于"Query builder"检索构建框的右上角。除此,Reaxys 数据库把 190 个可检索字段分为了两大板块"Fields"和"Forms",供检索者按需求选择,高级检索优化界面如图7-39、图7-40所示。

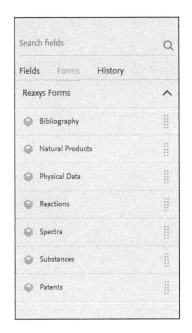

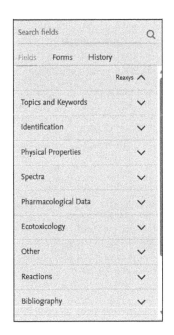

图7-39 Reaxys数据库高级检索优化界面1   图7-40 Reaxys数据库高级检索优化界面2

字段匹配包含"is""ends with""contains""starts with"4种情况。字段间的逻辑关系包括"near""and""next""not""or""proximity"6种。截词运算符号为"*"或"?"。"*"代替任意字符;"?"代替单个字符。

(三)合成分析检索

智能设计合成线路是该数据库的最大亮点之一,帮助用户识别有前景的新项目,终止无效的先导化合物,设计经济、高产率的合成路线,最大程度节省时间和成本(图7-41)。

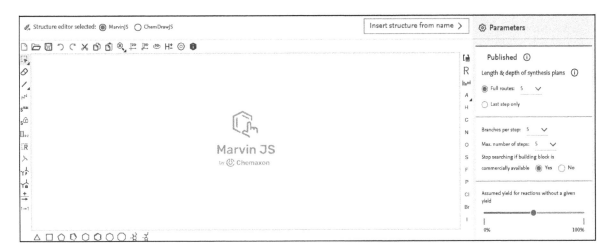

图7-41 Reaxys数据库合成分析检索界面

通过绘图软件,绘制开始产物至终结产物,检索者可以限定合成路线的要求,并对产率等重要参数进行规定。

三、检索结果显示和输出

(一)检索结果显示

1. Documents检索结果的显示 默认为题录格式(图7-42),并且按出版时间排序。检索者可根据需求调整显示格式和排序标准。其中排序标准有相关性、文献类型和被引频次3种选项。

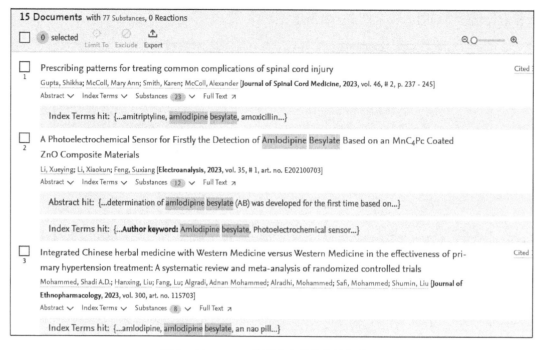

图 7 - 42　Reaxys 数据库文献检索结果显示

点击具体文献的"Abstract""Index Terms""Substances"等可以获取本文更为详细信息(图 7 - 43，图 7 - 44)。

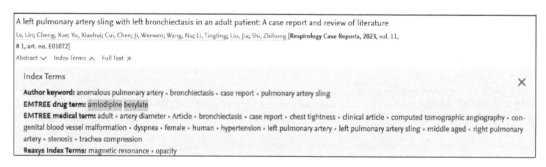

图 7 - 43　Reaxys 数据库详细结果显示 1

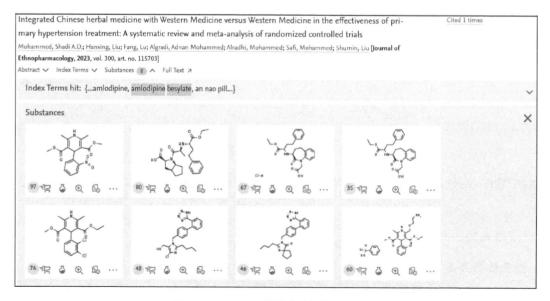

图 7 - 44　Reaxys 数据库详细结果显示 2

化学物质显示界面(图7-45~图7-47),我们还可以获取每一个化合物的详细信息,其可以从不同的角度提示化合物的信息,帮助检索者获知更为精准的检索结果。

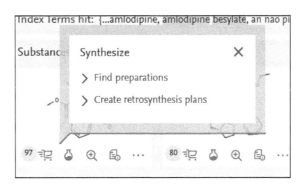

图7-45　Reaxys数据库化学物质显示界面1

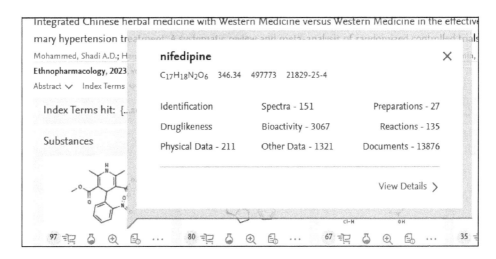

图7-46　Reaxys数据库化学物质显示界面2

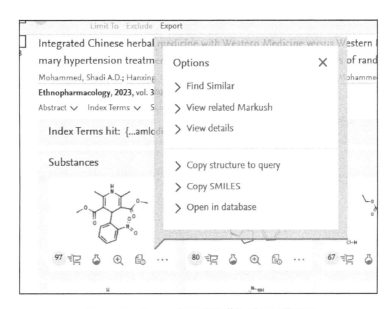

图7-47　Reaxys数据库化学物质显示界面3

2. Substances检索结果显示　默认详细显示界面如图7-48所示。排序标准可以是Sort by No of Reference、No of Fragments、Molweight(g/mol)、publication year、Reaxys Registry Number等形式。

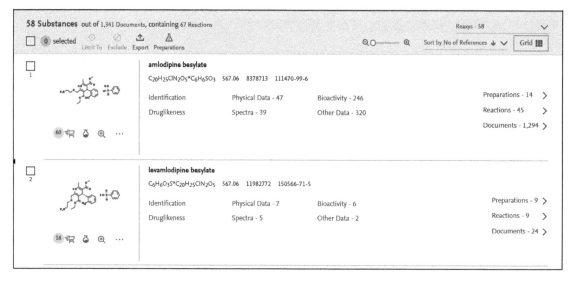

图 7 - 48　Substances 检索结果显示

3. Commercial Substances　检索结果显示所检索化合物的基本信息,包括化合物名称、分子量、分子式、分子结构以及 CAS 登记号等;全球此化合物供应商的基本信息,如图 7 - 49 所示。

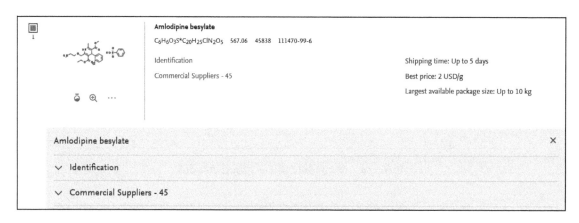

图 7 - 49　Commercial Substances 检索结果显示

(二) 检索结果的保存

Reaxys 数据库要求使用者注册私人账号后方可以保存检索结果。每次最大导出的条目数为 5 000。可以以 PDF、Word、Excel 或 XML 等多种格式进行存储。

━━━━━━━━━━ **分析与讨论** ━━━━━━━━━━

案例:20 世纪 60 年代末,美国科学家沃尔(Monroe E. Wall)和瓦尼(Mansukh C. Wani)从太平洋红豆杉(*Taxus brevifolia*)的树皮中分离提取出一种物质,经相关实验研究表明,该物质是细胞有丝分裂抑制剂,是治疗转移性卵巢癌和乳腺癌的最好的药物之一,此物质便是现在癌症治疗界赫赫有名的紫杉醇。紫杉醇的发现和药用价值推广,使得红豆杉这种植物濒临灭绝。传统的单一植物提取方法无法兼顾利用和保护两个方面。目前认为,通过人工合成替代植物提取才是现如今最好选择。

讨论:

1. 紫杉醇近期的相关研究文献有哪些?

2. 现在已知的合成途径有哪些? 可否在此基础上设计出一个更为经济实惠的合成途径?

提示：

本案例是为了获取化合物紫杉醇的相关信息，特别是有关其合成信息，推荐首选的数据库便是 Reaxys 数据库，该数据库可以提供检索者关于有机化合物的相关期刊、专利信息等，该数据库的智能设计合成线路功能可帮助研究者设计经济、高产率的合成路线，最大程度节省时间和成本。

（丁　莉）

第三节　Embase

一、Embase 概况

Embase 由 Elsevier 公司出版，是 1947 年出版的印刷型检索工具荷兰《医学文摘》（*Excerpta Medica*）的网络数据库，也是最重要的生命科学文献书目型数据库之一。可广泛用于开发药物和执行药物警戒工作、循证医学、药物和医疗器械疗效的研究。

Embase 收录了 1947 年以来的荷兰《医学文摘》记录，以及 1966 年以来的 Medline 记录，并进行去重处理。这些记录来自全球 95 个国家和地区出版的 8 500 多种刊物，包括 99% 的 Medline 期刊及 Embase 特有的 3 290 多种期刊。与 Medlin 相比，Embase 收录了较多的北美洲以外，如欧洲和亚洲的医学刊物。此外，Embase 还收录了 2009 年以来的 7 000 余种会议的 240 多万篇摘要。Embase 可以在 Embase.com 平台或在其他检索平台（如 OvidSP）上检索。

Embase 涵盖整个临床医学和生命科学的广泛范围，主要学科范围包括药物研究及药理学、实验与临床医学、生物医学工程与技术、卫生政策与管理、药学经济学、环境与职业卫生、兽医、法医学、替代医学等。为药物警戒、循证医学、医学决策提供文献支持。

Embase 提供的功能有如下特点：

（1）强大的疾病检索和药物检索。

（2）独有的 Emtree 主题词表，覆盖所有 MeSH 术语。

（3）同步检索 Embase 和 Medline 的文献记录，且结果无重复。

（4）提供 1947 年至今的期刊报道。

（5）每年新增超过 150 万条记录，平均每天超过 6 000 条。

另外，Embase 的独特之处还在于：

（1）提供从分子序列号到 NCBI 的信息链接。

（2）提供药品和医疗器械数据的细粒度标引。

（3）增加 PICO 检索，为生物医学研究的发现和提供全面和最新的生物医学信息，帮助用户加快基于研究的临床决策和改善患者的治疗。

（4）增加 PV Wizard 检索，帮助用户有效地监测文献中的不良事件。

（5）为了帮助 Embase 的用户克服欧洲药物管理局（European Medicines Agency，EMA）要求带来的挑战，引入新的本地文献模块。

Embase 的检索规则包括：

（1）支持逻辑运算：AND（空格），OR，NOT。

（2）支持短语检索：直接输入单词或词组，短语检索需要加引号（单、双引号都可以），如输入"heart attack"是作为短语检索，若输入"heart attack"就是按照"heart AND attack"来检索。

（3）支持位置运算：NEAR/n，如 A NEXT/1 B，A、B 概念之间相隔 1 个词；NEXT/n，如 A NEXT/n B，A、B 概念之间相隔 n 个词，且不可颠倒 A、B 检索词位置。

（4）支持截词运算："＊"代表零或任意个字符；"?"代表 1 个字符；"＄"代表零或 1 个字符。例如，"cat＊"可检索 cat、cats、catatonic 和 catastrophe。"catheter?"可检索到 catheters。"hea＄t"可检索到 heat、heart。

二、检索途径与方法

检索入口：http://www.embase.com/。

（一）浏览（browse）

Embase 的浏览模块包括主题词辅助词表检索（Emtree）和期刊浏览检索（Journals）两种浏览方式。

1. 主题词辅助词表检索（Emtree） Embase 提供不同于 Medline 的独立主题词表系统（EMTREE），用于主题分析、标引和检索，Emtree 是 Embase 最强大的工具之一，是一种比较先进的分类表和可控词汇表。Emtree 由包括 MeSH 术语在内的 9.7 万多个受控叙词（也可以称为优先词）组成等级体系，共 14 个大类。从一般到专指，层层划分。Emtree 还包含了近 50 万同义词，包括药物名称；3.3 万种药物和化学品，与 2.5 万个 CAS 注册号相关联；超过 0.55 万个通用的医疗设备专用术语，来自 1.2 万多家制造商的超 0.25 个医疗器械的商品名等。Emtree 还提供了主题词的连接词（link term），也称副主题词（subheading），其中疾病类 14 个，药物类 66 个（包含 47 种给药突进），医疗器械类 4 个，循证医学证据检索类 5 个。故其检索专指度和网罗度超过 MeSH，特别在药物检索方面，可有效揭示药物与疾病之间的关系、药物之间的相互作用；利用文献有效监控不良事件的发生，保证较好的查全和查准。

（1）14 个疾病副主题词：并发症（Complication），Congenital disorder（先天性异常），Diagnosis（诊断），Disease Management（疾病处理），Drug resistance（抗药性，1996 年新增），Drug therapy（药物治疗），Etiology（病因学），Epidemiology（流行病学），Prevention（预防），Radiotherapy（放射疗法），Rehabilitation（康复），Side effect（不良反应或副作用），Surgery（外科手术），Therapy（治疗）。

（2）17 个主药物副主题词：Adverse drug reaction（药物不良反应），Clinical trial（临床试验），Drug administration（投药方式），Drug analysis（药物分析），Drug combination（药物联用），Drug comparison（药物对比），Drug concentration（药物浓度），Drug development（药物开发），Drug dose（药物剂量），Drug interaction（药物相互作用），Drug therapy（药物治疗），Drug toxicity（药物毒性），Endogenous compound（内源性化合物），Pharmaceutics（药剂学），Pharmacoeconomics（药物经济学），Pharmacokinetics（药代动力学），Pharmacology（药理学）。

（3）2000 年 1 月，Embase 新增了 47 个给药途径副主题词，如 Buccal drug administration（颊部给药），Epidural drug administration（硬膜外给药 E），Inhalational drug administration（吸入给药），Intrabronchial drug administration（支气管内给药 E），Intraarterial drug administration（动脉内给药）等。其中，副主题词中文译名后面标有 E 的，都是 Embase 独有的副主题词。

点击"Browse terms（浏览术语）"选项后，显示出词典的 14 个组成部分，再点击任意所需浏览的术语，该部分的若干分支的术语显现，可层层点击，最终结束于最小的不再细分的术语。通过检索显示有关被检索术语的记录，然后把检索术语与其他检索词进行组配检索后显示该术语本身在树状结构中的位置及其同义词。

2. 期刊浏览检索（Journals） Embase 提供了期刊列表，通过利用期刊名称浏览文献，也可根据期刊的学科主题或期刊的出版商信息浏览期刊，以方便用户通过此途径进行检索。

（二）基本检索方式

Embase 共提供 9 种基本检索途径：快速检索（quick search）、高级检索（advanced search）、药物检索（drug search）、药物警戒检索（PV wizard search）、PICO 检索、医疗器械检索（medical device search）、疾病检索（disease search）、作者检索（author search）及引文检索（citation information search）。其中与药物信息检索关系最为密切的有快速检索、高级检索、药物检索、药物警戒检索，Embase 首页如图 7-50 所示。

1. 快速检索 是 Embase 的默认检索界面。可以用自然语言进行检索，支持布尔逻辑运算、短语检索、截词运算符等检索。在快速检索中可以选择"Add field"增加检索项，获取更为精确的文献。快速检索还提供了出版时间范围的选择；典型循证医学文献类型的选择。快速检索界面如图 7-51 所示。

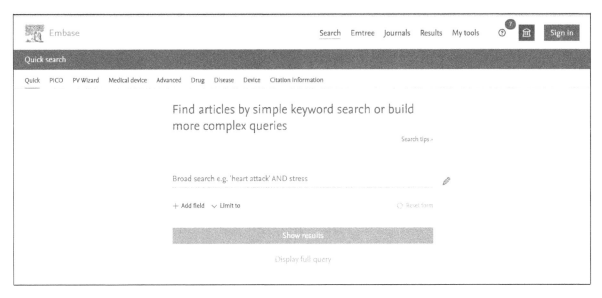

图 7 - 50　Embase 首页

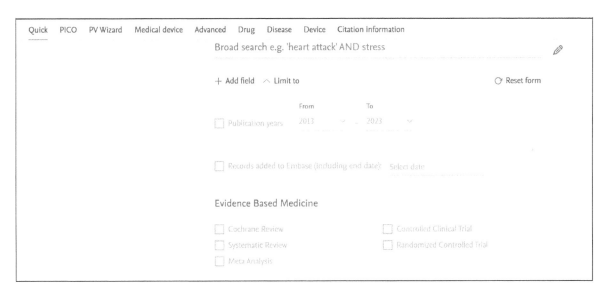

图 7 - 51　Embase 快速检索界面

2. 高级检索　提供灵活和可控制的检索方法,可用来编制复杂的检索式。

Mapping:Embase 将输入的检索词或短语自动与 Emtree 中相应的同义词术语匹配,然后再进行检索。Mapping 的使用可以有效地扩大或缩小检索范围。词汇自动匹配提供了 5 种类型:匹配主题词检索(Map to preferred term in Emtree)、自由词检索(Search also as free text in all fields)、扩展下位词检索(Explode using narrower Emtree terms)、主题词加权检索(Limit to terms indexed in article as "major focus")、扩展检索(Search as broadly as possible)。

高级检索还可以完成发表时间、数据来源、检索词字段限定、性别限定、语种限定、研究对象等多种优化过滤检索。

3. 药物检索　在高级检索基础上增加了药物副主题词检索(Drug subheadings),如药物不良反应、临床试验、药物分析等;副主题之间的逻辑运算有"OR"和"AND"两种选择;药学领域特有字段限定检索(Drug fields)药品制造商(Drug manufactures)、药物名称(Drug trade name);提供 47 种用药方式的检索(Routes),包括口服、肌内注射、静脉注射等,用药方式间的逻辑关系可以是"OR"或"AND",以上新增优化过滤检索可增强索引的深度。药物检索界面如图 7 - 52 所示。

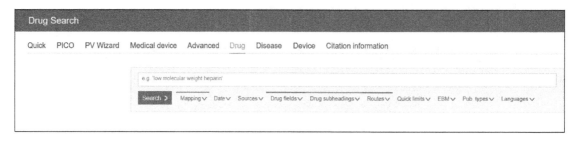

图 7 - 52　Embase 药物检索界面

4. 药物警戒　药物警戒(图 7 - 53)是一项发现、评价、理解和预防不良反应或其他与药物有关的科研信息。药物警戒的意义和目的在于合理安全地使用药物,利用统计的方法和工具对文献信息进行分析、整理,在法律法规允许的条件下跟踪药物不良反应,捕获潜在或意外的副作用,对上市药物进行风险/效益评价。PV Wizard 简单明了的检索界面,提供检索者最简单快速的检索体验。

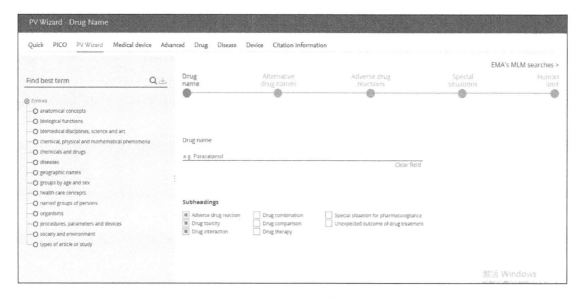

图 7 - 53　Embase 药物警戒界面

药物警戒可通过药物名称、备选或替代药物列表勾选、不良反应监测项目、特殊情况限定、人类人群限定等操作,完成一个药物所有信息的获取。

例如,通过药物警戒检索络活喜(Norvasc)药物的相关信息。

分析检索需求,Norvasc 为商品名,其通用名为 amlodipine besylate。

检索步骤如有以下几个。

1) Drug name:输入药物名称,查找该药物是否在数据库中存在。

药物警戒检索药物信息查找支持关键词或 Emtree 主题词查找。建议使用 Entree 查找,满足检索查全的需求。检索款中输入关键词"Norvasc"系统会提示使用"amlodipine besylate",选择 Emtree 检索词检索(图 7 - 54)。

点击左侧"Find best term"中高亮部分的"amlodipine besylate"我们可获知"amlodipine besylate"的定义 CAS RN、同义词及进入 Emtree 的时间节点。可以根据检索需求选择与"amlodipine besylate"相搭配的副主题,缩小检索范围,提高检索的准确。

点击"Next step"进入下一部分检索需求的输入。

2) Alternative Drug Names:Embase 给出了"Amlodipine besylate"的 69 种替代品,供我们勾选,同时还可以限定输入的检索出现的额外字段,系统默认的是商品名、标题和摘要字段(图 7 - 55)。

点击"Next step"进入下一部分检索需求的输入。

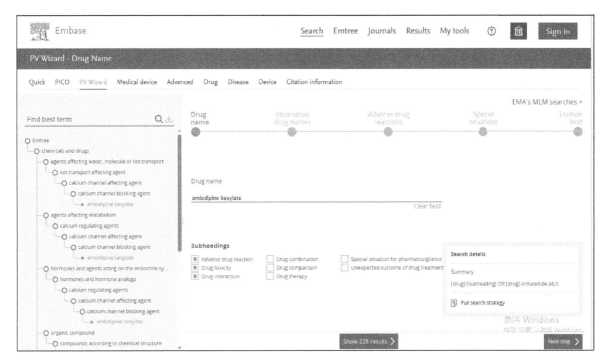

图 7 - 54 Embase Drug Name 检索

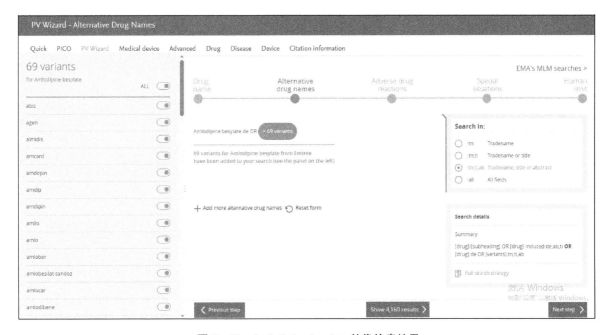

图 7 - 55 Amlodipine besylate 替代检索结果

3）Adverse Drug Reactions：进入"Adverse Drug Reactions"输入界面如图 7 - 56 所示，系统显示了一组与药学行业专家合作开发的预生成的术语界面，检索者可以根据需要进一步编辑相关不良反应术语。

点击"Next step"进入下一部分检索需求的编写。

4）Special Situations：Embase 预先为检索者制定了一些特殊的限定条件，如人类的各生理时期"pregnancy""breast feeding"等，检索者根据需要可做进一步编辑，如图 7 - 57 所示。

点击"Next step"进入下一部分检索需求的编写。

5）Human Limit：做研究对象是人类的限定检索，还可以对出版时按和 Embase 收录时间限定检索，如图 7 - 58 所示。

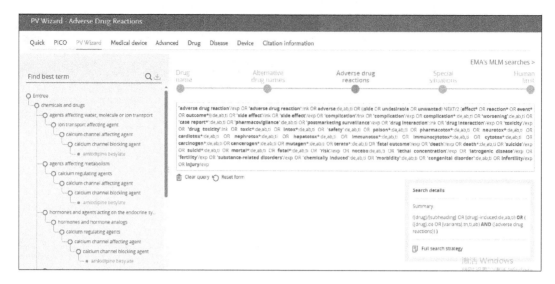

图 7 - 56　Adverse Drug Reactions 检索界面

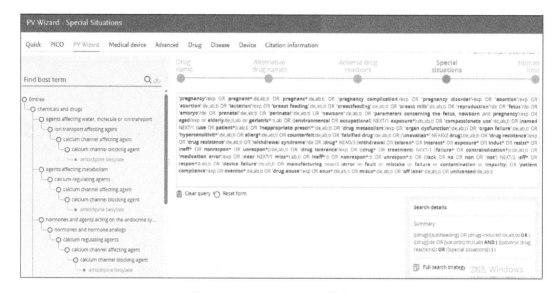

图 7 - 57　Special Situations 检索界面

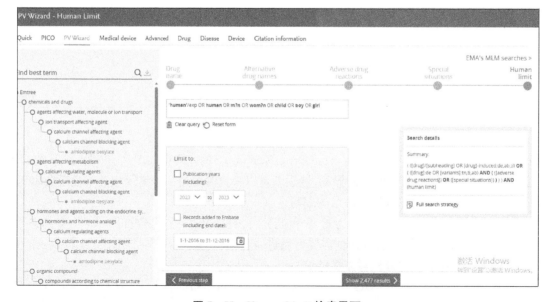

图 7 - 58　Human Limit 检索界面

检索过程中,右下角的"Search details"详细地显示着检索者在检索时添加的每一步。"Search details"的显示有"Summary"和"Full search strategy"当我们对检索条件需要进行修改时,可以点击"Previous step"重新进行限定。

5. PICO 检索　该检索模式下可以使用循证医学中构建问题的 PICO 模式进行检索策略的构建,检索系统评价等内容。根据检索需求,选择需要检索的要素直接输入检索词检索,也可根据每个检索要素下方的检索词提示,选择所需词语进行检索。还可以添加更多的条件对检索结果处理。Embase 直接给出了专门用于循证医学的筛选,可以快速用于 CR、系统评价、Meta 分析方面文献的获取;更多零散方面的证据可以通过研究类型来获得,如病例报告、队列分析等。

6. 医疗器械检索　该功能可搜索医疗信息用于临床评估报告和上市后的器械监测。会同步对输入的检索词的主题词和同义词进行检索,可以搭配副主题词缩小检索范围,还可以对发表时间进行限定。

7. 疾病检索　通过疾病名称查找文献是该数据库独有的特征之一。可通过是否选自主要期刊以及文献的研究重点(人类或动物、成人或儿童、性别)等进行限制检索,同时提供疾病链接,帮助用户更精确地检索疾病的某一类或几类分支的相关文献,提高相关性,如(病)恢复、(疾病)不良反应、外科手术、(疾病)治疗等。相当于 MeSH 中的主题词与副主题词的组配。其作用是缩小文献范围,提高查准率。

三、检索结果管理

(一) 检索历史

在检索结果页面显示检索历史,包括检索式、命中的结果数、数据分析工具。对检索式可以进行编辑、打印、发送至 E-mail 邮箱或直接输出。可以保存或删除检索式,设置电子通告(必须是注册用户),检索式之间可以运用"AND/OR/NOT"进行组合检索。

(二) 检索结果的浏览

Embase 检索结果记录的显示可按检索结果的相关性或出版年限来排序,可显示或关闭检索的具体信息。可选定 4 种不同的显示格式:仅显示题录信息、题录+文摘、简短记录、详细记录。

(三) 检索结果的输出

对需要的记录进行标记,点击"View"可显示标记记录的信息。标记的记录还可以进行打印、输出、E-mail、原文订购、粘贴至剪贴板等处理。

对有些标有全文链接的记录,可以点击"Embase Full Text from CrossRef"来获取全文。

(四) Embase 个性化服务

首先要注册一个账号,才能进行个性化服务。用已注册的用户名及密码登录后,可以在检索结果页面的检索历史中保存检索策略、删除检索策略,创建检索结果更新的电子通告。

分析与讨论

案例 1:某同学在临床实习时,遇到一位患者,主要症状为眼睛瘙痒、鼻部痒、鼻塞、打喷嚏和流清水状白色鼻涕(流鼻水)等,与感冒相似,带教的老师诊断为过敏性鼻炎,并给予布地奈德(budesonide)治疗,该同学想通过信息检索了解关于布地奈德治疗过敏性鼻炎的最新研究。

讨论:

可否利用 Embase 数据库查找布地奈德治疗过敏性鼻炎的文献,该如何检索?选择哪个检索途径比较好呢?

提示:

Embase 数据库的主页有多个检索选项,可根据各检索选项和检索途径的特点,结合需要检索的要点,使用 Emtree(主题词表辅助检索)选项进行检索,可以提高检索结果的准确性和全面性。布地奈德为一种喷雾/气雾剂,是具有高效局部抗炎作用的糖皮质激素,其副主题词可选用 47 个给药途径连接词中的"inhalational drug administration"。

案例2：西布曲明(sibutramine)在1997年获美国食品药品监督管理局批准推出市场，与低热量食品结合使用来减肥和维持体重,该药在大多数地区(如不是所有的话)需要经医生处方供应。在医生处方下,配合饮食控制及运动,该药可作为控制过度肥胖的辅助治疗。由于有增加心脏病的风险,美国、澳大利亚、欧盟国家及中国台湾地区已陆续废止该药品的出售许可证,并令制药厂回收。某卫生机构为提供以上做法的依据,欲检索关于西布曲明不良反应的循证医学(Evidence-based medicine)方面的文献。

讨论：

检索上述案例的外文数据库,有哪些可以供我们选择？如何检索？

提示：

Embase数据库是全球最大最全的药理学文摘数据库,收录内容覆盖多种疾病和药物的信息,其独有的药物检索中有17个药物副主题词47个投药途径,以及无可匹敌的欧洲、亚洲文献汇总,是检索药物信息的首选数据库。

本例可直接选择药物检索途径输入关键词"sibutramine"；辅助功能项选择"Adverse drug reaction"及"Drug toxicity"；高级限定(Advanced limits)选"Evidence Based Medicine"(参见第七章有关内容)。

(丁　莉　王俊瑛)

第四节　其他药学信息资源

除以上专业医药学数据库以外,尚有其他一些搜索工具和网络提供除药学文献以外的药学信息。

一、搜索引擎

我们可以利用搜索引擎强大的信息抓取功能获取相关信息,包括药学文献、专利、药品组织与管理等信息,如综合性搜索引擎谷歌、百度等(详见第五章)。

二、药学组织或政府网站

(一)国内药学组织

1. 国家药品监督管理局(National Medical Products Administration，NMPA)(https://www.nmpa.gov.cn)　是国务院综合监督食品、保健品、化妆品安全管理和主管药品监管的直属机构,负责对药品(包括中药材、中药饮片、中成药、化学原料药及其制剂、抗生素、生化药品、生物制品、诊断药品、放射性药品、麻醉药品、毒性药品、精神药品、医疗器械、卫生材料、医药包装材料等)的研究、生产、流通、使用进行行政监督和技术监督；负责食品、保健品、化妆品安全管理的综合监督、组织协调和依法组织开展对重大事故的查处；负责保健品的审批,国家药品监督管理局的首页见图7-59。

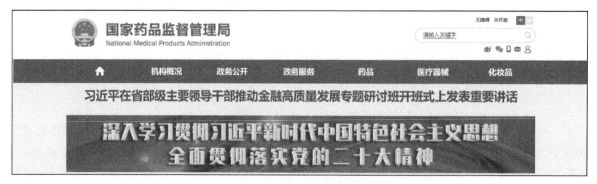

图7-59　国家药品监督管理局首页

2. **中国药学会**(Chinese Pharmaceutical Association，CPA)(https://www.cpa.org.cn/)　直属国家药品监督管理局,是中国最早成立的学术团体之一,是由全国药学科学技术工作者自愿组成的、依法登记成立的学术性、公益性、非营利性的法人社会团体,是国际药学联合会和亚洲药物化学联合会成员,其主要任务是开展药学科学技术的国内外学术交流;编辑出版、发行药学学术期刊、书籍;举荐药学人才;开展药学及相关学科科学技术知识的普及推广工作;反映会员和药学工作者的意见和要求,维护会员和药学工作者的合法权益,建立和完善药学科学研究诚信监督机制;组织会员和药学工作者参与国家有关的科学论证以及科技与经济咨询,组织开展团体标准制定等相关工作,开展医药科研成果的中介服务,组织医药产品展览、推广及宣传活动;组织开展对会员和药学工作者的继续教育培训;接受政府委托,承办与药学发展及药品监督管理等有关事项等,其首页见图 7 - 60。

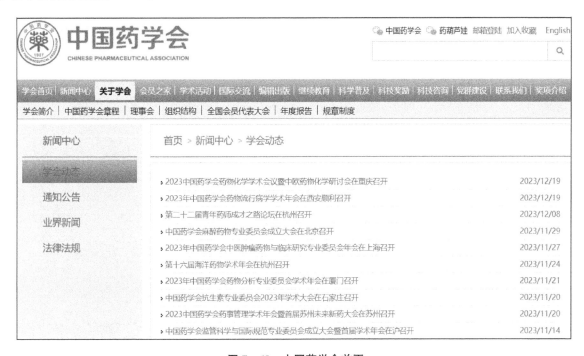

图 7 - 60　中国药学会首页

（二）国外药学组织

1. **美国食品药品监督管理局**(Food and Drug Administration，FDA)(https://www.fda.gov/)　为直属美国健康及人类服务部管辖的联邦政府机构,其主要职能为负责通过确保人类用药、兽药、生物制品、医疗器械的安全性、有效性从而确保公共健康;保障美国食品供应、化妆品和辐射产品的安全性;规范烟草制品的生产、销售等,确切保护公共健康,减少未成年人使用烟草产品;负责通过帮助加快创新,提升医疗产品的有效性、安全性和经济实惠;帮助公众获取更为准确、科学和有效的基础医学信息等,全面提升和促进公众健康;是美国全权威的医药管理机构;其首页见图 7 - 61。

FDA 网站内容丰富,提供了 FDA 新闻、药品、生物制品、毒物学等方面的信息,以及资料、规章、法律等均可网站上查询,是医药工作者不可或缺的重要信息来源,如图 7 - 62 所示。

2. **国际药学联合会**(International Pharmaceutical Federation，FIP)(https://www.fip.org/)　是 1910年由各国的药学组织、联盟及社会团体联合形成的一个国际性的药学组织联盟,1912 年在荷兰海牙注册,拥有 85 个国家和地区的 120 多个药学团体组成的世界性药学组织,会员人数已达 50 余万。FIP 首页见图 7 - 63。中国药学会 1947 年加入 FIP。中国药学会作为 FIP 的理事单位,每年组织国内的药学代表参加大会。

代表及服务于全球药师及药学科学工作者是 FIP 的宗旨。其主要任务有:① 促进药师及药学科研人员在卫生服务领域发挥更大的作用;② 支持研究与设计各种方法,确保药品流通、供应及正确使用;③ 协助各国药学组织改善本国的药学学科发展结构;④ 以与其他国际性组织如 WHO 保持紧密合作、与 WHO 的地

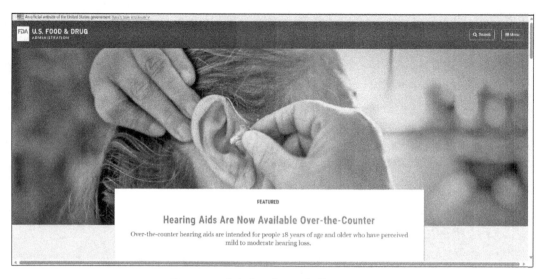

图 7 - 61　美国食品药品监督管理局首页

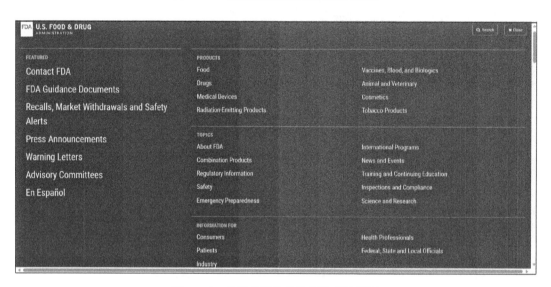

图 7 - 62　美国食品药品监督管理局页面

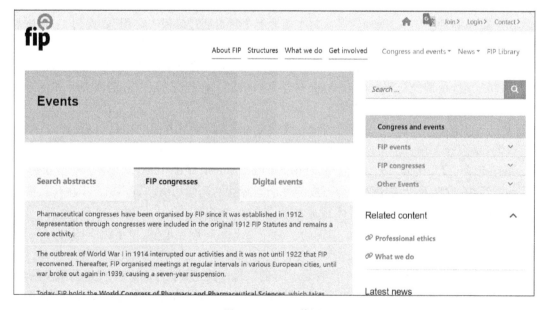

图 7 - 63　FIP 首页

区性机构协作并建立区域性的药学论坛或组织、组织各分委会开展学术活动、组织召开 FIP 代表大会,支持与药学科学或药学管理相关学术会议的召开、成立国际药学信息交流中心等方式,加强各国药学组织及人员的沟通与合作,促进全球药学事业的发展。其机构包括药学科学委员会(Board of Pharmaceutical Sciences,BPS)、药学实践委员会(Board of Pharmaceutical Practice,BPP)和各专业分会,负责本学科领域内的学术活动。

BPS 为药学科研者提供一个交流、合作及深入研究的国际性专业平台,主要任务包括:① 巩固药学科学事业的发展;② 拓展新的药学科研领域;③ 与卫生服务组织合作,为医疗卫生服务提供科研支撑;④ 协助解决公共政策问题;⑤ 鼓励与资助高质量的药学科学研究;⑥ 帮助与促进发展中国家的药学科学发展;⑦ 组织国际性的药学科学论坛、会议与培训;⑧ 向政府及管理机构争取更多的财政资助以用于药学的科学研究;⑨ 提升各项药学科学研究成果的知名度。BPS 工作范围涉及生物利用度与生物等效性、生物制药学分类系统、环境与医药产品、个体化用药、药物释放、医药化学、天然产物、生物药学技术、药物流行病学与药物经济学、核药学等领域。其与美国药师协会联合出版的《药学科学杂志》(*The Journal of Pharmaceutical Sciences*)是全球著名的药学科研杂志之一,主要刊登生物技术、物理化学、分析化学等科研论文。

BPP 将全球药学实践领域的工作者组织起来,促进药学实践工作者、药学科研者与其他医疗服务专业人员的沟通与交流,提高医疗卫生服务的标准,最终使患者受益。其主要任务包括:① 提升专业标准;② 研究安全有效的用药政策;③ 拓宽药学实践者的继续教育范围;④ 发现及奖励优秀的药学实践工作者;⑤ 提升药师在医疗卫生服务工作中的影响力;⑥ 提高、增强并扩展 FIP 各个学组的职能;⑦ 发展会员,在全球范围内促进国际药学联合会的各项活动。目前,BPP 下属 9 个学组,包括药学教育学组、药事管理学组、临床生物学学组、社区药学学组、医院药学学组、制药工业学组、实验与药物质量控制学组、军事与急救药学学组、药学信息学组。

三、各国专利

专利信息是一种重要的科技信息源,具有技术性和法律性,内容新颖,范围广泛、系统性强、实用,是广大科研人员需要查询的重要信息资源。药品专利信息已成为药学工作者的重要信息来源之一。通过登录各国专利网站可检索到各国关于药品药物的专利信息,检索方法见前述有关章节。

四、药典及药物手册

药典是由政府机构颁布的或由政府批准发行的关于药品标准的法典,具有法律效力。药物手册是汇集药物的经常用于查考的药物资料和数据。它们提供了基本的药物信息(详见第五章)。

==== **分析与讨论** ====

案例:同学小王碰到有人向自己的奶奶推销云南白药片剂,推销者介绍这是云南白药集团最新推出的一种新药,并且已经在美国市场销售。其功能非常强大,可以治愈奶奶多年的心血管疾病。小王很纳闷,自己接触到的云南白药产品只有酊剂、创可贴等,未曾听说过片剂,该信息是真是假?

讨论:

如何找到上市药物的准确信息?

提示:

通过国家市场监督管理总局网站可以在线检索所有上市药物的名称、准字号和相关的规格,可通过此检索快速的结果辨别药物信息的真假。同样,可以通过 FDA 检索在美国上市的药物的信息。

（丁　莉）

第五节　中国中医药学信息检索

中国中医药学信息检索主要集中在中药材、植物药的事实、图像、文献等方面。其中,我国民族医药有着数千年的历史,很多民族医药的传承都是通过口口相传,没有明确的记载。此外,药物本身的活性成分不明,论述模糊,给检索和研究带来了一定的困难。我国对中医药学的深入研究,特别是植物药活性成分的研究,以及日本、韩国及欧美国家对中医药的研究,使中医药学得到了长足的发展,产生了大量的相关信息。下面给大家归纳一下中国中医药学信息检索的途径和方法。

一、搜索引擎

前面介绍过,我们可以利用搜索引擎强大的信息抓取功能获取相关药学信息。

二、通过专业网站

可通过一些专业网站获得中药药物的事实、图像等信息。

(一)中国医药网

中国医药网(https://www.pharmnet.com.cn/)(图 7 - 64)是该网站与上海市中医文献馆联合制作的,

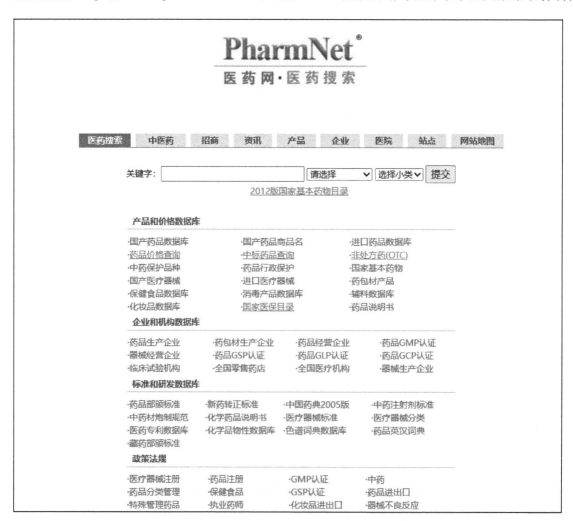

图 7 - 64　中国医药网首页

是目前国内客户量最大、数据最丰富、访问量最高的医药信息平台。旗下的医药搜索拥有强大的医药专业数据库，数据量大，更新及时。

中国医药网提供了大量的医药信息检索，并设有多种目录，供不同需求的检索者检索相关的信息医药卫生知识，中国医药网特色数据库显示界面如图 7 - 65 所示。

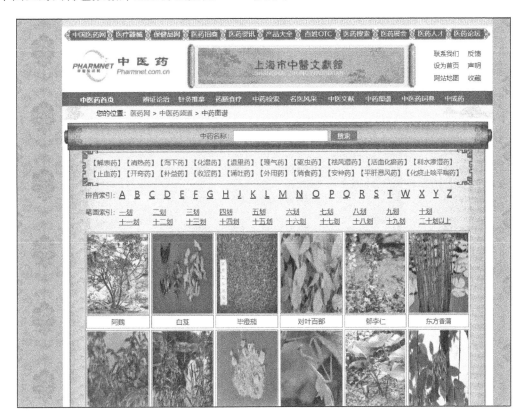

图 7 - 65　中国医药网特色数据库显示界面

（二）植物通

植物通(https://www.zhiwutong.com/)(图 7 - 66)上，中药材中植物药占大部分，在对植物药检索的过程中，植物种属的准确定位尤其重要。由于我国幅员辽阔、多民族多地区的文化既相互交融又独立共存，植物药中同名异物和同物异名的现象较普遍。植物的拉丁学名是世界上通用的博物名称，其命名原则有着严格的规范，规范的命名方便了我们对植物药的检索。

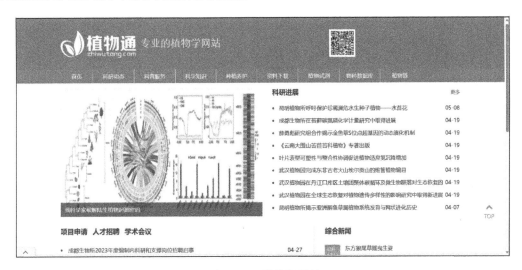

图 7 - 66　植物通网站

　　植物通网站提供了拉丁名或中文名的检索，同时增加了同物异名/别名功能，方便检索。本网站无须用户注册便可在线查询，植物通植物数据库检索界面见图 7－67。

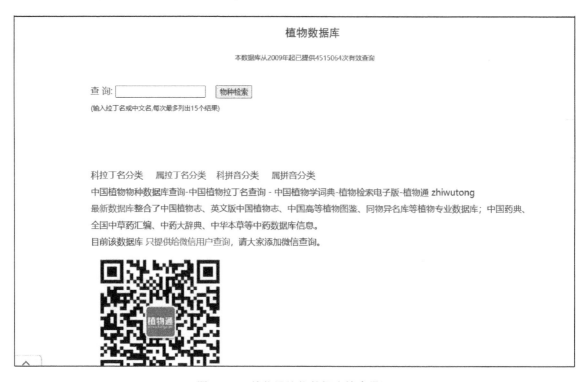

图 7－67　植物通植物数据库检索界面

（三）中药材图像数据库

　　由中国香港浸会大学中医药学院与其大学图书馆共同创办的中药材图像数据库（https：//library.hkbu.edu.hk/electronic/libdbs/mmd/index.html）（图 7－68），收集了常用的 420 余种中药材，提供药材名、拉丁名、英文名、原（动）植物名、性味功效等多种检索途径。以高清晰的数码图像展示了药材的外观特征，并配以文字记载药材的来源、主产地、性状特征、品质特性、性味功效等综合信息。同时，其以图解的形式对每种中药材的性状鉴别及部分品种的显微鉴别进行了详尽说明和比较，是中药鉴定学、中药学的良好教学平台，亦是普及中药知识的学习园地。

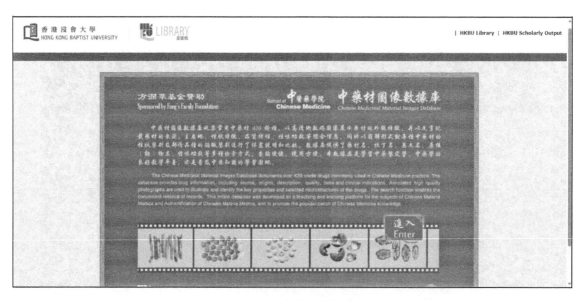

图 7－68　中药材图像数据库

（四）药用植物图像数据库

由中国香港浸会大学中医药学院与其大学图书馆共同创办的药用植物图像数据库（https：//library.hkbu.edu.hk/electronic/libdbs/mpd/index.html）（图 7-69）以植物图片附加说明的形式，用中英文双语对千余种植物进行了系统的归类和介绍，并提供便捷的检索平台，使检索者对不同种类的植物药有一个直观、系统的认识。

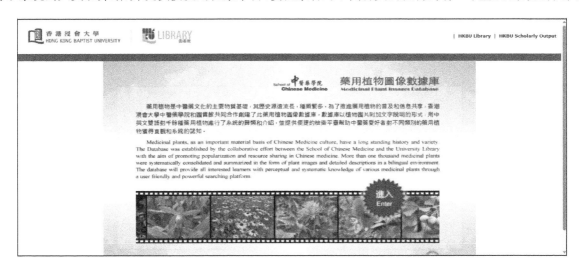

图 7-69　药用植物图像数据库

三、文献数据库及专利

通过一些文献数据库或专利数据库等可获得中医药的文献信息。目前，国内重要的生物医学及综合性数据库，如 CBM、中国学术期刊网络出版总库和维普中文期刊数据库等，提供了药学相关的文献。其中，中国学术期刊网络出版总库收录国内学术期刊 7 930 余种，其中农业、中医药等收录率达 100%。CBM 涉及基础医学、临床医学、预防医学、药学、中医学及中药学等生物医学领域的各个方面，中医药学文献采用了中国中医科学院中医药信息研究所出版的《中国中医药学主题词表》进行了主题标引，并根据《中国图书馆分类·医学专业分类表》进行了分类标引。科学严谨的文献标引，为检索者提供了专业精确的检索途径，提高了检索结果的质量。这些数据库的详细介绍见相关章节。

========= **分析与讨论** =========

案例：刺五加自古即被视为具有添精补髓及抗衰老作用的良药，现代人们有以食用刺五加叶进行日常清热解毒的一种方法。某高校小王同学想了解该植物的性状、性味、功效等信息，现代医药学对刺五加是否进行了深入的研究？是否可以长期食用？

讨论：

1. 哪些数据库或网站可以获得可靠的刺五加的性状、性味、功效等信息？

2. 在数据库中检索刺五加的相关文献，怎样才能保证查全？应选用哪些数据库？

提示：

1. 植物药的性状、性味、功效等信息可通过已知的中文名"刺五加"查找植物通、中药材图像数据库、药用植物图像数据库，并可同时获得药物的拉丁名。

2. 药物中同名异物和同物异名的现象较普遍，想全面检索有关刺五加的文献，应使用刺五加的拉丁名检索。本题涉及活性成分方面的文献检索，最好选择综合性数据库。

（丁　莉）

第八章

生物信息学数据库

生物信息学(bioinformatics)是综合计算机科学、信息技术和数学理论和方法来研究生物信息的交叉学科,主要研究基因组学和蛋白质组学。具体来说,就是从核酸和蛋白质序列出发,分析序列中表达结构和功能的生物信息。内容包括生物学数据的研究、存档、显示、处理和模拟,基因遗传和物理图谱的处理,核苷酸和氨基酸序列分析,新基因的发现和蛋白质结构的预测等。

生物信息学是一个发展变化较快的领域,最新的研究方向包括但不限于以下几个方面。

1. 基因组学(genomics) 是研究生物体基因组(包括 DNA 序列、基因的表达调控、基因的变异和进化等)的科学。基因组学的目标是理解基因组如何决定生物体的各种功能特性,包括生长、发育、繁殖、疾病等。其研究方法包括 DNA 测序、基因表达分析、基因编辑等。通过对比不同物种的基因组,基因组学可以帮助我们理解生物的进化历史,以及基因与性状之间的关系。随着测序技术的发展,基因组学的研究范围已经从单个基因扩展到整个基因组,包括基因的拷贝数变异、结构变异、基因重排等。在医学领域,基因组学的影响是巨大的,它为理解疾病的发生、发展和治疗提供了新的视角,在疾病的早期诊断、早期干预和预防、精准医疗和个性化治疗、新药研发等领域有广阔的应用前景。

2. 转录组学(transcriptomics) 是基因组学的一个子领域,主要研究基因翻译前(即 RNA 水平)的表达模式。研究内容包括基因表达水平、表达模式、表达调控等。研究方法主要包括 RNA 测序、微阵列、逆转录聚合酶链反应等。这些技术可以帮助研究者检测样本中特定基因的 mRNA 水平,从而了解基因的表达情况。随着 RNA 测序技术的发展,转录组学的研究已经深入非编码 RNA 领域。

3. 蛋白质组学(proteomics) 是研究蛋白质组(包括表达、翻译后修饰、相互作用和功能)的科学。与基因组学和转录组学相比,蛋白质组学更关注蛋白质的功能和活性。研究内容包括基于标签的定量蛋白质组学、基于同位素的蛋白质组学、交互蛋白质组学等。研究方法包括二维凝胶电泳(2 - D gel electrophoresis)、液相色谱、质谱、互补金属离子抗体染色、酵母双杂交、互作蛋白质芯片、蛋白质稳定性分析、蛋白质翻译后修饰分析、蛋白质表达分析等。随着蛋白质标记技术和蛋白质互作技术的进步,蛋白质组学的研究已经深入蛋白质的修饰和亚型领域。

4. 疾病基因组学(medical genomics) 是基因组学的一个分支,主要研究疾病与基因之间的关系,以确定疾病发生发展的基因因素,从而为疾病的预防、诊断和治疗提供依据。研究方法包括基因关联研究、基因表达谱分析、基因组测序、功能基因组学、表观遗传学等。随着基因组测序技术的普及,疾病基因组学的研究结果已经为许多疾病的预防、诊断和治疗提供了重要的信息,如癌症、心血管疾病、神经退行性疾病等。

5. 药物基因组学(pharmacogenomics) 是研究药物反应和药物代谢的基因因素的科学,主要关注两个问题:一是哪些基因变异会影响药物的效果和副作用;二是如何利用这些信息进行个性化药物治疗。研究方法包括基因变异分析、药物代谢酶和转运体分析、药物靶点基因组分析、药物反应的生物标志物分析等。

6. 数据科学(data science)和机器学习(machine learning) 随着大数据时代的到来,生物信息学家开始利用数据科学和机器学习的方法来分析生物数据,包括基因表达数据、蛋白质相互作用数据、疾病表型数据等。生物信息学与数据科学和机器学习的结合,为生物信息学研究提供了强大的工具,使研究者能够更有效地处理和分析大量的生物数据,从而推动生物信息学的发展。

7. **系统生物学(system biology)** 是一门多学科交叉的科学领域,它将生物学、数学、计算机科学和工程学等多种学科的理论和技术融合在一起,以研究生物系统中的复杂现象和过程。其核心理念是使用数学模型和计算工具来描述、模拟和分析生物系统中的相互作用和动态行为,并从整体的角度来理解生物体,包括基因、蛋白质、代谢物之间的相互作用。系统生物学的研究方法包括网络分析、动力学建模、计算模拟、系统分析等。系统生物学在生物学、医学、药物研发和环境保护等领域具有广泛的应用前景。通过系统生物学的方法,科学家们可以更深入地理解生物体的基本生命过程,发现新的药物靶点,预测药物的作用机制和副作用,以及评估生态系统的稳定性和生物多样性。随着计算技术和实验技术的发展,系统生物学的研究已经深入细胞自噬、细胞分化、细胞信号传导等多个领域。

8. **比较基因组学(comparative genomics)** 是一门研究生物体之间基因和基因组差异的学科。通过比较不同物种的基因组,来推断了解物种之间的相似性和差异,以及它们在功能、进化和系统发育方面的关系。比较基因组学的方法包括 DNA 序列比对、基因家族和蛋白质家族分析、功能基因组学、比较蛋白质结构等。比较基因组学在许多领域都有重要的应用,包括系统发育学、功能基因组学、药物开发和疾病研究、遗传改良和育种等。

9. **表观遗传学(epigenetics)** 是一门研究基因表达和功能调控方式的学科,这种调控方式并不涉及 DNA 序列的改变,而是通过表观因素如蛋白质、染色质修饰、非编码 RNA 等来实现的。表观遗传学的主要研究领域包括染色质修饰、DNA 甲基化、非编码 RNA、表观遗传印记等。表观遗传学在许多生物过程中起着关键作用,包括发育、细胞分化、基因表达调控、疾病发生等。例如,癌症就是一种表观遗传性疾病,其发生与某些基因的异常表观调控有关。

10. **基因组数据的可视化(genome data visualization)** 是一种将复杂的基因序列和功能信息转化为图形或图像的过程,使得科学家和科研人员能够更直观地理解和分析基因组数据。常见的基因组数据可视化方法包括染色体图谱、热图、网络图、3D 基因组结构模型、基因树等。可视化方法可以帮助科学家和科研人员更好地理解基因组数据的结构和功能,从而推动基因组学的研究进展。

11. **基因编辑技术(gene editing)** 是一种在 DNA 分子上精确添加、删除或替换特定片段的方法。这些技术使得科学家能够对生物体的基因进行定向改造,以研究基因的功能、治疗遗传疾病或改良农作物等。基因编辑技术包括 CRISPR - Cas9、TALENs(转录激活效应子核酸酶)技术、ZFNs(锌指核酸酶)技术、RNA 干扰技术、BE(碱基编辑)技术、PE(引导编辑)技术、基因驱动技术等,这些基因编辑技术在生物学、医学和农业等领域具有广泛的应用前景,但也存在一些伦理和安全问题,如遗传修改可能带来的未知后果、遗传歧视等。

12. **生物信息学的伦理和法律问题** 生物信息学是一个跨学科领域,涉及生物学、计算机科学、信息工程、统计学等,因此其伦理和法律问题也涉及多个方面。主要的伦理和法律问题包括以下几个。

(1)数据隐私和保护:生物信息学涉及大量的个人和基因信息,因此如何保护这些数据的隐私和保证安全是一个重要的问题。例如,如何处理和存储这些数据,如何防止数据被未经授权的人访问或滥用,以及如何确保数据的透明度和可访问性等。

(2)遗传歧视:生物信息学可以揭示个体的遗传信息,这可能引发遗传歧视的问题。例如,雇主可能根据员工的遗传信息做出雇佣决策,保险公司可能根据客户的遗传信息调整保费,这些都可能违反反歧视法律。

(3)遗传优化:生物信息学可以被用于人类胚胎的基因编辑,这引发了关于是否应该允许或禁止这种技术的伦理和法律问题。例如,如果允许这种技术,是否应该设定限制,以防止"设计婴儿"或"优化人种"等现象的出现。

(4)生物信息学的责任和责任归属:如果生物信息学的应用导致了不良后果,如错误的疾病诊断或治疗建议,应该由谁承担责任?是生物信息学家、医生,还是使用生物信息学服务的患者?这是一个复杂的问题,需要有明确的法律规定和指导。

(5)知识产权:生物信息学涉及大量的创新研究和开发,因此如何保护这些创新成果的知识产权也是一个重要的问题。例如,基因序列是否应该受到专利保护?生物信息学的软件和算法是否应该受到版权保护?以上这些伦理和法律问题需要科学家、政策制定者、法律专业人士和社会公众共同关注和讨论,以确保生物信息学的可持续发展和社会接受度。

第一节　生物信息学数据库的种类　　　　第二节　生物信息学数据库检索与利用

第九章

信息评价、管理与分析

第一节　信息检索策略的制定

信息检索的效果取决于两方面的因素。一方面是检索系统自身的因素,即检索系统的质量。检索系统的质量高低又取决于诸多因素,如收录时间范围、学科范围、词表的受控能力、文献信息标引的深度以及标引质量、更新周期等。相对于检索者来说,这个因素可理解为客观因素。另一方面则取决于检索策略的制定。检索者能否根据所需信息的性质和范围,选择合适的检索系统,并结合检索系统的功能特点制定合适的检索提问表达或进行检索,是决定检索效果的主观因素。本节主要介绍如何根据所需信息进行信息检索的决策,从而达到满意的检索效果。

一、检索策略的概念

1. 广义的检索策略　广义的检索策略(retrieval strategy)指为实现检索目标而制定的全盘计划和实施方案,对整个检索过程起科学规划和指导作用。具体而言就是在明确检索目的、分析课题特征的基础上,选择合适的数据库和检索系统,确定检索词,选择运算符,构建检索式,执行检索,评价检索结果并调整检索式,直至获得较满意的检索结果的全过程。

2. 狭义的检索策略　狭义的检索策略指检索过程中构建检索式的环节,包含检索词的确定、运算符的选择,检索字段的设定及限制条件的设置等。

事实上,不论是广义的检索策略还是狭义的检索策略,其构建过程都是涉及多方面学科知识与技能的复杂过程。用户对检索课题所在领域的熟悉程度,对所需要信息的明确程度,对数据库及其系统特性和功能的了解掌握,编制逻辑检索式的技巧及调整检索策略的方法等方面都会影响检索的整体效果。制定检索策略是一种全面的知识与技能,也是一种经验,必须通过大量的练习,终可获得比较好的检索效果。

二、检索策略制定的流程

检索策略的制定流程在第一章中已有介绍,针对具体案例的检索策略制定,在前述各章节中,也有大量练习涉及相关内容。在此,仅进行总结性介绍。

(一)分析检索需求性质和范围,根据需求性质确定查全及查准程度

一般来说,检索需求的性质有如下几种类型:

(1) 查准型:为解决临床、科研、学习中的具体问题而检索。例如,希望查找专业领域的名词解释、概念,具体数值、特征,医学图像、视频,或者获得临床证据,如某类生物制剂对类风湿性关节炎的疗效和安全性。此类检索以查准为主。

(2) 查全型:为科研立项、开题报告或撰写综述,对课题的历史背景、沿革发展、当前研究现状进行全面的检索和综合分析与研究。此类检索以查全为主。

(3) 动态型:为了解专业领域的新进展、新技术、新理论。此类检索要求平衡查准和查全,使用规范主题词检索效果较好。

（4）查新型：为了解项目的新颖性而查找同类研究，并进行比较。此类检索要求较高，需要在查全的基础上查准。

对检索的范围的分析则涉及对文献语种、时间、文献特征（如文献类型、研究对象、研究设计类型）等的分析判断。

（二）选择检索数据库和检索系统

明确了检索需求的性质和范围，就可以选择合适的检索系统了。

1. 查准型需求的数据库选择　对于这类性质的检索来说，又可分为以下几类不同的情况。

（1）名词解释：可选择的有词典、词表（如 MeSH）、百科全书类。

（2）数据数值：可选择的有年鉴、手册及各国国家统计局统计数据库、WHO 统计信息系统等。

（3）医学图像、视频：医学图像搜索引擎（如 HONMedia）、医学专业图库（如 Nucleus、ClinicalKey）等。

（4）临床证据：此类需求必须按照证据结构的 5S 模型依次选择数据库。第一选择的是计算机决策支持系统，当然目前尚未有真正的这样的系统；第二选择的是临床实践指南类和证据总结类数据库（NGC、CE、PIER、UpToDate 等）；第三选择的是循证期刊类和证据评价类数据库（ACP Journal Club、CRD、EBMR 等）；第四选择的是系统评价类如 Cochrane Library、DARE 等；第五选择的是研究类（PubMed、Embase、SinoMed）。

（5）药物信息：马丁代尔大药典（Martindale the Extra Pharmacopoeia）、默克索引（Merck Index）、各国药监局相关数据库。

2. 查全型（含查新型）需求的数据库选择　首选医学领域的核心检索系统，如 SinoMed、Medline、PubMed、Ovid SP、FMRS、Web of Science、Embase 等检索出核心文献和综述文献，根据需要调整检索策略，再综合利用其他数据库（CNKI、维普、万方、ScienceDirect、Ovid Full Text、SpringerLink、EBSCOhost）查阅全文。另外，还要注意利用网络学术搜索引擎（谷歌学术搜索、Scirus）及 OA 期刊获得尽可能全面的信息。同时，还要注意其他文献类型数据库的检索，如专利、会议文献、学位论文数据库。

3. 动态型需求的数据库选择　选择医学领域的核心检索系统，如 SinoMed、Medline/PubMed/Ovid SP/FMRS、Web of Science、Embase；同时，关注各国专利及会议文献的检索。

（三）拟定/执行/调整检索式

明确检索需求后，就要对课题的具体内容进行主题分析，这是正确选用检索词和逻辑运算符的关键，它将决定检索策略的质量并影响检索效果。

主题分析就是对课题进行主题概念的分析，并用一定的概念词来表达这些主题内容，同时明确概念与概念之间的逻辑关系。主题分析必须注意：

（1）首先抓住课题的实质性内容，分析出课题中有几个概念组面。

（2）找出核心的概念组面，排除无关概念组面，包括词义太宽泛、无检索意义的概念和重复概念，如"关系""研究""文献"之类的词。

（3）找出隐含的重要概念，隐含概念以主要概念的同义词形式出现，需要检索者应用专业知识来扩展和选择。这里指的是同义词，一般有如下一些情况：① 概念的学名和俗名，如"抗坏血酸"隐含着"维生素 C""维他命 C"等；② 概念的全称和简称，如"获得性免疫缺陷综合征"隐含着"AIDS""艾滋病""HIV 感染"等；③ 药品的不同名称，如"脑复康"隐含着"吡拉西坦"等；④ 概念的不同表达，如"脑梗塞"和"脑梗死"等。

（4）找出抽象概念或较大概念的具体表达或下位词。数据库的标引一般选用比较专指的词，如果用抽象概念或较大概念检索，往往会检不出文献。例如，检索课题"Toll 样受体在泌尿系器官中的表达"，用"泌尿系器官"检索的效果就不如用其具体的下位词，如"肾""输尿管""尿道""膀胱"等词的检索效果好。在有主题标引的数据中，用"泌尿生殖系统"或"泌尿道"作为主题词，使用主题扩展检索功能，亦能达到较好效果。

（5）明确概念组面之间的逻辑关系，即明确是逻辑"与"、逻辑"或"还是逻辑"非"的关系。哪些概念可以用来扩大检索范围，哪些可以作为进一步缩小检索范围的主题词。明确这些逻辑关系，有助于编制出正确的检索式。

一个好的检索式是不断修改和完善的结果。初步编制的检索提问，需要检索者根据返回的检索结果来不断调整、修改,直到检索到满意的信息。检索策略的调整方法在前面章节已有详述,在此不做赘述了。

（四）获取、分析、评价,整理检索结果

根据不同检索系统的功能和权限,检索结果（题录、摘要或全文）可以通过在线浏览、打印、下载存盘或导入文献管理软件等形式获得。

信息的分析是一个较高级的信息利用阶段,它是信息研究者智力和专业素养的集中体现。一方面,检索者通过对具体信息进行比较、关联、综合、抽象和概括,了解关于该领域的背景和研究现状,从中获得自己研究的切入点和课题;另一方面,信息研究者通过对大量信息的定量或定性分析,可以获得关于科学发展的特点、趋势和热点,以及某学科领域的核心出版物、里程碑文献、核心作者等信息,从而为科学决策、学术评价提供有力的证据。目前已有一些检索系统提供这样的信息分析功能,如 ISI 的引文分析、SinoMed 的检索结果分析（图 9-1）、谷歌学术搜索的统计指标等可供检索者使用。当然也可使用引文分析方法实现,这部分内容将在本章第五节详细讲解。

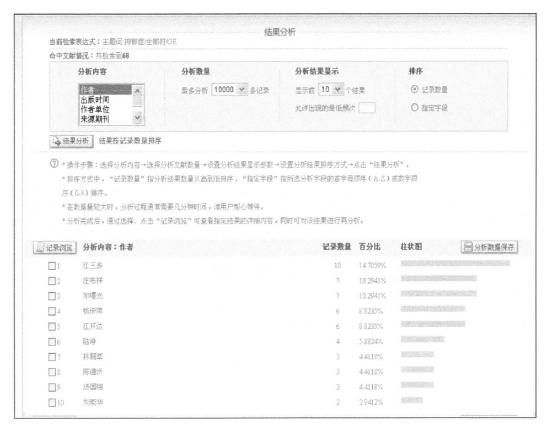

图 9-1 SinoMed 的检索结果分析

信息的评价是对信息的真伪和质量高低进行判断和筛选,整理是对来自不同检索系统的、形式多样的信息进行有效管理,提高使用效率。这两个内容也将在下面章节中介绍。

分析与讨论

案例:一名研究生在导师的要求下检索"肠外营养与肠黏膜屏障损伤方面的研究",希望其了解该领域的研究背景和发展概况,然后写一篇综述。他首先选择 CBM 进行检索,用检索式♯1:"肠黏膜屏障损伤 AND 肠外营养",检索结果很少,他调整为检索式♯2:"（肠黏膜屏障损伤 OR 肠黏膜屏障损害 OR 肠黏膜通透性改变 OR 肠黏膜通透性变化）AND 肠外营养"检索时,检索结果多了一些,当其调整为检索式♯3:"胃肠疾病 AND ♯2"检索时,检索结果又少了,但其中有一篇综述文献,他仔细阅读该综述,了解到如下信息:

"免疫抑制剂的应用、滥用广谱抗生素和不合理全胃肠外营养等会造成肠道菌群失调;放疗和化疗可直接损伤肠黏膜;严重感染、重型肝炎、内毒素血症和肠缺血再灌注损伤等均会间接损伤肠屏障功能。"于是他再度将检索式调整为♯4:♯2 AND(手术 OR 手术后 OR 化学疗法 OR 化疗 OR 肠外营养 OR 胃肠外营养 OR 肠内营养),命中数十篇比较满意的文献。接下来的工作是,对这些文献进行筛选、分析评价和阅读,进而检索其他的中外文数据库。

讨论:

1. 该研究生的检索目的是什么? 在该检索目的下,他采取了怎样的检索策略?

2. 还可以如何调整检索式♯3 以扩大检索范围?

3. 在该检索目的下,还必须选择哪些数据库? 如何确定检索提问表达式?

4. 如何了解该领域研究历史、背景和现状?

5. 如何了解该领域的核心机构和领军人物?

提示:

1. 该研究生为写综述而进行检索,要对课题的历史背景、沿革发展、当前研究现状进行全面检索和综合分析与研究,应以查全为主。

2. 查到胃肠疾病的主题词,使用扩展检索;或使用胃肠疾病的一些同义词可扩大检索范围。

3. 还应选择其他中外文期刊数据库(如 CNKI、万方、维普、PubMed 等),以及中外文特种文献库,如学位论文、专利、会议论文库等,以保证查全。检索策略应根据不同数据库进行制定和调整。

4. 在第五节的具体案例中会讨论这一问题。

5. 采用数据库著者聚类功能、查看被引用频率高的论文著者及其所属机构。

（熊豫麟）

第二节　医学信息鉴别与评价

鉴别和评价活动广泛存在于社会各领域,是人类进步、发展和科学决策的参考和依据。对于信息来说,鉴别,是鉴别信息的真伪;评价,是评价信息的优劣。信息的鉴别和评价是有效选择、利用信息的基础。

在学术领域,科学评价的范围包括对科学出版物(论文、期刊、著作、专利等)的评价(或称文献评价)、对机构的评价、对科研工作的评价以及对学科的评价。我们可以通过查看这些评价的结果,来判断所获得信息的真伪和优劣。本节介绍医学信息评价的常用方法,以及如何从两个层面,即信息源(包括期刊、网站等)、论文层面上来鉴别评价及检索所获得的信息。

一、医学信息评价方法

目前学术评价主要采用的方法有定性评价、定量评价、专家评价、第三方评价和综合评价法等。

（一）定性评价法

定性评价法(qualitative evaluation method)是评价者根据自己的主观经验与观察,对所评对象的属性做出判断,定性评价多采用一定的语言来描述评价的结果。

（二）定量评价法

定量评价法(quantitative evaluation method)是采用数学的方法,收集和处理数据资料,对评价对象做出定量结果的价值判断。定量评价强调数量计算,以测量为基础。具有客观化、标准化、精确化、量化、简便化等鲜明的特征。

（三）专家评价法

专家评价法(expert evaluation method)是邀请有关学科的专家、医学信息专家等按照一定的指标体系对论文、期刊或网站进行评价。

（四）同行评议

广义的同行评议（peer review）也可以理解为专家评议。目前学界讨论较多的是狭义的同行评议，即作者投稿以后，由刊物主编或纳稿编辑邀请具有专业知识或造诣的同行学者，来评议论文的学术和文字质量，提出意见和判定，主编按评议的结果决定其是否适合在刊物上发表。

（五）第三方评议

由具有一定行业评定资质的机构或公司遵照一定规范，对项目、论文或网站进行评价。例如，查新机构对立项项目或鉴定项目所进行的新颖性论证。

二、期刊评价

（一）期刊的真实性

每种正式出版发行的期刊都有一个"身份证号"，即期刊的 ISSN，内部出版物是没有这个编号的，有些虽然有，但并不是一个真正存在的号码，因此，检索者和投稿者对于不熟悉的期刊，应当首先查验其真实性。

国家新闻出版署官方网站（https://www.gapp.gov.cn/）提供了期刊真实性查询的功能。打开主页上方的"办事服务"栏目，在随后打开的页面中使用"期刊/期刊社查询"功能，可使用期刊名称或刊号进行查询，点击"查询"按钮后，如果待查出版物是一个真实存在的正式出版物，则会显示出该出版物的相关信息。

（二）期刊的质量

期刊的质量可以从如下几个方面来评价。

1. 是否被重要数据库收录　这些数据库指根据美国著名的情报学家加菲尔德（Eugene Garfield）的理论编制的系列引文数据库，以及一些国际著名的数据库如 EI、ISTP 收录了专业领域内的核心期刊。也就是说能在这些数据库里查到的期刊质量一般是比较高的。

（1）国外期刊的评价，可查询：

1）SCI（Science Citation Index）：创立于 1961 年，收录自然科学领域的期刊 3 700 种，SCI Expanded（扩展版 SCIE）收录期刊 7 600 种，数据可回溯至 1900 年。2020 年起考虑到 SCI 和 SCIE 在选刊标准上已经没有区别，为了减少重复和不必要的误解，公司决定不再使用 SCI 的叫法，统一称为 SCIE 收录文章。并且主期刊列表上只保留 SCIE 期刊目录。

2）SSCI（Social Science Citation Index）：创立于 1973 年，收录社会科学领域期刊 2 325 种，数据可回溯至 1900 年。

3）A&HCI（Arts & Humanities Citation Index）：创立于 1978 年，收录艺术与人文类期刊 1 225 种，数据可回溯至 1975 年。

4）美国工程索引 EI（The Engineering Index）：创办于 1884 年，主要收录工程技术期刊，约 2 600 种，扩充版约 2 800 种。

5）CPCI－S（Conference Proceedings Citation Index-Science）（原 ISTP，Index to Scientific & Technical Proceedings）：收录 1996 年至今的自然科学多学科领域的国际会议录。

6）CPCI－SSH（Conference Proceedings Citation Index-Social Sciences & Humanities）（原 ISSHP）：1994 年创刊，收录社会科学、艺术与人文领域的所有学科的国际会议录。

（2）国内期刊的评价，可查询以下数据库：

1）中国科学引文数据库：是我国第一个引文数据库。1989 年由中国科学院文献情报中心创建，数据库来源期刊每两年遴选一次。2021～2022 年度数据库收录来源期刊 1 313 种，其中中国出版的英文期刊 296 种，中文期刊 1 017 种。来源期刊分为核心库和扩展库两部分，其中核心库 977 种（以备注栏中 C 为标记）；扩展库 336 种（以备注栏中 E 为标记）。2007 年该数据库与美国 Thomson-Reuters Scientific 合作，实现与 Web of Science 的跨库检索，是 ISI Web of Knowledge 平台上第一个非英文语种的数据库。

2）中文社会科学引文索引（CSSCI，简称南大核心）：是由南京大学中国社会科学研究评价中心开发研制的引文数据库，用来检索中文人文社会科学领域的论文收录和被引用情况。目前收录 1998 年以来的 25

类的 500 多种学术期刊,来源文献 150 余万篇,引文文献 1 000 余万篇。

3) 中文核心期刊要目总览:1992 年由北京大学图书馆和北京高校图书馆期刊工作研究会合编,在 2008 年之前每 4 年更新研究和编制出版一次,2008 年之后,改为每 3 年更新研究和编制出版一次。目前最新的是 2020 年版,共评选出 1990 种核心期刊,分属七大编 74 个学科类目。

4) 中国科技论文与引文数据库(CSTPCD):中国科学技术信息研究所是受科技部委托,从 1987 年开始对我国科研产出情况进行统计分析,并利用统计数据建立了该数据库。中国科技论文统计源期刊是 CSTPCD 的数据来源,数据库每年对收录期刊的范围进行调整,并公布《中国科技期刊引证报告》自然科学卷和社会科学卷,分为核心版及扩刊版。在研究所官网上提供了往年《中国科技期刊引证报告》扩刊版 PDF 下载。

5) 中国科技期刊卓越行动计划:由中国科协、财政部、教育部、科技部、国家新闻出版署、中国科学院和中国工程院于 2019 年联合启动实施,旨在推动中国科技期刊高质量发展,服务科技强国建设。该计划以 5 年为周期,设立领军期刊、重点期刊、梯队期刊、高起点新刊、集群化试点以及建设国际化数字出版服务平台、选育高水平办刊人才 7 个子项目。

2. 期刊影响因子   学术期刊所刊载论文的被引用情况可以用来对期刊进行评价,评价指标有影响因子、即年指标、被引半衰期、总被引频次等。其中影响因子(一般指 2 年影响因子)是指某一期刊的文章在特定年份或时期被引用的频率。目前已成为评价期刊质量的一个重要指标,一般认为,影响因子越高,其质量越高。

ISI 发布的期刊引证报告每年对其收录的期刊进行详细评价,公布包括影响因子在内的各项指标,是国际期刊评价的权威工具,也是指引科研人员投稿和选刊的重要工具。

目前,对国内期刊进行文献计量学分析和评价并提供期刊影响因子的有下述 4 个数据库,有的只提供少部分期刊的影响因子。它们是:① 中国科学引文数据库:对收录期刊的影响因子进行了排名(主要是影响因子排名在前 300 名的期刊);②《中国科技论文统计源期刊》与《中国科技期刊引证报告》:给出了国内 1 000 余种期刊的影响因子(每年更新);③《中国学术期刊综合引证年度报告》(清华同方):每年向各收录期刊提供影响因子信息。④《中文社会科学引文索引》(CSSCI):提供了收录期刊的影响因子。

3. 国际影响力系数   指某期刊在本学科范围内国际所有同类(对应于 SCI、SSCI 收录或 EI、SCIE 收录)刊物中的影响因子大小的排名情况。排名在前 10% 的,其国际影响力系数为 3.0;排名在前 11%~30% 的,其国际影响力系数为 2.0;排名在前 31%~60% 的,其国际影响力系数为 1.5;排名在 61% 以后的,其国际影响力系数为 1.0。该刊的国际影响力等于影响因子乘以国际影响力系数。

由于不同学科性质不同、发展速度不同、论文的数量不同,论文引证的周期也不同,所以单从影响因子来评价不同学科的期刊会有失公平。像肿瘤学、免疫学、神经科学这样发展比较快的学科,引证周期短,两年影响因子会比较高。而像生理学、生态学、植物学等传统科学,虽然近年来加入了一些新的元素,但还是以经典研究为主,同时该领域的科学家的数量也相对偏少,则引证周期长,两年影响因子普遍不太高。但并不代表没有优秀的文章。引入国际影响力指标可以说是对影响因子的一个校正。

4. 期刊的历史   许多科学期刊具有悠久的历史,如 AJP 系列、Lancet 等,都有一百多年或上百年的历史,这个影响力是惊人的。虽然 AJP 系列影响因子并不高。

5. 编辑团队或论文作者   一般来说,主编单位是国际性协会,如美国医师协会、美国神经科学协会、美国心脏病协会,这些知名协会旗下杂志,如 JAMA、Circulation、Blood、J Neuroscience 等,虽然影响因子不是该领域中最高的,但是影响力不可小视。例如,PLoS 系列杂志,虽然创刊时间很短,但主编都是美国的科学院院士,论文的录用条件要求非常严格,在行业内也很有名气。又如,Annual Review 系列综述,皆由全球该领域一流科学家撰写,一年文章量极少,每一篇都是经典,是该领域作者必读之作。

三、论文评价

论文的质量可以从如下几个方面来评价。

(一) 文献的来源

来源可靠的文献,其自身的可靠性和质量就会得到保障。若文献来源于期刊,可通过上述期刊的评价指标来判断期刊的可靠性和质量,从而初步判断文献的可靠性和质量。若文献来源于网站,则可通过网站的一些评价指标来判断网站的可靠性和质量。

1. 查看网址　若为政府(.gov)、国际组织或行业协会(.org 或 .int)、教育机构(.edu)等网站的信息,则较为可靠;而来源于商业网站、个人博客等,则要经过更多的判断和求证。

2. 利用专业搜索引擎的推荐　有很多专业的搜索引擎通过专家评价法或一些定性、定量评价法对搜索到的网站进行评价,评价结果以一定的等级或标识表现出来,帮助用户选择利用网站资源。

例如,美国著名的医学搜索引擎 Medical Matrix 对网络信息的评价是由医学专家和医学图书馆专家,依据网站的权威性、可靠性、检索的便利性、信息的使用价值等对其进行评价,分别给予 1～5 个"★"标记,并附有简短评价。"★★★★★"表示该网站为互联网上最优秀的网站之一;"★★★★"表示该网站为该领域的杰出网站,内容丰富,参考价值大;"★★★"表示该网站设计好,更新及时,使用方便,内容参考价值较大;"★★"表示该网站设计比较合理,更新及时,内容通常可靠但参考价值不大;"★"表示该网站内容经过精心编辑但不够丰富,有一定实用价值。图 9-2 所示的是以 2 型糖尿病(type Ⅱ diabetes)作为检索词输入检索框中,Medical Matrix 检索结果的显示界面。

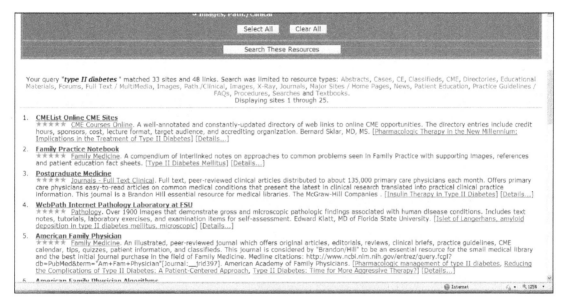

图 9-2　Medical Matrix 检索结果

又如,联合国非官方非营利性机构健康网络基金委员会(HON),通过 HON 基本道德行为准则(HONcode)进行认证,为用户提供可信医学网站导航。凡经其认证的网站必须遵守该准则,并在网站上显示 HONcode 标志。用户可通过其搜索引擎 HONcodehunt、HONhunt、HONselect 搜索经认证的网站,或安装其网站免费提供的 HONcode 搜索引擎工具条,搜索经认证的医学网站。这些网站的信息一般质量较高,具权威性和准确性,来源清楚。图 9-3 显示的是用"diabetes surgery"检索的结果,经认证的网站带有 HONcode 图标。

(二) 作者的学术影响力

某个专业领域内知名的专家或学者所发表的论文一般质量都比较高。对于不熟悉的作者,我们又如何来判断其学术水平呢? H 指数是 2005 年由统计物理学家赫希(Jorge Hirsch)发明的一个评价指标,用于科研人员学术水平的评价。目前该指数也用于对期刊、专题、出版社的评价。一名科研人员的 H 指数是指其有 h 篇论文分别被引用了至少 h 次。H 指数越高,说明该作者的影响力越大。

(三) 论文被引用次数

通常情况下,高质量的文献被引用的次数多,有生命力的论点被引用的年限长。所以文献被引情况是评价文献的科学价值和影响力的重要指标。当然,文献被引用次数与其价值之间的关系也不是绝对的。文献的被引用受诸多因素的影响,如语种、学科、可获得性等。另外,有些错误的观点、方法或有争议的结论,后人

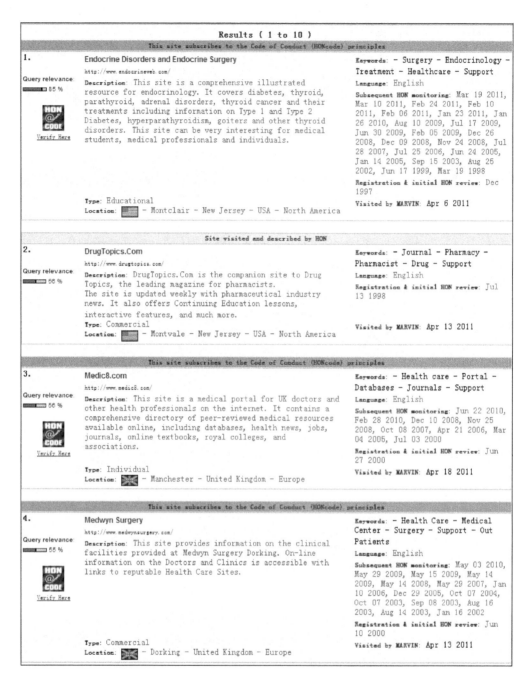

图 9-3　HONhunt 检索结果

出于批评或商榷的目的也可能会多次引用。

(四) 同行评议与专家的意见

经同行评议的论文,其真实性及可靠性相对较高。

近年来,英国现代生物出版集团提出了"Faculty of 1000"论文评价计划。从全世界邀请数千名顶尖的生物学家和医学专家,请他们从每年所发表的生物医学 SCI 论文中评选出一小部分(不足 2‰)最重要的文章,逐篇加以评论,赋予 F1000 论文称号,推荐给全世界的生物学和医学工作者,这些推荐文章通过 F1000 Prime 网站(https://f1000.com)发布,向专业的读者推荐生物学和医学领域的重要学术论文,方便读者直接浏览本专业领域内有重要价值的前沿文献,以及专家评价观点和意见。专家按好(good)、较好(very good)、很好(exceptional)给每篇文章以 1、2、3 星级打分,网站再根据多位专家打分给出论文推荐的平均星级和总星级。读者也可以浏览按总星级列出的前 10 篇文章:"All Time Top 10s"和"Current Top 10s"。网站还有一个栏目叫"隐藏的珍宝"（"Hidden Jewels"），列出那些因发表在比较专业的期刊上而易被忽略的好文章。另外，网站还以 OA 形式提供 *F1000 Reports Biology* 和 *F1000 Reports Medicine* 两本期刊，向读者提供独一无二的关于生物学和医学主题的同行评议报告。由 F1000 专家独立或者合作完成，涵盖了所选主题的最新进展。

（五）论文本身的真实性、重要性、相关性评价

需要运用专业知识、科学研究方法学等综合判断。

如临床研究文献，就要考察其研究对象的样本量的大小、有无采用随机和盲法、随访和失访率等来判断其实验结果的真实性；考察研究设计是前瞻性还是回顾性的，来判断其重要性；结合自己的专业知识来判断该文献与自己当前问题的相关性。

分析与讨论

案例：一位研究生在浏览 F1000Reports 有关传染性疾病的推荐文章时，对"肺非结核分枝杆菌（pulmonary nontuberculous mycobacteria，NTM）感染治疗"方面的内容产生了兴趣，遂以"Mycobacterium Infections，Nontuberculous/therapy AND lung diseases/therapy"在 PubMed 数据库中检索，找到了几百篇相关文献，他想选些重要的文献来阅读，看看能否从中找到可以选题立项的切入点，却不知道如何分析筛选。

讨论：

1. 该学生采取的检索策略的目的，以及如何进一步调整检索策略以缩小检索范围。

2. 他该如何了解该领域的核心期刊、核心文献？

3. 如何系统地分析、筛选、鉴别检索到的信息，并将信息融入自己的知识架构中，进一步研究，进而启发科研思路，逐步确定立项选题？

提示：

1. 该学生的检索是为了了解专业领域的新进展、新技术、新理论。此类检索要求平衡查准和查全，使用规范主题词检索效果较好。可进一步将"治疗"这一副主题词缩小为"药物疗法""放射疗法"等下位副主题词以缩小检索范围，提高检索的专指性。

2. 利用期刊评价系统了解核心期刊；通过论文评价的几个方面筛选核心文献。

3. 信息的分析是一个较高级的信息利用阶段，它是智力和专业素养集中的体现。具体内容参见本节医学信息鉴别与评价和第五节医学信息分析与应用的具体内容。

（熊豫麟）

第三节　文献管理软件

一、概述

随着信息技术的发展，浩如烟海的文献和数据库为科学研究提供了极大的便捷。但要驾驭如此多的文献，离不开专业好用的文献管理软件。

（一）文献管理软件

文献管理软件又称书目管理软件，集文献的检索、收集、整理，以及导入、导出功能于一体，帮助用户高效管理和快速生成参考文献，可嵌入文字处理软件中使用，还可以直接通过在线数据库下载文献题录并对其进行统计分析。目前市场上有很多文献管理软件，国外的有 EndNote、Reference Manager 及 RefWorks 等；国内的有 NoteExpress、PowerRef、医学文献王等。

(二) 文献管理软件的功能

主流文献管理软件在基本功能方面均日益完善和趋同,主要包括建库、管理和使用。文献管理软件的功能介绍见表9-1,详细的内容会在后面一一介绍。

表 9-1　文献管理软件的基本功能

程 序 模 块	基 本 功 能
数据库的建立	数据库建立的 3 种方式
数据库的管理	查重、排序、统计、分析、查找、笔记
数据库的使用	引用文献、论文模板、自定义参考文献格式

二、常用文献管理软件

(一) EndNote

EndNote(简称 EN)是一款优秀的文献管理软件,也是最早出现的文献管理工具之一。目前在国内外使用较为广泛。EndNote 由 Thomson Corporation 下属的 Thomson Research Soft(https://www.endnote.com)开发,由美国科学信息研究所于 20 世纪 80 年代推出。其界面简单,搜索方便,得到科研人员的广泛喜爱。

1. EndNote 软件的基本概念　EndNote 软件安装后,在安装文件夹下有"Connections""Filters""Styles"等文件夹。EndNote 软件有关的文件格式见表9-2。

表 9-2　EndNote 软件有关文件格式一览表

序 号	名 称	文 件 格 式	保存文件夹	备 注
1	数据库连接文件	.enz	Connections	用于连接远程数据库
2	过滤器文件	.enf	Filters	用于.txt 数据库中导入数据
3	参考文献格式文件	.ens	Styles	设置文档中的参考文献格式用
4	论文模板文件	.dot	Templates	Word 模板文件,包含宏代码
5	术语列表文件	.txt	Terms Lists	初次使用一共有 3 个文件,分别罗列化学、人类学、医学期刊信息。多次使用后文件数目会自动增加,会记录作者、期刊和关键词等信息。可用记事本工具编辑
6	数据库文件	.enl .lib	自定义	.enl 数据库文件是 EndNote 的默认格式,必须与一个同名数据文件夹(.Data)配合使用
7	数据库导入文件	.enw	自定义	双击此类文件,其文件内容就导入到数据库文件中
8	数据库压缩文件	.enlx	自定义	是数据库文件的压缩格式
9	数据检索文件	.enq	自定义	保存数据检索条件

2. EndNote 软件功能简介

(1) EndNote 软件主界面:打开 EndNote 软件,新建空白数据库到指定目录(图 9-4),新建的空白数据库默认名称为"My EndNote Library.enl",也可重新命名(图 9-5)。

EndNote 软件主界面分为以下 5 个部分:① 导航窗口,提供参考文献信息的组织分类导航,包括 EndNote 预设的群组和自定义的群组集。② 题录显示窗口,可以浏览参考文献信息。③ 字段栏,显示字段信息,可根据自己的需要自定义。点击字段名可以按该字段顺序或逆序排列记录。④ 预览窗口,点击文献时可以在预览窗口中显示其详细信息。显示格式也可以自定义。⑤ 菜单和工具栏,提供了所有的功能菜单,列出了常用的工具。EndNote 软件主界面见图 9-6。

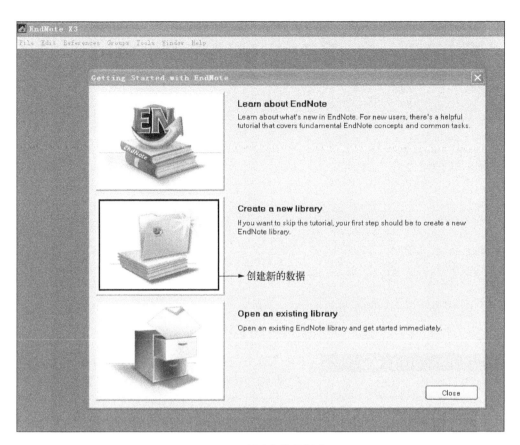

图 9 - 4　创建新的数据库

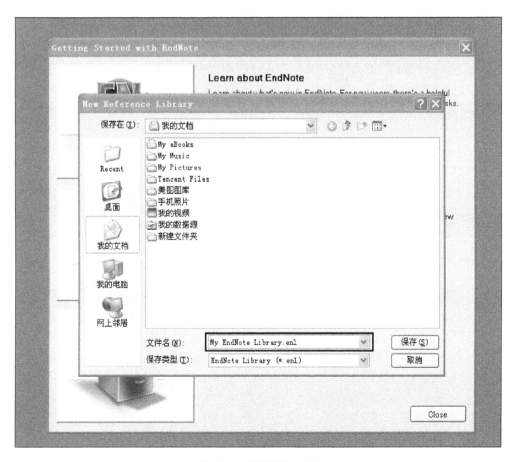

图 9 - 5　新数据库命名

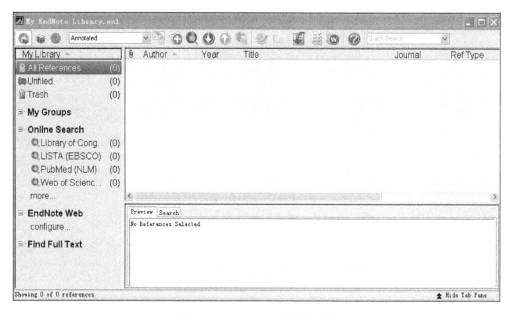

图 9-6 EndNote 软件主界面

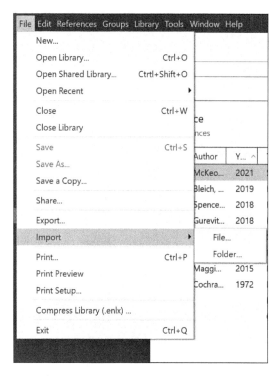

图 9-7 EndNote 手工录入界面

（2）建立 EndNote 数据库：建库的方法有 3 种，即手工录入、直接在线检索和数据库检索结果导入。

1）手工录入：通常用于添加本地电脑中已下载的文献信息或者无法获得 EndNote 格式的信息，如网络上的新闻报道、短评等。软件不仅提供通用模板，还有针对不同类型信息资源的专用模板，如期刊论文、图书、专利。每种不同的模板由多个字段组成，不同模板显示的字段也不同。

手工录入（图 9-7）分为 2 种情况，其一导入单篇文章或是一个文件夹中的文献信息。打开工具栏图标"File"菜单下"Import"，可选择"File"是导入单个 PDF 文件，"Folder"可导入一个文件夹中的 PDF 文件。大量的文献信息不推荐此方法导入，因为 PDF 文件导入有时会发生错误，有些字段识别不出来，如发表年份、期刊信息等，这时候就需要手动再补充完整。

其二自定义编辑模板。打开工具栏图标"New Reference"，或者在"References"菜单下选择"New Reference"，都将弹出 New Reference 界面。图 9-8 是 New Reference 界面，在此界面就可以自行输入信息。

2）直接在线检索：EndNote 软件提供在线检索并下载相关信息。在"Online Search"目录树下选择远程检索数据库，或者点击主菜单"Tools"下的"Online Search→New Search"，在弹出的对话框中选择远程检索的数据库，在检索词输入框中选择字段、逻辑运算符和检索关键词，然后点击"Search"按钮自动开始远程连接到数据库进行检索。EndNote 可以直接连接并在线检索 1 218 个网络数据（图 9-9）。检索完成后根据需要，可以导出全部或选中的检索结果。EndNote 提供的检索选项相对简单，若检索式比较复杂，还是建议使用各数据库提供的检索页面，检索效果更好。

3）数据库检索结果导入：是最常用的方法，在数据库中完成检索后需要下载相关信息，目前主要有以下 2 种方式。

其一很多在线数据库提供多种文献导出格式，在此可以直接选择"EndNote"格式导出（图 9-10），下载的此类格式导入软件时，在"EndNote"的"Import File"窗口中直接选择"EndNote Import"格式即可成功导入（图 9-11）。

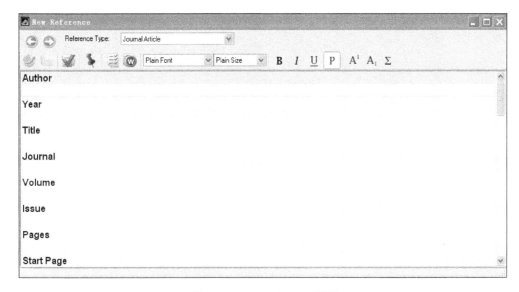

图 9 - 8　New Reference 页面

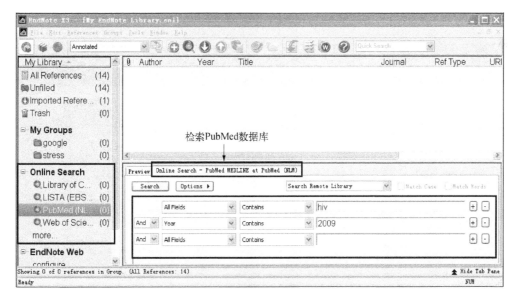

图 9 - 9　在线检索数据库页面

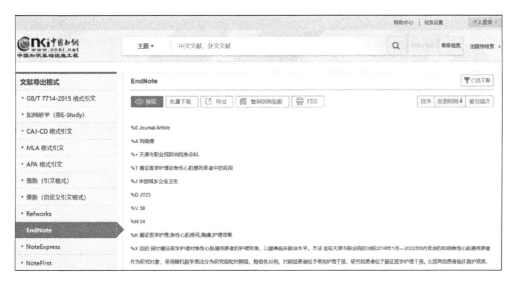

图 9 - 10　CNKI 数据库文献导出界面

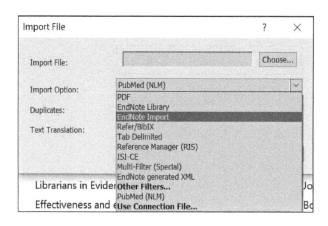

图 9 - 11   EndNote 软件 Import File 界面 1

其二有一些数据库如 PubMed 只有一种文献导出格式,没有任何格式选项可供选择,在 PubMed 中选择好需要下载的文献题录信息后,点击"Send to"下的"Citation manager"后导出文件就直接下载到本地了(图 9 - 12)。下载的此类格式文件导入软件时,在 EndNote 软件的"Import File"窗口中选择相应数据库名称就可导入。例如,导入来自 PubMed 数据库的文件,在图 9 - 13 中就选择"PubMed"即可导入。

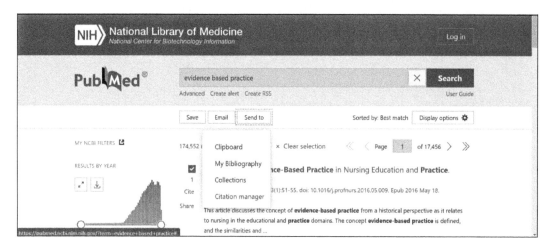

图 9 - 12   PubMed 数据库导出显示页

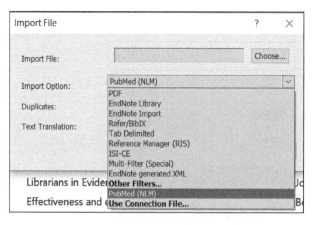

图 9 - 13   EndNote 软件 Import File 界面 2

小结:当文献不能通过 EndNote 软件导入时,可以检查文献过滤器是否选择正确,需要选择合适的文献过滤器;当文献导入 EndNote 软件时,文献信息出现乱码,可以检查文献导入的语言是否正确,导入中文时,导入语言要选择简体中文。

（3）EndNote 软件数据管理

1）群组管理（using groups）：在软件左侧栏中显示，通过群组能够将大的数据库细分成小的组便于浏览。有两种类型：EndNote 产生的群组（"All References""Unfiled""Trash"）和自定义的群组（"My Groups"）（图 9 - 14）。

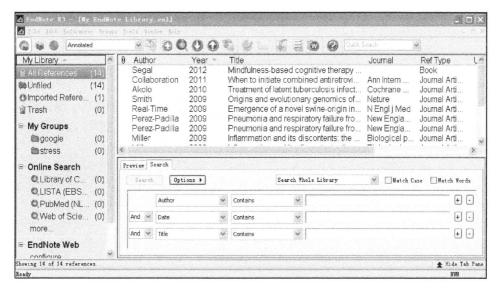

图 9 - 14　EndNote 数据库群组管理页面

其中，"Unfiled""Trash"为临时群组，在关闭程序后消失，自定义群组会自动保留，一个数据库中用户最多自定义 500 个群组。通过"Create Smart Groups"自建智能群组，动态将数据库中的题录分配到智能群组中。任意一篇文献可以同时添加到不同群组。删除自定义群组中的文献不会清除数据库中的该文献。

2）排序（sort library）：EndNote 数据库中的文献可以按字段用升序或降序进行排列。有两种方法：① 可以直接点击题录显示窗口相应的字段栏位进行某个字段升序或降序的排列；② 可以选择"Tools→Sort Library"，对排序的字段和排序方式进行设置（图 9 - 15）。

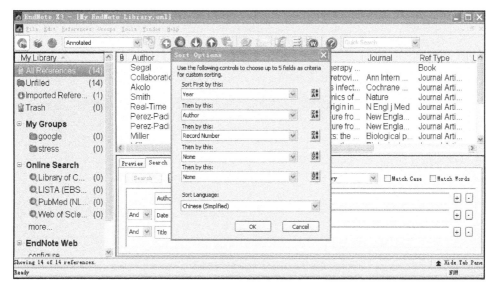

图 9 - 15　EndNote 数据库排序设置页面

3）数据库内检索信息：建立数据库后，可对数据库内的资源进行检索。选择"Tools→Search Library"，会显示出检索窗口，检索范围下拉菜单中默认显示"Search Whole Library"。检索页面中可以选择字段和限定条件、内容等，还可以选择布尔逻辑运算符、匹配程度。点击"Search"开始在已建的数据库中进行检索（图 9 - 16）。

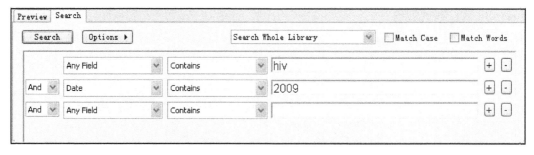

图 9-16 EndNote 数据库内检索页面

4) 去重(duplicate)：在建立数据库的过程中，因不同数据库来源或不同检索方法得到的文献，可能会有重复，在开始阅读之前需要去重。选择"References→Find Duplicates"发现重复文献，或在"Edit→References→Duplicates"中通过限定所需字段来查找重复文献(图 9-17，图 9-18)。

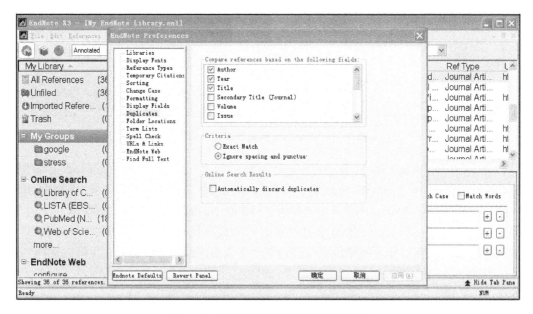

图 9-17 EndNote 数据库去重设置页面

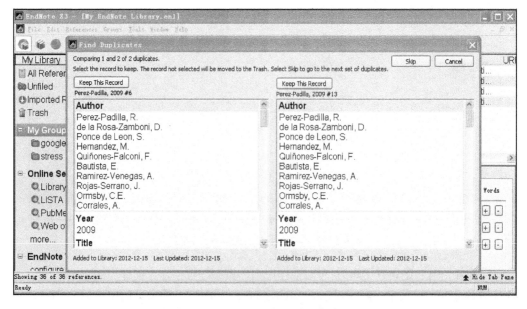

图 9-18 EndNote 数据库去重结果页面

5）分析工具（subject bibliography）：EndNote 数据库可对主题进行一定的统计分析。选择"Tools→Subject Bibliography"，进入"Subject Fields"窗口（图 9 - 19），选择某一个字段或几个字段进行统计分析，系统会给出统计结果，统计结果可以输出到本地（图 9 - 20）。

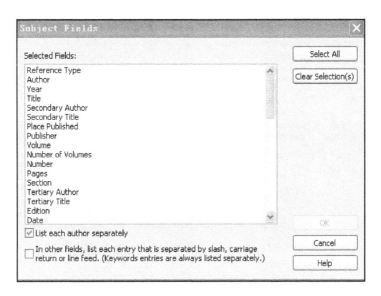

图 9 - 19　EndNote 数据库 Subject Fields 窗口

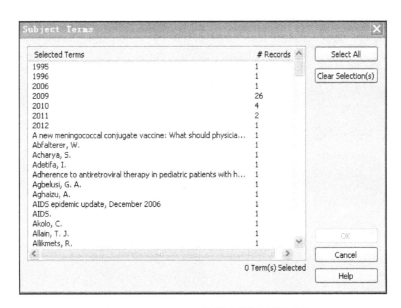

图 9 - 20　EndNote 数据库分析结果页面

6）附件管理（file attachment）：若有文献全文、图表或网络链接等，需要放在一起方便查看，需要以附件的形式管理。管理方式有 2 种：① 通过超链接的形式（URL）将附件文献的地址记录在 EndNote 中，需要时打开链接即可。② 通过添加附件的形式将文献的相关文件（如 PDF 全文）拷贝到 EndNote 数据库的附件文件夹下。在数据库转移时，能将附加一同带走，方便使用。

7）压缩（compressed library）：EndNote 支持数据库压缩功能，可将数据库所在的文件压缩，便于复制和移动。

（4）EndNote 数据运用

1）论文模板（manuscript template）：EndNote 数据库中给用户提供了上百种期刊的模板，用户可根据需要选择，自动生成 Word 文档，可按照模板框架撰写论文。选择"Tools→Manuscript Template"，进入相关期刊模板（图 9 - 21，图 9 - 22）。

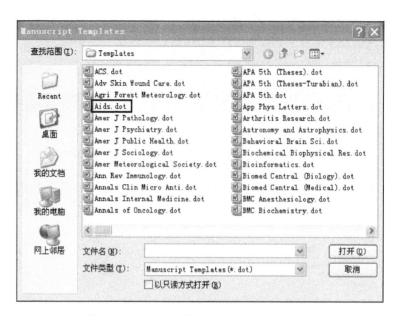

图 9 - 21　EndNote 数据库论文模板选择页面

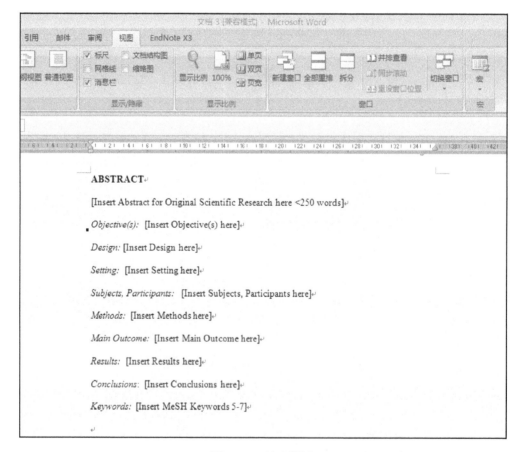

图 9 - 22　论文模板

2) 自动插入参考文献(cite while you write)：EndNote 安装成功后，在 Word 工具栏中会自动安装一个 EndNote 插件工具栏(图 9 - 23)。该工具栏可以帮助作者在撰写文章时，自动插入、编排符合期刊要求的参考文献格式。在 EndNote 菜单栏和 Word 中 EndNote 插件工具栏都有"Insert Selected Citation"选项，首先在 EndNote 数据库中找到需要引用的文献题录，然后在 Word 中将鼠标放到要插入题录的位置，单击"Insert Selected Citation"即可。

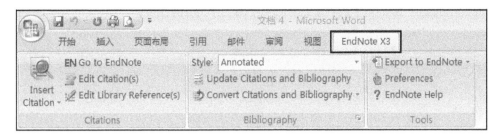

图 9-23　Word 文档中的 EndNote 插件工具栏

3) 修改参考文献格式(format bibliography)：EndNote 自带了上百种参考文献著录格式,可按不同期刊要求进行选择。在 Word 的 EndNote 插件工具栏中点击"Style"下拉菜单→"Select Another Style"打开如图 9-24 所示,在此就可以选择特定期刊的参考文献格式。选好后再点击工具栏中"Update Citation and Bibliography",文档中参考文献的格式就会按新的选择重新编排。

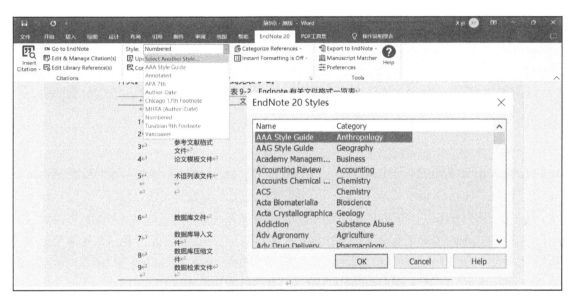

图 9-24　EndNote 参考文献著录格式选择界面

若所需的参考文献格式没在软件自带的格式库中,可通过 EndNote 插件工具栏的"Tool"→"Output Styles"→"Open Style Manager"打开如图 9-25 所示,点击"Get More on the Web"打开 EndNote 的网站,使用网站上提供的更多参考文献格式。

当然也可使用"Output Styles"提供的编辑功能,自定义一个全新格式,或者在某个已有格式基础上修改,生成一个新格式。软件提供的这 3 个强大的修改参考文献格式功能,总有一个能满足需要。

4) 去除 EndNote 标记(remove filed codes)：投稿前通常需要去除 EndNote 标记,单击 Word 工具栏上的"Convert to PlainText"图标即可,最好事先保存一份未去除格式的文档,方便以后编辑。

(二) 其他文献管理软件

除了 EndNote 软件以外,目前市场上还有很多文献管理软件。

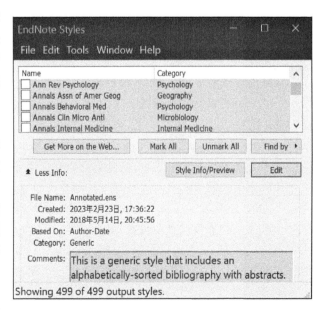

图 9-25　EndNote 软件"Style Manager"界面

1. Reference Manager(RM)　是美国 ISI Research Soft 公司开发的一款文献管理软件。Reference Manager 自带的杂志引用格式均是英文的，不能处理中文文献。Reference Manager 可建立本地文献数据库，可从各种在线数据库（如 ProQuest）收集文献题录信息，集网络文献检索、数据库构建与管理、文献数据创建于一体。

2. RefWorks　是 CSA 公司的一个联机文献管理系统，支持多种语言，包括英文、中文简体或繁体、法文、日文、韩文等。个人文献数据库建立在服务器上是该软件的一大特色，因此用户可以在任何时间从任何地方访问它，并与他人分享其中的文献信息。CNKI、万方数据库支持导出 RefWorks 参考文献题录格式。

3. NoteExpress(NE)　该软件是北京爱琴海软件公司研制开发的一款文献管理软件，最早版本于 2005 年发布，是国内知名的文献管理软件之一，其特色是对中文文献信息及几大常用中文数据库的良好支持。全中文操作界面，并且支持多语言格式化输出。使用"文件夹信息统计"功能可以很好地实现文献计量分析。随着最新版本 NoteExpress 的推出，其功能日趋完善，其核心功能涵盖知识管理的所有环节，包括知识采集、管理、应用和挖掘。

4. 医学文献王　是北京金叶天盛科技有限公司研制的一款软件，全中文操作界面，对中文参考文献管理的支持更好。该软件集文献检索、文献管理、获取全文、论文撰写四大功能于一体。获取全文是该软件的一大特色功能，而且增添了许多符合中国国情的功能，如英文主题词汉化等。

当然也有一些免费的文献管理软件，如 Zotero、Mendeley、JabRef。在维基百科中有一个"文献管理软件比较"条目，从操作系统支持、输出文件格式、数据库链接等多方面对 30 多款软件进行了比较，感兴趣的可以查阅。

分析与讨论

案例：某同学想对"慢性光化性皮炎药物治疗"方面的研究现状进行一些调研，他使用了 CBM、CNKI、万方、维普、PubMed、Ovid、FMRS 等数据库及谷歌学术搜索，查找到数百篇相关文献。如何有效地管理、使用这些信息？

讨论：

1. 文献管理软件的功能是什么？

2. 如何选择一款适合自己的文献管理软件？

3. 如何使用文献管理软件让科研工作中的文献井井有条？

4. 写作时如何运用文献管理软件事半功倍？

提示：

文献管理软件在文献管理、科研写作中应用广泛，常用的有 EndNote、Reference Manager、RefWorks 和 NoteExpress，可以从软件的兼容性、软件的基本功能（如管理模式、手工录入、数据库导入、保存形式等）和特色功能（如笔记、获取全文功能、对中文支持、与 Word 结合、网络共享等）进行比较，从而选择适合自己的软件。

如果需要写的是中文文章，文献信息主要来自中文数据库，建议使用国内公司研发的管理软件，因为此类软件对中文文献信息及几大常用中文数据库的支持更好。如需要写的是外文文章，并且希望发表在外文期刊上，建议使用国外公司研发的管理软件如 EndNote。因为一些期刊的参考文献格式比较特殊，在软件自带的参考文献格式库里可能没有，这时候可以到 EndNote 的网站上或是在期刊的主页上找到，这样使用起来更方便。

（熊豫麟）

第四节　科技查新工作

科技查新是指查新机构根据查新委托人提供的需要查证其新颖性的科学技术内容,按照科技查新规范操作,对科学技术内容做出新颖性判断和结论的工作。

科技查新是国家科技研究政策规定的一种学术评价活动或工作,是由第三方对科研人员的科研项目或课题,通过检索手段收集国内外相关资料,结合必要的调查研究及对有价值的情报资料进行综合分析,并与课题查新点对比,对其新颖性做出判断并出具查新报告该报告将提交项目或课题审核专家参考。目的是防止低水平重复,确保科研质量。

一、科技查新机构

1. 科技部查新工作站　科技部于 1990 年、1994 年和 1997 年分三批共授权 38 家一级查新单位。这些查新单位一般设在各省级情报研究院(所)。

2. 原卫生部查新工作站　目前约有 32 家原卫生部医药卫生科技查新咨询机构,一般设在各省医学情报研究所。

3. 教育部查新工作站　教育部于 2003 年开始认定教育部查新工作站。目前已公布 6 批共 85 个查新工作站,分为综合类、理工类、农学类和医学类,一般设在各高等院校图书馆。详情可参见教育部科技查新网站 https://www.chaxin.edu.cn。

二、科技查新的类型

科技查新根据委托人的查新目的分为如下类型。

1. 科技项目立项查新　在科研立项之前进行,其目的是确定国内外是否已有人进行过同类研究,了解国内外相关研究进展,为申请科技立项提供新颖性依据。

2. 科技项目成果鉴定查新　在科研项目完成时进行,其目的是为科技成果鉴定、评估、验收、转化而查证成果的创新点,为成果质量评定提供依据。

3. 科学技术报奖查新　在申报奖励时进行,目的是为科技评奖提供新颖性依据。

4. 其他　如博士论文开题、评审等。

三、新颖性的概念

新颖性指的是至查新之日,所查证的科学技术内容未在正式出版物公开过。通过出版物公开的科学技术内容被认可为查新意义上的"现有科学技术"。

出版物包括各种印刷及打字的纸件,如科技杂志、科技书籍、学术论文、专利文献、教科书、技术手册、正式公布的会议记录或者技术报告、报纸、小册子、产品说明书等,还包括采用其他方法制成的各种有形载体,如用电、光、照相等方法制成的各种缩微胶片、磁带、光盘、机检数据库等,也包括网络资源。

四、新颖性的判断原则

查新项目是否存在新颖性的判断原则如下。

1. 相同排斥原则　同样的项目是指科学技术领域和目的相同、技术解决手段实质上相同、预期效果相同的项目。在查新中,对"同样的项目"采取相同排斥原则。查新项目的科学技术领域和目的相同,技术解决手段实质上相同,预期效果均与现有科学技术相同,那么,该项目缺乏新颖性。反之,则新颖性成立。

2. 单独对比原则　应当将查新项目的科学技术要点与每一份对比文献中公开的与该查新项目相关的科学技术内容单独地进行比较,不得将其与几份对比文献内容的组合进行比较。

3. 具体(下位)概念否定一般(上位)概念原则　在同一科学技术主题中,具体(下位)概念的公开即可使一般(上位)概念的查新项目丧失新颖性。

4. 突破传统原则　若在现有技术公开的某个数值范围是为了告诫所属技术里的技术人员不应当选用该数值范围,而查新项目却正是突破这种传统而确立该数值范围,则该项目具有新颖性。

五、科技查新工作程序

(1) 查新委托:委托人根据待查新项目的专业领域选择查新机构,并根据项目的科学技术内容、查新目的、查新要求填写查新委托单,同时向查新机构提供处理查新事务所必需的项目相关技术资料。

(2) 查新受理:查新机构接受委托,委派查新员,并签订查新合同。

(3) 查新员检索:查新员根据待查科学技术内容制定检索策略,进行检索。

(4) 查新员对比分析资料:查新员对相关文献进行阅读,并将其与现有科学技术进行对比分析。有时要与待查项目负责人多次交流沟通或聘请查新咨询专家对查证项目进行探讨分析,确定查新项目的新颖性,并草拟查新报告。

(5) 完成查新报告:查新员完成查新报告,内容主要包括检索策略、检索结果、本课题相关技术研究现状分析(卫生与计划生育委员会和教育部查新不作此项要求)、查新点分析、查新结论等。报告要求客观公正、反映事实、不作主观评价(如不用"填补国内外研究空白"之类的词句)。

(6) 查新报告审核、盖章:查新审核员根据科技查新技术规范、相关文献与查新项目的科学技术要点,对查新程序和查新报告进行审核,盖章。

(7) 递交、出具查新报告书并存档:查新人员向委托人出具检查报告书,并向查新机构递交存档。

分析与讨论

案例:一科研人员填写了一份查新委托单,委托查新机构对其项目:"肠黏膜屏障损伤:谷氨酰胺、生长激素的干预及肠内营养的影响"进行查新。查新目的是科技成果报奖,其提出其查新点和查新要求如下:

国内外是否有以下方面的研究:

1. 建立肠外营养的动物模型。

2. 研究手术、创伤、肠外营养、化疗等对肠黏膜形态的影响。

3. 采用 HPLC - PED 检测肠通透性。

4. 术后患者应用生长激素的代谢效应。

5. 术后患者接受谷氨酰胺干预的前瞻、随机、对照、双盲、多中心的研究。

讨论:如果你是一位查新员,如何根据以上查新点拟定检索策略、检索文献,并遵照新颖性对比原则,对相关文献进行对比分析,并给出新颖性结论?

提示:

1. 此查新委托为国内外查新,因此检索策略要求在尽量查全的基础上准确地找出对比文献(相关和密切相关文献)。

2. 检索词建议如下

(1) 肠黏膜(intestinal mucosa)。

(2) 动物模型(animal model)。

(3) 手术(operation) OR 手术后(postoperation)。

(4) 化学疗法 OR 化疗(drug therapy)。

(5) 肠屏障(gut barrier)。

(6) 谷氨酰胺(glutamine)。

（7）生长激素（growth hormone OR somatropin）。

（8）肠外营养 OR 胃肠外营养（parenteral nutrition）。

（9）肠内营养（enteral nutrition）。

（10）随机对照（randomized-control trial）。

（11）HPLC-PED。

（12）high performance liquid chromatography。

（13）pulsed electrochemical detection。

（14）gut permeability。

（15）L/M rate measurement。

3. 查新点对比分析建议如下

（1）有关肠外营养的动物模型研究，北京、上海和成都分别于 1994 年、1997 年、1999 年都有相关研究的文献报道，但都比该课题组（1990 年报告）发表的文献晚。

（2）有关手术、创伤后、肠外营养、化疗对肠黏膜形态影响的研究国内最早的是 1994 年发表的文献，而该课题组于 1993 年发表文献。

（3）有关肠外营养和化疗时对肠黏膜屏障变化的基因水平研究，国内未见文献报道。

（4）有关营养用药有效性的随机对照多中心研究，国内未见文献报道。

（5）术后患者血中肠道细菌 DNA 阳性率研究国内未见文献报道。

（6）有关术后患者血浆内毒素灭活能力的研究（与预后的关系）国内未见文献报道。

（7）有关术后患者接受肠内、外营养的多中心临床研究国内未见报道。

国外文献检索：

（1）有关 HPLC-PED 检测肠通透性的文献国外有文献报道，其中最早的是欧洲于 1993 年发表，而该课题组于 1996 年发表文献。

（2）有关术后患者应用生长激素的代谢效应研究的文献国外最早的是 1992 发表的，该课题组于 1989 年发表文献。

（3）有关术后患者接受谷氨酰胺随机、对照、双盲研究国外有文献报道，但未见谷氨酰胺干预的前瞻、多中心临床研究的文献报道。

（4）有关肠内、外营养对比的研究国外有文献报道，但未见肠内、外营养多中心对比研究的文献报道。

4. 查新结论

（1）内容主要包括检索策略、检索结果、本课题相关技术研究现状分析（原卫生部和教育部查新不作此项要求）、查新点分析、查新结论等。

（2）报告要求客观公正、反映事实、不作主观评价。

（熊豫麟）

第五节　医学信息分析与应用

20 世纪中叶，各种信息爆炸式增长，借助现代信息技术，从根本上改变了传统信息储存、加工方法，为信息分析奠定了技术基础，提供了良好的发展空间。信息分析是指以特定需求为目的，以定性和定量研究方法为手段，通过对信息的收集、整理、鉴别、评价、分析、综合等系列化加工过程，最终形成一个全新的信息分析成果，为不同层次的科学决策，市场经济和管理服务。医学信息分析是信息分析的一个分支，随着医学研究的不断深入、卫生信息化的快速发展，现今医学信息分析的需求也十分迫切。

一、医学信息分析的功能

1. 整理与鉴别

将分散的医学信息有序化,了解当今的研究概况。21 世纪是信息化、数字化的时代,借助互联网技术的发展,信息每天都呈几何式增长,它的生产、传播、接收和处理远远超出了实际需求,信息已经不能被有效地选择、吸收、利用并发挥其作用。这时就需要将分散的医学信息有序化,对其进行加工、整理、去伪存真,帮助我们在短时间内迅速了解研究概况,节省时间与精力。

2. 分析与提炼

在繁杂的信息中找到规律和结论并创造价值,是医学信息分析的核心思路。在海量的信息中将有价值的信息进行分类、汇总及分析,同时将大量的结果以更直观、美观的方式展示出来,利用图形图像处理、计算机视觉以及用户界面,通过表达、建模以及立体、表面、属性以及动画的显示,对信息加以可视化解释,将技术和艺术完美结合,通过图形化的手段,让用户更直观、更快速地了解信息、获取信息。

3. 预测与反馈

预测就是研究过去、了解现在、预测未来。现实世界所产生的信息中,有价值的信息所占比例很小,信息分析最大的价值在于,通过从大量不相关的各类型信息中,挖掘出对未来趋势与预测分析有价值的信息,并通过信息挖掘方法深度分析,发现新规律和新知识,并运用于医学的各个领域,从而最终达到推进科学研究的目的。

二、引文分析法

科研工作者在进行研究活动的过程中,研究选题和报告撰写都离不开文献信息。面对海量增长、种类繁多、来源广泛、分布分散的信息,信息专家们不断改进方法,为科研工作者们提供更好的方法,更便捷地获取所需信息。使用、发掘和分析医学信息的方法有很多,引文分析学是应用数学和统计学方法对信息及其规律,进行研究和描述的一门学科。

医学文献正文后的参考文献也称为引文。引文分析(citation analysis)就是利用各种数学及统计学的方法,以文献、期刊或网站等各种信息源为研究对象,以引文作为数据来源,来描述、评价和预测科学研究的现状与发展趋势的一种文献计量分析方法。医学是一个有机整体,各学科之间彼此联系,相互交叉,相互渗透,任何一项医学研究都是在前人成果的基础上,吸取他人的经验来进行的,所以医学文献的相互影响,突出表现就是文献之间的相互引证。

(一)引文分析的基本概念

1. 参考文献(references)　是指撰写或编辑论文或著作而引用的其他文献信息资源,一般集中列于文末,也称被引文献。我国使用的是《信息与文献　参考文献著录规则》(GB/T 7714-2015)国家标准。

2. 引用(citation)　是科学文献之间参考与被参考、引用与被引用的行为,以及由此产生的关系。

3. 引证文献　是引用了 A 文献的源文献,也称施引文献。例如,A 文献刊登出来之后,被后来的论文引用了 50 次,所有这些引用过 A 文献 50 篇文献构成了 A 文献的引证文献,即 A 文献的引证文献有 50 篇。参考文献和引证文献主题相似,内容上有内在联系,共同构成了文献的引证关系,是引文分析重要的信息来源之一。

4. 共引文献　指与 A 文献有相同参考文献的文献,与 A 文献有共同研究内容。例如,A、B 两篇文献均把 C 文献作为参考文献引用,则文献 B 就是文献 A 共引文献。共引文献数量越多,文献间的相关性越大。

5. 共被引文献　指与 A 文献同时被作为参考文献引用的文献,也称同被引文献。例如,A、B 两篇文献均被 C 文献作为参考文献引用,则文献 B 就是文献 A 的共被引文献。

例如,在 CNKI 数据库中检索钟南山院士的"中国抗击新型冠状病毒的策略与进展"文章,文章详细界面可见图 9-26 所示的文章引用网络图,此图很好地解释了以上的概念。

(二)引文分析的计量指标

与其他统计分析方法一样,引文分析首先要确定研究样本,或者说研究对象。引文分析的研究对象来源多样,有期刊、作者、文献、年代、文献类型、国家机构、学科领域等,不同的研究对象,可以使用不同的计量指

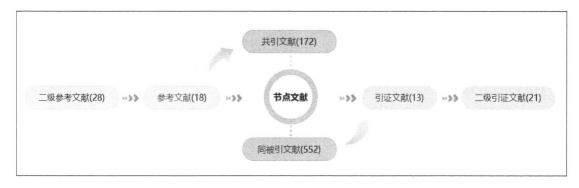

图 9-26　CNKI 数据库的文章引文网络图

图中的"节点文献"就是我们检索的这篇文章,该文章的参考文献共有 18 篇,列在左侧"参考文献"中。引用了该文章的文献共有 13 篇,列在右侧"引证文献"中。与该文章有相同参考文献的文献共有 172 篇,列在上方的"共引文献"中。与该文章同时被列为参考文献的文章共有 552 篇,列在下方的"同被引文献"中

标。当然没有哪个计量指标是十全十美的,每个计量指标都有各自的适用范围和优缺点。下文主要介绍 9 个计量指标。

1. **发文量**(number of article published)　是指在一定时间范围内,期刊、作者、机构等信息生产者发表的全部论文数量,是评价其科研能力的基本计量指标之一。根据分析目的的不同,可以统计全部论文量,也可以只统计特定学科或专业的论文量。

2. **引文量**(number of references)　指 A 文献所拥有的参考文献的数量。通过引文量的分析,不仅可以揭示文献参考与被参考的相互联系,而且还可以从定量的角度反映出它们之间的关联强度。

3. **被引次数**(citation frequency)　指在一定时间范围内,作者、机构等信息生产者发表的论文被引用的全部次数。它是一个会随着时间变化而变化的动态计量指标。从信息使用的角度,该计量指标以客观数值直接反映信息生产者在科学发展和文献交流中所起的作用。

4. **自引次数**(self-citing frequency)　自引指文献的信息生产者引用自己文献的情况。自引次数指文献被自己引用的总次数。

5. **他引次数**(other-citation frequency)　他引指文献排除自身全部信息生产者以外,其他信息生产者引用的情况。也就是说 A 文献和它的引证文献中,只要有一个信息生产者,如作者相同,则为自引,没有相同的作者为他引。他引次数指文献被其他信息生产者引用的总次数。

6. **影响因子**(impact factor)　也是一个动态指标,A 年的影响因子指期刊前 2 年发表论文在 A 年的被引次数占前 2 年论文总量的比例。例如,B 期刊 2017 年的影响因子,等于统计范围内的全部期刊在 2017 年引用 B 期刊 2015 年和 2016 年这两年发表论文的总次数,除以这两年内该期刊的发文量。需要注意的是影响因子是评价期刊的指标,绝不等同于单篇论文的影响因子,不适用于评价论文作者的学术贡献大小。

$$影响因子 = \frac{某刊前两年发表的论文在该年的总被引次数}{该刊前 2 年发表的论文的总数}$$

7. **H 指数**(Hirsch index)　主要指某作者所有论文中至多有 h 篇论文分别被引用了至少 h 次。首先按某作者所有论文被引次数从高到低排序,直到某篇论文的序号大于该论文被引次数,这个序号减去 1 就是 H 指数。例如,Research.com 网站发布的 2022 年全球医学领域 H 指数排名前 1 000 的科学家。排名最高的是哈佛大学的沃尔特·C·威利特(Walter C. Willett)教授,他的 H 指数是 347,表示在他已发表的 2 641 篇文章中,被引用了至少 347 次的论文总共有 347 篇。H 指数是衡量科学家产出和研究影响力的一种方法,同时考虑了论文的被引次数和作者的发文量。

8. **高被引论文**(highly cited paper)　根据基本科学指标数据库(essential science indicators,ESI)的界定,同一一年同一 ESI 学科统计最近 10 年发表论文中,被引次数进入世界前 1% 的论文,就是高被引论文。该指标从最近 10 年的数据中选出,可视为该研究领域内的突破性研究,或是十分具有影响力的研究论文。

9. 热点论文(hot paper)　根据 ESI 数据库的界定,按 ESI 学科统计最近 2 年发表,在最近 2 个月里被引次数进入世界前 0.1% 的论文,就是热点论文。该指标从最近 2 年的数据中选出,具有时效性、挑战性、敏感性、流变性的特征。

(三) 引文分析方法的应用

(1) 分析文献引用频率,测定学科影响和重要性。

(2) 研究信息交流和传递规律,探测学科结构。

(3) 了解学科信息源分布,确定核心信息源。

(4) 掌握文献聚类规律,锁定核心期刊。

(5) 测绘文献引用时序,研究文献老化规律。

(6) 分析参考和被参考指标,了解信息用户需求。

(7) 使用引用和被引用指标,评价人才助力科研决策。

(四) 引文分析的常用软件

1. R(https://www.r-project.org/)　既是一种软件也可以说是一种语言,用于统计分析、绘图的语言和操作环境。它是一个自由、免费、源代码开放的软件。所有 R 的函数和数据集是保存在程序包里面的,只有当一个程序包被载入时,它相应的统计分析功能才能被使用。目前有 2 个程序包 Bibliometrix 和 Biblioshiny,可以用于引文分析。Biblioshiny 由意大利那不勒斯费德里科二世大学的 Massimo Aria 博士在 Bibliometrix 程序的基础上,优化了一些原有的功能,创建的网页数据分析框架。用户可以在网页界面进行相关的计量可视化分析,操作更简单。目前可做以下两方面的引文分析,其一是文献的基本计量分析,如发文时间和数量、期刊排名、高被引论文、高产作者和机构等;其二是文献的网络结构分析,如高频关键词词云图、关键词共现网络图、历史文献被引网络图和文献共引网络图等。下面简单讲解如何使用 R 软件的 Biblioshiny 程序包。

(1) 运行 Biblioshiny:首先下载并安装最新版本的 R 语言程序和 RStudio,之后打开 RStudio,在控制界面窗口上键入"install.packages("bibliometrix")"命令,完成 Bibliometrix 程序及依赖函数库的安装。然后再键入"library(bibliometrix)""biblioshiny( )"命令,程序自动打开网页版 Biblioshiny 程序。随后可在 Biblioshiny 主界面展开各项操作,实现可视化文献分析。

(2) 加载数据:初始页面左侧 Data 中提供 2 种加载数据方式(图 9-27),"Load Data"是加载数据库下载文献数据,"Gathering Data"是通过此页面直接从数据库导入文献数据。文献数据导入成功后,即可在"Overview"栏目下的"Main Information"窗口中预览相关文献数据总体情况(图 9-28)。

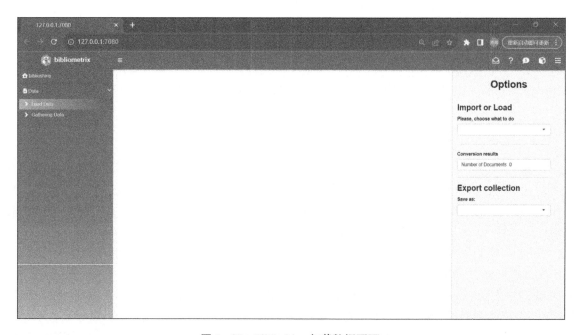

图 9-27　Biblioshiny 加载数据页面

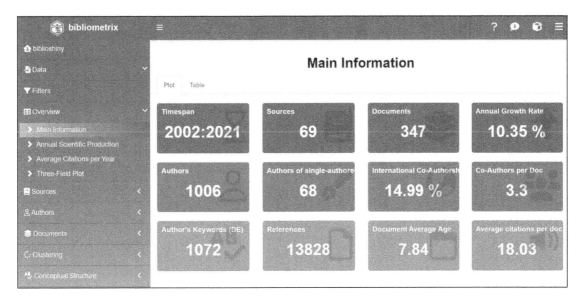

图 9-28 Biblioshiny 预览数据页面

（3）基本计量分析功能：页面左侧的"Sources""Authors""Documents" 3 个栏目，可实现期刊排名、高产作者和高被引论文等基本的计量分析功能。

（4）网络结构分析：页面左侧的"Words""Clustering""Conceptual Structure""Intellectual Structure""Social Structure"5 个栏目，可实现高频关键词词云图、历史文献被引网络图和文献共引网络图等引文分析功能。下面介绍几个常用的分析功能。

1）文献共引网络图（"Co-citation Network"）：共被引网络是由文献的引用和被引用组成的网络（图 9-29）。在共被引网络图中每一个圆点代表一篇文献，圆点越大文献被引越多。图中有一些高中心性圆点，这些圆点是与多篇文献或多个领域形成共被引关系的文献，起到"交通枢纽"的作用，它们代表本领域的关键文献，在一定程度上也代表着这段时期的研究热点主题。

图 9-29 文献共引网络图

2）历史文献被引网络图（"Historiograph"）：任何一个研究主题，背后都会有一个较为完整的知识体系作为支撑（图 9-30）。这个研究主题越成熟，这个知识体系就越完整、越丰富。历史文献被引网络图揭示了某一研究主题的发展进程,从研究一开始的概念萌芽、发展、繁荣到分化,一个个关键点或者转折点都清晰、明白地反映在图中。图中每一个圆点代表一篇文献,鼠标放到圆点上即可以显示文献的详细信息。

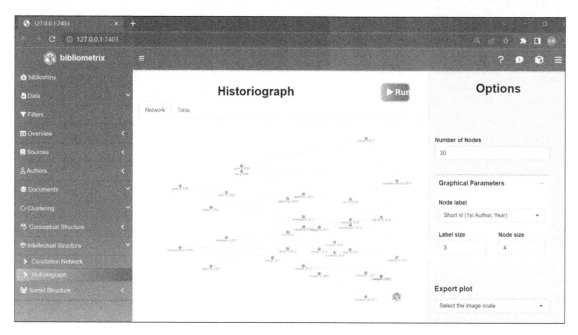

图9-30　历史文献被引网络图

3) 高频关键词时序图("Trend Topics"):关键词直接取自文献,是体现文献的中心词,准确地反映了文献的主题,科学研究中最新的技术、研究内容都能通过这些名词术语及时反映(图9-31)。高频关键词时序图把某研究主题中出现频率最高的关键词,按时间顺序排列。图中的横线表示该词研究活跃期,圆点表示最活跃时间点,圆点越大表示文献量越多。

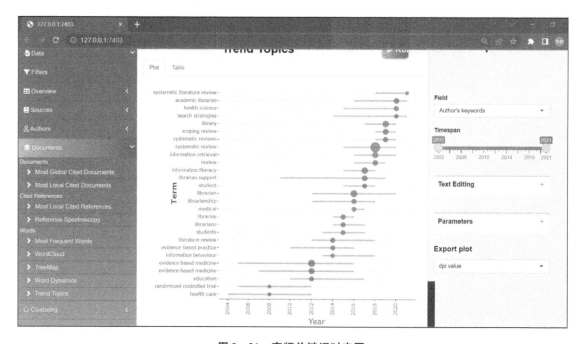

图9-31　高频关键词时序图

2. Citespace(https://citespace.podia.com/)　由美国德雷赛尔大学信息科学与技术学院的陈超美博士与大连理工大学的 WISE 实验室联合开发的科学文献引文分析工具。可实现作者共被引分析、文献共被引分析、作者合作分析、关键词贡献分析、分时区计量分析等方面的可视化分析功能。软件操作性强,可以根据不同的算法分别提取信息,并按自己需要进行调整,图谱风格也多种多样。使用该软件可以很好地展示出学科发展过程,探寻出学科领域演化的关键路径及知识转折点。它还有一大亮点是支持中文数据库的文献数据。

3. Vosviewer(https://www.vosviewer.com/) 由荷兰莱顿大学科技研究中心的凡·艾克(van Eck)和沃尔特曼(Waltman)开发的一款基于 JAVA 的免费软件。支持文献数据库、通用网络数据及文本数据的导入和分析。其中文献数据库指从 web of science、Scopus 等主流数据库中下载文献著录数据,在此基础上提取相应的字段构建共现网络,如合作网络、共词网络、共被引和耦合网络等;通用网络数据指用户可以自建节点、联系数据或者直接导入 GML 或 Pajek 等网络数据文件实现共现聚类;文本数据指软件可以从单行文本中提取主题词,基于主题词在单行中的共现进行聚类,其中文本数据可以来自用户自建文件,也可以来源于相应文献数据库中的标题或摘要字段。提供可视化视图 3 种:聚类视图、标签视图和密度视图。还有一大亮点是支持数据清洗功能。

分析与讨论

案例:一名研究生在导师的要求下检索"肠外营养与肠黏膜屏障损伤方面的研究",希望其了解该领域的研究背景和发展概况,写一篇综述(具体如何检索,已在第一节案例中讨论)。

讨论:

1. 如何了解该领域的核心机构和领军人物?

2. 如何了解该领域研究历史、背景和现状?

3. 如何不遗漏阅读该领域关键文献?

4. 如何了解该领域研究未来的发展方向?

5. 在撰写综述时,如何使用引文分析方法和信息检索方法?

提示:

1. 使用引文分析软件的基本计量分析,可以得到该领域的期刊发文量排名、高产作者、高产机构、研究活跃地区和国家等信息。

2. 历史文献被引网络图可揭示某一研究主题的发展进程。当然此分析只是给出了一个文献发展脉络图,必须结合相关文献和综述文献的阅读,才可大致了解该领域研究历史、背景和现状。

3. 共被引网络图和历史文献被引网络图中,有一些高中心性圆点,这些圆点起到"交通枢纽"的作用,它们就代表本领域的关键文献。

4. 高频关键词时序图中最新出现的高频关键词,就代表了新兴的研究技术或主题。当然必须结合相关文献的阅读,才可大致了解该领域研究未来的发展方向。

5. 引文分析是通过文献之间的相互引证关系,揭示某一研究的发展脉络。信息检索是查找概念相关性或位置相关性等方面信息的一个过程。在撰写综述时,两者起到相辅相成的作用。首先使用信息检索方法查找到一些相关文献后(使用目的不同,检索方法也不同,具体内容见本章第一节相关内容),再使用引文分析法得到研究的各种引文分析图,根据这些图的提示结合文献的阅读,能快速、高效地了解研究全貌,找到关键文献,很好地完成综述的撰写。

(熊豫麟)

第十章

医学科研程序与研究设计

　　科学研究是一种以探索真理、解决问题为主要目标的、特殊的认知活动。具体来说,就是运用科学的方法,探索未知的现象,揭示客观规律和事物的本质,创造新理论、新技术,开辟知识新的应用领域的智力性劳动过程。其最主要的特征是创新与继承。探索未知的世界、揭示未知的领域赋予科研活动以创新之灵魂,赋予科研活动以生命力。另外,一切科学研究工作都必须建立在科学的方法和知识的基础上,而这些方法和知识是前人通过大量的科学研究所积累发展形成的。牛顿曾说:"如果说我比别人看得更远些,那是因为我站在了巨人的肩膀上。"

　　医学科研具有一般科学研究的思维过程,也有其特殊的研究对象和研究方法。对一个医学工作者来说,不仅要在临床工作中通过对当前医学科研的最新成果进行了解、运用,同时也要通过医学科研对自己的工作实践进行总结、探索和提升。因此,不论从科学研究成果的应用者而言,还是从科学研究成果的提供者而言,了解医学科研的任务、程序和方法都是非常重要的。

第一节　医学科研的任务、层次、对象及程序

一、医学科研的任务

　　医学科研是对医学领域的现象和问题进行观察和探究,发现医学领域中未知的事物及其内在本质和规律,从而为防病治病提供科学依据和手段的活动。具体来说,其任务有以下几个方面:

　　(1) 揭示人体生命本质与疾病发生、发展、转归的现象和机制。

　　(2) 研究人类对疾病的干预措施的机制、有效性与安全性。

　　(3) 揭示人与环境的相互关系。

　　(4) 认识健康与疾病相互转化的客观规律。

　　(5) 为防治疾病,提高健康水平提供技术、方法和手段。

二、医学科研的层次和对象

　　医学科研按研究的对象层次可分为群体水平、器官组织水平和细胞分子水平。医学科研的对象为人(包括健康者和患者)、离体组织细胞、动物。

三、医学科研的主要内容

　　医学科研的主要内容包括病因学(危险因素、病因因素)及发病机制研究,形态、功能、症状与体征研究,临床诊断、治疗、预后及预防试验,疾病自然史研究,卫生决策与管理,卫生措施或策略的效益、效果评价等。

四、医学科研工作的内容和步骤

　　科学研究的过程就是对客观事物的认识过程,因此,它遵循着一般的认识规律,只不过它是使科学工作

者目的更加明确、计划更加周详、更符合逻辑和富于创造性的活动。医学科研活动和其他学科基本相同，一般包括思考计划、查阅文献、科学实验、撰写报告这4个方面的工作。这4个方面并不是截然分开的，各方面可能交叉进行，也可能循序渐进。例如，思考计划（也称准备阶段），就包括发现和提出问题，通过文献检索了解背景，积累事实，继而思考推理，提出假设，预实验验证假设，最后形成选题等内容。查阅文献的工作也可能贯穿于科学实验和撰写报告过程中。医学科研的具体步骤一般可以总结为以下10个方面。

（一）发现和提出问题

爱因斯坦曾经在其论著《物理学上的进化》中说道："提出一个问题往往比解决一个问题更重要，因为解决问题也许仅是一个数学上或实验上的技能而已，而提出问题却需要有创造性和想象力，而且标志着科学的真正进步。"科学研究思维始于发现问题，当人们对周围的现象和事物的认识产生了矛盾，心存疑惑，问题也就出现了。牛顿看到苹果落下来，产生了认识的矛盾，地球是否存在引力的问题由此提出，伟大的探索和实验由此开始，伟大的万有引力定律得以提出。

发现问题，提出问题的思维能力是在对自己所学领域的关注、了解、熟悉的基础上培养起来的。通过广泛地阅读文献资料，扩大知识面，提高信息意识，并注意观察实验和工作中的现象，来培养自己的批判性思维能力。因发现青霉素而获得1945年诺贝尔生理学或医学奖的弗莱明曾说："……我宁愿告诉你们真实的情况，即青霉素的发现始于对一个现象的意外观察，而我唯一的功劳仅仅是没有忽略观察。"即使是意外的观察收获，也是科学家对事物本身的了解，对所熟悉事物的质疑，以及对事物持之以恒的观察和现象的捕捉的结果。

（二）查阅文献，了解研究背景，积累科学事实

科学研究工作者提出了问题以后，就必须对这一问题进行深入了解，以了解问题的研究现状，产生课题研究的思路。因为科研的初始想法往往是研究者的一个粗浅和局限的认识，它是否具有创新性？这个领域的其他人已进行了哪些研究？如何把初始意念明确、深化并建立假说？这个假说是否能够纳入某个科学知识体系中加以研究和处理？是否有相关的理论依据？是否有类似的研究可供参考？研究者可通过文献检索、实地调查或是预实验的方法，来使自己的科研思维逐渐清晰。

（三）建立假说，论证陈述

研究者将自己头脑中原有的知识结构与所了解到的相关研究背景信息进行分析、综合、比较、抽象和概括，对所提出的问题进行进一步的思考，并形成初步的理论、有待验证的结论或一种因果关系的预测，就是建立科学假说的过程。假设是一种超越观察资料和事实，对事物本质和规律的猜测和设想。这一思维过程常常是非常独特而有创造性的，伟大的科学发现和科研成果都是建立在大胆的、超越现实和常规思维的，富有创造性但却严谨、合理的假设基础上的。

假设按内容可分为描述性假设与解释性假设。描述性假设说明一些变量的存在形式、分布情况及特点；解释性假设说明变量是什么及变量间的关系。

论证陈述是对提出的假说和选择的验证手段进行全面系统的说明，使选题者和审题者更清楚地判定选题的合理性、科学性和创新性。

（四）科学研究设计、预实验

经过思考推理形成的理论假说或初步结论都只是逻辑推理的结果，是否真实、可靠和成立，必须通过一系列的方法进行检验，从而证实或证伪。验证的方法可以是实验法（包括观察性实验、分析性实验法）、文献分析法、数理统计方法等。围绕验证假说安排的、以进一步获取论证假说的根据，积累资料和数据的小规模实验即为预备实验，可分为：① 导向性实验，目的是对假说进行初步的检验。② 观测性实验，目的是搜集实验所需数据，如均数、变异程度、组间差异程度等数据。③ 筛选性实验，用大量观察对象进行的初步简单实验。

（五）修改定题

经过预实验的验证，研究者最终确定其科研课题。该课题应当将要研究的问题准确地表达出来。当然，科研课题的选定，乃至整个科研历程，可能要经历多次的挫折、多次的反复、多次的超越。

（六）开题报告或立项申请书

开题报告是由选题者把自己所选定的课题的概况进行陈述，并提交课题审核委员会进行审核和评议，以获得课题立项的材料。其内容一般包括题目、立论依据（选题的目的与意义、国内外研究现状）、研究方案（研

究目标、研究内容、研究方法、进度安排、拟解决的关键问题及创新点)、条件分析(仪器设备、协作单位及分工、人员配置、经费使用)、论文提纲、主要参考文献等。若为立项申请书,则一般要求附有国家科技部或教育部查新单位出具的科技查新报告(查新报告有关内容详见第九章)。

开题报告(或立项申请书)要求格式清晰,逻辑合理。对国内外研究现状的分析要全面、透彻;对提出的研究目标要合理、适当、具体、可行。对理论依据的推测和假设必须严谨、科学;语言要科学、准确,切忌含糊。

(七) 科学研究设计与实验

科学研究设计具体包括确定研究目标、确定研究对象、确定抽样方法、确定研究内容及所需观察的指标、确定样本量的大小、选择合适的研究方法及统计学方法、制订完整的原始记录方案、研究组织工作和经费预算、误差与偏倚的控制等内容。实验则是按照科研设计方案实施操作的过程。

(八) 结果分析处理与总结

整理验证假说所需要的数据,通过分析、综合、归纳、演绎等逻辑过程,使假说(论点)和资料(论据)有机地按照逻辑规律结合起来,完成具体论证过程,使假说成为结论。

(九) 撰写研究论文

将科学实验所获得的数据和材料进行科学记录、分析和总结,按照科学论文的规范描述和表达出来。

(十) 发表论文和成果鉴定

按照所研究内容的学科、医学论文的分类,选择合适的出版物进行投稿或出版发行,以实现科学研究成果的传播和交流。若为申请科技立项的研究,则需要填写成果鉴定申请报告,进行成果鉴定。

分析与讨论

案例:科研工作可以简单地归结为 4 个方面的工作,即思考计划、查阅文献、科学实验和撰写报告。美国科学基金会对科研人员在上述 4 个方面的工作中所花费时间的一项调查统计结果显示,科研人员花在思考计划上的时间占整个科研工作的 7.70%,查阅文献占 50.90%,科学实验占 32.10%,撰写报告则占 9.30%。

讨论:

1. 科研工作的 4 个方面是如何进行的,有哪些步骤?

2. 为什么查阅文献的时间占如此大的比例?

3. 从文献检索的角度如何提高科研工作的效率?

提示:

1. 科研工作的 4 个方面并不是截然分开的,各方面可能交叉进行,也可能循序渐进。例如,思考计划(也称准备阶段),就包括发现和提出问题,通过文献检索了解背景,积累事实,继而思考推理,提出假设,预实验验证假设,最后形成选题等内容。查阅文献的工作也可能贯穿于科学实验和撰写报告过程中。医学科研的具体步骤一般可以总结为 10 个步骤。

2. 查阅文献贯穿于科研工作的全过程,在思考计划阶段,科研人员最重要的工作就是发现和提出可研究的问题,这需要在大量查阅国内外文献资料、广泛调研的基础上,全面地了解国内外有关方面的研究现状、研究水平和发展趋势,找到研究的空白点、突破口及立项的依据;在实验阶段,科研人员也离不开对信息的获取、分析、对比和应用。在总结和撰写论文阶段,科研人员一方面通过获取他人的实验结果,并将其与自己的实验结果相印证,促进成果的产生;另一方面通过检索借鉴写作方法,并获得有一定深度和广度、能够反映学科前沿进展的最新理论与发现、代表学科最高水平和发展方向的高质量的文献资料,保证在论证自己的观点或进行理论推导时资料丰富,数据翔实,引据充分。

3. 提高信息素养、熟练掌握科学的检索方法将大大提高检索的效率,从而提高科研工作的效率。

(李红梅)

第二节　医学科研选题的原则与策略

一、选题的原则

如前所述,选题是科研活动中最为重要和关键的一步,与研究者对所在领域的研究背景的了解和其创新性思维密切相关。一个好的选题,往往遵循以下原则。

(一) 需要性原则

科学研究一方面要满足学科自身发展的需要,同时也要满足社会生活的需要,即防病治病中有重要意义或急需解决的关键问题,如常见病多发病的防治,地方病、职业病、传染病、心脑血管疾病、恶性肿瘤、老年病等影响人类健康的疾病的研究。

(二) 创新性原则

课题必须在现有科学发展的基础上有所创造、有所发现,在研究对象、研究角度、研究因素、研究方法或研究结论某一方面与以往研究有所不同。

(三) 科学性原则

科学研究选题要建立在科学理论基础上,符合客观规律,符合思维逻辑。

(四) 可行性原则

科学研究课题要具备一定的主、客观条件和研究基础。作为一项课题进行研究,选题不能过于简单,简单的题目一般在工作实践中就能够解决,是工作的一个部分,没有必要立项研究。我们所讲的科学研究课题一般是指必须通过有组织和计划,并通过一定时间专门的劳动所能够实现的研究活动。课题难度的大小取决于研究者的能力。

(五) 效益性原则

研究结果或发现新规律,创造新理论、新思想,产生社会效益;或创造新技术、新的治疗手段和仪器,产生一定的经济效益。

二、选题的思维策略

不同的思维方式决定了不同的行为方式,著名的科学研究者总是有异于常人的思维方式,使他们可以在大家司空见惯的现象中发现可以研究的问题。总结这些学者的思维方式,我们提出以下选题的思维策略。

(一) 怀疑的策略

怀疑是对已有结论、常规现象、行为习惯方式等的合理性做否定或部分否定的判断,在原以为没有问题的地方发现问题。当然,怀疑不是否定一切,怀疑的依据是事实与经验,而且必须符合逻辑。

(二) 变换思考角度的策略

从与得出原有结论不同的角度或不同的层次来认识原有的研究对象,以形成关于对象的新认识。

(三) 类比与移植的策略

通过与其他学科研究对象类比和借用其他学科的思维方式,来发现本学科研究的新问题。

(四) 探究与体察的策略

面向实际,从对现象的思考中提出新问题。

三、选题的行动策略

有了以上这些思维的策略,研究者可以通过以下行动策略找到适合自己的选题。

1. 关注国家或各省中长期科技发展战略和规划,把握科技创新发展新态势,了解医学科研的重点领域与优先主题　如通过查阅《中华人民共和国国民经济和社会发展第十四个五年规划和 2035 年远景目标纲要》

中关于科技创新领域的相关内容，了解到我国在生命健康、医疗卫生方面的重点攻关领域在于新发突发传染病和生物安全风险防控，医药和医疗设备关键和核心技术研发，重大传染病、重大慢性非传染性疾病防治关键技术，癌症、心脑血管、呼吸、代谢性疾病发病机制的基础研究，主动健康干预技术研究，再生医学、微生物组、新型治疗等前沿技术研发等方面。通过查阅《云南省"十四五"科技创新规划》了解"十四五"时期云南省科技创新工作的主要目标和在生物医学与健康、遗传资源与生物安全等领域的重点任务。

2. 查阅招标/项目指南　如国家自然科学基金委员(https://www.nsfc.gov.cn/)、国家社会科学基金委员会(https://www.nopss.gov.cn/GB/index.html)，以及各省、市、厅、局科研相关单位发布的指南，了解最新研究领域，从中选择合适的领域和研究方向。

3. 获得立项灵感　通过科研平台或情报分析工具对既往文献或中标项目进行检索、分析，了解研究热点、科研资助趋势，获得立项灵感。

例如，泛研网(https://www.funresearch.cn/)是一个以科研项目检索为核心的综合情报门户平台。提供科研项目库、项目指南库、奖项竞赛库、人才专家库、全球文献服务、科研工具共六大情报服务栏目。其中，全球科研项目库收录了世界上二十多个科技发达国家和地区的 1 000 多万个受资助科研项目数据及 3 000 多万条科研成果(产出)链接指向。科研项目数据最早可追溯到 20 世纪 50 年代，涵盖了全学科领域，具有多个主流语种，是收录范围最广、数据规模最大的科研项目数据库。可以对某主题科研项目的年度分布、基金分布、国家地区分布、人员分布、机构分布等信息进行交互比较和可视化的展示。也可以对比不同代码近五年的中标率等各类数据，或对某一个、几个重点基金历年中标情况、资助情况、成果产出等进行统计分析、对比。

Metstr(https://www.metstr.com/)的"临床诊疗知识和科研信息服务平台"(CPSR)和"科研助手"是基于医学文献数据库的科研发现工具。前者可以帮助科研人员从一个感兴趣的概念出发，通过概念间隐含关联的揭示，帮助科研人员产生一个新的思路，并逐渐转换成科研假设，并且验证这个科研假设的合理性。后者可提供科研人员感兴趣的某个概念的全面、可视化的聚类分析报告。包括核概念的年度研究趋势、高产出作者、相关期刊、趋势分析以及近两年的热词发现等，帮助科研人员快速确定具有可行性和新颖性的研究主题。

以上工具目前通过已订购学校的 IP 段提供服务。

4. 从实践问题中选题　来自临床工作中的选题，往往是最有需要性和可行性的选题。平时应注意搜集临床中碰到的病例、病案资料，它们是临床研究的起点和原始材料。

5. 从学科交叉发展中选题　学科的交叉处是思维碰撞产生新理论、新方法、新成果的地方。将一个学科的方法或理论应用于另一个学科中，就能形成新的可研究的课题。

6. 从已有课题的延伸中选题　科学的理论和方法总是继承和发展的，研究课题也一样，从上一个研究课题中寻找可以继续深入探究的问题，是最有效的一种方法。

7. 从文献资料中选题　先确定一个大致的研究方向，通过学术文献的检索，首先筛选出综述文献进行阅读，系统地了解该专业领域的主要框架体系与分支、发展历史沿革、国内外相关研究现状和趋势，再逐步缩小或改变检索范围，确定一个更为具体的分支领域，阅读该分支领域的综述，了解研究现状，发展趋势和研究的空白点，从中确定自己研究的切入点，或从这些综述的引用文献中查看重要文献、主要科研人员的原始文献等，从这些文献中挑选出最感兴趣的课题，有意识地改变原有课题中的受试对象、施加因素、观察指标三个要素中任何一个，可以形成新的课题。

分析与讨论

案例：某科研人员欲进行有关遗传性耳聋相关基因的立项研究，在进行了文献检索和分析后，他了解到如下情况：耳聋是严重影响人类生活质量的疾病，大多数患者的发病与遗传有关。目前研究显示，在众多已明确的耳聋基因中，在人群中有较高突变频率的耳聋基因有 $GJB2$ 基因、$SLC26A4$ 基因、线粒体

DNA12SrRNA 基因、*TMC1* 基因和 *POU3F4* 基因等。近几年,针对这几个常见耳聋基因在我国人群中的流行分布情况的研究已经有所进展和发现,为我国耳聋基因诊断的开展提供了科学的理论依据。同时,研究结果也显示,遗传性耳聋具有高度的遗传异质性,在不同的地区和不同的人群中耳聋基因的突变频率、突变方式和热点突变有很大的差异。因此,了解不同地区、民族、人种中易感基因及其突变频率、突变方式,对耳聋分子机制的研究、临床筛查、预防有着重要意义。近年来,我国学者亦针对不同地区不同民族耳聋患者进行了上述基因突变的检测分析,涉及的地区包括我国大部分地区;涉及的民族有汉族、维吾尔族、回族、蒙古族、白族和苗族。基于以上情况,他将自己的研究内容确定为云南地区哈尼族、傣族、纳西族、彝族、傈僳族等非综合征性耳聋患者 3 个常见耳聋基因(*GJB2* 基因、线粒体 *DNA12SrRNA* 基因和 *SLC26A4* 基因)的 8 个突变位点的检测研究。

讨论:

1. 该科研人员应如何制定检索策略并获得相关课题的背景?

2. 该科研人员提出科研课题时遵循的原则和策略是什么?

3. 如何通过一些科研服务平台和科研发现工具找到更多选题? 如何验证你提出的假设? 验证的科学依据是什么?

提示:

1. 该科研人员在制定检索策略时应注重全面性检索,即注重全面地收集"遗传性耳聋相关基因"这一主题范围的文献信息(检索策略的制定请参见第九章第一节)。

2. 该科研人员遵循了需要性、创新性、可行性、效益性原则。

3. CPSR 假设验证的科学依据是"非相关文的知识发现"理论。

(李红梅)

第三节　医学科研的分类及研究设计原则

医学研究对象的复杂性,决定了医学科研的多样性,每种研究的特点不一样,所能完成的任务也不一样,何种研究能做什么,不能做什么,是由研究设计决定的。

一、医学科研的分类及特点

(一) 按照科技活动类型分类

1. 基础研究(fundamental research)　其研究目的是探索未知,解决理论问题。其研究结果是产生新知识和新信息。其成果也常成为普遍的原则、理论或定律。

例如,人体功能与结构的研究,疾病发生、发展、转归全过程的规律及分子基础,人体衰老过程的规律及分子基础,人体的生物力学、流体力学、电子学、化学药物的构效关系,植物药的亲缘与有效成分关系等。

2. 应用研究(applied research)　利用基础理论针对某一问题提出解决的方案和方法。其结果提示应用性的规律,阐明应用原理。

例如,有关疾病的病因、流行规律、治疗及预防效果机制的研究;为实验研究建立的新的动物模型、细胞株及方法学的研究;有关流行病学调查、考核防治效果、药物调查的方法学研究;寻找新药物、新生物制品、新医用材料的方法、有效药物的药理作用机制、药代动力学、医用材料的机体相容性的机制研究。

3. 开发性研究　是运用基础研究与应用研究及实验的知识,研制出产品性物质。其研究成果往往是产生新材料、新产品、新方法、新流程。

如有关疾病的新的诊断、治疗、预防方法及措施的研究;有关新药物、新生物制品、新仪器械、新试剂、新医用材料实验室样品的研制等。

（二）按照医学研究的对象分类

1. 实验室研究 研究对象是动物、组织、细胞、分子等。

2. 临床研究 研究对象是患者或一般社区人群。

根据是否由研究者来分配暴露因素（或干预因素），可将临床研究分为实验性研究和观察性研究。

（1）实验性研究（experimental study）：指研究者根据研究目的，人为地对受试对象设置干预因素，并控制非干预因素的影响，总结干预因素效果的一种研究设计。若在分配暴露（干预）因素时采用了真正随机化的方法（随机、对照、重复和盲法），则为随机对照研究；若否，则为非随机对照研究。

（2）观察性研究（observational study）：是对特定对象进行观察，并以客观、真实的观察所得为依据，对观察结果进行对比分析和报道的研究。在观察性研究中，若设立对照组，则称为分析性研究（analytical study），若无对照组，则为描述性研究（descriptive study）。描述性研究又包括个案报告、系列病例报告、现况研究、监测及生态学相关性研究等。

分析性研究用于分析导致事件发生的原因，探索事物间存在因果关系的证据。根据研究的时间方向，分为队列研究、病例对照研究和横断面研究（详见第六章第二节）。

3. 文献研究（literature research） 研究者搜集、阅读某一时间段内的某一专题的大量的文献资料，经过分析、评价、筛选，利用文献的定性分析法（如类比分析、相关分析、因果分析等）和定量分析法（如引文分析法、Meta 分析法）对纳入文献进行分析整理，从而得出信息结论的一种研究。

二、医学科研设计的基本原则和方法

（一）随机化原则

随机化是为了避免选择或分配研究对象时的主观干预而采取的选择措施，其目的是使总体中每个个体被选中的机会和被分到各组的机会均等。其包括：① 随机抽样，使总体中每个个体被抽到的机会均等；② 随机分配，使样本中每个个体分到各试验组的机会均等。

随机的方法一般有：① 简单随机，抽签、抛硬币、随机数字法等，适用于小规模研究。② 系统随机，个体分布有一定的规律，按表现出的规律采用简单随机法。③ 分层随机，个体间某些特征相差较大，先根据特征将人群分成若干个层，再在每个层按随机的方法进行。适合目标人群某些特征相差较大，分层后可使样本更具有代表性。④ 整群随机，当目标人群很大时，可以将小群体作为抽样或分配单位，再按随机的方法进行。⑤ 多级随机，即可将整群、分层等随机的方法同时使用。

（二）对照原则

对照原则就是均衡可比的原则，即试验组与对照组之间除所研究的因素外，其他因素应保持一致。设立对照是为了鉴别研究因素与非研究因素所产生的效应（性质、大小）；估计、消除、减少研究的误差（生物学研究的条件不易控制）。

临床研究中常采用的对照有以下几种。

（1）空白对照：不给予任何处理的对照方法。作为本底参照，可突出研究因素的效应，在临床上要考虑不处理是否会影响疾病的治疗。

（2）标准对照：以标准的或常规的方法作为对照的处理。可对研究因素的作用与标准进行比较。

（3）自身对照：将研究对象接受处理前的状态作为对照。优点是一致性很好，但对于所观察的指标变化较大，或短期内可自愈性疾病的治疗研究不适合。

（4）历史对照：将过去的研究或观察的结果作为对照。使用的前提是必须有完整的历史资料可以借用。但由于时间的变化可引起环境等多方面的条件大变化，因此可比性问题不易解决，历史对照是一种不可靠的方法。

（5）配比对照：根据试验对象的某些特征要求，选择对照的方法。

（三）盲法

在研究过程中，如果研究的观察者或研究对象不知道研究的分组情况，这种研究方法为盲法研究。其目的是避免研究者或研究对象的主观因素对研究结果的影响，使结果更具有真实性。可分为：① 单盲，只有研究对象不知道分组情况。② 双盲,研究对象和研究的观察者均不知道分组情况。③ 三盲,研究对象、研究观察者及资料分析者均不知分组情况。

理论上试验过程中盲的人员越多,结果越可靠,但在临床研究中,如果治疗方案可能有不良反应,盲的人多则不易及时处理。

(四) 重复原则

重复原则是指相同实验条件下的独立重复实验的次数要足够多,其中,最重要的就是样本含量的确定。当样本含量过少时,常常会导致假阴性结果的产生。

分析与讨论

案例1:一临床医生在临床工作中遇到一些安装了心脏起搏器的、死于心力衰竭的患者。他提出以下问题:心脏起搏器的安装位置目前是否会引起心力衰竭的高发并导致患者死亡? 经过查阅中文文献,他获得以下研究背景。

植入起搏器是治疗心动过缓唯一有效的方法。

心脏起搏器自20世纪50年代开始成功应用于临床,它能使窦房结功能障碍及传导阻滞的患者生存期大大延长,至今仍然是非常有效的方法。

长期以来,双腔或单腔心室起搏通常采用右心室心尖部起搏,其优点是电极导线置入容易,可被心尖部肌小梁固定,且受血流冲击小,电极脱位率低。但其严重的缺点是改变了正常的心脏激动顺序,会导致心脏组织结构重构,心脏收缩功能下降,最终发展为心力衰竭。

多个临床研究指出,右室心尖部起搏增加心力衰竭及心房颤动风险,进而增加死亡率。

通过查阅国内外文献综述,该医生了解到,20世纪80年代,探索生理性起搏部位的研究就开始了。随着对右心室心尖部起搏不良反应认识的深入及主动固定螺旋电极的应用。右心室选择性部位起搏因其可获得接近心脏生理性激动顺序,有望减少传统右心室心尖部起搏的弊端,因此一直成为生理性起搏研究的重点和热点。根据右室间隔部的解剖特点,国内外学者先后进行了直接希氏束起搏、右心室流入道间隔部起搏、右心室流出道间隔部起搏、右心室心尖部间隔部起搏、右心室漏斗间隔部起搏的实践。大部分研究均证实右室间隔部起搏在技术方面是安全、可行及有效的,但不同部位心脏起搏对心功能特别是对左心室功能的影响不同。分析其原因可能是右室间隔部不同部位起搏所致心室激动顺序的生理性程度差异。但这些起搏部位的效果如何,尚需要大量的临床研究证实。

通过阅读以上资料,该医生初步确定了其研究课题为右心室间隔部起搏对心功能和血流动力学的影响,但进一步检索文献时,却检索到了一篇相同文献:林劲,吴明,张敬文.右室间隔部起搏对心功能和血流动力学的影响.现代预防医学,2009,36(13),2575-2576。

最后,根据自己所在医院的条件和已有研究基础,该医生确定了其课题为直接希氏束起搏与右室流入道间隔部起搏对心功能和血流动力学影响的随机对照研究。

讨论:

1. 该医生如何根据临床问题制定检索策略,并获得相关课题的背景? 可使用的数据库有哪些? 阅读文献的顺序是什么?

2. 该医生如何根据临床问题、检索获得的信息提出科研课题? 遵循的原则和策略是什么?

3. 根据该医生的课题提出假设,并设计可以采取的研究设计,分析各自的优缺点。

4. 如果你要做相关的课题,还可以从什么角度来提出课题?

5. 讨论医学科研的4个工作内容:思考计划、查阅文献、科学实验、撰写报告,分析可能花费的时间和精力。

提示:

1. 该医生检索的目的是进行科研立项,这类课题具有普查追溯的特点,应着眼于"全"。即注重全面地收集"人工心脏起搏"这一主题范围的文献信息。背景知识可使用搜索引擎、专著等资源;研究现状可采用文献数据库(注意多种文献类型的检索,不仅是期刊文献,还应选择学位论文、专利、会议文献等)。选题之初,应注重综述文献的阅读及该领域重要文献的阅读,如高被引文献、核心期刊文献等。阅读文献一般采取先中文,后外文;先摘要,后全文;先综述,后原始研究的顺序(检索策略的制定参见第九章第一节)。

2. 选择的原则和策略见本章第二节。

3. 该医生可根据自己的工作条件和临床积累尽量采用论证强度高的又可行的临床研究设计,如 RCT、队列研究或病例对照研究等。

案例 2:检索并阅读以下综述:Zhang JJ,Du J,Kong N,et al. Mechanisms and pharmacological applications of ferroptosis:a narrative review. ANN TRANSL MED, 2021,9(19):1503.总结该领域的研究现状和趋势,并提出可能的研究课题和假设。

（李红梅）

第十一章

医学论文撰写与投稿

医学论文是科学论文的一种,是对医学领域的现象(问题)进行探讨、研究和描述科研成果的文献,是医学研究实践和临床观察的总结,是人们对其学术成果与科技信息运用文字、数据、符号、图表加以表达的创造性思维活动,进行科学概括并上升为理论性的文章。医学论文反映的内容主要包括医学理论、技术、方法的研究和应用、临床经验的总结等。英国著名科学家法拉第(Faraday)曾指出,一项有用的科学研究过程有 3 个必要阶段:开始、完成、发表。只有将科研成果以论文的形式发表在学术期刊上,一项研究才算完成,科研成果才能得到承认。

撰写医学论文具有十分重要的意义。① 它是储存科研信息的重要载体,是总结科学发现的重要手段,为医学科学事业交流、积累、继承和发展提供了条件和依据;② 它是传播科研信息的重要载体,医学论文揭示了健康与疾病转化的规律,对指导医学活动实践,促进人民健康,具有不可忽视的作用;③ 它是医学研究工作的重要组成部分,是医学科研工作的文字记录和书面总结,从事医学科研的工作人员,经常撰写医学论文,不但能扩大视野,掌握国内外的医学动态,还能提高科研水平和研究能力;④ 它是进行业务考核与职称评定的重要依据之一,是衡量和评价科研水平、科技成果的重要标准。因此,医学工作者必须掌握论文撰写的基本知识和技巧,积极撰写论文,不断提高自己的专业理论素养和业务水平,为医学科学事业的发展做出贡献。

撰写医学论文要树立牢固的科学精神,注重严谨求实的科学态度,规范学术行为,遵守学术研究中的法律法规,尊重知识产权,培养科学的伦理道德和学术道德,杜绝学术不端的行为:抄袭或剽窃他人的学术成果;伪造或篡改实验数据;请人或替人撰写论文;署名不当;一稿两投或多投;杜撰参考文献等。

第一节 医学论文撰写的基本知识

一、医学论文的特征

医学论文是作者应用文字,准确、客观地表达自己科研成果和实践经验的论证文章,是描述原始研究成果的书面报告。它的特征是由科学研究性质所决定的。因此,必须以严谨的科学态度对待论文撰写,医学论文撰写应遵循以下原则。

(一)科学性(scientificity)

科学性即客观真理性,它要求科技论文要以实事求是的态度,正确反映客观事实,揭示其客观规律。科学性是科技论文的灵魂和生命,是衡量医学论文水平的首要条件,表现为研究设计科学合理、数据客观真实、方法正确严谨、研究结果忠于原始资料、结论妥当且经得起实践检验等。如果任何一篇科技论文缺乏科学性或者是它的内容不是科学的,那么它就不能称为科技论文,也无任何科学价值。任何科研工作,无论是成功的经验还是失败的教训,都是有价值的,都可以给人们启迪。因此,必须在研究和写作中遵循实事求是的科学态度和科学精神客观地记述、评价研究成果或实践经验。

（二）创新性（creativity）

创新性是科学研究的生命和精髓,是衡量论文质量的主要标准。科学研究的目的不是简单地重复前人的劳动,必须对前人的发现、创造（发明）进一步补充、完善、改进、延伸和超越,医学研究才能不断进步。创新性包括新的技术与方法、新成果、新理论、新观点和新结论,体现在:① 填补空白,是前所未有的新发现。② 完善前人研究;或是丰富和延伸前人的理论;或是在方法、设备上的改进,新技术、新产品的推广;或是已有的方法在新的领域中的应用等。③ 修正错误,通过研究与实践,批驳他人的错误观点,提出正确的认识或结论。评价一篇医学论文是否具有先进性或创新性,许多人采用"DICA"作为判断的标准:发现（discovering，D）、发明（inventing，I）、创造（creating，C）、先进（advancing，A）。

（三）原创性（originality）

科学论文是描述原始研究成果的书面报告,它来源于实践,并接受实践的检验。科学实验和调查研究是科学研究中收集材料的主要方法,是创立科学理论和发展科学的基础。科学论文可以说是科学研究工作者对创造性和原始性成果的分析和总结并进行发表或答辩的文字表达形式。

（四）学术性（academic property）

学术性亦称理论性,即论文侧重于对事物进行抽象的概括或论证,基本内容揭示的是事物发展的内在本质和发展变化的规律,遵守逻辑思维规律,将粗浅、零散的感性材料,经过抽象、概括、归纳、推理、分析综合后上升为理性认识。在撰写过程中切忌就事论事,把论文写成消息报道或实验报告。

（五）规范性（standardization）

医学论文是一种规范化的文体,有其特有的格式和极其严格的要求。国际上,不同的期刊都有能反映他们杂志特点和风格的写作规范和体例要求。诸如语言文字的表达、技术细节、文献著录、名词术语、数字符号、计量单位等都具有一定的规范。在写作过程中,作者要自觉遵守国际和国家标准,使写出来的论文符合规范,便于交流。

二、医学论文的种类

医学论文所涉及的范围广、种类繁多,其分类方法也多种多样。

（一）按照写作目的划分

1. 学术论文（academic thesis）　是指对医学领域内的某一问题进行研究、讨论和总结,表述医学科研成果的文章,包括在理论上的突破、技术方法上的革新、实践应用中的新发现等,目的是向本专业的读者进行学术交流,这类文章一般发表在学术期刊上或在学术会议上进行交流,便于公布科研成果和交流学术信息,篇幅一般控制在 3 000～4 000 字。

2. 学位论文（degree thesis）　是指学位申请人为了获得所修学位,按要求撰写的论文。它反映了学位申请者从事科学研究取得的成果或独立从事科学研究的能力,是考核申请者能否被授予学位的重要依据。根据《中华人民共和国学位条例》的规定,学位论文分为学士论文（1 万字以内）、硕士论文（3 万～5 万字）、博士论文（8 万～10 万字）。

（二）按照论文描述的对象（或医学研究的对象）划分

按照论文描述的对象（或医学研究的对象）可将论文分为基础研究论文、临床研究论文和文献研究论文。其中,基础研究论文和临床研究论文又称为原始论文,是作者的第一手资料。它一般通过科学的实验设计,选择合适的研究对象,进行严密的实验或调查、观察与记录,对相关的数据资料进行收集、整理、分析与归纳,得出正确的结论,加工而成。

1. 基础研究论文　以动物、组织、细胞、分子等作为描述对象。例如,耐钙心肌细胞的分离和电生理特性的观察。

2. 临床研究论文　以人或人群作为描述对象。常见的临床研究论文介绍如下。

（1）病例报告（case report）:又称个案报告,是指对个别少见或特殊病例的病情及诊断治疗方法所做的书面报告形式的文章。常被用来报告临床上新发现的特殊病例和罕见病例,也可以是一种常见病的特殊表现。通常包括病例介绍和讨论两个部分:通过对疾病的临床表现、发病机制、实验室检查、影像学检查、诊断、治疗及预后等方面内容的介绍,为临床医生进一步掌握疾病的特点与本质提供第一手感性资料;通过对这一特殊病例的讨论,来产生对该病的新认识、提出新理论和展示诊治这种疾病的新前景。篇幅相对较短,国家标准《学术论文编写规则》(GB/T 7713.2－2022)规定不超过 800 字。

　　例如:可逆性后部白质脑病综合征 2 例报道

　　　　替扎尼定联合酒石酸美托洛尔不良反应 1 例报道

　　　　Emphysematous pyelonephritis in a patient infected with the human immunodeficiency virus

　　　　tropical diabetic hand syndrome:report of 2 cases

　　(2) 系列病例报告(case-series analysis report):又称病例分析。病例分析是对一组相同疾病的有关资料进行分析、讨论的文章。作者根据自己的临床积累与写作目的,将某一时间内相同疾病的病例资料汇集在一起,按照特定的设计或对照原则,对发病病因、临床表现、诊断、治疗或预后等进行统计、分析与整理,以分析该种疾病的自然史、临床特点,探讨病因线索或发病机制,验证某种诊疗方法的有效性等,以指导临床实践,促进诊断与治疗水平的提高。

　　(3) 流行病学调查报告(epidemiology survey report):这类论文的目的在于阐明疾病在时间、空间和在人群中的分布特征,并研究影响这种分布的决定因素,揭示和探求疾病的流行规律、病因,或对各种治疗、预防效果做出科学的评价。由于调查的题材千差万别,调查报告的撰写要求也不尽相同。针对群发性疾病(如传染病暴发或流行)的调查,可能侧重于流行病学与统计学方法的综合应用;针对个案病例的调查,则可能侧重于对病例临床特征、检测结果的描述,以及逻辑推理在调查过程中的应用等。但不管是什么题材的调查报告,一些基本要求必须得到满足。根据不同题材调查工作的要求,其报告可能侧重其中的某些要素,不一定要面面俱到。

　　完整的流行病学调查报告包括如下要素:标题、前言(事件经过)、基本情况、核实诊断、流行特征(描述流行病学)、病因或流行因素推断与验证(分析流行病学)、防制措施与效果评价、问题与建议、调查小结、落款。

　　(4) 病例对照研究论文(case control study paper):基于病例对照研究设计基础上形成的论文形式(病例对照研究见第六章第二节)。

　　(5) 队列研究论文(cohort study paper):基于队列研究设计的论文形式(队列研究设计介绍见第六章第二节)。

　　(6) 随机对照试验研究论文(randomized controlled trail study paper):基于随机对照试验研究设计的论文形式(随机对照试验研究设计介绍见第六章第二节)。

　　3. 文献研究论文　是指作者通过搜集、阅读某一时间段内的某一专题的大量的文献资料,经过分析、评价、筛选,并利用文献的定性或定量分析法对纳入文献进行分析整理,从而对当前研究进行报道的一种论文形式。

　　(1) 综述(review):是医学论文常见的一种文体,它是指针对某一领域或某一专题,大量查阅文献资料,对原始研究论文中的数据、事实和主要观点进行归纳整理、分析与提炼而成的论文,意在弄清其发展的来龙去脉、研究的现状与进展,发掘存在的问题或研究的空白点,提出研究的方向或预测发展趋势。综述属于三次文献,篇幅较长,涉及面广,往往含有非常丰富的有用信息,论述具有较强的系统性和评论性,具有较高的情报学价值。阅读综述,可在较短时间内对该专题有全方位的、整体的认识,并可以了解若干篇该专题密切相关的原始研究论文。

　　系统评价(systematic review)是综述的一种特殊类型,伴随着循证医学的发展而形成。与一般综述相比,具有以下特点:① 它是基于某一具体的临床问题(如疾病的诊断、治疗),而不是某一领域或某一专题,研究对象相对集中;② 它对文献资料的收集、评价与筛选比较严格,具有明确的检索策略并在综述中有说明,设定科学的标准对文献资料的真实性和质量进行评价;收集的文献资料范围不仅仅局限于期刊文献,也包括未发表的资料,语种也不仅仅是英文;不仅限于定性分析,且从原始文献中提出研究数据、相关知识,运用统计学方法(如 Meta 分析)进行定量或定量与定性综合分析;③ 随着新的临床研究结果的出现而及时更新。针对具体的临床问题,基于已有的文献资源,要运用循证医学的原理和方法编写出高质量的系统评价文献,为指导临床实践提供了最佳证据。

例如：结核分枝杆菌感染中巨噬细胞凋亡的研究进展

Insulin Resistance and Cancer Risk：An Overview of the Pathogenetic Mechanisms

Diabetes mellitus and risk of brain tumors：A meta-analysis

（2）评述（editorial/comment）：评述与综述在写法上相似，都是基于已发表的文献资料，但它引用文献的目的是论证作者的观点和见解，而不是简单地整理资料和传递信息。在综述上以"述"为主，而评述更侧重于"评"，它可以对某一领域的最新进展进行评论，指明当前的空白点、争论的焦点或预测发展趋势，也可以针对某一论著或论文中的某些观点提出不同见解，对研究背景、研究设计、结果讨论、实践意义等方面进行客观评价，有利于读者解读原著。评述的写作对作者的素质要求较高，一般由杂志主编、编委或该领域的学科专家撰写，故又称专家述评。

三、一般医学论文的基本结构

医学论文的基本结构主要包括论点、论据和论证3个部分。

（一）论点

论点是作者依据材料，经过分析提炼而形成的一种理性认识，是贯穿全文始终的中心思想，是论文的核心。

1. 论点的要求

（1）正确：必须正确无误地反映客观事物，揭示事物本质和发展规律。

（2）鲜明：明确表示肯定什么，否定什么，赞成什么，反对什么。

（3）集中：全篇文章始终围绕一两个中心论点，把道理说清说透。

（4）针对性：论点必须着眼于当前医学界急需解决的客观需要，确立这些课题的论点才有广泛实用的现实意义和学术价值，才能写出高水平的论文。

医学论文的论点要"言有序"，思路清晰，首尾呼应，论文才能条理分明，否则就会出现合并不当、先后失调、章法错乱、论点不突出等毛病。

2. 论点常见的问题

（1）论点不集中：指在一篇论文中解决或提出过多问题，片面追求全面、系统、完整，其结果虽涉及面广，但主次不分、重点不够突出。一篇论文一般只能着重解决一两个问题，这就是论文的重点和中心，而其他有关问题只能处于从属地位，不能与重点和中心问题相提并论，更不能喧宾夺主。

（2）论点的片面性：即作者思想上的绝对化。对所论述的问题不做辩证、全面的分析，未看到事物之间的内在联系。如在讨论药物的疗效时，忽视了药物的不良反应；在探讨手术治疗疾病的效果时，忽视了手术适应证等，都是片面性的具体表现。

（3）论点不鲜明：即对所论述的问题观点不鲜明，模棱两可，似是而非，含糊不清。其原因是作者对各种实验观察材料不够详尽，还没有将第一手资料进行归纳整理，对所要阐述的问题没有搞清楚，或者对国外文献搜集不完整、不确切，因而得不出一个中肯的论点。

（二）论据

论据是从理论上用以证明论点的材料和依据，是论点赖以成立的基础，是论文的重要组成部分。医学论文对论据的要求是要确凿、有力，不能有半点虚假，论据要典型、充分，具有说服力，能反映客观事物的本质，能充分证明论点，才有普遍意义。论据主要来源于3个方面。

1. 客观事实　以客观事实作为论据，是论文成功的重要保证。使用经过调查研究，与论点有本质联系的事实作为论据，才能使论文立于不败之地。

2. 实验数据　在实际工作中得到的各种数据，通过统计学的处理，对其中有统计学意义的数据，作为论据来应用。应用处理过的真实实验数据作论据，不仅可以使读者对所阐述的问题有更加具体、明白的了解，还能通过对照和比较，形成深刻、鲜明的印象。采用数据来阐明论点，是医学论文中最简明和经常采用的方法。

3. 理论性数据 为了说明论点的正确性,论文中可以用被前人经过反复实验和实践证实了的理论作为论据,即"引经据典"。例如,一些被公认的定理、公式、定律或某些疾病的病因、病理生理、生化指标、诊断标准、实验方法、手术方法、疗效等都可充当论据。在使用时必须核对清楚,避免以讹传讹,错误引用。

在论文中,要根据论据与论点的关系,分清主次、详略和先后顺序,予以恰当安排。论据必须客观、真实、可靠,材料必须充分、有说服力。引用的论据必须列出出处(列出参考文献)。

(三) 论证

论证是组织、安排和运用论据来证明论点的方法和过程,目的在于揭示论点和论据之间的逻辑关系,即分析问题、解决问题的过程,也就是逻辑推理的过程。医学论文的论证方法不是固定不变的,而是灵活多样的,应根据论文的具体内容和写作要求来决定。论证的方法主要有以下几种。

1. 综合归纳法 是一种由特殊到一般的论证方法,即从众多的、具有代表性的个别具体事例中,归纳、总结出总体事物的普遍规律,或推导出新的结论和方法。采用这种方法,必须特别注意调查研究,需要大量资料,具有一定的数量和代表性,才有说服力。

2. 演绎推导法 是一种由一般到特殊的论证方法,即从一般的医学的原理来分析、论证个别病例、病案或具体的医学现象。演绎法由 3 个判断构成:① 用来提出问题、分析问题的一般原则,即大前提;② 提出所要分析的那个事物及其某一方面的属性,即小前提;③ 表述所推导出的结论。运用演绎推理的关键是大前提必须正确,大、小前提之间必须有必然的联系,如果大前提不真实,即使推理符合规律,也得不出正确的结论。

3. 比较分析法 是通过有可比性的事物的对比、分析来进行论证的方法。常常可以根据论文的内容和要求,设计各种图表来进行比较和分析,使读者一目了然。

4. 驳论反证法 是一种间接的论证方法,即作者在立论的基础上,提出与自己认识不同的论点,然后应用摆事实、讲道理的方法,提出自己的主张和看法。

论证的目的在于揭示论点和论据之间的逻辑关系。采用何种论证方法是根据论文的具体内容和写作要求来决定的。论证的过程就是逻辑推理的过程,它的意义和作用在于揭示论点和论据之间的必然联系,证实由论据得出论点的必然性。在医学论文撰写中,这几种方法往往结合在一起运用。

综上所述,论点是医学论文提出的观点、见解和主张,即表述文章要证明的是什么,这是论文的核心;论据是用来证明论点的理由和依据,即文章用什么来证明自己的观点;论证则是用论据来证明论点的具体方法和过程,即文章如何来证明自己的观点。三者之间既有区别,又有联系,缺一不可。

四、医学论文的基本格式

医学论文与其他论文不同,它具有较强的逻辑思维性。医学论文格式是论文的框架,是论文内在逻辑化的外在表现。根据国际医学期刊编辑委员会推荐的 IMRaD 格式(温哥华格式)或我国国家标准《学术论文编写规则》(GB/T 7713.3 - 2022)的规定,国内外医学论文的结构基本相同,按由前至后的顺序依次为标题(title)、作者(author)、摘要(abstract)、关键词(key word)、正文(text)、致谢(acknowledgement)和参考文献(reference)等,可概括为 3 个部分,即前置部分、正文和后置部分。

(一) 前置部分

1. 标题 也称题目、文题、题名等,是论文内容的高度概括和准确揭示,也是论文主题和中心的浓缩,反映论文最重要的特定内容,是最准确、最简明的词语逻辑组合,是论文撰写的总纲。它是读者最先看到的部分,题目写作的成败,有时会影响论文能否顺利发表、是否能够吸引读者继续阅读下去。标题的书写应符合以下要求:① 准确、具体,标题应恰如其分地反映研究的范围和深度,使读者一看就明白本文的目的和意义。尽量避免使用过于宽泛的题目。② 简洁、精炼,紧扣文章的主题内容,以最少的词表达最主要的内容,尽可能包含主题词和关键词。国家标准《学术论文编写规则》(GB/T 7713.3 - 2022)规定:中文题目一般不宜超过 25 个字,外文题目一般不宜超过 10 个实词。③ 新颖、醒目,题目就如眼睛,宜使用独特的表达方式引起读者阅读的兴趣。拟标题应紧紧抓住论文的"三要素":研究方法、研究对象、研究目的。

标题在论文撰写中非常重要,有经验的作者常在写初稿时先拟出若干个题目,在文章修改过程中,随着认识的深化而最后修改选定;也有把标题放在最后来完成,正文写完后写文摘,再从文摘中浓缩出题目。要努力避免在论文题目上的以下4种通病:① 有意拔高,题不切文;② 范围太大,笼统泛指;③ 题目冗长;④ 语义含糊,逻辑混乱。

需要注意的是,标题通常不使用缩写词、化学分子式、专有名词和行话等。避免使用疑问句、主谓宾结构的完全句或宣传鼓动方式的状语。标题中的数字均用汉字数字,如"十二指肠"不能写成"12指肠","三叉神经"不能写成"3叉神经"。一般不设副标题,副标题是对文章正标题进行阐述,是全文主旨的补充说明,若反复斟酌标题确实难以概括文章的中心内容时,可以用副标题来做补充,但必须用破折号或圆括号与正标题分开。

例如:网络生物医学信息检索

——HONselect 搜索引擎及其使用

2. 作者　署名应放在标题下方居中的位置。作者应是对该项研究做出实质性贡献、能对论文的内容和学术问题负责,并享有论文著作权的人。作者署名要坚持实事求是的原则。我国《学术论文编写规则》(GB/T 7713.3-2022)规定,署名作者必须同时具备以下3个方面的条件:① 参与选定研究课题和制定研究方案;② 直接参加全部或部分主要研究工作并做出主要贡献;③ 参加撰写论文并能对内容负责。

作者署名的形式有3种,即个人署名、多位作者署名和集体署名。研究论文主要由个人完成宜采用个人署名。科研劳动的特点决定了个人署名是作者署名的基本形式。由多位作者共同完成的论文宜采用多位作者署名。由集体共同设计、协作完成的科研论文应采用集体署名。例如,某些重大的科研项目,往往需要多个专业甚至多个单位的许多科研人员共同协作才能完成,此种情况应采用集体署名。合写论文的作者署名应以对论文的贡献大小排列,第一作者必须是该论文的主要负责人;学位论文署名应注明指导老师的姓名和职称。投稿后作者姓名及其排序一般不应再做改动。作者的下行一般要写明所在的工作单位,并注上邮政编码。论文的最后应附有通信作者的详细通信地址和联系方式,便于学术交流和沟通。

3. 摘要　又称提要,是文章主要内容的摘录,起到报道和检索作用。摘要应以最少的文字向读者介绍论文的主要观点和主要内容,是论文内容不加注释和评论的简短陈述,是全文内容的高度浓缩。它以准确而简洁的语言来说明论文的目的、意义、方法、结果和结论,以便让读者用最少的时间来了解全文。摘要采用第三人称语气、主动语态表述,尽可能采用专业术语,不分段。

摘要根据原文内容压缩的程度不同可分为指示性文摘、报道性文摘和报道-指示性文摘。

(1)指示性文摘(indicative abstract):也称说明性摘要,开门见山,只报道原文所探讨问题的范围、目的、方法概略和主要结论,一般不包括具体的数据、方法、设备、结论等内容,不能替代原文,不宜独立存在或作为独立的摘要形式被转载。比较适合文献综述、述评、临床资料分析或总结、病例报告的论文摘要的写作。篇幅一般较短,以150字为宜。

(2)报道性文摘(informative abstract):也称资料性摘要,是指明文章主题范围及内容梗概的简明摘要,是原文的缩影,基本上能反映出原文的技术内容,包括文章的研究背景、目的、方法、结果和结论等,其中研究过程、结果和结论是应重点叙述的内容。大多数的医学论文的摘要为报道性摘要。该摘要首先介绍研究背景,然后给出研究的问题、方法和结果,最后给出研究结论。这类文摘是一种不需要查阅原文就能获知其基本内容,并可作为原文加以引用的文摘形式。篇幅长度一般在400字左右。

(3)报道-指示性摘要(indicative-informative abstract):以报道性摘要的形式表述一次文献中的信息价值较高的部分,以指示性摘要的形式表述其余部分,以300字为宜。此种摘要形式适合病例报告与文献评述结合的论文。

摘要的表现形式为非结构式的和结构式的两种,但现代医学论文都采用了结构式文摘(structured abstract)的表现形式。

采用结构式文摘需要作者系统地描述自己的研究过程和研究结果,以指导读者科学地阅读和应用,也便于检索。这类摘要除了具有高度概括和简明扼要两个鲜明特点外,最显著的特点是相对固定的结构形式。根据所分段落或层次的多少,结构式摘要又可分为简化型结构式摘要和完全型结构式摘要。

简化型结构式摘要包括目的(objective)、方法(methods)、结果(results)和结论(conclusions)4 个部分。自 1991 年以来,我国的生物医学期刊逐步采用结构式摘要,其中的绝大多数都采用这种 4 段式的摘要模式。

例如:

【摘要】

目的 描述成都市孕产妇产前抑郁和产后抑郁的发生状况,分析产前抑郁与产后抑郁的相关性。

方法 采用问卷调查法,对成都市 3 所妇产儿童医院的 276 名孕产妇于产前 1 周内和产后 1 周内进行抑郁的跟踪调查。问卷包括 Edinburgh 产后抑郁量表(EPDS)和自编孕产妇一般资料表。

结果 产前抑郁的发生率:轻度抑郁 119 名,发生率为 45.1%;中重度抑郁 55 名,发生率为 20.8%。产后抑郁的发生率:轻度抑郁 109 名,发生率为 41.3%;中重度抑郁 37 名,发生率为 14.0%。经关联分析显示:产前抑郁得分越高,发生产后抑郁的可能性越大;产前抑郁越严重,产后抑郁也越重($x^2 = 76.207$,$P < 0.05$)。相关分析显示:随着产前抑郁发生率的升高,产后抑郁的发生率会随之升高($r = 0.430$,$P < 0.05$)。

结论 部分孕产妇会出现抑郁性情绪障碍,应引起高度重视。产前、产后抑郁之间存在较强的联系,产前抑郁增加了产后抑郁的危险性,为预防产后抑郁的发生,干预应从妊娠期开始。

这是典型的报道性摘要,层次清晰,由目的、方法、结果、结论 4 个要素组成。内容完整,文字简洁,反映了研究的主题。

完全型结构式摘要包括目的、研究设计、研究场所、研究对象、干预措施、主要结果和测量方法、结果、结论 8 个部分。

在循证医学文献中常见系统评价的结构式摘要包括研究背景、研究目的、研究策略、选择标准、数据收集和分析、主要结果、作者结论、概要。

4. 关键词 是表达文章内容特征的具有实质性意义、能代表文章主题内容的词或词组,可以从文章题目、摘要或正文中提出来。

提取关键词时要注意选词的代表性和规范性。一般选择 3~8 个,最多不超过 10 个,选择的关键词一定要能代表文章的主题内容,关键词之间用分号隔开,词末不加标点符号。关键词要做到规范使用,一般使用 MeSH 中所列的规范词;对于一些新名词、新兴学科,也可使用常用或约定的自由词或现行术语。

5. 中图分类号 按照文章所属的学科,根据《中国图书资料分类法》给出文章的分类号,便于检索和编制索引,若文章涉及多个学科,可以给出多个分类号,主分类号应排在第一位。

6. 文献标识码 在医学论文中常用文献标识码来代表文献类型(表 11-1)。

表 11-1 常用的文献标识码

文献标识码	文 献 类 型
A	理论与应用研究学术论文(包括综述报告)
B	实用性成果报告(科学技术)、理论学习与社会实践总结(科学技术)
C	业务指导与技术管理的文章(包括特约评论)
D	一般性通信、报道、专访等
E	文件、资料、人物、书刊、知识介绍等

7. 英文摘要 目前,国内外的医学期刊对其刊登的论文都要求附有一篇简明的英文摘要,便于国际学术交流。一般包括英文标题、作者和机构名称译名、英文摘要、英文关键词。

例如:

Association analysis between low expression of Cx46 and lens epithelial cell apoptosis, age-related cataract

LI Sijia WANG Zhongying CHEN Lijuan WU Kexin WANG Jingjing HU Shanshan

Department of Ophthalmology, Hongqi Hospital Affiliated to Mudanjiang Medical College, Mudanjiang 157000, China **[Abstract] Objective** To explore the correlation between Cx46 and lens epithelial cell apoptosis, age-related cataract. **Methods** The apoptosis model of lens epithelial cells (SRA01/04) mediated by H_2O_2 (concentration of $100 \mu M$) was established. The expression of Cx46 protein was detected by Western blotting. Cell viability was analyzed using MTT technology. Cell apoptosis was analyzed by Hoechst 33342 dye fixation. **Results** The experimental data demonstrated that H_2O_2 (concentration of $100 \mu M$) was an important inducer of apoptosis in lens epithelial cells. Low expression of Cx46 was associated with H_2O_2-mediated apoptosis of human lens epithelial cells [protein expression：H_2O_2 50 μM (177.67 ± 3.65) *vs* H_2O_2 100 μM (139.02 ± 2.13)] ($P < 0.05$). Overexpression of Cx46 inhibited H_2O_2-mediated apoptosis in human lens epithelial cells [apoptosis rate：Cx46 (24.36 ± 3.13)% *vs* H_2O_2 (43.65 ± 7.51)%] ($P < 0.01$). **Conclusion** The study data determine that low expression of Cx46 in apoptotic lens epithelial cells is directly associated with the development of age-related cataract.

[**Key words**] Connexin Cx46；Lens epithelial cells；Apoptosis；Age-related cataract

在写英文摘要时需要注意：

(1) 必须要写好中文摘要：大部分作者的英文摘要都是根据中文摘要翻译而成的。另外,英文摘要是为了方便不具备汉语基础的读者阅读的,内容必须忠于原文,不是简单翻译。因此,英文摘要一般是结构式文摘和报道型文摘。

(2) 注意时态：时态的确定应根据论文表达的内容而定。例如,介绍背景资料时,如果句子内容是不受时间影响的普遍事实,就可以使用现在时；在叙述研究目的时,以论文作为主语时,多采用现在时。

(3) 注意英文标题的翻译：英文标题以短语为主要形式,常见名词短语由一个或几个名词加上其前置和(或)后置定语构成。标题不宜过长,应确切、简练、醒目,能准确反映论文主题内容。同一篇论文中英文标题要和中文标题相一致。注意标题中的大小写和缩略词的规范。

(4) 作者译名：中国人名按汉语拼音拼写,其他非英语国家人名按作者自己提供的罗马字母拼法拼写。

(5) 英文关键词：标注出与中文关键词相对应的英文关键词,关键词的选用尽量采用 MeSH 中的规范化主题词。

(二) 正文

1. 引言(introduction)　又称前言,是一篇论文的开头部分,对正文内容起到提纲挈领的作用,向读者介绍论文的主题、目的和意义等,引导读者阅读全文。引言的内容一般包括：① 论文的主旨、目的和意义；② 研究背景及存在的问题；③ 研究对象、范围、方法和意义。引言要精炼简明,一篇好的引言应包括对现阶段国内外最新研究进展的精辟阐述,提出存在问题及有待研究的问题,及本研究的必要性和对现阶段工作的贡献。

2. 材料和方法(materials and methods)　这部分主要说明研究中的研究对象、研究条件、研究方法和研究过程。这部分内容提供了研究工作中的原始材料,便于其他研究者重复、验证,是判断研究论文科学性、可信性、先进性的主要依据。

(1) 材料：这部分要重点写清楚以下内容。

1) 研究对象为人群时,要说明例数、性别、年龄、职业、病因、病程、诊断标准、疗效的判定标准、抽样和分组的方法、观察指标等。

2) 研究对象为动物、微生物或植物时,要写清楚属、种、族、菌株、品种等,如果是动物,还要写清楚年龄、性别、来源、饮食、食量、健康状况和体重等。

3) 研究对象为药品、试剂时,应写清楚名称、生产厂家或提供者、批号,化学试剂应说明化学纯度,以及确定化学纯度与本次实验的时间间隔等,以便读者分析判断或做重复实验。因为,有些药品、试剂不但与实验设计的用量、剂型、浓度、保存时间、使用对象等条件有关,而且与提供者、化学纯度等有关；即使同一种药品,出自同一个厂家,批号不同都可能对实验结果产生影响。临床上给换用不同批号的青霉素患者重新做皮肤过敏试验就是这个道理。

4) 在研究中使用或涉及仪器设备时,除一般常用仪器设备不必写明厂家、型号外,比较新的,特别是研究中特定的仪器设备(包括记录仪器及其附件、测试仪器或探针、光学观测设备、试管、容器等)均应说明生产厂家、型号、规格、特点等。如属自行设计、研制的仪器设备,首次报道时应详细介绍其原理、性能、特征、生产者或合作生产者。一般来说，仪器设备的先进性说明了实验手段的先进性，可提高论文的价值。总之，要如实记载所使用的仪器设备。

（2）方法

1）应说明研究设计的名称，如前瞻性研究、回顾性研究；应说明实验设计的具体类型，如成组设计、自身配对设计、交叉设计、析因设计等；如是临床试验设计，则应说明临床试验设计的第几期临床试验，采用何种盲法等。主要做法应围绕可重复、随机、对照、均衡的基本原则概要说明，尤其要说清楚如何控制可能干扰和影响试验结果的非试验因素。

2）要重点介绍分组的原则、每组的例数或动物数、每组的实验条件或对照条件、研究对象的入组条件或剔除条件等。研究对象是人群时，应说明各组的年龄、性别、体重、健康状态，或疾病诊断依据等。这些是分析、判断实验分组是否科学、合理的依据。如果其中有一项分组不合理或未交代清楚，就可能影响实验结果的可信性。

3）说明实验过程中的控制条件，包括共同控制条件和各组控制条件。共同控制条件，如室温、饲养、采样、培养、样本制作过程等，均要说明是否在同等条件下进行。各组控制条件，如药物、试剂、剂量、浓度、给药方法，或食物名称、种类、食量、饲喂方法等。这些是分析、判断给定条件和控制条件是否科学、合理的依据。如果其中有一项控制不严或未交代清楚，同样，也可能影响实验结果的可信度。

4）说明实验方法，如果实验方法完全是自创的，除必要的保密内容外，要详细介绍主要设计思想、具体步骤、操作要点等；如果是在其他方法的基础上改良的，则应较详细介绍改良部分的内容，引用部分为避免重复可以省略，但要加引用的参考文献；如果是完全运用其他人的方法，则只需要加引用的文献即可；对于比较复杂的样本检测过程，需要列出操作表。写清这些内容的目的，同样是为了确保实验结果的可信度。

5）说明所采用的统计方法，主要介绍对实验或观察数据采用何种统计学方法进行处理。例如，X^2 检验是主要用于计数资料的显著性检验；t 检验是主要用于比较两均数之间差异性的显著性检验；相关系数 r 用于确定两事物的两变量间的相互关系。读者可以根据这些内容，结合资料的特点和性质，分析、判断所用统计方法是否正确，来判断所得结果是否正确可靠。

上述内容是实验研究的客观记录，不一定每篇论文都会涉及，但凡是研究过程中的重要内容，都应该实事求是地描述出来，以便读者去分析、判断、参考或重复实验等。

3. 结果（results）　是实验所获得的数据，观察到的现象，得出的规律、结论，发现的问题，经统计学处理或归纳整理，以文字、图表的形式真实地告诉读者的过程，是论文的重要部分。

撰写结果要注意客观性、准确性和代表性，即把实验或观察所获得的重要内容按逻辑顺序写清楚，不夹杂任何推理分析或评论，以避免与讨论重复。① 重点突出，准确无误：写作前必须归纳、整理、核实观察记录和经统计学处理的检测数据，准确地运用文字、图表，简明扼要地对其进行表达；修改和定稿时必须反复核对数据，推敲用词。② 鲜明有序：所获得结果较充实、涉及项目或指标较多时，应拟好分级标题，安排好前后顺序，才能做到条理清晰。③ 实事求是，如实报道：写作时要避免把自己的假设或主观愿望随意更改或编造研究数据和观察结果。只要是与课题相关的结果，哪怕是和研究假设相反的结果都应该如实报道，因为在这些实验结果中可能存在着有价值的发现，对读者有重要的启迪作用。④ 避免重复：为了使结果更直观、简洁，论文中常出现文字、图、表三者结合的情况，这时就要避免三者重复叙述。某些内容图表已经有所表示，一般就不用再文字表述，避免给人烦琐、多余之感。

各种类型的医学插图与表格是医学论文的重要表达形式和医学论文撰写的重要组成部分，主要包括非统计图（各种形体图片、组织学图片、解剖图片、各种框图、影像学检查图）和统计图等。图表是形象化的语言，能产生直观的效果，可减少烦琐的文字叙述；能完整、清晰、有力地说明问题；能增加读者的阅读兴趣，便于理解和记忆。特别是统计图，能直观简明地表达变量与变量之间的关系，展示某一区域内不同量的分布情况、某一变量的发展趋势等。

表格设计要清晰、简练、规范。每个表格由表根、表体、表序（如表 1、表 2……）、表题（即表名）和表注组成，如表 11-2 所示。表格一般采用三线表，可加辅助线，但栏头左上角不用斜线。表内文字左对齐，各栏数字应居中，小数位数保持一致，上下行位数应对齐未发现的数据用"－"，未测或无此项用空白表示。对于表内变量的计量单位,若各栏计量单位均一致,可将计量单位置于栏目标题后面,用括号括起;若栏计量单位不同,但同一栏的计量单位相同,应统一置于栏目标题后并用括号引起。栏目标题可以使用缩略语,如 kg、mol、DNA、AIDS 等,非标准的符号和缩略语必须在表注中予以说明。

表 11 - 2　表格的组成

表序　　表题

根标题	栏目标题	栏目标题	
		亚栏目标题	亚栏目标题
行标题			
行标题		表体(数据域)	
行标题			

表注:表内需要用文字说明的事项,在说明处应用符号做出标记。

4. 讨论(discussion)　是研究结果的升华,是从理论上对结果的思考、分析和科学推理,揭示观察到的事实之间的内在联系,并上升到理性认识,从广度和深度两方面来丰富和提高对结果的认识,为文章的结论提供理论上的依据。基本内容包括:① 阐述相关概念和基本原理;② 概述国内外对课题的研究近况,以及研究的结果和结论与国际、国内先进水平居于什么地位;③ 对不论是阳性结果或是阴性结果做出合理的解释和说明,解释因果关系,并与国内外相关研究的异同进行比较分析;④ 以本研究的主要结果为依据,着重说明研究的创新性、亮点及独特见解,以及研究结果从哪些方面支持创新点;⑤ 提出研究中存在的不足和缺点,即对研究中存在的缺点、疑点等加以分析和解释,说明偶然性和必然性;⑥ 实事求是地说明研究的局限性,在研究过程中的经验、体会,提出进一步研究的方向、展望、建议或设想。

讨论中应将论证中的各条思路合乎逻辑地贯穿起来,并从实验结果出发,扣紧题目。在写作中要注意鲜明性、创新性、客观性和条理性。这是论文中最难写的部分,并占较大篇幅。讨论能否深入,在很大程度上取决于作者理论思维、学术素养、分析能力的高低和文献占有量的多少。

5. 结论(conclusion)　又称小结、总结,是论文最后的总体结语,是在实验和广泛论证的基础上,经过严密的分析推理,对结果和讨论做严肃的、高度概括的论断。必须要反映论文的目的、对当初提出的问题做出明确的回答,即与前言的论点相呼应。内容包括:① 进一步概括提炼主题,高度概括说明研究解决了什么问题,建立了什么方法、发现什么规律,有何创新等;② 在充分论述的基础上,提出最后结论;③ 简述研究存在的局限性,提出问题、建议和设想。

写结论时要注意:① 突出重点,简明扼要,观点鲜明地提出一点或几点见解,难以提出明确结论时,可写成结语,提出设想和建议;② 用词准确,表达有条理性,忌言过其实;③ 精练、完整,忌重复结果和讨论中的内容;④ 对不能明确的或无确切把握的结论,忌用"证明""证实"等肯定的词。

(三)后置部分

1. 致谢(acknowledgements)　是作者对本项研究工作有过实质性贡献的单位和个人,或写作过程中给予过指导和帮助的单位或个人表示谢意的一种方式,是对他人的贡献与责任的肯定。致谢部分常出现在学位论文中,附于正文之后。内容包括:① 对本研究工作及论文撰写中参加讨论或提出过指导性建议者。② 参与、协助本研究的相关工作者,如指导者、论文审阅者、现场调查者、技术协作者、相关统计人员、实验人员等。③ 对本研究给予捐赠、资助的机构或个人,如提供了研究基金、实验设备的相关机构或个人。

2. 参考文献(references)　是指为撰写或编辑论文和著作而引用的有关文献信息资源[《信息与文献参考文献著录规则》(GB/T 7714 - 2015)]。参考文献是论文的一个重要组成部分。论文中凡是引用他人论文中的观点、材料、数据、研究方法和结果等,均要按出现的先后顺序标明号码,依次列出参考文献的出处。引用他人资料,即是为了反映科学研究和论文的科学依据,表明作者尊重他人的研究成果,同时便于读者检索,找到原文进行参考阅读。

参考文献只限于作者阅读的、与论文密切相关的、有代表性的著作，切忌罗列所有阅读过甚至未阅读过的大量书目。引用参考文献质量的高低在一定程度上反映了该论文的学术水平，从总体上体现了该论文的科学性、实用性和先进性。这就要求作者平时要注意阅读、积累权威医学期刊文献，在论文撰写中尽可能多地引用核心、权威的期刊文献。所引用的参考文献一定要全面，尽可能全面地引用国内外相关研究成果，兼顾中文文献和英文文献。在撰写科研论文时应尽可能引用最新的文献，引文是否新颖，在某种程度上体现了论文的先进性。当然，在某领域有开创性贡献的旧文献也可适当引用，但不宜过多，尽可能多地引用 5 年以内的文献，且至少不低于 50%。

科研论文引用参考文献的格式应规范。在正文中以阿拉伯数字在引用作者或引用语的右上角加方括号标注。如果一处引用多篇文献时，需要将各篇文献的顺序号相互间用逗号分开；如遇连续号则用范围符号连接，如[1,3~5]。参考文献题录附在文末，其排列顺序应与正文中引用次序相一致。目前，国内医学期刊要求参考文献的著录格式多为《信息与文献　参考文献著录规则》(GB/T 7714 - 2015)的著录格式或温哥华格式(Vancouver style)。《信息与文献　参考文献著录规则》(GB/T 7714 - 2015)的著录格式中，标题后需要注明文献类型，文献类型和标识代码见表 11 - 3。

表 11 - 3　文献类型和标识代码

标识代码	文献类型	标识代码	文献类型
M	普通图书	R	报　告
C	会议录	S	标　准
G	汇　编	P	专　利
N	报　纸	EB	电子公告
J	期　刊	DB	数据库
D	学位论文	CP	计算机程序

以下列出常用的参考文献格式，例 1 为 GB/T 7714 - 2015 的著录格式，例 2 为温哥华格式。

例 1：

[1] 王洪,祝勇.阻塞性睡眠呼吸暂停低通气综合征与高血压临床分析[J].中国保健营养,2012,4(3)：18 - 19.

[2] Kourtis AP, Hudgens MG, Kayira D, et al. Neutrohil count in African mothers and newborns and HIV transmission risk [J].N Engl J Med, 2012, 367(23)：2260 - 2262.

[3] 葛玥.现代视觉传播中的图像艺术语言[D].重庆：四川美术学院,2005.

例 2：

[1] 陈军,夏军,周义成,等.星形细胞瘤磁共振弥散加权成像与肿瘤细胞密度的相关性研究.中华肿瘤杂志,2005,(5)：309 - 311.

[2] 周薇.医学信息检索与利用.昆明：云南大学出版社,2010：99 - 100.

五、学位论文的基本结构

学位论文是指学位申请人为了获得所修学位，按要求撰写的论文。它反映了学位申请者从事科学研究取得的成果或独立从事科学研究的能力，是考核申请者能否被授予学位的重要依据。

学位论文一般由授予单位收藏，可在一些查询系统(数据库)中查找到。国内学位论文查询系统，如CNKI 中的中国优秀硕士学位论文全文数据库和中国博士学位论文全文数据库,万方数据库中的中国学位论文全文数据库。国外学位论文查询系统，如 PQDT 学位论文全文库，主要收录了来自欧美国家 2 000 余所知名大学的优秀博硕士论文。

学位论文的格式由以下部分构成：

（1）封面：按以下标准格式撰写。

单位代码：_____　　　　　　　　分类号_____

学　　号：_____　　　　　　　　密　级_____

论文题目

作者姓名

院　（系）、所 _____

研 究 生 姓 名 _____

学 科 专 业 _____

学 位 类 型 _____

指 导 教 师 _____

年　　月　　日(完成日期)

封面说明：分类号应注明《中国图书资料分类法》的类号；单位代码指本单位编号；文献保密等级代码：公开(GK)、国内(GN)、内部(NB)、秘密(MM)、机密(JM)、绝密(UM)；学位类型按《中华人民共和国学位条例暂行实施办法》规定标注。

（2）目录页：按篇、章、节、目、条、款、附录为序，由序号、标题、页码组成。根据国家标准《标准化工作导则第 1 部分：标准的结构和编写》(GB/T 1.1 - 2009)用阿拉伯数字分级编号。

1...................章

1.1...................条

1.1.1...................款

1.1.1.1...................项

（3）摘要页：写成报道性摘要(字数为 2 000～3 000 字)，用于送审。

（4）关键词。

（5）英文摘要。

（6）正文部分：由前言、材料和方法、结果、讨论、结论构成，写法与一般学术论文基本相同，只是要求写得更为详尽，以便评委对研究生是否掌握了坚实的基础理论和系统的专门知识，是否具有从事科研工作或担任专门技术工作的能力，做出恰当的评价。

（7）参考文献。

（8）附录：论文中没有直接引用而又与论文内容有关的原始文献、原始数据、操作步骤、计算程序、复杂公式的推导、图表、照片、术语解释、外文缩写词等，以及文中未做介绍的试剂、配剂、仪器设备等，以便答辩委员会审查、质疑。

（9）综述：学位论文要求研究生对本研究课题的研究过程、进展和成就进行全面分析、归纳、整理，撰写一篇综述，附于论文之后。

（10）致谢。

分析与讨论

案例 1：某同学完成了实验研究，欲进行学位论文的撰写，想找一些以往的学位论文以作为参考。

讨论：

学位论文的结构如何？检索外文学位论文的途径有哪些？要进行某领域学位论文的检索，如何操作？

提示：

PQDT(图 11 - 1)、CNKI 的博硕士论文库。

图 11 - 1 PQDT 界面

ProQuest 公司是世界上最早及最大的博硕士论文收藏和供应商,该公司的 PQDT 收集有 160 万篇国外高校的优秀博硕士论文的文摘和索引,在学术研究中具有十分重要的参考价值。

(1)检索提示:可进入高级检索界面,选择"学科名/代码"字段可进行相关领域的学位论文检索。

(2)浏览功能:可按照学科或按照地理位置进行浏览。

(3)检索结果显示:在检索结果列表中,会显示每一篇论文的题名、作者、学校、出版年、论文编号等信息,点击任何一条记录的题名即可进入每一条记录的详细记录,查看该论文的文摘、导师信息等。

案例 2:用中国生物医学文献数据库检索出有关"高血压治疗"的文献,并根据文献标题,将所检索出的文献按其研究对象归类。

提示：可对照临床医学研究论文下属各类的特征进行归类。

案例3：通过查阅《中华外科杂志》2023年第2期上刊载的"肝左外叶及左尾状外叶包裹胃十二指肠动脉残端预防腹腔镜十二指肠切除术后出血的初步研究"一文，掌握医学论文规范化格式由哪几个部分构成？各部分内容应如何撰写？

提示：

（1）本文摘要属于哪一种文摘，主要写哪些内容？

（2）本文在资料中如何介绍研究对象的临床资料，如何在方法中使用文字和视频来介绍手术方法？

（3）本文如何用文字和图表来表达观察到的结果？

（4）本文如何通过讨论来说明本研究的经验和不足？

（杨晓良）

第二节　医学综述的撰写

一、概述

综述（review）也称为文献综述，是文献复习的结果，是医学论文常见的一种文体。随着循证医学的发展，一些特殊的综述形式——综述（系统评价）或Meta分析也大量产生，它们有其特殊的要求和格式。为了和这一类综述区别，我们也把传统意义上的综述称为叙述性综述。综述可以独立成篇，发表出版，也可以作为学位论文、项目申请书等的重要组成部分。综述的篇幅一般为4 000～6 000字，也有8 000字以上的。综述或Meta分析则可长达数万字。

（一）综述的定义

综述是指针对某一领域或某一专题，大量查阅文献资料，对原始研究论文中的数据、事实和主要观点进行归纳整理、选择提炼、分析与综合而成的情报研究成果。意在弄清某一专题的发展的来龙去脉、研究的现状与进展，发掘存在的问题或研究的空白点，提出研究的方向或预测发展趋势。

（二）综述的作用和特点

1. 综述的作用

（1）报道作用：综述对某一研究领域或专题进行了全程系统的总结回顾，可以帮助专业人员系统、全方位地了解本专题的研究历史和发展现状。

（2）指导作用：综述报道某研究领域的研究现状和发展趋势，发掘存在的问题或研究的空白点，提出研究的方向或预测发展趋势，可指导科研人员选择正确的研究方向，设计科研方案，正确开展临床诊疗工作。

（3）检索作用：综述往往浓缩了大量的原始文献，一篇综述的引用文献可以说是一个小型的专题数据库，可以帮助科研人员进行追溯检索。

（4）参谋作用：综述可为领导和管理人员提供决策参考。综述或Meta分析更成为临床决策的重要依据。

2. 综述的特点

（1）信息容量大：综述内容丰富，常常是将几十篇甚至是上百篇原始文献的知识信息浓缩于一文，涉及科学研究的各个方面和层面。

（2）内容专深：综述紧扣医学发展的脉搏，针对某一学科或某一专题的发展动态撰写而成。因此，具有很强的专业性和针对性，揭示文献信息的深度也相对较深。

（3）写作方法：综述是概括地回顾既往事实，原始文献的检索、整理、分析是其撰写的基础。

（三）综述的写作要求

（1）新颖：文献综述基于以往和现在发表的原始文献，其新颖性体现在选题应当反映医学科学和技术的新理论、新成果和新趋势；组织材料和分析问题的角度有新的观点和视角。

（2）综合：文献综述不是对以往或当前研究成果的简单介绍与罗列，而是经过作者精心阅读后，系统分析和总结某一研究领域在某一阶段的进展情况，并有自己的独特的思考和见解。

（3）客观：综述是在原始研究文献基础上形成的，必须严格忠实原文，如实报道研究现状。发表自己的观点时，不可曲解、夸大、缩小和歪曲。用于评论的观点、论据最好来自一次文献，尽量避免使用别人对原始文献的解释或综述。

（4）简明：内容高度概括，文字高度精练，可用使用图表、数据，尽量避免大量引用原文，要用自己的语言把作者的观点说清楚，从原始文献中得出一般性结论。

二、综述的基本格式

综述的基本格式与前述学术论文相同，由 3 个部分构成，即前置部分、主体和后置部分。

（一）前置部分

前置部分包括题目（标题）、作者及其工作单位、地址、邮政编码、摘要（一般采用指示性摘要）、关键词等。综述的标题一般以"进展"或"研究进展"为题，如"精神分裂症的药物治疗进展""疼痛的心理学相关研究进展"。

（二）主体

（1）前言：说明写作的原因、背景、目的、意义或扼要介绍正文内容。

（2）正文：主要包括某一课题研究的历史情况，当前研究的现状（研究的内容、研究的方法、取得的成就等），尚存的问题和发展趋势。以现状为重点叙述内容，详尽地阐述对当前的影响。展望性综述侧重发展趋势，分析预测未来。

（3）结语：当综述篇幅较大时，需要画龙点睛地概括主要内容、结论，指出存在的不同意见或有待解决的问题等。若正文已有明确结论则可省略。

（三）后置部分

参考文献是综述的后置部分，是重要组成部分，说明所综述的内容所依据的资料，增加综述的可信度，便于读者进一步检索，一般按引用先后次序排列。格式要求与学术论文相同。

三、综述的写法

综述的正文需要根据综述的性质和内容分为若干部分，每一部分标以标号及小标题，各阐述一个侧面、一个中心，各标题间有内在的联系。常用的组织材料的方法有以下几种。

1. 横向列举法　将所论述的内容按观点、理论、方法或国家地区归纳成条目一一列举，再进行分析、对比、评述。通过横向列举和对比分析，便于读者了解各种观点、理论和方法的异同、优劣。

例如，"应激与抑郁症关系的研究进展"一文的作者分别列举了目前应激与抑郁症关系模型的三大重要理论假说，即应激暴露假说、应激敏感假说、应激产生假说，分别介绍了各派学者关于应激事件在抑郁症发生中的作用的解释和研究成果。

2. 纵向阶段法　根据课题历史年代不同时期的特点归纳成几个发展阶段，据此进行综述。适用于有明显阶段性发展的课题，便于读者了解某一课题的发展历程和发展趋势。

例如，"减肥药物研究进展"一文，作者按照美国药物从研发到批准上市的不同阶段来介绍减肥药品：FDA 批准的减肥药品，拟待批准的减肥药品，尚在研发的减肥药品，以及未来的治疗方法。

3. 纵向层次法　按课题的学科属性和内在逻辑归纳成若干层次设置标题，标题间有着内在联系，逐一进行论述。

例如，"低水平辐射兴奋效应与肿瘤"的作者从低水平辐射兴奋效应对肿瘤的发生、发展、诱生和转归的影响几个层面综述了低水平辐射对肿瘤的作用机制。

4. 综合法　应用纵向和横向的方法来组织材料，在大的纵向框架下，每个阶段又用横向写法。使读者获得对整个课题研究的历史沿革、当前现状和未来趋势有清晰和详尽的了解。

例如,"减肥药物研究进展"一文,作者在纵向的框架下,在每个阶段中,又横向地列举若干药物。"FDA批准的减肥药品"列举了芬特明(phentermine)、安非拉酮(Amfepramone)、奥利司他(orlistat)等 5 种药品,分别介绍它们的作用和不良反应;"拟待批准的减肥药品"介绍了盐酸西布曲明(sibutramine hydrochloride)、纳曲酮/安非他酮(naltrexone/amfebutamone)2 种药品;"尚在研发的减肥药品"介绍了特索芬辛(tesofensine)、新利司他(cetilistat)、普兰林肽(pramlintide)、美曲普汀(metreleptin)等药品;而在"未来的治疗方法"中介绍了依洛匹坦(ezlopitant)、利拉鲁肽(liraglutide)等法用于肥胖治疗的前景。

分析与讨论

案例1:以下是三篇综述的结构,请分析并讨论作者立题的角度,并分析其正文的写法。

综述一:乳腺癌的治疗进展

正文:

1　乳腺癌化学药物治疗

2　乳腺癌的内分泌治疗

3　分子靶向治疗

提示:乳腺癌的治疗手段包括手术治疗、放射治疗、化学药物治疗、内分泌治疗和新的分子靶向治疗。本文列举了其中的三种疗法。

综述二:乳腺癌的药物治疗进展

正文:

1　细胞毒性化疗药物

1.1　紫杉醇、多西他赛及新型白蛋白溶剂型纳米紫杉醇

1.2　长春瑞滨

1.3　盐酸表柔比星

1.4　卡培他滨

1.5　吉西他滨

2　内分泌治疗药物

2.1　来曲唑

2.2　阿那曲唑

2.3　依西美坦

2.4　Faslodex

3　分子靶向治疗药物

3.1　曲妥珠单抗

3.2　Lapatinib

3.3　贝伐单抗

3.4　吉非替尼

提示:本文从乳腺癌的药物治疗方面立题,将药物疗法分为细胞毒性化疗药物、内分泌治疗药物和靶向治疗药物三种,再分别一一列举。

综述三:Lapatinib 治疗乳腺癌研究进展

正文:

1　基础研究

2　临床试验

2.1　安全性

2.2 药代动力学

2.3 疗效

2.3.1 炎性乳腺癌

2.3.2 脑转移

2.3.3 难治性转移性乳腺癌

提示：本文从某药治疗某病的一个点来立题，按照药物治疗性研究的内在层次和科研逻辑组织材料。

案例2：撰写一篇有关加强医学生医德教育的综述文章。

提示：

1. 上网检索到已发表的有关医学生医德教育的相关文献。

2. 对检索到的相关文献认真进行分析、筛选、阅读、摘录。

3. 可从加强医德教育的意义、紧迫性、重要性、现状、存在问题、对策等方面来进行综述。

4. 按照综述基本格式撰写成文。

（杨晓良）

第三节　医学论文撰写的步骤和方法

一、选题

选题就是选择医学论文的题目，它是医学论文撰写的第一步，也是关键一步。好的题目能够清晰反映文章的主要内容，反映科研工作的局部或整体。一般来说，选择医学论文题目要遵循以下几条原则。

（一）科学性

科学性是论文选题的首要条件和基本要求。选题要具有充分的理论与实践依据，要符合医学发生、发展和变化的客观规律，反映客观事物的本质。

（二）创新性

创新性是衡量一篇医学论文最重要的价值标准。医学研究不仅要善于继承、应用已有的成就，更重要的还在于创新和发展。因此，论文选题要着眼于创新，强调突破，尽量避免重复。

（三）针对性

针对性是指论文选题目的要明确、具体。文章要解决什么问题，为什么要解决这个问题，有什么条件和要求，都要做到心中有数。要根据医学发展和医疗实践的需要，选择那些有科学价值的课题、与人民健康息息相关的课题和亟待解决的课题。

（四）可行性

选题应坚持求实精神，要讲究实际，立足现实，充分考虑主、客观的条件。一要考虑自己的知识储备、专业特长、业务能力、技术水平、专业知识的广度和深度，经过努力能否达到要求；二要考虑是否有资料来源，如本单位的业务特点、技术状况、设备条件能否保证课题实验的基本需要；三是要了解所选课题的研究动态和研究成果，避免盲目和重复劳动。

医学科研和医学论文的选题都是来自学科实践中所提出的问题，选题按出处可分为：① 国家课题，由上级主管部门根据国家医疗卫生事业发展的需要下达的科研课题。一般来说，国家课题内容比较广泛，大多是亟待解决的问题。② 个人选题，医学工作者根据自己的专业和特点，结合实际，从医学基础和临床方面来选题。例如，在工作中遇到的各种医学理论和医学技术上的问题，包括改进诊疗方法、发现新病种（症）和疾病的规律、疾病的流行病学调查、总结某种疾病的护理、经验和教训等。③ 从文献中选题，在查阅文献时，注意发现空白点,启发自己的科研思路,进一步积累科研课题,也可在现有的文献基础上提出新见解、新论点。

二、资料的收集和处理

(一)资料的收集

收集文献资料应遵循以下步骤:① 分析课题,明确学科范围和要求。② 选择检索工具。③ 确定检索途径和检索词。④ 调整检索策略。

除了收集文献资料外,还应注意收集和课题相关的临床或病历资料、实验观察资料、调查研究资料和其他实物资料。

(二)资料的处理

原始资料是构成论文的最基本因素,是形成论点的基础。撰写论文时资料的处理应注意以下几点:① 根据论文主题取舍资料;② 资料要准确可靠,能反映事物的本质;③ 选择有说服力、典型的资料;④ 深入理解材料,充分利用材料;⑤ 科学地处理阴性实验材料。

三、阅读资料

(一)阅读策略

为了提高阅读效率,读者应根据阅读目的、文献性质、数量和环境条件等,采取不同的阅读策略。阅读策略通常包括以下几点:

(1)先读与主题内容相同的中文文献,后读外文文献。这样有助于理解内容,特别是理解一些专有名词和习惯用语,同时也可以加快阅读速度。

(2)先读文摘,后读原文。根据文摘提供的信息,决定是否获取原文,这样可以节省时间和精力。

(3)先粗读,后精读。这是阅读文献最关键的策略。初读重在广博,了解所掌握资料的全貌,在此基础上,选择与课题紧密相关的文献进行精读。精读要逐句逐段进行认真阅读,边读边思考,掌握文献的精神实质,摘录有用的内容。

(4)先读综合性文献,后读专题性文献。这样有助于全面、深入地了解课题的内容。

(5)先读现刊,后读过刊。这样有助于了解学科动态及成果的最新发展水平。

(6)先读核心期刊,后读其他刊物。这样有助于在掌握重点文献的基础上,进一步扩大知识面。

(二)阅读程序

医学文献作为科技和专业读物,有一定的格式和结构。阅读医学文献要根据其特点,采用合理的阅读程序。

1. 阅读题目　选择切合课题需要的文献。

2. 阅读摘要　了解文献主要内容,进一步判断与课题关系的紧密程度,决定是否继续阅读。

3. 阅读前言　进一步了解作者的写作意图及所叙述问题的意义。如果读者认为正是自己所需要的内容,而且有深入细致掌握全文的必要,可以阅读全文。如果读者认为只需要知道该文的论点,就直接阅读结论。如果读者认为该文献所述内容是自己已经掌握的,那么在阅读完前言之后,就可以结束阅读。

4. 阅读结论　掌握论点和结论。如果这些内容与自己所掌握的内容无很大差别,就可以不阅读全文,结束阅读。如果对一个论点的正确性有疑问,对某一论据有兴趣,某些论述、分析方法或数据确实有参考价值,应酌情阅读正文。

5. 阅读正文　阅读正文可以掌握作者的基本观点、分析方法和各种实验数据等。阅读正文应采用精读,边读边思考,并摘录有用的内容。

(三)阅读要领

阅读一般的医学论文应注意以下几点。

1. 理解概念

(1)读懂定义:定义是用简洁的语言,揭示概念的内涵和外延,阅读时应从本质和特征两个方面加以理解。

（2）解释：这是对概念的状况、性质、特征、成因做简要、概括解说。一般比较灵活、自然，但不一定完整。

（3）比较：通过两个或两个以上彼此有联系的事物做比较，在比较中说明概念的性质和特点，阅读时应特别注意共同点和差异点。

（4）数字说明：如果有数字说明的概念，只需要掌握其数字的范围、多少，理解其大致趋势即可。

（5）举例说明：对于很难理解的概念，有的文献用举例来说明，这是把抽象的概念给予形象化解释，这对于理解概念是有益的。在理解概念的基础上，还应该注意掌握基本原理和理论。对于基本原理和理论，不仅要了解其内容，还要知道它的用途和作用，做到举一反三，触类旁通。

2. 重视图表和数据　图表和数据对于理解、巩固所学知识有很大的作用。对于图表：① 要注重其来源，是实验的，还是统计的；② 要注意时间，与论文撰写时间是否相差太远，有无过时；③ 要注意单位，与结论单位是否一致，坐标之间单位是否有可比性，是否为国家统一使用的单位；④ 要注意图表的效果，作者引入此图表想要说明什么问题，是否达到预期效果。

对于数据要注意其科学性，同时还要注意其出处，是实验得来的，还是统计出来的。对于文章中特别关键的数据，作者应该有所注释，没有注释的数据，读者应该慎重使用。数据的类型是相对数据，还是绝对数据；是概率、是分布，还是约数，都应该看清楚。

3. 辨别实验报告和病例分析　在医学文献中，实验报告和病例分析占有很大比重，它是对理论阐述的必要补充，是某一医学成果和规律在实验室和医疗实践中的佐证，是最主要的科学判断之一。因此，阅读医学文献时应该予以重视。

阅读实验报告应该注意以下几点。

（1）实验设计是否严密。例如，样本是否有代表性；实验单位是否合适；测量指标是否有意义；比较组的计划安排是否合理。

（2）实验观察方法是否精确、完善。

（3）实验条件是否严格控制。

（4）观察记录是否客观。

（5）实验结果是否可信，能否重复得出，重复实验次数是否合理。

阅读病例分析应该注意以下几点。

（1）病例主体是否与所述结论一致。

（2）病例环境条件、时间、药物等客观因素是否与结论一致。

（3）临床结果是否准确、可信，有无其他形式（如图片、X 线片、化验单、患者自述等）的旁证。

综上所述，医学文献阅读的效果，除了与读者自身素质（知识水平和阅读能力）、文献质量、阅读方法有关外，还应该注意掌握阅读要领。

四、立意构思、拟定提纲

（一）构思

构思是作者熟悉和掌握收集到的各方面资料，明确写作要求、目的，对观点和材料进行合理安排的思维过程，它是论文的框架和蓝图。构思时要根据写作目的和范围，反复推敲，仔细琢磨，考虑通篇布局，确定层次结构及论点、论据和论证的方法，在头脑中勾画出一个有条理的全篇文章的轮廓。

（二）拟定提纲

论文的构思和拟定提纲往往是同时进行的，是作者对论文构思的进一步完善。按照拟好的提纲来撰写论文，作者就可以有条不紊、按部就班地去完成论文。提纲拟得好，写出的文章就会重点突出，层次分明，充分、精确地反映出作者的意图。提纲的内容要紧扣主题，项目要齐全，层次要清晰，提纲的基本内容包括：① 暂拟的标题。② 论点（假设）的提出。③ 分论点（从不同侧面说明中心论点）。④ 论据（收集掌握的资料的安排布局）。⑤ 结论。

提纲可以写成比较简略的标题式提纲，也可以写成较详细的简介式提纲。

五、完成初稿

提纲拟定之后,就可行文撰写初稿。撰写初稿时,要尽量充分、丰富地将提纲中的内容全部写进去,若初稿写得单薄、瘦弱,将会对以后的修改造成影响。可把自己的写作意图和需要论证的内容材料尽量写出来,不必过多考虑篇幅,也不必太多考虑修辞,以文字通顺、表达清楚为准。把自己所掌握的丰富的实验资料、观察资料和文献资料等,作为论据充实到提纲的相应部分中去,用以论证各分论点,再通过各分论点来论证中心论点,使中心论点得以成立。应重点阐述创造性部分,详写新理论、新发现,以及对前人成果的丰富和发展。在论证过程中,要根据各部分的特点和需要,适当地应用各种论证的方法。行文要合乎文体规范,论点、论据、论证齐全,纲目分明,逻辑清楚,运用的符号、单位要标准,图、表、公式的书写要规范。

论文初稿的写作一般有两种顺序:一是按照作者思考问题的过程去写,就是由头至尾,顺势而进,一气呵成。一般短篇论文用这种方法写作。二是从正文写起,正文写完,结论随后。这时再去写引言、摘要,最后提炼出标题。长篇论文的写作适合采用这种方法。

六、修改

一篇文章要反映一项有创见的科研成果,并不是一件轻而易举的事。要把一个论点阐述清楚,把丰富的材料安排得当,不经过反复思考、多次修正,是难以如愿的。因此,任何一篇文章都要经过三番五次的修改,即使是比较有经验的作者,其初稿也不能保证完美无缺,都要经过反复琢磨、推敲、修改。这就是"文不厌改""多改出华章"的道理。初稿完成以后,首先要反复诵读几遍,纵观全篇,从整体着眼,斟酌立论是否正确,思维是否清晰,结构是否合理,有无明显错误。然后再进入字斟句酌地精雕细刻。

文章的修改,可从以下几个方面入手。

(一)修改内容

论点体现论文的价值水平,是修改初稿时首先要注意的问题。检查自己的写作意图、基本论点和分论点是否准确表达出来;再看要论证的内容材料是否全都用上,论据是否充足;还要检查是否有与论点无关或关系不大的内容混杂在文章中。对内容中的不准确之处要修改,缺漏不足部分要补充,重复多余者要删除。

(二)调整结构

论文结构是表达论文主题的关键因素之一。从整体出发看文章的各部分、各段落结构是否合理,衔接是否均衡,排列次序和从属关系是否明确而合乎逻辑。要努力做到整篇文章结构严谨、重点突出、层次分明。

(三)修改语言

医学论文对语言的要求,首先要求的是准确性。检查语言是否精练,专业术语使用是否准确,句法是否完整、严密,是否合乎现代汉语的规范,数据引用是否有误,图表、照片是否清楚,标点符号使用是否正确等,都应逐句进行审阅、修改。

(四)修改标题

对照成文,对初拟标题字字斟酌,看其是否准确揭示文章中心内容,大小标题格调是否一致等。

(五)压缩篇幅

在写初稿时,很少考虑篇幅长短的问题,一般都是内容多、词句繁、篇幅长。但是各种期刊、学术会议对论文的篇幅均有一定规定。这就要求作者根据不同用途的不同要求,对篇幅进行修改,删繁就简,有时还要大刀阔斧、忍痛割爱。在修改过程中,还可将论文送导师或同行专家审阅,虚心征求他们的意见。

七、投稿(详见本章第四节)

论文写完以后,选择一种合适的期刊并投寄,以期得到发表,即为投稿(详见本章第四节)。

八、论文发表

发表过程包括审稿、编辑修改和作者修改、校对等重要环节。

（一）审稿

审稿是决定稿件取舍，保证期刊质量的重要环节。多数医学期刊对来稿实行"三审制"，即初审、复审和终审。

（二）编辑修改和作者修改

编辑修改是对相关专业专家复审合格的稿件进行文字和技术性加工的一道重要工序，是保证论文质量的一项重要措施。

编辑人员对原稿经编辑加工后，归纳审稿专家及编者意见，形成具体、明确的退修意见，退给作者进行修改。

（三）校对

校对样稿是期刊印刷前对排印出来的论文样稿进一步把关的过程，也是编辑工作的继续，包括编者校对和作者校对。

分析与讨论

案例1：某同学想试着写一篇 Meta 分析，但不太清楚如何开始。

讨论：

做一个 Meta 分析，要注意哪些方面？ 如何改？

提示：

首先要注意选一个合适的题目。Meta 分析的选题是一个很重要的问题。选题不当，容易导致研究缺乏价值、研究困难或无法完成。应注意以下几点。

1. 重要性 只有具有比较重要的临床意义的问题才适合进行 Meta 分析。

2. 争议性 一般而言，具有争议性的问题最适合进行 Meta 分析。通过汇总多个研究结果，得到总的更可靠的结论。怎样才知道哪些问题具有争议性呢？ 如果是某一领域的专家，自然会对本领域有哪些有争议性的问题比较清楚，如果是新入行者，则可以向该领域的专家请教，或者通过文献检索的方法知道哪些问题有争议性。例如，欲研究肝移植领域哪些问题有争议性，可以"肝移植（liver transplantation）"，"争议（controversy、dispute 等）"为检索词，在 CNKI、CBM、PubMed 等数据库中进行检索，查到相关论文，详细阅读后即可知道哪些问题是有争议性的。

3. 创新性 指的是国内外还没有人做过这方面的 Meta 分析。同样可以通过文献检索的方法来得知是否已经有人做过类似的 Meta 分析。例如，进食牛奶是否会增加前列腺癌发病风险的 Meta 分析，则可以"前列腺癌 and 乳制品 and Meta 分析"或者"prostate cancer AND dairy product AND meta-analysis"为关键词在相关数据库中进行检索。结果中若发现已经有人做过了，那么这个课题就不太适合再做 Meta 分析。最好的情况是别人没有进行过这方面的研究，如果已经有人做过，但前面的研究质量不高，或者是前面的 Meta 分析已经是很久以前做过的，或者前面的研究指出有进一步研究的必要，那么也还是可以再做 Meta 分析的。

4. 问题清楚，回答明确 提出的问题应该是选择题式的。例如，采用 A 和 B 两种疗法治疗 C 病，哪种更好？ 而不应是开放式的。例如，乳腺癌应该采取什么样的治疗方法？ 正确的提法应该是：二期乳腺癌患者采用保乳手术和根治术，哪种方法更好？

5. 有明确的效应指标 对于危险因素，可以用 OR/RR 值为效应指标，对于肿瘤的治疗，可以用 5 年或 10 年生存率为效应指标。

6. 有合适的原始论文 Meta 分析要有足够的、合适的原始论文作为基础。原始论文要适合做 Meta 分析，如研究危险因素的就应当是病例对照研究和队列研究；要提供必要的信息，如研究危险因素的就要能够提取出四格表资料；研究个数不能太少，否则达不到汇总的效果；原始研究质量要高，设计要科学，要从重要性、真实性和适用性方面评价原始研究。

7. 选题范围要合适 选题太大，纳入研究的文献太多，而且问题也不明确，研究难以完成。选题太少，缺乏推广应用的代表性，而且纳入研究的文献也太少，达不到汇总的效果。一般而言，纳入研究的文献为 10～30 篇时比较适合做 Meta 分析。

案例 2：如何撰写出一篇高质量的医学论文？

提示：

1. 要遵循哪些原则来正确进行选题？

2. 根据选题要重点收集哪些方面的资料？

3. 在动手撰写初稿前要认真立意构思,拟定好提纲。

4. 初稿完成后要从哪些方面来进行修改？

(杨晓良)

第四节　医学论文的投稿

投稿是论文撰写的最后一个环节。医学论文只有发表了,才能使学术研究和科技成果成为人类的共同财富,才能对后续的科学研究起桥梁作用,才能逐步使科研成果转变为生产力。

一、期刊选择

国内外期刊都存在着较高的退稿率,国际著名生物医学期刊自由投稿的退稿率达 90％左右,国内著名期刊的退稿率也在 80％以上。因此,在投稿前选择合适的期刊至关重要。投稿前可以在图书馆或互联网上了解各医学期刊,以及期刊的稿约、栏目和内容,了解期刊的办刊宗旨、知名度、性质(范畴)及特点等,选择与自己论文专业对口的期刊,提高中稿率。

国内外科技学术期刊类别各异、数目繁多。一般按期刊的性质或属性可有学报类、通报类、情报类、检索类、大学学报类等。从学术类别出发可分为综合性刊物(如《自然》《中国科学》《中国卫生事业管理》等)、学术性刊物(如《细胞》《中华儿科杂志》《中华医学杂志》等)、技术和方法性刊物(如《医疗设备信息》等)以及检索性刊物(如《中国医学文摘》等)等。

(一)期刊的宗旨和范畴

每个期刊都有自己的办刊特色,在办刊的宗旨、专业范围、主题分配、栏目设置及各种类型文章发表的比例等都会有所不同。在投稿前一定要弄清楚论文主题是否在该刊物的征稿范畴内、是否有相符合的栏目设置,以及文章的类型是否符合该刊的收录范围。掌握了这些原则后,再根据自己论文所研究的内容,选出一本专业对口、水平相当的刊物,严格按照期刊的要求和格式撰写论文并投稿。

(二)期刊的水平

在选择期刊时要注意期刊的质量水平。目前,常用的期刊质量判断标准有是否被 SCI 收录、影响因子的高低、是否被某二次文献数据库或索引(如 PubMed、CA 等)收录。质量高、有声望的期刊往往更有利于论文的传播和交流,对于学术成果的认可也具有较高的权威性,但退稿率也往往较高。因此,在选择期刊时,一定要客观、现实地评价自己的论文水平,正确定位,选择合适的期刊,提高中稿率。

(三)其他因素

载文规模也是期刊选择时要考虑的重要因素。对于相同专业领域、质量水平相当的两本期刊,出版周期短、载文量高的期刊,投稿命中率相对较高。

发表周期是指编辑部收到稿件到文章发表的时间,反映论文发表的速度快慢。有些刊物发表周期较短,有些则较长。因此,在选择投稿期刊时,作者需要了解该期刊的载文规模和出版频率,来衡量投稿的命中率与等待的时间。

另外,还需要考虑各期刊收取的审稿费、版面费、彩图费,不同期刊有不同的收费标准,费用的多少也是作者有待考虑的因素之一。

二、阅读期刊稿约和近期论文

在选定拟投期刊后，作者需要关注该期刊的稿约和近期发表论文的情况。大部分期刊会在每年的第一期或最后一期刊出稿约，或在网上公布"投稿须知"。通过阅读稿约可以获知该刊的办刊宗旨、专业范围、栏目设置、版面费、网上投稿的步骤、对稿件的格式及结构要求（包括标题、摘要、关键词、正文、参考文献），以及字数、图表、名词术语、计量单位、符号的书写要求等。作者可以按照要求对自己的论文进行修改，避免延误发表时间。这时，作者可阅读该期刊近期发表的相关论文，了解和确定该期刊是否收录自己相关专业领域的论文、拟投稿件的栏目；熟悉该期刊的出版体例、图表的规格、注释用中文还是中英文对照；体会论文的行文风格；查看文章的投稿和接受日期，计算论文的发表周期。认真阅读期刊的稿约，出现的错误越少，退修次数就越少，投稿的成功率就越高。

三、投稿

随着信息技术的发展，除了纸质稿件寄送外，更多是利用电子文档进行网络投稿。投稿一般有 3 种：应约投稿、自由投稿和专家推荐稿。

（一）投稿推荐信

投稿推荐信的作用是推荐稿件，说明稿件的真实性和介绍稿件的相关情况。一般包括以下内容：

（1）说明该论文的立题和内容资料真实可靠，不涉及保密问题。

（2）声明没有重复发表和重复投稿。

（3）声明稿件已经所有作者阅读和同意投稿，署名无争议，并附有所有作者签名，作者均符合著作权标准。

（4）作者的姓名、地址、电话和 E-mail 地址等联系信息。

（二）稿件形式

1. 纸质稿件　可由作者直接送稿或邮寄投稿。

2. 电子稿件　一般采用电子邮件和在线投稿的方式。电子邮件投稿方便、快捷，尤其是向国外期刊投稿。在线投稿是作者通过注册登录到期刊网站，按照要求将欲投稿件的电子文档上传至期刊网站的服务器，编辑就可以直接审阅稿件。作者可直接登录到期刊网站，详细了解所投稿件的处理情况，国内越来越多的期刊采用在线投稿的方式受理稿件，这也是以后投稿的主要途径。

（三）注意事项

1. 投稿要求　论文投向期刊前应齐全、整齐，论文摘要、正文、图表、页码要完整无缺。并附作者联系地址、单位、单位介绍信、第一作者简介、联系电话、E-mail 地址、邮政编码、基金支持等。要求论文稿面整洁、全文层次分明，外文字母大小写标准，标点符号准确，图像清晰，表格设计合理，参考文献规范。要以原稿为准，修改及校样稿时不得对论文自行做较大的改动，除非编辑部有特殊要求。

2. 一稿多投　一稿多投是指同一作者或同一研究群体不同作者，在期刊编辑和审稿人不知情的情况下，试图或已经在两种或多种期刊同时或相继发表内容相同或相近的论文，国际上也称该种现象为重复发表。一稿多投是科学界严厉指责的行为，一稿多投行为如果在稿件的同行评议过程中被发现，通常会被简单地退稿，有些期刊编辑部可能会在退稿的同时函告作者所在单位的相关部门。如果一稿多投的文章已经发表，期刊有可能会采取制裁或处罚。例如，在一定期限内拒绝一稿多投作者向该期刊继续投稿；在刊物上刊登关于该作者一稿多投的声明，并列入目次页，以便被检索系统收录，供同行检索；可能在某特定专业群体的刊物中对一稿多投的行为进行通报；可能通知作者所在单位。

通常稿件审理时间为 3 个月，若在规定时间内未收到审理意见，可以和编辑部联系，再做另选期刊的投稿决定（更多信息请参见 Springer 读者学院：https://www.springer.com/gp/authors-editors/author-academy）。

（四）投稿结果及其处理

1. 投稿结果　一是采用，这是著者所期盼的结果；二是退修，著者必须按编辑部意见修改后可以发表，或退修后再审定；三是退稿，遇到这种情况，著者应认真分析原因，采取相应措施，使稿件争取得到发表。

2. 投稿不中的原因分析　① 题目大，内容少；② 泛泛而谈，没有重点；③ 人云亦云，缺乏特色，无自己的见解，无创新；④ 论据不足，数据不全；⑤ 层次不清，杂乱无章。

3. 采取相应的对策　① 进行修改，提高质量再投：认真分析退稿原因，根据编辑部意见，对文章进行认真修改，使文章主题更加鲜明、突出，更具新颖性，结构层次更清晰合理，各方面更符合杂志社要求。② 另选合适的杂志再投：若文章质量不错但由于稿件不符合该杂志的专业范围或报道重点，则应另选一种对口的杂志再投。③ 改换选题，从头再来：重新选择更合适的课题，重新设计，重新研究、分析、构思、布局和撰写。

分析与讨论

案例1：图 11-2 显示的是一篇论文的案例摘要。

Abstract

Objectives: We carried out a meta-analysis focusing on the relationship between length of AIB1 gene poly-Q repeat domain as a modifier of breast cancer (BC) susceptibility in patients with BRCA1 and BRCA2 mutation carriers.

Data sources: We searched MEDLINE and EMBASE for all medical literature published until February, 2012.

Study Eligibility criteria: Studies were included in the meta-analysis if they met all the predetermined criteria, such as: (a) case-control or cohort studies; (b) the primary outcome was clearly defined as BC; (c) the exposure of interest measured was AIB1 polyglutamine repeat length genotype; (d) provided relative risk (RR) or odds ratio (OR) estimates and their 95% confidence intervals (CIs).

Synthesis methods: Two of the authors independently evaluated the quality of the studies included and extracted the data. Meta-analyses were performed for case-control and cohort studies separately. Heterogeneity was examined and the publication bias was assessed with a funnel plot for asymmetry.

Result: 7 studies met our predetermined inclusion criteria and were included in the meta-analysis. Overall quality ratings of the studies varied from 0.36 to 0.77, with a median of 0.5. The overall RR estimates of 29/29 poly-Q repeats on risk of BC in BRCA1/2, BRCA1, and BRCA2, were always greater than 1.00; however, this effect was not statistically significant. In the meta-analysis of studies reporting the effect of 28/28 poly-Q repeats on risk of BC in BRCA1/2, BRCA1, and BRCA2, the overall RR decreased below 1.00; however, this effect was not statistically significant. Similar estimates were shown for at least 1 allele of ≤26 repeats.

Conclusions: Genotypes of AIB1 polyglutamine polymorphism analyzed do not appear to be associated to a modified risk of BC development in BRCA1 and BRCA2 mutation carriers. Future research on length of poly-Q repeat domain and BC susceptibility should be discouraged and more promising potential sources of penetrance variation among BRCA1 and BRCA2 mutation carriers should be investigated.

图 11-2　案例摘要

讨论：

1. 医学学术论文的种类、基本结构，通过论文摘要判断其论文的类型是哪一种？

2. 如果要投稿，应如何选择期刊的类别、如何写投稿信、投稿的注意事项有哪些？

提示：

1. 在循证医学文献中常见系统评价的结构式摘要包括研究背景、目的、研究策略、选择标准、数据收集和分析、主要结果、作者结论、概要。

2. 投稿提示，电子稿件一般采用电子邮件和在线投稿的方式。电子邮件投稿方便、快捷，尤其是向国外期刊投稿。作者可通过注册登录到期刊网站在线投稿，按照要求将欲投稿件的电子文档上传期刊网站的服务器，编辑就可以直接审阅稿件。作者直接登录到期刊网站，就可以详细了解所投稿件的处理情况，电子投稿将是以后投稿的主要途径。

案例2：某同学撰写了一篇题为"卵巢成熟性畸胎瘤恶变的临床病理特征及预后分析"的论文，并想投稿发表，你认为应投什么杂志？怎样投？如被退稿怎么办？

提示：

(1) 根据这篇论文的专业性质和研究内容宜选投妇产科类杂志。

（2）根据所投期刊稿约，可分别采取在线投稿（最常见）、邮件投稿或纸质投稿方式进行投稿，并按具体要求操作。

（3）若被退稿，应认真分析原因，采取相应对策：① 按编辑部意见，对文章进行内容、结构、格式、字数、书写要求等方面的修改使文章更符合所投期刊要求。② 检查文章与所投刊物栏目设置、报道重点是否相符，另选更对口的刊物再投。

（杨晓良）

第十二章

知识产权与科研诚信

第一节　知识产权概述

一、知识产权与知识产权保护

知识产权（intellectual property）是指权利人对其所创作的智力劳动成果所享有的专有权利，是依照各国法律赋予符合条件的著作者、发明者或成果拥有者在一定期限内享有的独占权利，一般认为它包括版权（又称著作权）和工业产权。版权是指作者和其他著作权人对文学、艺术和科学作品所享有的各项专有权利；工业产权主要指发明专利、实用新型专利、外观设计专利及商标专用权。

知识产权保护（intellectual property protection）是指依照现行法律法规，对侵犯知识产权的行为进行制止和打击。具体体现为：① 阻止和打击假冒伪劣产品；② 阻止和打击商标侵权、专利侵权；③ 阻止和打击著作权侵权、版权侵权等。随着新技术、新知识的不断涌现，相继出现了新的知识产权类别，现代知识产权的保护范围已从传统的专利、商标、版权扩展到包括计算机软件、集成电路、植物品种、商业秘密、生物技术等在内的多元对象。

知识产权保护保证了智力创新的权利，是每一个公民，特别是希望或打算使用他人的智力劳动成果创作文本、图像或其他形式的发明的人所必须了解的，否则就有可能在使用时违法或产生学术不端行为。只有当全社会的公民都增强了知识产权保护的意识和对他人知识产权的尊重意识，科学发明和创新才能真正成为推动社会进步的力量。

国家知识产权局是我国国家级的知识产权保护机构，代表国家行使权力，保护知识产权。目前，我国的知识产权法律制度主要由《中华人民共和国著作权法》《中华人民共和国专利法》（2020 年修订）《中华人民共和国商标法》《中华人民共和国反不正当竞争法》等若干法律，以及行政法规或规章、司法解释、相关国际条约等共同构成。

各国的知识产权制度不尽相同，为了使一国国民的智力创造能在他国得到保护，1883 年，14 个国家缔结了《保护工业产权巴黎公约》，并于次年正式生效，这是第一部旨在使一国国民的智力创造能在他国得到保护的重要条约。1886 年，《保护文学和艺术作品伯尔尼公约》的缔结，使版权走上了国际舞台。随着现代传播技术的发展和世界范围内的交流日益增多，智力成果更加容易跨越国界而进入他国，因此，智力成果的跨国界保护成为各国共同关注的问题。1974 年，世界知识产权组织成为联合国组织系统的一个专门机构，肩负着在全球框架下促进使用和保护人类智力作品的任务，这一任务得到了联合国会员国的承认，目前其成员已达185 个国家。

二、著作权

著作权（copyright）是知识产权的一种，指著作权人对其文学、艺术、科学作品享有的署名、发表、使用以及许可他人使用和获得报酬等的权利。这里的作品，指的是文学、艺术和科学领域内具有独创性并能以一定形式表现的智力成果，包括文学作品，口述作品，音乐、戏剧、曲艺、舞蹈、杂技艺术作品，美术、建筑作品，摄影作品,视听作品,工程设计图、产品设计图、地图、示意图等图形作品和模型作品,计算机软件,以及符合作品特征的其他智力成果。著作权自作品创作完成之日起自动产生(不论是否发表),作者无须履行任何手续。著作权保护关乎表达,不延及思想、过程、原理、数学概念、操作方法等。

在中国,著作权人和相关权益人可以向国务院著作权行政管理部门设立的专门登记机构[即中国版权保护中心(China Copyright Protection Center,CCPC)]进行著作权或者相关权益登记。《中华人民共和国著作权法》对著作权以及与著作权有关的权益进行了规定,以下对一些重要的方面进行介绍。

(一)著作权人及其权利

根据《中华人民共和国著作权法》的规定,著作权人包括作者,其他依照本法享有著作权的自然人、法人或者非法人组织。著作权包括下列人身权和财产权:

(1)发表权:即决定作品是否公之于众的权利。

(2)署名权:即表明作者身份,在作品上署名的权利。

(3)修改权:即修改或者授权他人修改作品的权利。

(4)保护作品完整权:即保护作品不受歪曲、篡改的权利。

(5)复制权:即以印刷、复印、拓印、录音、录像、翻录、翻拍、数字化等方式将作品制作一份或者多份的权利。

(6)发行权:即以出售或者赠与方式向公众提供作品的原件或者复制件的权利。

(7)出租权:即有偿许可他人临时使用视听作品、计算机软件的原件或者复制件的权利,计算机软件不是出租的主要标的的除外。

(8)展览权:即公开陈列美术作品、摄影作品的原件或者复制件的权利。

(9)表演权:即公开表演作品,以及用各种手段公开播送作品的表演的权利。

(10)放映权:即通过放映机、幻灯机等技术设备公开再现美术、摄影、视听作品等的权利。

(11)广播权:即以有线或者无线方式公开传播或者转播作品,以及通过扩音器或者其他传送符号、声音、图像的类似工具向公众传播广播的作品的权利,但不包括本款第十二项规定的权利。

(12)信息网络传播权:即以有线或者无线方式向公众提供,使公众可以在其选定的时间和地点获得作品的权利。

(13)摄制权:即以摄制视听作品的方法将作品固定在载体上的权利。

(14)改编权:即改变作品,创作出具有独创性的新作品的权利。

(15)翻译权:即将作品从一种语言文字转换成另一种语言文字的权利。

(16)汇编权:即将作品或者作品的片段通过选择或者编排,汇集成新作品的权利。

(17)应当由著作权人享有的其他权利。

著作权人可以许可他人行使、全部或者部分转让前款第(5)项至第(17)项规定的权利,并依照约定或者本法有关规定获得报酬。

(二)著作权归属

我国的法律规定,著作权属于创作作品的自然人,即作者。由法人或者非法人组织主持,代表法人或者非法人组织意志创作,并由法人或者非法人组织承担责任的作品,法人或者非法人组织视为作者。改编、翻译、注释、整理已有作品而产生的作品,其著作权由改编、翻译、注释、整理人享有,但行使著作权时不得侵犯原作品的著作权。自然人为完成法人或者非法人组织工作任务所创作的作品是职务作品,除法律、行政法规规定或者合同约定著作权由法人或者非法人组织享有的职务作品外,著作权由作者享有,但法人或者非法人组织有权在其业务范围内优先使用。作品完成两年内,未经单位同意,作者不得许可第三人以与单位使用的相同方式使用该作品。主要是利用法人或者非法人组织的物质技术条件创作,并由法人或者非法人组织承担责任的工程设计图、产品设计图、地图、示意图、计算机软件等职务作品,作者享有署名权,著作权的其他权利由法人或者非法人组织享有,法人或者非法人组织可以给予作者奖励。

(三)权利保护期

作者的署名权、修改权、保护作品完整权的保护期不受限制。自然人的作品,其发表权及上述第(5)至

(17)项规定的权利的保护期为作者终生及其死亡后 50 年,截止于作者死亡后第 50 年的 12 月 31 日;如果是合作作品,截止于最后死亡的作者死亡后第 50 年的 12 月 31 日。

法人或者非法人组织的作品、著作权(署名权除外)由法人或者非法人组织享有的职务作品,其发表权、上述第(5)至(17)项规定的权利的保护期为 50 年,截止于作品首次发表后第 50 年的 12 月 31 日,但作品自创作完成后 50 年内未发表的,不再受保护。

各国国情不同,有些国家可规定更长的时限,如英、美等国为作者死亡后第 70 年。这种时间上的限制使得创作者及其继承人能在一段合理的时期内就其著作获得经济上的收益。

(四) 著作权的限制

著作权的限制使作品能够获得充分交流、传播和合理使用,这也是大多数创作者的创作目的,因此,法律规定在下列情况下使用作品,可以不经著作权人许可,不向其支付报酬,但应当指明作者姓名、作品名称,并且不得影响该作品的正常使用,也不得侵犯著作权人的合法权利。

(1) 个人学习、研究或者欣赏,使用他人已经发表的作品。

(2) 为介绍、评论某一作品或者说明某一问题,在作品中适当引用他人已经发表的作品。

(3) 报道时事新闻,在报纸、期刊、广播电台、电视台等媒体中不可避免地再现或者引用已经发表的作品。

(4) 报纸、期刊、广播电台、电视台等媒体刊登或者播放其他报纸、期刊、广播电台、电视台等媒体已经发表的关于政治、经济、宗教问题的时事性文章,但作者声明不许刊登、播放的除外。

(5) 报纸、期刊、广播电台、电视台等媒体刊登或者播放在公众集会上发表的讲话,但作者声明不许刊登、播放的除外。

(6) 学校课堂教学或者科学研究,翻译改编、汇编、播放或者少量复制已经发表的作品,供教学或者科研人员使用,但不得出版发行。

(7) 国家机关为执行公务在合理范围内使用已经发表的作品。

(8) 图书馆、档案馆、纪念馆、博物馆、美术馆等为陈列或者保存版本的需要,复制本馆收藏的作品。

(9) 免费表演已经发表的作品,该表演未向公众收取费用,也未向表演者支付报酬且不以营利为目的。

(10) 对设置或者陈列在室外公共场所的艺术作品进行临摹、绘画、摄影、录像。

(11) 将中国公民、法人或者非法人组织已经发表的以国家通用语言文字创作的作品翻译成少数民族语言文字作品在国内出版发行。

(12) 以阅读障碍者能够感知的无障碍方式向其提供已经发表的作品。

(13) 法律、行政法规规定的其他情形。

为实施九年制义务教育和国家教育规划而编写出版的教科书,除作者事先声明不许使用的外,可以不经著作权人许可,在教科书中汇编已经发表的作品片段或者短小的文字作品、音乐作品或者单幅的美术作品、摄影作品,但应当按照规定支付报酬,指明作者姓名、作品名称,并且不得侵犯著作权人依照本法享有的其他权利。

(五) 与著作权有关的权利

在《中华人民共和国著作权法》中,对图书、报刊的出版,表演、录音录像、广播电台、电视台播放进行了相关权利的规定。其中,与图书、报刊的出版相关的权利如下:

(1) 图书出版者出版图书应当和著作权人订立出版合同,并支付报酬。

(2) 图书出版者对著作权人交付出版的作品,按照合同约定享有的专有出版权受法律保护,他人不得出版该作品。

(3) 著作权人应当按照合同约定期限交付作品。图书出版者应当按照合同约定的出版质量、期限出版图书。图书出版者不按照合同约定期限出版,应当依法承担民事责任。图书出版者重印、再版作品的,应当通知著作权人,并支付报酬。图书脱销后,图书出版者拒绝重印、再版的,著作权人有权终止合同。

(4) 著作权人向报社、期刊社投稿的,自稿件发出之日起十五日内未收到报社通知决定刊登的,或者自稿件发出之日起三十日内未收到期刊社通知决定刊登的,可以将同一作品向其他报社、期刊社投稿。双方另有约定的除外。作品刊登后,除著作权人声明不得转载、摘编的外,其他报刊可以转载或者作为文摘、资料刊登,但应当按照规定向著作权人支付报酬。

(5)图书出版者经作者许可,可以对作品修改、删节。报社、期刊社可以对作品作文字性修改、删节。对内容的修改,应当经作者许可。

(6)出版者有权许可或者禁止他人使用其出版的图书、期刊的版式设计。此款规定的权利的保护期为十年,截止于使用该版式设计的图书、期刊首次出版后第十年的 12 月 31 日。

根据《中华人民共和国著作权法》的规定,著作权属于作者,作者享有发表权、署名权、修改权、复制权等多种权利,当作者向期刊投稿后,一般意味着将其作品的汇编权、(文字性)修改权、印刷版的复制权及发行权授予期刊社使用。期刊作为一种汇编作品,期刊社也享有此汇编作品的著作权以及版式设计权。期刊数据库通过与期刊签订许可合同,获得作品的复制权、汇编权、信息网络传播权以及版式设计权的许可。但从近年来出现的一些法律纠纷来看,上述授权依然存在法律上的瑕疵,主要体现在以下两个方面:

1. 期刊以"投稿须知"代替授权协议 在部分法律纠纷案件中,期刊社并未与作者签订授权协议,仅在"投稿须知"中表明期刊意欲获得论文作品的版权。此类声明看似具有法律效力,但由于其面向不特定人员,不满足内容具体、特定等要求,其性质应为邀约或邀请,不属于合同的组成部分,所以难以认定授权存在。

2. 格式化的版权转让条款存在被认定无效的风险 格式条款是当事人为重复使用而事先拟定的条款,其特点在于未与对方进行协商。从内容方面来看,期刊社通常在与作者签约时一次性获得作品的所有版权,但却未能体现权利受让的相应对价。已有案例指出类似的条款违背公平原则,应当归于无效。此外,依据著作权人未明确许可、转让的权利视为未许可、转让的基本原则,此类条款的规定过于笼统,也会因缺乏明确性而使授权最终归于无效。

学位论文是高等院校、科研机构的学生为获得各级学位资格而撰写和提交的学术论文。一般来说,学位论文的著作权属于作者。随着高等教育事业的发展,学位论文的数量急剧增加,其传播、出版、开发利用也越来越受到重视,由于对著作权的理解不同,涉及导师、学校与学生之间的版权问题争端也时有发生。近年也有许多大学要求作者将其作品的著作权转让给学校,以便在学校的数据库或其他平台上出版和存储这些作品。在这种情况下,教育机构或学校可能会拥有这些作品的部分权利,如使用权和分发权等,这也使得版权问题愈加复杂。

1. 导师是否拥有著作权 在学位论文的署名上,目前大多数学校的做法是承认作者为唯一拥有署名权的权利人,但要求作者在论文封面写明指导教师。作者本人通常也会在论文中以致谢的方式提及导师的指导和帮助。这种做法约定俗成,一般没有什么争议,但一旦作者将以学位论文为基础的或在校研究为基础的内容向期刊投稿时,署名的争端就可能产生。一部分人认为论文的创作者,即学生本人对科研设计、数据的获得或数据的分析和解释做出了实质性贡献,起草了论文或批判性修改论文中的重要学术内容,拥有当然的完整的著作权;而另一些人则认为导师在指导选题、研究思路、实验设计、论文撰写方面付出了精力和劳力,对论文的最终完成起了很大作用,也应拥有部分著作权,即署名权。对这个问题的处理应根据学生和导师对研究工作的构思、设计、分析和撰写所做的脑力贡献而综合考虑。一般来说,导师是课题的总负责人,承担课题的经费、设计,文章的把关,负责与编辑部的通信联系和接受读者的咨询,担负着文章可靠性的责任,在这种情况下,多数导师和学生认可的做法是将导师作为通讯作者署名,学生本人作为第一著者署名。

2. 导师和学校是否对学生的学位论文内容有控制权 一个典型的案例是斯坦福大学对博士生张华(音译)的论文的指导。张华的导师要求他在论文中包括一些特定的内容,但张华认为这些内容与他的研究目标不符而拒绝了,这使得他与导师之间的关系紧张。最后,张华选择离开斯坦福大学,转而去了一所允许他自由探索自己研究兴趣的学校。这个案例展示了导师在学位论文内容方面的控制权,他们通常负责监督学生的研究过程,确保论文符合学术标准和指导方针。然而,这种控制权可能因学校、院系和导师而异。

3. 导师和学校是否对学位论文的使用有控制权 典型的案例是美国麻省理工学院(MIT)的学生爱德华·斯诺登(Edward Snowden)的学位论文版权争议:斯诺登在麻省理工学院获得了计算机科学学位,但他的学位论文内容中关于安全漏洞的信息,在他向媒体泄露后引起了争议。麻省理工学院后来声称,这些信息属于学校,而斯诺登则认为,这些信息是他学位论文的一部分,他拥有这些信息的版权。这个争议的核心是,大学是否拥有对学生的学位论文使用权的控制权。

4. 学位论文是否属于职务作品 学生的论文是在导师指导下进行,在研究和撰写过程中利用了学校的资源,所以学位论文通常被认为是职务作品。根据《中华人民共和国著作权法》的规定,职务作品的著作权由作者享有,但法人或者非法人组织有权在其业务范围内优先使用。作品完成两年内,未经单位同意,作者不得许可第三人以与单位使用的相同方式使用该作品。然而,这并不意味着学校或导师可以随意使用或出版学生的论文,学校通常会制定政策,规定如何在出版和使用学生的作品方面取得学生的许可。当然,也有人认为学位论文被认定为职务作品是非常牵强的,因为它们通常是学生自己选择的主题和研究方向,尽管论文可能在导师的指导下进行,但其研究和写作过程主要是由学生自己负责,因此应被视为个人创作。还有一些学者认为学位论文既是职务作品,也是个人作品,这种双重性使得学位论文既有职务作品的特征,也有个人作品的特征。这是一个相对复杂的问题,需要根据具体情况来考虑。

三、专利和专利权

(一) 概述

"专利"一词一般可理解为"获得专利权的发明创造""专利权"或"专利文献"。

在《中华人民共和国专利法》(2020 年修正)中,发明创造是指发明、实用新型和外观设计。当其具备新颖性、创造性和实用性时,发明人或设计人可向国家专利审批机关提出申请,申请被批准后,该发明创造即获得专利权。专利权保护专利权人在法律规定的期限内,对制造、使用、销售(有些国家还包括进口该项专利发明或设计)享有专有权(又称垄断权或独占权)。其他人必须经过专利权人同意才能进行上述行为,否则即为侵权。专利期限届满后,专利权即行消灭。任何人皆可无偿地使用该项发明或设计。

专利申请人向专利审批机关提交的专利申请说明书、专利说明书、权利要求书,以及审批机关的专利公报、专利索引等则统称为专利文献。专利文献可提供专利技术信息、专利的法律状态等信息,是科研人员了解国内外技术发展现状、解决技术难题、避免侵权行为的非常重要的科学技术资源。

(二) 不授予专利权的范畴

《中华人民共和国专利法》(2020 年修正)对以下内容不授予专利权。

(1) 违反法律、社会公德或者妨害公共利益的发明创造。违反法律、行政法规的规定获取或者利用遗传资源,并依赖该遗传资源完成的发明创造。

(2) 科学发现。

(3) 智力活动的规则和方法。

(4) 疾病的诊断和治疗方法。

(5) 动物和植物品种。

(6) 原子核变换方法以及用原子核变换方法获得的物质。

(7) 对平面印刷品的图案、色彩或者二者的结合作出的主要起标识作用的设计。

但对上述第(5)项所列产品的生产方法,可以依照法律规定授予专利权。

(三) 专利权的期限、终止和无效

发明专利权的期限为 20 年,实用新型专利权的期限为 10 年,外观设计专利权的期限为 15 年,均自申请日起计算。为补偿新药上市审评审批占用的时间,对在中国获得上市许可的新药相关发明专利,国务院专利行政部门应专利权人的请求给予专利权期限补偿,补偿期限不超过 5 年,新药批准上市后,总有效专利权期限不超过 14 年。专利权人应当自被授予专利权的当年开始缴纳年费。没有按照规定缴纳年费或专利权人以书面声明放弃其专利权的,专利权在期限届满前终止。专利权在期限届满前终止的,由国务院专利行政部门登记和公告。

以上内容引自《中华人民共和国专利法》(2020 年修正)。

四、商标专用权与商标法

（一）商标专用权

商标（trademarks）是消费者用以区别商品和服务不同来源的商业性标志，一般由文字、图形、字母、数字、三维标志、颜色、声音组合或者上述要素的组合构成。商标专用权简称商标权，是指商标主管机关依法授予商标所有人对其注册商标受国家法律保护的专有权。商标注册人依法支配其注册商标并禁止他人侵害的权利主要有注册商标的专有使用权、禁止权、许可权、转让权等内容。

（二）商标法

商标法是确认商标专用权，规定商标注册、使用、转让、保护和管理的法律规范的总称。它的作用主要是加强商标管理，保护商标专用权，促进商品的生产者和经营者保证商品和服务的质量，维护商标的信誉，以保证消费者的利益，促进市场经济的发展。

根据《中华人民共和国商标法》（2019 年修正）规定，注册商标的有效期为 10 年，自核准注册之日起计算，注册商标有效期满，需要继续使用的，商标注册人应当在期满前十二个月内按照规定办理续展手续；在此期间未能办理的，可以给予六个月的宽展期。每次续展注册的有效期为十年，自该商标上一届有效期满次日起计算。期满未办理续展手续的，注销其注册商标。商标局应当对续展注册的商标予以公告。

商标权是一种无形资产，具有经济价值，可以用于抵债，即依法转让。根据《中华人民共和国商标法》的规定，商标可以转让，转让注册商标时转让人和受让人应当签订转让协议，并共同向商标局提出申请。在转让商标权时，应当按《企业商标管理若干规定》的要求，委托商标评估机构进行商标评估，依照该评估价值处理债务抵偿事宜，而且要及时向商标局申请办理商标转让手续。商标侵权的民事责任商标专用权被侵权的自然人或者法人在民事上有权要求侵权人停止侵害、消除影响、赔偿损失。

以上涉及法律条款内容引自《中华人民共和国商标法》（2019 年修正）。

分析与讨论

案例 1：2007 年《随机边界分析》（作者：〔美〕舒伯利·C·昆伯卡，〔美〕C·A·诺克斯·拉维尔，刘晓宏，杨倩译）由复旦大学出版社出版，随后，杨倩对该翻译作品的署名顺序不满，向法院提出上诉，告刘晓宏侵犯其署名权，要求被告应当就此承担停止侵权、消除影响、赔礼道歉、赔偿包括合理费用在内的经济损失的侵权民事责任。

材料：2005 年 4 月，原告杨倩与被告刘晓宏合意翻译由舒伯利·C·昆伯卡等著的 *Stochastic Frontier Analysis* 一书。2006 年 5 月，复旦大学出版社在被告的协助下，与案外人剑桥大学出版社签订了该书的版权引进合同。其后，被告组织曹某等 9 位学生对原著进行翻译，并形成翻译稿。在翻译过程中，被告向参加翻译的同学介绍了原著的内容，并对在翻译过程中遇到的难点问题进行了讨论、答疑。2006 年 9 月至 2007 年 1 月，被告陆续将上述学生完成的翻译稿（即译稿一），以电子邮件的形式发送给了原告。

2007 年 8 月，被告与复旦大学出版社签订了涉案翻译作品的《图书出版合同》。在该合同中有关"作者姓名"一栏中，被告填写为："刘晓宏、杨倩"。同月，原告将其完成的译稿（即译稿二）以电子邮件的形式发送被告，并要求被告对涉案翻译作品中所有公式及字母进行核对和补充，对公式代号进行统一，对人名的中文翻译进行规范等。2007 年 9 月，在公式、图表补充录入等工作完成后，被告将补录后的译稿二邮寄给原告审核。原告于 9 月 20 日将审核后的译稿二邮寄给了被告。嗣后，被告配合涉案翻译作品的责任编辑等完成了涉案翻译作品的清样稿。2007 年 11 月，复旦大学出版社出版了涉案翻译作品（印数为 3 100 册、署名为"刘晓宏 杨倩/译"）。

杨倩对该翻译作品的署名顺序不满，向法院提出上诉，告刘晓宏侵犯其署名权。法院受理此案后，于 2008 年 5 月调取了存放在复旦大学出版社的涉案翻译作品的清样稿，并委托上海文艺知识产权司法鉴定中心（以下简称鉴定中心），对译稿一、译稿二、清样稿之间的对应关系，以及译稿一、译稿二、清样稿与涉案翻译作品的对应关系进行鉴定。

2009 年 3 月 20 日和 9 月 5 日,鉴定中心向法院出具了《司法鉴定意见书》和《补充意见》。鉴定结论认为:① 译稿二对译稿一进行了修改,并统一了全稿的专业术语和行文风格,实质性修改比例约为 53%,非实质性修改比例约为 22%,译稿二和译稿一对应内容基本一致的部分约为 25%(上述实质性修改包括对专业术语的修改、意思完全不同的本质性修改、对漏译的补译。上述非实质性修改包括文字的润色、意思相同但表述不同、标点符号的修改)。② 清样稿对译稿二在翻译的层面上没有实质性改动(清样稿与译稿二相比增加了所有的图,这些图都是出自英文原书);清样稿与译稿二相比重排了译稿二中的许多公式,这些公式也是全部出自英文原书;清样稿与译稿二相比增加了参考文献。③ 涉案翻译作品对清样稿在翻译层面上没有实质性改动。

庭审中,被告确认涉案翻译作品上的"刘晓宏　杨倩/译"署名顺序系被告依据原、被告的工作量而确定,该工作量的计算包括了立项、翻译、出版等各个层面的工作。

法院依据《中华人民共和国著作权法》第三条第一款第(二)项、《中华人民共和国著作权法实施条例》第三条、《最高人民法院关于审理著作权民事纠纷案件适用法律若干问题的解释》第十一条之规定,判决如下:①《随机边界分析》一书的署名顺序由"刘晓宏　杨倩/译"调整为"杨倩　刘晓宏/译";② 对原告杨倩的其余诉讼请求不予支持。案件受理费人民币 2 969.2 元,案件鉴定费人民币 25 000 元,由原告杨倩负担人民币 13 984.6 元,由被告刘晓宏负担人民币 13 984.6 元。

讨论:

1. 被告刘晓宏是否构成侵犯原告杨倩的署名权?

2. 翻译作品的署名顺序是否合理,及署名顺序应如何确定?

提示:

1.《中华人民共和国著作权法》第十条规定,署名权是指表明作者身份,在作品上署名的权利。也就是说,作者有权署名,也有权不署名。本案中,虽然原告对被告在涉案翻译作品上确定的署名顺序有异议,但事实上被告已将原告的真实姓名客观地署在了涉案翻译作品上,表明了原告系涉案翻译作品的作者之一的身份。鉴于被告已将原告的真实姓名署在涉案翻译作品上,因此,被告的行为没有侵犯原告对涉案翻译作品所享有的署名权。

2.《最高人民法院关于审理著作权民事纠纷案件适用法律若干问题的解释》第十一条规定,对作品署名顺序没有约定的,可以按照创作作品付出的劳动、作品排列、作者姓氏笔画等确定署名顺序。《中华人民共和国著作权法实施条例》第三条又规定,著作权法所称创作,是指直接产生文学、艺术和科学作品的智力活动。为他人创作进行组织工作,提供咨询意见、物质条件,或者进行其他辅助工作,均不视为创作。本案中,由于原告完成了译稿二的翻译工作,因此,原告的此项工作属于智力活动,系对涉案翻译作品的创作。且译稿二对译稿一所进行的实质性修改比例约为 53%,非实质性修改比例约为 22%。涉案翻译作品更多地采用了译稿二的内容,原告对涉案翻译作品的创作性劳动,明显居于主要地位;被告虽然承担了立项、版权引进、组织 9 位学生进行翻译、向 9 位学生答疑、提供一定物质条件、形成译稿一、公式校对、录入、补充、与出版社沟通等工作,但上述立项、版权引进、答疑、提供物质条件、与出版社沟通等工作依法均属于辅助性质,不属于创作。而且,即使由 9 位学生完成的翻译稿的著作权由被告享有,那么,译稿一所包含的创作性劳动也只在涉案翻译作品中居于次要地位。因此,被告确定的"刘晓宏　杨倩/译"的署名顺序,不符合"按照创作作品付出的劳动"确定署名顺序的原则。由于原、被告双方对涉案翻译作品的作者署名顺序没有约定,因此,法院将"按照创作作品付出的劳动"确定署名顺序的原则,确定原、被告双方在涉案翻译作品中的作者署名顺序为原告在先,被告在后。

案例 2:赵德馨教授是中国著名的法学家,他在期刊上发表了大量学术论文,这些论文被中国知网收录和传播,并对全文的使用者进行收费,但却没有给作者本人支付合理的报酬。因此,在 2020 年 8 月,赵德馨教授委托北京科发律师事务所律师王悦向北京市西城区人民法院提交了起诉书,起诉中国知网未经许可,擅自转载数百家网站的学术论文,侵犯了他的署名权、复制权、发行权和获得报酬权。2021 年 4 月,北京市西城区人民法院一审判决指出:从投稿须知中关于作品将编入两个数据库的文字表述来看,该意思表示中仅告知作者作品将入两库,对于两库如何使用作品未明确告知,也未明确告知两库将获得信息网络传播权的许可使用,更未向作者告知相关的许可类型、许可期限、地域范围等许可使用合同的必要内容。一审法院在综合上述事实的情况下,认定投稿须知中该条款不能视为赵德馨与学术期刊电子杂志社就信息网络传播权的许可使用达成合意。认定中国知网构成侵权,要求其立即停止侵权,并赔偿赵德馨教授经济损失 2 万余元。中国知网表示将上诉。2021 年 12 月,北京市第四中级人民法院二审维持原判,认定中国知网构成侵权,要求中国知网立即停止侵权,并赔偿赵德馨教授经济损失 2 万余元。

讨论:

1. 该案例纠纷的症结所在?

2. 此案对中国学术界产生了什么样的影响?

提示:

讨论 1

(1) 期刊以"投稿须知"代替授权协议。

(2) 格式化的版权转让条款存在被认定无效的风险。

讨论 2

(1) 提高了学者对版权的认识:赵德馨教授的案例使得更多的学者了解到了自己的知识产权和版权,知道了如何通过法律途径维护自己的权益。

(2) 促进了中国知网的改变:中国知网在案件发生后,表示将改进版权政策,更加尊重和保护学者的知识产权。

(3) 推动了学术界对开放获取的讨论:赵德馨教授的案例也引发了学术界对开放获取的讨论,即如何使得学术成果更加方便地获取和传播,同时保障作者的权利。

(4) 对学术期刊的影响:此案也使得学术期刊更加重视版权问题的处理,可能会对期刊的投稿、审稿、出版等环节产生影响。

总体来说,此案对中国学术界的影响是积极的,它提高了学者对版权的认识,推动了学术机构和企业改变版权政策,同时也推动了学术界对开放获取的讨论。

(李红梅)

第二节　科研诚信、学术规范与科研伦理

一、科研诚信与科学精神

科研诚信是科研工作者必须具备的基本品格和恪守的道德底线。何为科研诚信呢?国家科技部、教育部等部委 2009 年将其界定为,科研诚信是指科研人员在科技活动中必须弘扬追求真理、实事求是、崇尚创新、开放协作的科学精神,遵守相关法律法规,恪守科学道德原则,严守学术共同体公认的行为规范。从广义上讲,科研诚信就是所有科研工作者必须恪守科学价值准则、科学精神以及科学活动的行为规范;从狭义上讲,科研诚信是指在课题申报、课题研究或评审等科研活动过程中要应用诚实、可验证的方法,提交的各项报告要遵守相关的规章、条例、准则和公认的职业规范或标准。

科学精神是指科学共同体在长期的科学活动中所陶冶和积淀的价值观念、思维方式和行为准则等的总和。科学精神崇尚追求事物的本质规律、勇于维护真理、反对独断、虚伪和谬误。主要包括探索精神、实证精神、理性精神、创新精神和独立精神。

二、学术规范

学术规范是指学术共同体内形成进行学术活动的基本规范,或者根据学术发展规律制定的有关学术活动的基本准则。

（一）从制约的强度来划分

从制约的强度来划分，学术规范可分为法律规范、政策规范、道德规范和技术规范。

1. **法律规范** 是指以法律、法规的形式调整学术活动中的学术行业主体权利、义务关系的规范的总和。如著作权法、合同法、专利法、商标法和学位条例。法律规范明确了学术活动中的权利、义务与法律后果。

2. **政策规范** 是以政策的形式来调整学术活动中社会关系的规范的总和，如《学位论文作假行为处理办法》《关于进一步加强科研诚信建设的若干意见》《教育部关于严肃处理高等学校学术不端行为的通知》《高等学校预防与处理学术不端行为办法》《发表学术论文"五不准"》等。

3. **道德规范** 是以一定的要求，调节和影响学术活动中人的思想、行为规范的总和。学术道德是学术团体或个人从事学术活动所应遵循的道德规范和准则，是一种特殊的职业道德。学术道德是治学的起码要求、是学者的良心和底线，具有自律和示范的特性。

4. **技术规范** 是以技术要求的形式，调整学术活动中人与科学技术的关系的规范的总和。一般分为强制性的标准，如国家标准《信息技术 中文编码字符集》(GB 18030 - 2022)、《有关量、单位和符号的一般原则》(GB 3101 - 86)，推荐性的标准，如国家标准《学位论文编写规则》(GB/T 7713.1 - 2006)、《信息与文献 参考文献著录规则》(GB/T 7714 - 2015)和行业标准《学术出版规范一般要求》(CY/T118 - 2015)。

（二）从学术活动的实践过程划分

从学术活动的实践过程划分，学术规范又可分为研究程序规范、成果呈现规范、成果发表规范、科学数据管理规范等。

1. **研究程序规范** 包括选题规范、实验规范、文献使用规范等。选题要求具有科学性、新颖性、可行性和有效性。实验规范，包括实验操作规范、实验室安全规范等。文献使用规范则包括图书馆资源和数据使用相关规定等。例如，超量下载被认为是不当的行为。超量下载是指在单位时间超出正常阅读或浏览速度下载文献的行为。根据大多数数据库商的界定标准，使用软件工具下载、整卷/期批量下载、短时间内连续大量下载、通过代理服务器下载等都属于超量下载。

2. **成果呈现规范** 是指在将学术研究成果或结论用一定的形式表达、描述或展现过程中应遵循的规范。包括格式规范、参考文献著录规范、署名规范等。学术研究成果的呈现方式有文献类，如专著、学术论文、学位论文、科技报告等；也有实物类，如产品、软件或多媒体等形式。学术论文、学位论文格式规范参见本书第十一章。我国参考文献著录规范由前述国家标准规定，若向国外期刊投稿，则遵照具体期刊的规定进行著录。使用一些文献管理软件，如 EndNote、NoteExpress 等可自动生成规范的参考文献。引用他人作品时应避免如下情况：引而不注、注而不引、过度他引、不当自引、模糊著引（未经核实或错误转引）。署名规范指在作品完成后，在作品上签写作者和著作方式（著、编、译等）应遵循的规范。要求署真名，以及正确体现作者与作品的关系，包括署名资格和排序等。

3. **成果发表规范** 指作者将成果进行出版、发表时应遵循的规范。学术期刊发表规范一般通过投稿指南进行说明，包括期刊收录范围、稿件要求、稿件审核流程、学术规范、论文形式与引文规范等。在此阶段常见的学术不端行为有代写代发论文、买卖论文、一稿多投、以文字润色的名义修改论文实质内容、提供虚假同行评议人信息等。

4. **科学数据管理规范** 是指对科学数据的采集、生产、加工、整理、开放共享和管理使用等所制定的规范。科学数据主要包括在自然科学、工程技术科学等领域，通过基础研究、应用研究、试验开发等产生的数据，以及通过观测监测、考察调查、检验检测等方式取得并用于科学研究活动的原始数据及其衍生数据。科学数据管理应当遵循分组管理、安全可控、充分利用的原则。2018 年国务院办公厅公布了《科学数据管理办法》(国办发〔2018〕17 号)，目的是进一步加强和规范科学数据管理，保障科学数据安全，提高开放共享水平，更好支撑国家科技创新、经济社会发展和国家安全。

三、科研伦理

科研伦理是指由科研管理部门或学术共同体制定或约定的，开展科学研究、技术开发等科技活动需要遵循的价值理念和行为规范。体现为法律、政策、标准、行业标准以及公认的惯例。其核心是从伦理角度为科学研究及其成果应用提供应该和不应该的标准,以预防和消除科学技术和工程活动中可能存在的隐患,如人体试验被滥用、虐待实验动物等,最大限度地保护人类受试者和动物的福利,实现科技进步和社会发展的双赢。

国际社会有《纽伦堡法典》《郝尔辛基宣言》《世界人类基因组与人权宣言》《动物福利全球宣言》等。我国有《人体器官移植条例》《涉及人的生物医学研究医学伦理审查办法》《人胚胎干细胞研究伦理指导原则》《人类辅助生殖技术和人类精子库伦理原则》《关于善待实验动物的指导性意见》等规定。

分析与讨论

案例1:亚里士多德(公元前384～前322年)是柏拉图的学生,跟随柏拉图学习了20年,但却并没有按照柏拉图的思想走,如抛弃了老师所持的唯心主义观点。亚里士多德认为,世界是由各种本身的形式与质料和谐一致的事物所组成的。"质料"是事物组成的材料,"形式"则是每一件事物的个别特征。柏拉图是一种典型唯心教学观。他从理念先于物质而存在的哲学思想出发,在其教育体系中强调理性的锻炼。人的一切知识都是由天赋而来,因此知识不是对世界物质的感受,而是对理念世界的回忆。教学目的是恢复人的固有知识。亚里士多德在教育方面重视实践。他认为理性的发展是教育的最终目的,主张国家应对奴隶主子弟进行公共教育。使他们的身体、德行和智慧得以和谐发展。在教学方法上,亚里士多德重视练习与实践的作用。有人指责他背离了他的导师。他说,吾爱吾师,但我更爱真理。

讨论:亚里士多德的名言"吾爱吾师,但我更爱真理"反映了什么样的精神?你从中受到什么启发?

提示:科学精神崇尚追求事物的本质规律、勇于维护真理,反对独断、虚伪和谬误。主要包括探索精神、实证精神、理性精神、创新精神和独立精神。

案例2:2014年1月,日本理化学研究所再生科学综合研究中心小保方晴子带领的课题组宣布成功制作出一种全新"万能细胞"STAP细胞。方法是将从老鼠脾脏取出的细胞放在与红茶酸碱度近似的弱酸性溶液里浸泡25分钟,培养数日后就出现了新细胞。此前科学界一直认为,一旦细胞的功能固定下来,在这种程度的刺激下这个细胞是不可能变成"万能细胞"的。因此,这一成果被认为是颠覆生命科学常识的划时代重大成果。2014年1月29日,这项研究成果刊登在英国科学杂志《自然》电子版上。后因同行科学家质疑,一些国外同行用论文介绍的方法重复实验,也无法再现结果。日本理化学研究所对其研究过程展开调查。2014年4月1日日本理化学研究所调查委员会发布调查结果,小保方晴子在STAP细胞论文中有篡改、捏造的不正当行为。论文中一张显示细胞万能性的图片在2011年另一题目的博士论文中使用过,此行为被认定为"捏造";剪切加工另一张实验照片的行为被认定为"篡改"。调查委员会指出,小保方晴子的这些不正当行为"歪曲了科学本质,玷污了'研究'二字,并且严重伤害了大众对科研人员的信任"。尽管认定论文撰写存在问题,调查委员会并未就STAP细胞是否存在做出判断,称"需要等待科学的验证"。日本理化学研究所在日本时间19日9:30召开新闻发布会,小保方晴子本人并未出席新闻发布会,会上公示了由她本人所写的一封辞职信。2014年12月19日,日本理化学研究所正式宣布在验证STAP细胞是否存在的验证实验中,小保方晴子未能制作出这种细胞。这种所谓的"万能细胞"STAP细胞是复制不出来的,显然是给这项饱受争议的研究画上了句号。

案例3:韩春雨,现任河北科技大学生物科学与工程学院生命科学系副教授,硕士研究生导师。2016年5月2日,韩春雨作为通讯作者在国际顶级期刊《自然·生物技术》杂志上发表了一篇研究成果,即发明了一种新的基因编辑技术——NgAgo-gDNA,向已有的最时兴技术CRISPR-Cas9发起了挑战。论文发表后,在国内外引发强烈关注,甚至被部分媒体誉为"诺奖级"实验成果。但此后不久,该论文内容就陷入争论:有人提出韩春雨的试验无法重复,有人说可以重复,彼此争论不休、难有定论。2016年8月8日,《自然》杂志网站发表一篇报道,详细记述了多国科学家对于韩春雨的NgAgo-gDNA的争论。文章指出,来自澳大利亚、西班牙等国的科研人员表示实验不可重复,另有一些科学家表示曾重复出韩春雨的部分实验,但还需要进一步确认。2016年10月10日,中国国内13位知名研究学者实名公开了他们"重复"韩春雨实验方法无法成功的结果。2017年1月19日,《自然•生物技术》发布最新声明指出,该期刊已获得有关韩春雨实验可重复性的新数据,需要调查研究这些数据。2017年8月3日,《自然•生物技术》又发布声明称,韩春雨团队主动申请撤回其于2016年5月2日发表在该期刊的论文。2018年8月31日晚,河北科技大学公布韩春雨团队撤稿论文的调查处理结果称,未发现韩春雨团队有主观造假情况。有关方面按照规定已取消了韩春雨所获得的荣誉称号,终止了韩春雨团队承担的科研项目并收回了科研经费,收回了韩春雨团队所获校科研绩效奖励。

讨论:从案例2和案例3描述的内容中,我们可以总结出科学实验最主要的原则是什么?若违背该原则可导致怎样的后果?

提示:自然科学研究中的可重复性原则是一个实验成功与否的标准。当给定的环境条件(如物理、化学条件)确定时,实验结果不会因不同时间、空间和实验者不同而不同。可重复性原则是科学事实成立的重要判断依据,是科学性、普遍性的基石。不可重复的研究结果可导致科研诚信调查的启动,也会使后来的学者和学生误入歧路,造成经费、时间、资源的巨大浪费。

案例4:2018年11月26日,深圳科学家贺建奎宣布全球首例免疫艾滋病的基因编辑婴儿在中国诞生,这次基因手术修改的是CCR5基因HIV入侵机体细胞的主要辅助受体之一,采用"CRISPR-Cas9"基因编辑技术,这种技术能够精确定位并修改基因,也被称为"基因手术刀"。通过基因编辑技术修改人体胚胎、精子或卵细胞细胞核中的DNA后生下的婴儿被称为基因编辑婴儿。深圳市卫生和计划生育委员会(现深圳市卫生健康委员会)医学伦理专家委员会表示该项试验进行前并未向该部门报备。该消息引爆了国内外科学界,其中的科学伦理问题也引发了公众的关注。122位国内科学家在微博发布"科学家联合声明",对此项研究表示坚决反对和强烈谴责。其中包括来自中国科学院、清华大学、北京大学、浙江大学、复旦大学、麻省理工学院等院校的学者。

讨论:如何看待基因编辑婴儿事件,其带来的影响和风险是什么?

提示:2003年颁布的《人胚胎干细胞研究伦理指导原则》规定,可以以研究为目的,对人体胚胎实施基因编辑和修饰,但体外培养期限自受精或者核移植开始不得超过14天,而本次"基因编辑婴儿"确认已出生,属于被明令禁止的,该行为严重违背伦理道德和科研诚信,严重违反国家有关规定,在国内外造成恶劣影响,依法判处贺建奎有期徒刑3年。

第三节 学术不端

一、学术不端的概念

学术不端(academic misconduct)是指学术行为主体在学术活动中,有意违反学术共同体一致认同的学术规范,损害他人或组织的知识产权等合法权益的行为。美国科技政策办公室将其定义为,在立项、实施、评审或报告研究结果等活动中的伪造(fabrication)、篡改(falsification)或剽窃(plagiarism)行为,简称"FFP"行为。这些行为违背科学精神、抛弃科学研究的真实诚信原则、败坏学术风气、阻碍学术进步,给科学和教育事业带来严重的负面影响。

学术不端行为的产生,有些是因为作者未能抵御现实利益的诱惑,而突破学术操守的底线。有些则是由于缺乏学术规范、学术道德方面的教育,学生或研究者在学习、研究过程中对学术规范、学术道德缺乏了解、认识不足造成的。因此,对学生,特别是研究生进行学术规范、学术道德教育,防患于未然,是遏制学术腐败、保证学术研究能够健康发展的一个重要措施。

中华人民共和国科学技术部(https：//most.gov.cn)从 2020 年 6 月开始进行科研诚信案件的调查、处理和通报。2021 年 7 月,科技部改版上线了中国科研诚信网(https：//www.orichian.cn)专门设栏目对学术不端行为进行通报。

二、学术不端的表现

学术不端在国际上一般用来指伪造数据、窜改数据和剽窃 3 种行为,在 2016 年教育部发布的《高等学校预防与处理学术不端行为办法》中,明确了 6 种学术不端行为,包括：① 剽窃、抄袭、侵占他人学术成果；② 篡改他人研究成果；③ 伪造科研数据、资料、文献、注释,或者捏造事实、编造虚假研究成果；④ 不当署名；⑤ 在申报课题、成果、奖励和职务评审评定、申请学位过程中提供虚假学术信息；⑥ 买卖论文、由他人代写论文或为他人代写论文,及其他根据高等学校和有关学术组织、机构规定的学术不端行为。

(一) 伪造或捏造数据

伪造或捏造数据是指没有做过某个试验、实验、观察或实地调查,却谎称做过,无中生有地虚构科学实验结果、编造数据、篡改研究结论,或伪造、编造科学数据等。这是最严重的学术不端行为之一。

(二) 窜改数据

窜改数据是指确实做过某个试验、实验、观察或实地调查,也获得了一些原始数据,但是对原始数据进行了窜改或误报,如添加或只保留有利的数据,而去掉不利的数据；将阴性结果改为阳性结果；夸大实验重复次数；夸大实验动物或试验患者的样本量；对图像数据进行窜改修饰等。

(三) 剽窃

学术研究总是要借鉴前人或他人的研究结果、数据或观点,这也是科学研究不断创新和发展的源泉和动力。但在借鉴和使用时,必须加以说明或注明出处(详见第十一章)。如果在使用别人的研究结果、观点、数据、语句或文字、图片或音频资料时,有意或无意地未加说明,则会构成剽窃或抄袭。

(四) 一稿多投

一篇论文只能投给一家期刊,只有在确知被退稿后,才能改投其他期刊,有的作者为了提高中稿率而将同一篇论文投向多个期刊,称为一稿多投(duplicate submission),这不仅浪费了编辑和审稿人的时间,还有可能出现知识产权的纠纷(许多期刊都要求作者全部或部分地把论文的版权转交给期刊)。

(五) 重复发表

重复发表(duplicate publication)是指有的作者为了追求论文发表篇数,将已经正式出版过的会议论文或者在电子期刊上发表过的文章,原文不动或略加增减修饰,重新向期刊投稿；或者一组数据已经在某篇论文中发表过,但在新的论文中继续作为新数据来使用,这在相同课题组成员之间所发表的文章中尤为突出。如果在新论文中需要用到已发表论文的数据,应该采用引用的方式,注明文献出处。还有的课题组将一个完整的论文,切割成数篇系列论文发表,但有大量相似内容重复(超过 50%),此种现象被称为零碎发表(也称香肠论文)。

另外,先在国内期刊上发表中文论文,再在另一个国家的期刊上以另外一种语言发表同一内容论文,严格来说也是重复发表。但也有些学者认为,这种行为有助于促进国际交流,所以也没有必要深究。目前,国际生物医学界明确界定此为"可接受的再次发表"。由国际医学期刊编辑委员会制定的《生物医学期刊投稿的统一要求》指出,以同种或另一种文字再次发表,特别是在其他国家的再次发表,是正当的,对于不同的读者群可能是有益的,但必须满足以下所有条件。

(1) 作者已经征得首次和再次发表期刊编辑的同意,并向再次发表期刊的编辑提供首次发表文章的复印件、抽印本或原稿。

(2) 再次发表与首次发表至少有一周的时间间隔(双方编辑达成特殊协议的情况除外)。

(3) 再次发表的目的是使论文面向不同的读者群,因此以简化版形式发表可能更好。

(4) 再次发表应忠实地反映首次发表的数据和论点。

(5) 再次发表的论文应在论文首页应用脚注形式说明首次发表的信息。例如,本文首次发表于××期刊,年、卷、期、页码等(This article is bascd on a study first reported in the…)。

（六）挂名和"被署名"

根据《中华人民共和国版权法》和期刊编辑委员会的规定,论文的作者应当是对概念的提出和设计、数据的获得或数据的分析和解释做出了实质贡献;对论文的起草或论文中的重要学术内容进行批判性修改做出全部或至少部分脑力贡献的人,当不具备作者条件的人作为作者署名时,即构成挂名或"被署名"的学术不端行为。挂名作者往往是研究的资助者,行政领导或没有参加分析、讨论、撰写等工作的实验员,以及一些跟作者有特殊关系的人。而"被署名",是被署名者不知情的情况下,作者不经审核或同意,擅自将其名字挂上发表。一般是出于以下原因:① 怕麻烦或怕耽搁发表时间,未经被署名者审核;② 怕导师、课题组负责人或合作者不同意发表;③ 为了增加论文的分量和权威性,将该领域的著名学者挂上。

三、如何避免学术不端

（1）坚持科学精神和原则,忠实地记录和保存原始数据,不能捏造和窜改。虽然在论文中鉴于篇幅限制、写作格式等原因,而无法全面展示原始数据,但是一旦有其他科研人员对论文中的数据提出疑问,或希望做进一步了解,论文作者应该能够向质疑者、询问者提供原始数据。因此,在论文发表之后,有关的实验记录、原始数据仍然必须继续保留一段时间,一般至少要保存 5 年,而如果论文结果受到了质疑,就应该无限期地保存原始数据以便接受审核。

（2）在搜集、整理相关资料时,尽量使用一些文献管理软件,便于在阅读时随时做笔记以及在引用资料时能得到正确、详细的信息。

（3）在撰写论文时,借鉴和使用别人的研究成果、数据、思想、语句和文字时,尽量用自己的话重新组织,必要时加以引号、说明或注明出处。

（4）熟悉引文标注的方法和规则(详见第十一章)。

（5）引注观点应尽可能追溯到相关论说的原创者。

四、学术不端检测系统

（一）CrossCheck

CrossCheck(https://www.crossref.org/crosscheck)于 2008 年 6 月 19 日正式向全球发布,是由国际出版链接协会(Publishers International Linking Association, PILA)下的 CrossRef 与 iParadigms 公司共同开发的一个全新的反剽窃检测系统,目的是帮助学术出版者验证出版文档的原创性,保护学术研究和文字出版者的原创版权,防止学术剽窃和欺诈。其方法是利用 iThenticate 文本比较技术,将上传的待检文本(一篇文章或少于 50 页的章节)与 CrossCheck 数据库、iThenticate 数据库和(或)开放的网络资源进行对比,系统会生成一份"相似性报告",显示被测文献与目标文献的文字重复度,并给出相似度指标(百分比),然后由富有经验的编辑来分析判定是否剽窃。

使用 CrossCheck 要先成为 CrossCheck 会员,成为会员的出版者必须向 CrossCheck 数据库提供其所出版的内容,并使其可供检索。目前一些大的国际科学出版集团,如 Elsevier、Springer、BMJ、Taylor & Francis、牛津出版社等,以及许多科学学会,如美国科学进步协会、美国物理学会、美国植物生物学会等均已成为 CrossCheck 的正式会员。《浙江大学学报》(英文版)在国家自然科学基金重点期刊项目的资助下,于 2008 年 10 月申请成为中国第一家 CrossCheck 的会员。

（二）CNKI 学术不端检测系统——TMLC

TMLC 采用 CNKI 自主研发的自适应多阶指纹特征检测技术设计的学术不端检测系统,实现对篇章、段落、句子层面检测。其方法是将待检文献上传到该系统,与 CNKI 收录的期刊、报纸、会议论文、博硕士论文库内的文献全文进行对比,对比结束后,会形成一个报告,说明该文与对比库内文献的相似率,以百分比表现。如果超过学校或单位规定的指标,如超过 30% 或 10%,就会被认为有抄袭行为,而给予以推迟答辩或取消学位授予资格等处罚。

五、对学术不端行为的处罚

可导致发表撤销、舆论谴责、行政处罚、解除聘用合同、取消晋升职务职称、取消学籍、追回利用撤稿论文获得的奖金与科研经费、取消申报科技计划(专项、基金等)项目资格数年、党内警告、记入诚信信用信息系统、科研诚信诚勉谈话、开除乃至被追究法律责任等结果。

分析与讨论

案例1：2008年5月，德国《NSA药理学》杂志刊登以Haibo He为第一作者的文章"丹酚酸B和贝尔普力对小鼠慢性心肌梗死心脏保护作用的比较"，根据文章所揭示的实验过程，课题组人员制造小鼠的心肌梗死模型，分别给予中药丹酚酸B(salvianolic acid B)和西药贝尔普力(benazepril)数周时间，采集药理实验数据和病理切片。实验结果显示，丹酚酸B和贝尔普力对治疗心肌梗死的药理作用是相同的。文章所揭示的药学理论令人振奋，使得饱受非议的中医大大提升了自身的地位。然而该文章却因为另一篇文章的发表而出现了"穿帮"的镜头——波兰《药理学通报》杂志2008年第60卷刊登题为"丹酚酸B和贝尔普力对小鼠大面积心肌梗死心脏保护作用的比较"，作者为Haibo He等6人。其实验过程和目的与上述文章所反映的情况相同，唯一不同的是，前者针对的是慢性心肌梗死，后者针对的是急性心肌梗死。但是，两个完全不同的实验，实验数据竟然高度一致。

进一步的调查发现，2008年3月，荷兰《人种药理学》杂志发表Haibo He等7人联合署名的文章"丹酚酸B对于大鼠大面积心肌梗死的心脏保护作用"，单独论证丹酚酸B治疗心肌梗死的药理作用。其数据也与上述以Haibo He为第一作者发表在《NSA药理学》和《药理学通报》上的两篇论文相同。

此外，2008年3月，由Haibo He等7人共同署名、发表于英国《本草疗法研究》的文章，所用的数据也几乎原封不动地移植于上述3篇文章中的数据。而《本草疗法研究》杂志主编则指该文章是对他的课题组此前已经发表在《国际心血管》杂志上的相关论文的抄袭。

讨论：

Haibo He的行为有何问题？会受到何种处分？

提示：

3个不同的实验，对小鼠用药的剂量不同，时间不同，获得的数据却相同，这是不可能的。有两种可能：① 只做了一个实验，另外两篇论文原封不动地拷贝了第一篇论文的数据；② 都是假的。

Haibo He的行为可能涉及捏造数据、剽窃、抄袭以及一稿多投等学术不端行为，其行为将导致发表撤销、舆论谴责、行政处罚甚至被追究法律责任等。

案例2：2015年3月，英国现代生物出版集团宣布撤销旗下12种期刊43篇论文，其中41篇来自中国。撤稿理由是发现第三方机构有组织地为这些论文提供了虚假同行评审服务。2015年8月，Springer撤回旗下10个学术期刊已发表的64篇中国作者的论文。被撤论文中出现了不同作者、不同评审人使用相同电子邮箱的情况，论文投稿和回复评审意见是有人在批量操作，并由此确认确实存在论文发表的"第三方"在帮助论文作者弄虚作假。2015年10月，Elsevier撤销旗下5本杂志中的9篇论文，论文全部来自中国高校或研究机构，撤稿理由是论文的同行评审过程被人为操纵。2017年4月，Springer发表声明，宣布撤回旗下《肿瘤生物学》期刊107篇发表于2012～2015年的论文。这些论文全部来自中国作者，撤稿原因是同行评议造假。这是涉及中国学者人数最多的一次集体撤稿，涉及524名医生，119家高校和医院。虽然出版集团对媒体表示，撤稿不会造成今后对中国科学家的投稿采用更为严格的流程，但还是有人担心中国科研工作者的国际声誉因此受创，中国科学家的投稿或许会被预设为有问题而加大核查力度，延长投稿周期。甚至相关学术机构也会因此受到影响。值得注意的是，在这些不光彩的撤稿事件中，都有一只看不见的黑手——第三方服务机构。第三方服务机构为母语不是英语的科研人员提供正常的"语言润色"服务，并给出投稿期刊建议，国外也有此类做法，本来无可厚非。但是，国内的一些第三方服务机构，却打着"语言润色"等幌子，代为作者"修改"甚至撰写论文、代为投稿、伪造论文审稿人邮箱地址、提供虚假的审稿意见等，蒙骗期刊编辑、赚取不正当利益。还有一些第三方机构，明目张胆地做起了论文买卖的生意。

讨论：该案例中可能涉及的学术不端行为有哪些？如何评价各方的责任？

提示：

（1）该案例可能涉及的学术不端行为有代写代发论文、买卖论文、以文字润色的名义修改论文实质内容、提供虚假同行评议人信息和虚假审稿意见等。

（2）首先是投稿方的责任，投稿人有不可推卸的责任。应该吸取教训、改正错误。其次是出版方Springer旗下的《肿瘤生物学》及10个学术期刊的责任。出版方审稿不严，不能及时发现问题。

"第三方"中介机构的责任。其一为了谋取不当利益，帮助投稿人弄虚作假、编造数据，其二，违反投稿规定、编造审稿人和同行评审意见骗取论文发表，成为大量撤稿的主要原因，不但欺骗了学术界，也坑害了投稿人。其三，是用不正当商业行为，造成严重后果。

（李红梅）

主要参考文献

陈平,张轶群,李学敏,2023.生物医学信息检索与科研设计方法.北京:科学出版社.

韩立民,朱卫东,2016.医学信息检索与实践.北京:科学出版社.

黄晓鹂,2016.医学信息检索与利用(案例版).2版.北京:科学出版社.

蒋葵,张志美,2023.医学信息检索教程.4版.南京:东南大学出版社.

康德英,许能锋,2023.循证医学.4版.北京:人民卫生出版社.

李红梅,罗希莹,2023.医学信息检索与利用(案例版).2版.北京:科学出版社.

李幼平,2014.循证医学.北京:人民卫生出版社.

全国人民代表大会常务委员会,2019.《中华人民共和国商标法》(2019年修正).

全国人民代表大会常务委员会,2020.《中华人民共和国著作权法》(2020年修正).

全国人民代表大会常务委员会,2020.《中华人民共和国专利法》(2020年修正).

全国信息与文献标准化技术委员会,2015.信息与文献 参考文献著录规则:GB/T 7714-2015.北京:中国标准出版社.

王广成,张云秋,2023.医学信息检索与利用(案例版).3版.北京:科学出版社.

赵文龙,2019.医学信息检索与利用.北京:科学出版社.

附　录

附录1　中国图书馆分类法总类目表(第五版)

附录2　中国图书馆分类法医学类类目表(第五版)

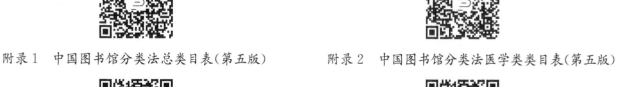

附录3　MeSH 范畴表主要类目
　　　(MeSH Categories and Subcategories)

附录4　MeSH 副主题词及其使用范围

附录5　MeSH 副主题词等级表

附录6　《生物医学期刊投稿的统一要求》

附录7　中国生物医学文献数据库(CBM)各字
　　　段代码、名称

附录8　PubMed 字段代码一览表

附录9　中华医学会系列 193 种期刊刊名表

附录10　BMJ 电子期刊目录

附录11　OUP 电子期刊目录

附录12　参考网站